KURZES LEHRBUCH DER FRAUENKRANKHEITEN

FÜR ÄRZTE UND STUDIERENDE

VON

Dr. med. HANS MEYER-RÜEGG
PROFESSOR DER GEBURTSHILFE UND GYNÄKOLOGIE
AN DER UNIVERSITÄT ZÜRICH

FÜNFTE
VERMEHRTE UND VERBESSERTE AUFLAGE

MIT 182 ZUM TEIL FARBIGEN
TEXTABBILDUNGEN

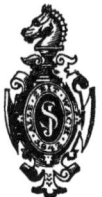

BERLIN   VERLAG VON JULIUS SPRINGER
1923

ISBN-13: 978-3-642-98400-6   e-ISBN-13: 978-3-642-99212-4
DOI: 10.1007/978-3-642-99212-4

ALLE RECHTE, INSBESONDERE DAS DER ÜBERSETZUNG IN FREMDE
SPRACHEN, VORBEHALTEN.
COPYRIGHT BY JULIUS SPRINGER IN BERLIN.
SOFTCOVER REPRINT OF THE HARDCOVER 1ST EDITION 1923

Vorwort zur fünften Auflage.

Mit dieser Auflage streift das Buch den bisherigen Titel „Kompendium" ab; es will ein vollwertiges Lehrbuch für Ärzte und Studierende sein.

Die Ätiologie der Genitalprolapse ist in dieser Auflage eingehender behandelt und dabei ein Abschnitt über den Intraabdominaldruck eingefügt. Die Auffassung der Retroflexion als Lagevariante des Uterus ist schärfer begründet, der Begriff „chronische Metro-Endometritis" durch den jetzt allgemein angenommenen „Metropathie" ersetzt worden. Anatomie und Physiologie der Scheidenschleimhaut, der Haftapparat der Beckenorgane, die Anatomie der Ovarien, die embryonale Entwicklung der äußeren Genitalien, das Nervensystem der weiblichen Genitalien, die Behandlung der Gonorrhöe haben ausführlichere Berücksichtigung gefunden. Eine Anzahl Abbildungen sind neu hinzugekommen.

Zürich im Dezember 1922.

H. Meyer-Rüegg.

Inhaltsverzeichnis.

Allgemeiner Teil.
Seite

- A. Die gynäkologische Untersuchung 1
  - Die Untersuchung mit dem Mutterspiegel 10
  - Die Untersuchung mit der Sonde 16
  - Ausschabung der Uterusschleimhaut (Abrasio) 18
  - Austastung der Uterushöhle 19
- B. Die Menstruation 20
- C. Das Klimakterium (die Wechselzeit) 30
- D. Die Störungen der Menstruation 33
  - 1. Amenorrhöe 33
  - 2. Menorrhagie 35
  - 3. Dysmenorrhöe 38
    - Dysmenorrhoea membranacea 43
- E. Die Sterilität 44
- F. Konzeptionsverhütung und Sterilisation 48

Spezieller Teil.
Die einzelnen Erkrankungen.

- I. Die Erkrankungen der äußeren Geschlechtsteile . . 51
  - Anatomische Vorbemerkungen 51
  - A. Abnorme Gestaltung der äußeren Geschlechtsteile 57
  - B. Entzündungen an den äußeren Geschlechtsteilen 59
  - C. Neubildungen und Geschwülste an den äußeren Geschlechtsteilen 63
  - D. Hauterkrankungen an den äußeren Geschlechtsteilen . . . 69
  - E. Verletzungen der äußeren Geschlechtsteile 76
  - F. Dammdefekte 79
- II. Die Erkrankungen der unteren Harnwege 86
  - A. Die Erkrankungen der Harnröhre 86
    - Anatomische Vorbemerkungen 86
  - B. Die Erkrankungen der Blase 88
    - Anatomische und diagnostische Vorbemerkungen 88
    - 1. Blasenkatarrh (Zystitis) 92
    - 2. Reizbare Blase, Irritable Bladder 95
    - 3. Sphinkterenschwäche 96
    - 4. Geschwülste und Fremdkörper der Blase 97
    - 5. Die Erkrankungen der Harnleiter 98
    - 6. Nierenbeckenentzündung, Pyelitis 98
  - C. Die Erkrankungen des Mastdarms 99
- III. Die Erkrankungen der Scheide 102

Inhaltsverzeichnis. V

Seite

    Anatomische Vorbemerkungen 102
    Physiologie der Scheidenschleimhaut 106
  A. Die nichtentzündlichen Störungen der Scheidensekretion
    — Fluor albus 107
  B. Die Entzündung der Scheidenschleimhaut. Vaginitis,
    (Kolpitis) 107
  C. Vaginismus 114
  D. Die Verletzungen der Scheide 116
  E. Fremdkörper in der Scheide 116
  F. Die Scheidenfisteln 117
    1. Die Harnscheidenfisteln 117
    2. Die Kotscheidenfisteln 124
  G. Die Geschwülste der Scheide 125

IV. Die Erkrankungen des Uterus 128
    Anatomische Vorbemerkungen 128
    Der Intraabdominaldruck und seine Einwirkung auf die
    Lage der Beckenorgane 134
  A. Die Lageveränderungen (Deviationen) des Uterus . . . 137
    1. Anteflexio uteri 138
    2. Retroversio-flexio uteri. — Rückneigung und -knickung
       der Gebärmutter 141
    3. Prolapsus vaginae et uteri 158
    4. Inversio uteri — Gebärmutterumstülpung 172
    5. Hernia uteri (Hysterozele) 175
  B. Die Metropathien. (Die Metro-Endometritis) 175
    1. Die Metropathien des Collum uteri. (Die Metro-Endo-
       metritis colli) 176
    2. Die Metropathien des Uteruskörpers. (Die Metro-Endo-
       metritis corporis) 191
      a) Die akute Metro-Endometritis 191
      b) Die chronische Endometritis und Metritis oder die
         Metropathia corporis 192
         Hypertrophia uteri 205
         Atrophia uteri 206
  C. Die Neubildungen des Uterus 207
    1. Fibro-Myoma uteri 207
    2. Carcinoma uteri 224
      a) Carcinoma cervicis s. colli 224
      b) Carcinoma corporis uteri 237
    3. Sarcoma uteri 240
      a) Sarcoma cervicis 240
      b) Sarcoma corporis 241
    4. Das Chorionepitheliom 243

V. Die Erkrankungen der Eileiter 246
    Anatomische Vorbemerkungen 246
  A. Die Entzündung der Eileiter. Salpingitis 256
  B. Die Neubildungen der Eileiter 268
  C. Die Krankheiten der Ligamenta rotunda 269

Inhaltsverzeichnis.

VI. Die Erkrankungen der Eierstöcke 269
   A. Die Entzündung der Eierstöcke (Oophoritis) 269
   B. Bluterguß in die Eierstöcke (Hämatoma ovari) 272
   C. Die Neubildungen der Eierstöcke (Ovarialtumoren) . . 274
     1. Zystische Tumoren 274
       a) Follikelzysten oder Hydrops folliculi und Zysten des Corpus luteum 274
       b) Zystome s. Zystadenome 276
       c) Dermoidzysten 280
       d) Parovarialzysten 282
     2. Solide Geschwülste der Eierstöcke 294
       a) Fibromyoma ovarii 294
       b) Sarcoma ovarii 294
       c) Carcinoma ovarii 295
       d) Teratoma ovarii 296
   D. Lageveränderung der Eierstöcke 296
     1. Hernien 296
     2. Senkung der Eierstöcke (Descensus ovariorum) 297

VII. Die Entzündung des Beckenbindegewebes, Parametritis (Pelveozellulitis) 298
   a) Parametritis acuta 299
   b) Parametritis chronica atrophicans 306
   Die Neubildungen im Beckenbindegewebe 307

VIII. Die Entzündung des Beckenbauchfells, Pelveoperitonitis, Perimetritis 308

IX. Die Blutergüsse im Becken 311
   A. Haematocele retrouterina 311
   B. Haematoma pelvis (s. periuterinum) 317

X. Die Tuberkulose der weiblichen Geschlechtsteile . . 318
   Anhang: Peritonitis tuberculosa 324

XI. Die Gonorrhöe der weiblichen Geschlechtsteile . . . 326

XII. Die Mißbildungen der Geschlechtsteile 341
   A. Mißbildungen der äußeren Geschlechtsteile 341
     Anatomische Vorbemerkungen 341
   B. Mißbildungen des Genitalkanals 343
     Anatomische Vorbemerkungen 343
     1. Mißbildungen des Uterus 345
     2. Mißbildungen der Scheide 347

XIII. Der Verschluß des Geschlechtskanals (Gynatresia) und seine Folgen 349

XIV. Die Beziehungen der inneren Sekretion und des Nervensystems zu den Genitalien und ihren Erkrankungen 355

Sachverzeichnis 362

Allgemeiner Teil.

A. Die gynäkologische Untersuchung.

Die Kranke bringt ihre Klagen vor. Man komme ihr dabei mit Freundlichkeit und Interesse entgegen; Weitschweifigkeit wird als Symptom registriert und dann durch bestimmte Fragenstellung eingedämmt. — Man erkundigt sich über den Verlauf der Menstruation, Häufigkeit, Dauer, Stärke derselben, ob Gerinnsel dabei abgehen, ob sie von Schmerzen begleitet sei; man fragt über Ausfluß, Beschaffenheit desselben, Beschwerden in der Zeit zwischen den Perioden, über Stuhl- und Urinentleerung, allfällig durchgemachte Krankheiten und Geburten, forscht nach nervösen Symptomen usw. Diese oder jene Seite der Anamnese kann genauer erörtert oder nach der Untersuchung ergänzt werden.

Da auch der Spezialist stets das Allgemeinbefinden sowie die Konstitution ins Auge zu fassen hat, so muß mit der Untersuchung des Unterleibes häufig eine solche des ganzen übrigen Körpers verbunden werden.

Die gynäkologische Untersuchung wird im Sprechzimmer auf einem eigens dazu konstruierten Untersuchungsstuhle vorgenommen. Der Steiß der Kranken liegt an der Kante des Sitzes, während die Beine, in Hüft- und Kniegelenken flektiert und stark gespreizt, auf besonderen Haltern ruhen oder mit den Füßen auf Tritten aufstehen. Dadurch ist dem Untersucher, welcher zwischen den Beinen der Kranken sitzt oder steht, eine freie Besichtigung der äußeren Genitalien und ein unbehindertes Einführen des untersuchenden Fingers sowie von Instrumenten in die Scheide ermöglicht. — Die verschiedensten Modelle erfüllen diesen Zweck. Das umstehend in Abb. 1 abgebildete ist ein leicht und doch solide gebauter Stuhl, welcher durch Aufklappen eines beweglichen Teiles zur Untersuchung in gestreckter Lage verlängert werden kann. Die für manche Frauen unangenehmen Beinhalter können leicht durch einen vorgestellten zweistufigen Tritt, den die Kranken zum

Erklimmen des Lagers benutzen, ersetzt werden, wie Abb. 2 es andeutet.

Die für die Untersuchung und Behandlung notwendigen Instrumente, Utensilien und Medikamente müssen in erreichbarer Nähe zur Hand liegen. Am besten hält man sie in einem, wie es Abb. 2 zeigt, auf Rollen beweglichen Glasschrank bereit und stellt den Schrank so auf, daß man während der Untersuchung und Behandlung ohne Platzänderung alle nötigen Gegenstände leicht erlangen kann. Das obere Fach ist verschließbar. Während

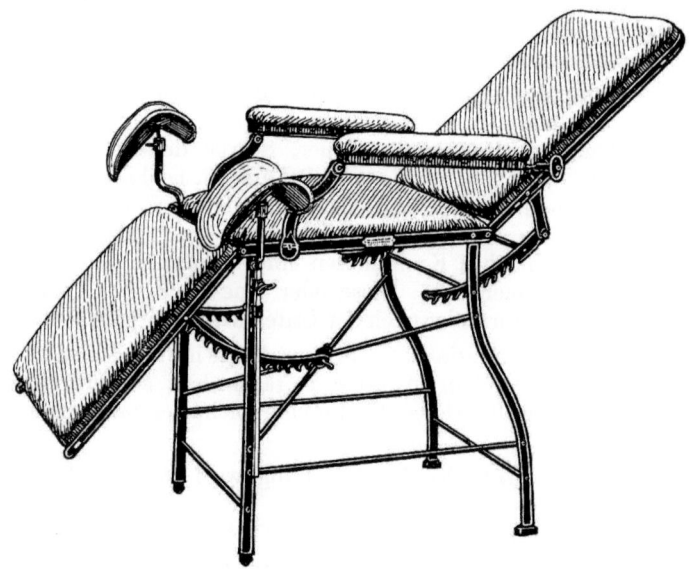

Abb. 1. Einfacher Untersuchungsstuhl.
Statt der (leicht abnehmbaren) Kniestützen kann als Stütze für die Füße ein zweistufiger Tritt dienen.

des Gebrauchs wird der Deckel aufgeklappt und die vordere, in Scharnieren bewegliche Wand horizontal gestellt, um sie als Tisch für die gerade verwendeten Instrumente zu benützen. Im unteren Abteil befinden sich zwei offene Gestelle für seltener benützte Gegenstände.

Im Privathause eignet sich auch ein gewöhnliches Bett oder Sofa oder ein langer Stuhl zur Untersuchung. Man setzt sich bei Benützung der rechten Hand an den rechten Rand des Lagers (bei sehr hohem Lager muß man stehen), dem Antlitz der Frau zugekehrt, läßt die Knie so stark beugen und auswärts legen, daß der Oberkörper des Untersuchers dazwischen ungehindert Platz findet. Sinkt der Steiß auf der Unterlage ein, so muß er durch ein hartes Kissen erhöht werden. Falls diese Erhöhung zur Einführung von Instrumenten nicht genügt, so ist die Frau auf das Querbett zu lagern.

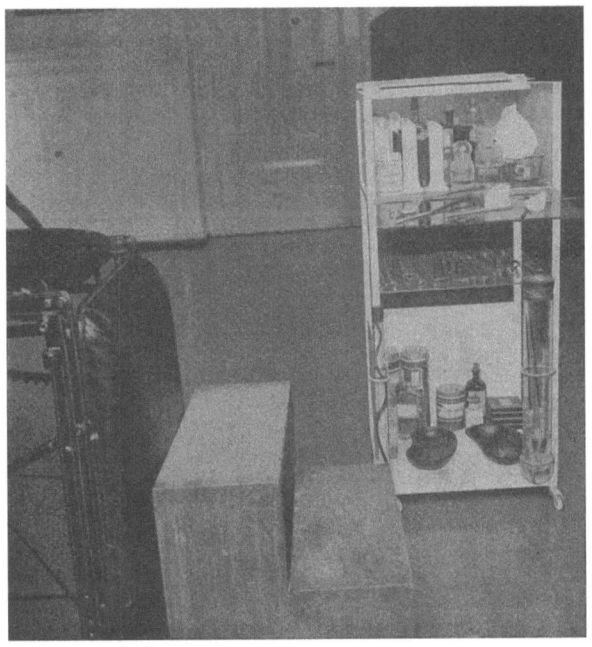

Abb. 2. Zweistufiger Tritt vor dem Untersuchungsstuhl statt der Kniestützen.
Rechts daneben Glaskasten mit Utensilien für den Bedarf der Sprechstundenbehandlung.

Die Kleidung, wenn sie nicht gar zu eng ist, bildet für die gynäkologische Untersuchung nicht ein absolutes Hindernis. Überall aber, wo bestimmte Angaben der Anamnese aufs Abdomen als Sitz der Krankheit hinweisen oder Tastung deutliche Schmerzhaftigkeit oder Tumorbildung im Leib erkennen läßt, darf eine gänzliche Entblößung des Abdomen nicht umgangen werden.

Während der Menstruation wird gewöhnlich nicht untersucht. Ausnahmsweise gewährt diese Zeit einen Vorteil dadurch, daß sich der Muttermund etwas öffnet und man z. B. manche submuköse Myome dann eher zu tasten bekommt. **Atypische Blutungen fordern im Gegenteil energisch zur Untersuchung auf.**

In nüchternem Zustande der Kranken ist die Untersuchung gründlicher auszuführen als während der Verdauungszeit. Viel Gas und Stuhl in den Därmen, besonders Anfüllung des Mastdarms sowie der Blase sind hinderlich. —

Die Inspektion gibt Aufschluß über Ausdehnung und Form des Leibes, lokale Vorwölbungen oder Einziehungen, erweiterte Venen, Pigmentierungen, Spannungszustand der Bauchdecken, Aussehen des Nabels usw. —

Die Palpation klärt am bestimmtesten über den Inhalt der Leibeshöhle auf. Sie muß mit weicher Hand ausgeführt werden, damit die Frau alle Angst verliert, und in gänzlicher Sorglosigkeit die Bauchmuskeln entspannt. Besonders soll sehr sanft begonnen und nur allmählich tiefer eingedrückt werden; jeder plötzliche Druck, welcher die Frau schmerzt oder erschreckt, hat zur Folge, daß sie im nächsten Augenblick wieder gedrückt zu werden fürchtet und dem wirklichen oder nur eingebildeten Schmerz durch Kontraktion der Bauchmuskeln zuvorzukommen sucht. — Manche nervöse Frau ist auch beim schonendsten Vorgehen nicht imstande, ihre Bauchmuskeln zu entspannen. Man läßt die Beine noch mehr anziehen, redet ganz unbefangen mit ihr, sucht ihre Aufmerksamkeit abzulenken, empfiehlt ihr ruhig und tief zu atmen, besonders auch vollständig zu exspirieren, läßt den Mund öffnen, Schultern, Kopf und Kreuz zurücklegen. Manchmal kommt man zum Ziele. Für hartnäckige Fälle bleibt die Narkose übrig.

Bei der Ausführung der Palpation werden beide Hände flach aufgelegt, die ganze Fingerlänge muß zur Tastung benützt werden. Vom Epigastrium ausgehend rücken die Hände nach und nach über das ganze Abdomen vor. —

Die Perkussion soll die Palpation ergänzen. Sie klärt uns darüber auf, ob Vorwölbungen oder Resistenzen bloß durch aufgetriebene Darmschlingen verursacht sind, oder ob wirkliche Tumoren dahinterstecken und gestattet ein Urteil über den Grad eines Meteorismus und über den Zwerchfellstand. Ausschlaggebend ist sie für die Unterscheidung eines Abdominaltumors von frei beweglicher Flüssigkeit in der Bauchhöhle. — Nur den Bauchdecken innig anliegende größere Geschwülste geben leeren Schall. Kleinere Tumoren und solche mit Darmverwachsungen, insbesondere auch zwischen den Därmen abgekapselte Exsudate oder Blutergüsse lassen Tympanie durchtönen. — Am besten beginnt man die Perkussion auf dem höchsten Punkte des Leibes und verfolgt sie radiär allseitig. —

Die **Auskultation** findet hauptsächlich Anwendung, wo Schwangerschaft in Frage kommt. Über Myomen, selten auch über Ovarialtumoren kann man mitunter „Uteringeräusch" hören. Bei ileusartigen Zuständen besitzt der Charakter der Darmgeräusche hier und da prognostische Bedeutung. —

Der inneren Exploration schicke man, wenn immer es angeht, eine **Besichtigung der äußeren Genitalien** voraus. Da sie am meisten das Schamgefühl verletzt, verfahre man recht schonend und unauffällig dabei und beschaue sie nur bei einer ersten Untersuchung genauer, oder wenn die Patientin durch bestimmte Angaben unsere Aufmerksamkeit darauf lenkt. Wir orientieren uns über allfälligen Ausfluß (nur wenn er vermehrt und pathologisch beschaffen ist, verklebt er die Schamhaare, auch bei sonst reinlichen Fraucn), über Farbe der Schleimhaut, allfällige Ausschläge, Geschwüre, Geschwülste, Ödeme, über Affektionen der Harnröhre, Entzündung der Bartholinischen Drüsenausführungsgänge usw., dann über den Zustand des Hymen, des Dammes, sowie die Schlußfähigkeit des Introitus oder allfälliges Heraustreten der Scheidenwände.

Zur **inneren Untersuchung** wird der Zeigefinger, und, wenn die Weite des Introitus vaginae es gestattet, auch der Mittelfinger der einen Hand in die Scheide eingeführt. Beim Einführen muß die andere Hand die kleinen Schamlippen auseinanderhalten, damit nicht Schamhaare oder allenfalls lange und schlaffe Nymphen in die Scheide hineingestülpt werden. Die Hände müssen durchaus rein, mit warmem Wasser und Seife frisch gewaschen sein. Zum eigenen Schutz gegen Infektion, sowie zum Schutze der Schleimhaut kann man die eingeführten Finger mit einer antiseptischen Salbe einfetten. Um nicht Schmerz oder Kitzel zu verursachen, muß die Berührung der Teile unter dem Schambogen vermieden und deshalb eher gegen den Damm gedrückt und derselbe nach hinten zu gedrängt werden. Die Einführung der Finger geschehe langsam, schonend; die einmal eingeführten Finger werden möglichst ruhig gehalten. Der Daumen wird aufgestellt, die übrigen Finger eingeschlagen, wie Abb. 3 es zeigt, oder nach dem Steißbein zu gestreckt.

Wohl ist es ein Vorzug, wenn der Arzt gleich gewandt ist, mit der einen wie mit der andern Hand zu untersuchen. Derjenige jedoch, welcher sich nur auf eine und zwar die geschicktere Hand einübt, gerät gewiß nur sehr selten in wirkliche Verlegenheit; wegen der Lagerung der Kranken kann man sich wohl in jedem Falle helfen und die Abtastung beider Seiten mit der gleichen Hand [wird auch bald keine Schwierigkeiten mehr bereiten. Man orientiert sich über Weite, Dehnbarkeit der Scheide und Beschaffenheit ihrer Schleimhaut; dann über Form, Größe, Richtung, Beweglichkeit der Portio vaginalis, Weite des Muttermundes, Beschaffenheit seiner Ränder usw. Hierauf palpiert man die Scheidengewölbe rings um die Portio; ob sie sich normal anfühlen oder durch Tumoren vorgewölbt und resistent seien. Dabei erhält man auch schon vorläufigen Aufschluß über die Lage des Corpus uteri.

Unterdessen hat sich die andere Hand auf die Bauchdecken gelegt, und so beginnt die kombinierte Untersuchung, die

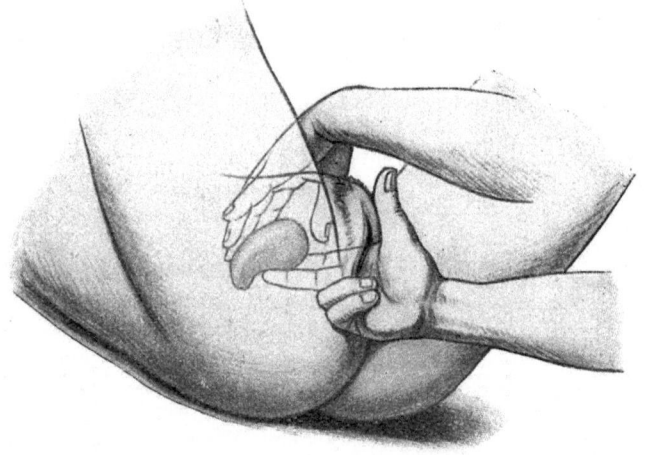

Abb. 3. Bimanuelle Tastung des normal liegenden Uterus.

stets nur bei entleerter Blase vorgenommen werden soll. Zunächst folgt die Abtastung des Uterus. Der eingeführte Finger drängt die Portio nach hinten, der Kreuzbeinaushöhlung zu; dadurch wird der Uterus um seine Hauptbefestigungspunkte am Kollum in dem Sinne gedreht, daß der Fundus der Schamfuge sich nähert. Jetzt greift die andere Hand mit sanft gebogener Fingerhaltung ungefähr handbreit über der Symphyse von den Bauchdecken aus hinter den Fundus uteri hinunter und drängt ihn aufs Scheidengewölbe nieder. Wenn nun der innere Finger mit seiner Spitze die Portio berührt und seine Palmarfläche in voller Länge dem vorderen Scheidengewölbe aufliegt, so ist das Corpus uteri zwischen ihm und der äußeren Hand gefaßt und kann deutlich getastet werden. Man erkennt es an seiner Gestalt und Konsistenz und daran, daß es die direkte Fortsetzung der Portio bildet. **Zwei Finger in der Scheide können noch genaueren Aufschluß verschaffen, wenn sie den Uterus zwischen sich nehmen und seine Seitenkanten befühlen;** auf diese Weise entwischt er auch weniger leicht der bimanuellen Tastung (Abb. 3). Zudem gelingt es derart leicht mit beiden gespreizten, hakenartig in die seitlichen Scheidengewölbe eingesetzten Fingern die Cervix etwas zu heben, den ganzen Uterus dadurch der vorderen Bauchwand zu nähern und der Tastung zwischen beiden Händen noch zugänglicher zu machen, zugleich seine Beweglichkeit zu prüfen. Die Tastung der hinteren Uterusfläche hat die äußere Hand zu besorgen. — Bei bimanueller Tastung soll der normale Uterus keine Fingereindrücke annehmen. Nur im Beginn der Schwangerschaft, manchmal auch kurz vor Eintritt der Menstruation, läßt er sich deutlich eindrücken. Seine Oberfläche soll glatt und regelmäßig sich anfühlen.

Ein großer Uterus ist natürlich leichter zu tasten als ein kleiner. Dicke, gespannte Bauchdecken, ebenso enge, wenig dehnbare Scheidengewölbe erschweren die Untersuchung oftmals in höchstem Grade. Häufig liegt die Schwierigkeit darin, daß das Corpus uteri trotz leerer Blase etwas aufgerichtet, d. h. annähernd in der Körperachse der Frau liegt oder mit seinem Fundus gegen das Promontorium gerichtet oder weit nach hinten in die Kreuzbeinhöhlung gesunken ist. Unter solchen Umständen greift die äußere Hand gern vor dem Fundus ein und drängt ihn von dem vorderen Scheidengewölbe und dem inneren Finger weg. Gerade jetzt ist es wichtig, einerseits zuerst durch Einwirkung auf die Portio vaginalis den Fundus nach vorn zu hebeln, anderseits mit der äußeren Hand recht weit oben und tief nach dem Promontorium zu einzugreifen. **Dabei ist nicht zu vergessen, daß durch die massierenden Bewegungen der Hände alle kontraktilen Gewebe allmählich sich zusammenziehen und mehr Turgor gewinnen;** die Bänder des Haftapparates (Ligg. cardinalia und sacro-uterina) heben die Cervix etwas, die Ligg. rotunda ziehen den Fundus nach vorn. Dies muß man sich zunutze machen und in schwierigen Fällen mit dem Drucke zeitweise nachlassen oder nach kurzer Unterbrechung nochmals untersuchen. Darin liegt auch der Hauptgrund, weshalb ein zweiter Untersucher in der Regel den Uterus leichter in die Hände bekommt als der erste.

Gelingt es durchaus nicht, den Uterus aufs vordere Scheidengewölbe niederzudrücken und dort zu tasten, so kommt man meist auch zu genügendem Aufschluß, wenn der eingeführte

Finger unter die Portio greift, den Uterus in toto nach Möglichkeit hebt, während die äußere Hand auf dem Fundus aufliegt und der Uterus der Länge nach zwischen den Händen liegt. — Dabei ist jedoch zu berücksichtigen, daß ein stärkeres Heben des Uterus durch Anspannung der Ligg. sacro-uterina in der Regel empfindlich ist und nicht übertrieben werden darf.

Bei der kombinierten Untersuchung noch mehr als bei bloß äußerer Palpation zeitigt brüskes, unruhiges, stoßweißes Eindrücken nur Mißerfolge. Allmähliche, dem Widerstand der Bauchdecken und dem Schmerzgefühl der Kranken angepaßte Steigerung des Druckes, ruhiges taktvolles Vorgehen führen am ehesten zum Ziele. **Nicht derjenige, welcher über die größte Kraft verfügt, sondern der, welcher schmerzlos zu untersuchen versteht, wird die beste Auskunft über Lage, Größe, Form, Konsistenz, Beweglichkeit, Empfindlichkeit des Uterus bekommen.**

Es folgt die Tastung der seitlichen Scheidengewölbe. Man findet das Ovarium, wenn die äußeren Finger sowohl wie die inneren von der Uterusecke aus längs der meist als dünner Strang fühlbaren Tube und des Lig. ovarii nach außen gleiten; näher der seitlichen Beckenwand, unterhalb der linea innominata liegt es als länglicher, beweglicher, meist empfindlicher Körper, welcher leicht entgleitet. Gelingt es nicht auf diese Art seiner habhaft zu werden, so muß der ganze seitliche Beckenraum von hinten nach vorn durchtastet werden. Liegt es tief und ist es sehr beweglich, so hat man oft Schwierigkeit, es zwischen beide Hände zu bekommen; jedoch gelingt es dann häufig, dasselbe mit den inneren Fingern gegen die hintere oder die seitliche Beckenwand anzudrücken und auf diese Weise sich ein Urteil über seine Größe, Härte, Beweglichkeit, Empfindlichkeit zu verschaffen. Am leichtesten werden die Ovarien mit Kotknollen oder linkerseits mit der Flexura sigmoidea oder ihren Fettanhängen verwechselt. — Kleinheit des Ovarium und weiter Beckenraum, enges Scheidengewölbe, Narben und Verwachsungen erschweren das Auffinden. Gelingt die Tastung trotz sorgfältigen Suchens nicht, so darf man sich sagen, daß es nicht vergrößert und deshalb wahrscheinlich nicht krank sei, wenn auch Atrophie damit nicht ausgeschlossen ist.

Die Tuben, von den Uterushörnern aus bimanuell zu tasten, gleiten als weiche, nicht empfindliche, zarte Stränge zwischen den Fingern durch. Wo die Untersuchung sonst auch erschwert ist, kann ihre Palpation unmöglich werden.

Auch die Ureteren sind bei einiger Übung fast immer zu fühlen. Beide zusammen bilden mit dem Lig. interuretericum, welches ihre Mündungstellen in der Blase miteinander verbindet, einen die Vaginalportion umfassenden Halbkreis, dessen Enden nach den Hüft-Kreuzbein-Fugen zu auslaufen. Schwellung, Verhärtung, Empfindlichkeit an ihnen sind mit Bestimmtheit zu konstatieren.

Eine genaue Tastung verlangt das hintere Scheidengewölbe, wo häufig Tumoren, Strangbildung, Verdickung und Verkürzung der Douglasschen Falten bzw. der in ihnen verlaufenden Ligg. sacro-uterina gefunden werden. Bei gefülltem Mastdarm tastet man sehr deutlich die eindrückbaren Kotmassen. Der leere Mastdarm ist nur an seinem unteren Ende durch die hintere Scheidenwand hindurch als weicher, verschieblicher, daumendicker Strang fühlbar.

Deutlicheren Aufschluß über die hinter dem Uterus, in der Tiefe des Beckens liegenden Abschnitte bringt die Mastdarmuntersuchung. Sie findet zudem Anwendung bei unverletztem Hymen, starker Verengerung oder Verschluß des Scheideneinganges oder hochgradiger Stenose und Rigidität der Scheide, ebenso bei ausgesprochenem Vaginismus. Der Mastdarm muß entleert sein. Zum Schutze des Fingers wird ein dünner Gummifingerling übergestreift. Die Frau liegt wie zur gynäkologischen Untersuchung, mit erhöhtem Steiß; sie muß vorher durch wenige Worte verständigt worden sein. Einfettung des Fingers ist unerläßlich. Die Einführung von zwei Fingern ist schmerzhaft, verursacht starken Tenesmus und oft kleine Fissuren. Drängen von seiten der Frau erleichtert die Einführung. Etwa 6 cm weit dringt der Finger ungehindert ein, dann stößt er auf eine stark vorspringende Schleimhautfalte (Kohlrauschsche Falte), welche den Darm verengt und über welche hinauf der Finger oft nur schwierig den Weg findet. Die Vorteile der Rektaluntersuchung machen sich geltend, wenn der Finger über diese Falte hinaufdringt. Jetzt erst vermag er ganz ungehindert alle Beckenorgane zu tasten und durch die dünne, dehnbare Mastdarmwand fast direkt zu befühlen.

Vom Mastdarm aus kann bimanuell untersucht werden in ähnlicher Weise, wie von der Scheide aus. Die Portio fühlt sich dabei in der Regel so umfangreich an, daß sie der Unkundige leicht für den ganzen Uterus oder einen Tumor hält. Am sichersten entgeht man solchem Irrtum, wenn man den Muttermund durch die Mastdarmscheidenwand hindurch tastet oder zu gleicher Zeit den Daumen per vaginam an die Portio legt.

Wertvolle Resultate liefert die Rektaluntersuchung auch, wenn der Uterus dabei an der Portio angehakt und von einem Assistenten tief herabgezogen wird. Jetzt fühlt man die Ligg.

sacro-uterina als gespannte Stränge von der Cervix zur hinteren Beckenwand laufen. Die hintere Uteruswand kann genau abgetastet, ja bis über den Fundus weg umfaßt werden.

Die Untersuchung per rectum auszuführen, ist durchaus angezeigt bei Virginität und intaktem Hymen. Nur wo die Art der Erkrankung es unbedingt erfordert oder eine vaginale bzw. uterine Behandlung unumgänglich erscheint, darf der Hymen geopfert werden. Ein dehnbarer Hymen erleidet zwar bei sorgfältiger Einführung eines nicht zu dicken Fingers keine Einrisse, dagegen bleibt seine Öffnung dadurch dauernd erweitert. —

Wo sehr dicke Bauchdecken, Unmöglichkeit den Leib zu entspannen, große Empfindlichkeit der Untersuchung hinderlich sind, wo es sich auch bei schwierigerer Diagnose darum handelt, genau und ausgiebig zu explorieren, wendet man die Narkose an. Dabei hüte man sich aber, zu derb zu drücken, weil sonst allfällig bestehende Entzündung frisch angefacht werden und Eiterherde durchbrechen könnten.

Die Untersuchung mit dem Mutterspiegel.

Die Scheide zu öffnen und zu entfalten und die Portio vaginalis sichtbar zu machen, gibt es röhrenförmige und rinnenförmige Mutterspiegel (Spekula).

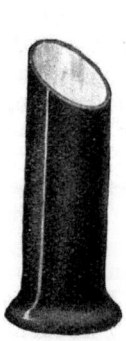
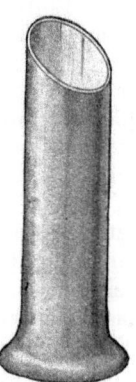

Abb. 4. Fergusson-Spekulum.
12 und 15 cm lang.

Die röhrenförmigen Spekula werden aus Holz, Glas, Porzellan, Zelluloid, Metall hergestellt. Am besten dient das Fergussonsche Spekulum: ein vorn schräg abgeschnittenes, hinten trompetenartig erweitertes Glasrohr (Abb. 4), welches mit einer Spiegelmasse belegt und darüber mit einer Lack- oder Zelluloid

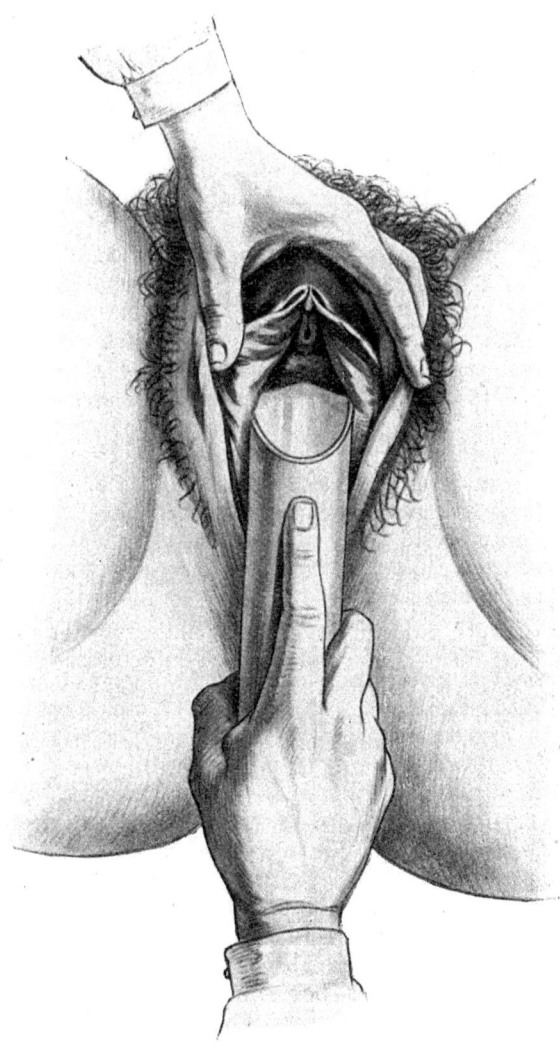

Abb. 5 zeigt, wie das Fergussonsche Spekulum in den Introitus vaginae eingesetzt und unter Schonung der Harnröhre eingeführt wird.

schicht überzogen ist. In ihm erscheinen die Scheidenwände und die Portio am besten beleuchtet. Dagegen wird der Mantel durch Chemikalien leicht angegriffen, so daß er abbröckelt; auch verträgt er das Auskochen nicht. Milchglasspiegel zeigen diese Nachteile nicht; jedoch beleuchten sie nur sehr matt. — Man suche sich dünnwandige Spiegel aus, damit das Lumen möglichste Weite besitze; man achte auch darauf, daß sie genau zylindrisch und nicht konisch, d. h. an dem einen oder anderen Ende enger seien. — Die gewöhnliche Länge der käuflichen Röhrenspiegel beträgt 15 cm; ein 2—4 cm kürzeres Spekulum ist jedoch vorzuziehen und bei nicht zu großen und fettleibigen Frauen auch völlig ausreichend.

Beim Einführen faßt man den am vorderen Drittel mit einer Salbe bestrichenen Spiegel voll in die rechte Hand, so daß der Zeigefinger auf der kürzeren Wand, der Länge nach ausgestreckt, und mit seiner Spitze etwa 3 cm weit vom Rande entfernt liegt; dann setzt man den vorspringenden Rand, während die linke Hand den Introitus vaginae spreizt, tief auf die hintere Scheidenwand auf (Abb. 5), drängt sie samt dem Damm durch kräftigen Druck so stark nach hinten, daß der vordere Umfang der Spiegelöffnung leicht und ohne Verletzung unter der Harnröhrenmündung weg in die Scheide hineingleitet. Es ist nötig, daß man dabei die Harnröhre genau sieht und deshalb das hintere Ende des Spiegels stark senkt; erst wenn der vordere Rand unter ihr durch ist, wird der Spiegel in die Scheidenachse gebracht. Rotierende Bewegung erleichtert das Einführen. — Bei empfindlichem Introitus gelingt die Einführung manchmal leichter, wenn vorerst ein oder zwei Finger den Damm nach hinten drängen, hierauf das Spekulum von oben her, senkrecht mit dem vorspringenden Rand auf den Harnröhrenwulst aufgesetzt, unter rotierender Bewegung in die Scheidenachse gesenkt und über die auf dem Damm liegenden Finger hinweg eingeschoben wird. — Unter drehenden Bewegungen sucht man die Portio einzustellen. Gelingt die Einstellung, trotz guter Entfaltung der Scheidengewölbe, nicht gleich, so glaube man ja nicht, durch noch tieferes Einschieben des Spiegels zum Ziele zu gelangen; im Gegenteil: wahrscheinlich ist man — besonders mit dünnen Spiegeln — schon an der Portio vorbei in ein seitliches Scheidengewölbe geraten und muß den Spiegel wieder eine Strecke weit zurückziehen, um sie in die Öffnung zu bekommen. Geht die Richtung der Portio sehr stark nach hinten, so stellt sie sich öfters erst dann richtig ins Spekulum ein, wenn man sie mit einem Haken hineinzieht. — Die Scheidenschleimhaut übersieht man am besten bei langsamem Zurückziehen des Spekulum.

Man benütze stets ein möglichst weites Spekulum, um gut und viel zu sehen. Dabei gibt natürlich die Weite und Empfindlichkeit des Introitus den Ausschlag. Drei Größen sind stets vorrätig zu halten.

Kontraindiziert ist die Einführung des Spekulum bei stark ulzerierenden, weit ausgebreiteten Karzinomen der Zervix und Scheide wegen Verletzungen der brüchigen Wandungen und Blutungen; bei akuten Entzündungen in der Nähe der Scheidengewölbe; bei frischen Blutergüssen in der Umgebung des Uterus. Bei Verengerung der Scheide durch Narben oder im Klimakterium muß wegen der Gefahr von Zerreißungen mit größter Sorgfalt vorgegangen werden.

Rinnenspekula werden in verschiedensten Modifikationen hergestellt.

Das einfache entenschnabelförmige Spekulum nach Sims (Abb. 6) dient ausschließlich dazu, den Damm zurückzuhalten. In Rückenlage wird es allerdings nur dann seinen Zweck erfüllen, d. h. einen Einblick in die Scheide gewähren, wenn zugleich die vordere Scheidenwand durch eine

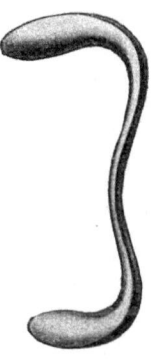

Abb. 6. Simssches entenschnabelförmiges Spekulum.

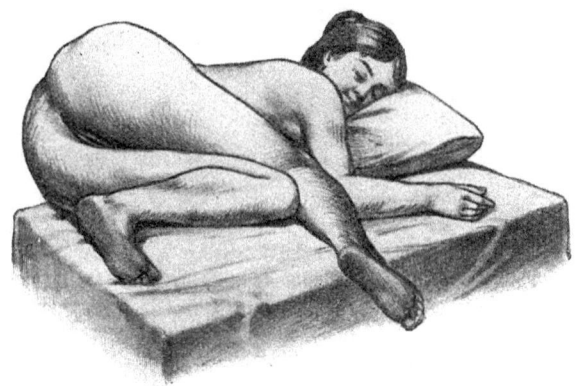

Abb. 7. Simssche Seitenlage.

besondere Platte abgehalten wird. Es ist eigentlich nur für die Anwendungen in „Simsscher Seitenlage" oder in Knieellenbogenlage bestimmt.

14 Die gynäkologische Untersuchung.

Die Simssche Seitenlage ist in Abb. 7 dargestellt. Die Frau liegt auf ihrer linken Seite, Wange auf dem Kissen, linker Arm hinten am Rücken, so daß die linke Brustseite auf dem Lager aufruht. Die Beine sind in den Knien gebeugt und stark an den Leib angezogen, und zwar das rechte etwas mehr als das linke, so daß das rechte Knie über dem linken der Unterlage aufliegt. Das Abdomen mit seinem Inhalte fällt jetzt nach links oben, auch die Beckeneingeweide folgen, so daß die Beckenhöhle entleert wird. Sobald nun mit dem Spekulum der Damm zurückgezogen und die Scheide geöffnet wird, dringt Luft ein und bläht den Scheidenschlauch auf. Allfällig noch gebliebene Falten werden mit einem spatelartigen Instrument, dem Depressor, zurückgehalten.

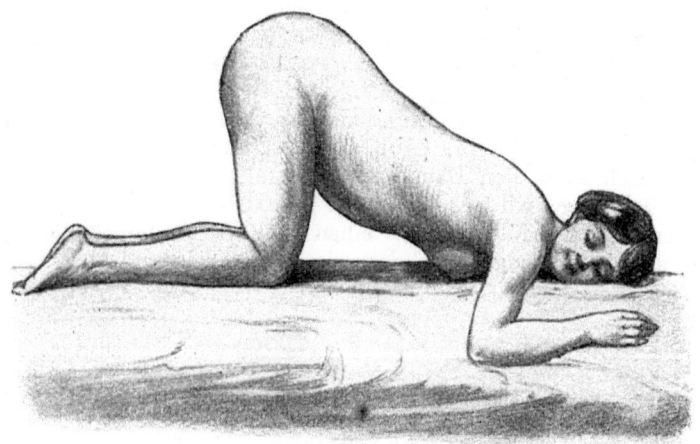

Abb. 8. Knieellenbogenlage.

In noch stärkerem Grade fällt der Eingeweidesack nach dem Zwerchfell und den oberen Bauchgegenden zu bei Knieellenbogenlage (Abb. 8). Das Gesicht liegt dabei dem Kissen auf, die obere Brustgegend ebenfalls. Unten ruht der Körper auf den Knien, welche aufgestellt sind, so daß der Steiß möglichst hoch zu liegen kommt. Öffnet man jetzt mit dem Spiegel die Scheide, so wird sie sofort durch die aspirierte Luft aufgebläht und kann vortrefflich übersehen werden. Die eingesaugte Luft entweicht jeweilen bei der Umlagerung mit flatusartigem Geräusch. — Auch Rektum und Blase können auf ähnliche Weise in Knieellenbogenlage mit Luft aufgebläht werden, wenn man den After bzw. die Harnröhre öffnet. —

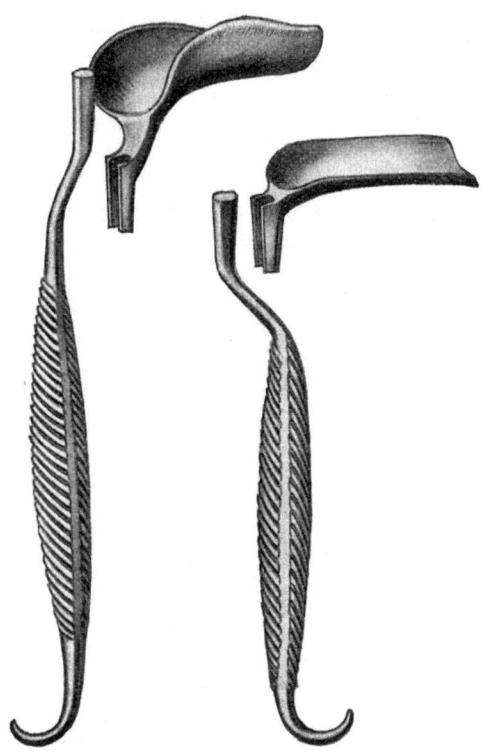

Abb. 9. Simonscher Rinnenspiegel mit keilförmigem Einsatz des Halters.

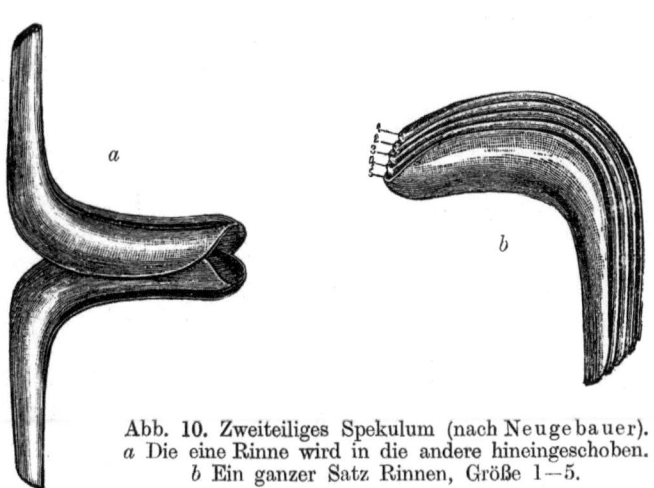

Abb. 10. Zweiteiliges Spekulum (nach Neugebauer).
a Die eine Rinne wird in die andere hineingeschoben.
b Ein ganzer Satz Rinnen, Größe 1—5.

Das Simonsche Spekulum (Abb. 9) besteht aus einer Rinne und einer Platte mit Griffen. In Steißrückenlage oder auf dem Querbette wird zuerst die Rinne in die Scheide eingeführt und damit Damm und hintere Scheidenwand nach abwärts gezogen; die Platte dient zum Abheben der vorderen Wand; zwischen beiden Instrumenten erscheint dann die Portio. — Verschiedene Größen der Rinnen und Platten können nach zweckmäßigster Herstellungsart rasch auf je einem Halter befestigt werden. —

Die hintere Rinne kann, wie das entenschnabelförmige Spekulum, bei allen intravaginalen oder intrauterinen Eingriffen gebraucht werden.

Eine praktische Modifikation stellt das Neugebauersche Spekulum dar, welches aus zwei Rinnen besteht, von denen die eine in der anderen läuft (Abb. 10).

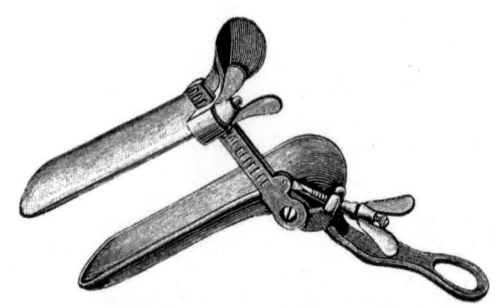

Abb. 11. Zweiklappiges Spekulum. (Nach Trélat.)
Die Rinnen bleiben beim Öffnen parallel.

Die zwei-, (Abb. 11) drei-, vierklappigen Spekula werden mit geschlossenen Klappen eingeführt; nach der Öffnung, die gewöhnlich durch Schrauben bewerkstelligt wird, spreizen sie die Scheidengewölbe auseinander. Sie halten sich von selbst; aber die Einsicht ist eine beschränktere und die Einstellung der Portio meist schwieriger; sie muß fast stets mittels Haken vorgezogen werden.

Die Untersuchung mit der Sonde.

Die Unterussonde (Abb. 12) ist ein etwa 30 cm langer, dünner, am Ende geknöpfter, vorn mit abgeplattetem Griff versehener Metallstab; biegsam, um ihre Krümmung ungefähr der des vorher getasteten Uterus anpassen zu können. Bei den meisten Modellen bezeichnet 7 cm vom Ende entfernt eine Verdickung die Normallänge des Cavum uteri. Aus dem Abstande dieser Verdickung vom äußeren Muttermund läßt sich beurteilen, ob die Sonde den inneren Muttermund passiert habe, oder erst in den Zervikalkanal eingeschoben sei. Häufig trägt sie eine Zentimetereinteilung, um die Länge der Uterushöhle direkt ablesen

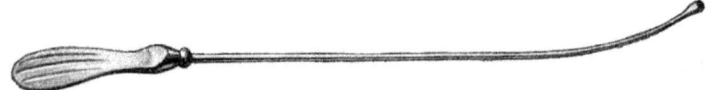

Abb. 12. Uterussonde ohne Zentimetereinteilung.

zu können. — Man kann mit der Sonde in zweifelhaften Fällen die Lage und Beweglichkeit des Uterus bestimmen; ferner seine Länge messen, die Beschaffenheit der Innenfläche des Uterus, die Weite des Kavum und der Orifizien ergründen. — **Schwangerschaft und akute entzündliche Erkrankungen des Uterus und seiner Umgebung, sowie virulente Katarrhe, ebenso zerfallende Neubildungen und Abortreste müssen dabei sicher ausgeschlossen sein.**

Weil bei der Sondierung kleine Schleimhautverletzungen nie mit Sicherheit zu vermeiden sind, müssen stets Sonde und Hände desinfiziert und die Portio sauber abgewischt werden. Am besten reibt man die Sonde vor dem Gebrauch tüchtig mit einem in Alkohol oder Äther oder Benzin getränkten Wattebausch ab, wenn die Gelegenheit zum Auskochen fehlt. Um Infektion von der Scheide aus sicherer auszuschalten, empfiehlt es sich, durchs Spekulum die Sonde wenigstens bis an den inneren Muttermund hinaufzuschieben, und hierauf den Spiegel über der Sonde zurückzuziehen. — **Ohne irgendwelche Kraftanwendung, spielend leicht sie zwischen den Fingern haltend, muß sie durch Senken des Griffes über das Orificium uteri internum hinaufgeschoben werden.** Erleichtert wird das Eingleiten dadurch, daß man die Sondenkrümmung zuerst nach hinten richtet, dann den Griff, in einem Kreisbogen langsam drehend, senkt. — **Alle Schwierigkeit wird gewöhnlich beseitigt, wenn man im Spekulum die vordere Muttermundslippe anhakt und herabzieht, um die Uterushöhle zu strecken.** — Hat man den Sondenknopf bis an den Fundus vorgeschoben, so kann man die Länge des Kavum direkt ablesen oder, falls die Portio nicht sichtbar ist, oder eine Einteilung fehlt, das Orifizium mit der Spitze des

Zeigefingers an der Sonde markieren und nach dem Herausziehen messen. Die auf den Bauchdecken sanft tastende Hand kann den Uterus und die ihm durch die Sonde mitgeteilten Bewegungen fühlen; sie vermag auch die Dicke der Uteruswand zu taxieren, doch ist dabei an Perforationsgefahr zu denken. Bei einiger Übung ist man imstande durch vorsichtige Tastung mit dem Sondenknopfe ein Urteil über den Zustand der Innenfläche des Uterus zu bekommen. — Die Sondierung ist bei schonender Ausführung wenig empfindlich; doch bekommen viele Frauen mit gesteigerter Erregbarkeit, auch bei ganz gesunder Gebärmutter, kolikartige Schmerzen, oft verbunden mit Übelkeit, ja Ohnmachtsanfällen. Wohl zu unterscheiden davon ist der Zerrungsschmerz, der bei vorhandenen peritonitischen Adhäsionen dann entsteht, wenn man dem Uterus mit der Sonde stärkere Bewegungen mitteilt.

Der Gebrauch der Sonde kann durch gute bimanuelle Untersuchung auf ein Minimum eingeschränkt werden. Sie ist in unkundigen Händen ein gefährliches Instrument. Viele Fälle von Endometritis und Salpingitis haben nach Sondierung, infolge Einschleppung virulenter Keime, ihren Anfang genommen; zahlreiche Aborten sind in unbeabsichtigter Weise durch sie hervorgerufen worden. Schon öfters ist Durchbohrung des Uterus vorgekommen. Besonders leicht und widerstandslos dringt die Sonde nach Geburt oder Abort durch die Wand des puerperalen Uterus hindurch. Perforation hat zwar in der Regel, wenn man sie sofort erkennt, keine Gefahren im Gefolge; bei mangelhafter Asepsis aber können böse Komplikationen entstehen. Man merkt eine erfolgte Perforation daran, daß die Sonde ungehindert bis zum Griff eingeschoben werden kann. In solchem Falle zieht man sie zurück und vermeidet jeden weiteren Eingriff. Die Sonde kann auch durch das Ostium tubae in die Tube und bis in die Bauchhöhle vordringen, ein Ereignis, das gewöhnlich ebenfalls ohne Folgen abläuft.

Die Ausschabung der Uterusschleimhaut (Abrasio).

Ausführung der Abrasio. 1. Nach gründlicher Desinfektion der Vulva und Vagina wird die vordere Muttermundslippe mit Kugelzange gefaßt und angezogen; sodann ein Rinnenspiegel in die hintere Scheidenwand eingesetzt. 2. Dilatation des Muttermundes: Nachdem die Sonde den Weg bis zum Fundus getastet hat, schiebt man vorsichtig die Hegarstifte auf dem gewiesenen Wege ein und erweitert so den inneren Muttermund bis zu Nr. 10 bis 12. Man lasse sich Zeit; Gewaltanwendung kann zu perforierender Zerreißung der Zervikalwand führen. Plötzliches ganz leichtes Eindringen eines Stiftes, nachdem die vorigen nur schwierig einzuschieben waren, soll auf die Möglichkeit einer solchen Zerreißung aufmerksam machen und zur Unterbrechung der Erweiterung auffordern. Komplikationen werden dann nicht erfolgen. 3. Abrasio: Einführen einer etwa $1^1/_2$ cm breiten Kürette bis an den Fundus; Abschaben der vorderen, hinteren und seitlichen Wand, so daß das Instrument rauh kratzend über die Muskularis wegschabt (Vorsicht bei derberen Unebenheiten). 4. Reinigung des Cavum uteri von Blut und abgeschabten Fetzen durch Ausspülung mittels doppelläufigen Katheters oder durch Auswischen mittels eines in antiseptischer Lösung getränkten Wattepinsels. 5. Ätzung der Uterus-Innenfläche mit Jodtinktur. — Lokale Nachbehandlung ist überflüssig. Nur wenn der Abfluß reichlich ist, sollen Scheidenspülungen, 1—2 mal täglich, das Sekret herausbefördern helfen.

Die Austastung der Uterushöhle.

Wenn nach gründlicher Ausschabung die Blutung fortdauert oder bald sich wieder einstellt, oder· wenn mittels der Kürette von vornherein deutlich gefühlte Resistenzen nicht entfernt werden konnten, oder sonst der Verdacht besteht, daß etwas im Cavum uteri zurückgeblieben sei, muß behufs genauerer Diagnose eine digitale Austastung der Uterushöhle vorgenommen werden.

Mit den Erweiterungsstiften kann eine Durchlässigkeit des Zervikalkanals ohne große Gefahr tiefer Zerreißung nicht erreicht werden; dazu ist eine allmähliche Dilatation mittels Laminariastiften, i. e. dem getrockneten Phallus einer Meeresalge mit Namen Laminaria digitata, erforderlich. Die Stifte sind steril aufbewahrt käuflich.

Nach genauer Desinfektion zieht man im hinteren Rinnenspiegel die mit Kugelzange gefaßte Portio herab, dilatiert bei engem Muttermund zuerst mittels Hegarstiften bis zu Nr. 8—10, um einen möglichst dicken Laminariastift einführen zu können. Den bis über den inneren Muttermund eingeschobenen Stift fixiert man durch einen Jodoformgazetampon. Nach 24 Stunden zieht man ihn mittels einer festen Krallenzange heraus. Ist der Zervikalkanal jetzt für einen Finger noch nicht völlig durchgängig, so kann man entweder einen dickeren Stift einlegen oder den Zervikalkanal fest mit Jodoformgaze ausfüllen und damit in weiteren 24 Stunden Fingerweite erreichen; oder man kann mittels Hegarstiften vorsichtig bis Nr. 18 dilatieren und gleich die Austastung anschließen.

Rascher geht die Erweiterung durch Schnitt. Zwischen zwei die vordere Muttermundslippe kräftig nach unten ziehenden Kugelzangen schneidet man die vordere Cervixwand mit einer geraden Schere ein, schiebt die locker aufsitzende Blase ausgiebig zurück und spaltet bis über den inneren Muttermund hinauf (s. Abb. 120). Jetzt tastet man mit einem Finger die Uterushöhle aus, nimmt den therapeutischen Eingriff gleich vor und schließt die Wunde sofort wieder durch Naht.

B. Die Menstruation und ihre Störungen.

Mit der Pubertät treten die Genitalien aus ihrer kindlichen Form heraus; sie holen den übrigen Körper, hinter dem sie bisher im Wachstum zurückgeblieben waren, in kurzer Zeit ein und beginnen ihre physiologischen Funktionen. Im Klimakterium erlöschen diese wieder und die Genitalien gehen früher und rascher als der übrige Körper eine Schrumpfung ein. —

Ausnahmsweise setzen regelmäßig wiederkehrende Genitalblutungen schon bei Mädchen im frühen Kindesalter ein. Diese **Menstruatio praecox** ist ein Zeichen von abnormer Frühreife und als krankhaft aufzufassen. Die Genitalien und Brüste sind in der Regel entsprechend entwickelt, Schamhaare vorhanden; meist besteht Fettsucht und frühzeitige Dentition; häufig sind andere pathologische Zustände, wie Hydrozephalus, hochgradige Rachitis, Riesenwuchs, Zystom- und Sarkombildung der Eierstöcke damit verbunden.

Die Pubertät beginnt in unseren Gegenden durchschnittlich im 13.—15. Altersjahre; in südlichen Ländern schon früher, im 10.—12., in nördlichen erst später (Lappländerinnen im 18.). Üppige, beschauliche Lebensweise beschleunigt den Eintritt; strenge Arbeit, knappe Kost, verspäten ihn eher. Erblichkeit spielt dabei eine deutliche Rolle. — Das Klimakterium beginnt meist um das 46. Altersjahr herum. Eine Abhängigkeit ihres Eintrittes von demjenigen der Pubertät besteht nicht; frühreife Frauen können erst spät ins Klimakterium eintreten und umgekehrt. Die Zeit der Geschlechtsreife der Frau dauert im Durchschnitte etwa 30 Jahre; sie ist kurz im Vergleiche zu derjenigen des Mannes, welche bis ins höhere Greisenalter andauern kann.

Mit der Pubertät beginnt der Haarwuchs an den äußeren Genitalien und in den Achselhöhlen; die Brüste entwickeln sich, die Hüften werden breiter und voller. Der Uterus, bisher ein unscheinbares Organ, dessen Cervix doppelt so massig war wie das Korpus (Abb. 51), wächst beträchtlich und nimmt die jungfräuliche Gestalt an. Das Epithel im Korpus und den Tuben bekommt eine von innen nach außen i. e. von den Ovarien gegen den Muttermund gerichtete Flimmerung. Es beginnt die **Menstruation** (Menses, Periode, Regel), die monatliche Blutung aus der Mucosa uteri. Nicht immer erscheint sie von Anfang an regelmäßig; recht häufig macht sie, besonders bei anämischen Mädchen, in der ersten Zeit Pausen von 2 oder mehr Monaten, um erst nach längerer Frist, manchmal erst nach Jahren den regelmäßigen 4wöchigen Typus anzunehmen. — Bei vielen Frauen tritt sie pünktlich auf die Stunde nach 28 Tagen ein; bei anderen jeweilen 1—3 Tage früher oder später. Manche Frauen menstruieren auch ganz regelmäßig in 3wöchigen, wieder andere in $4^1/_2$ oder 5wöchigen Abständen.

Die normale **Dauer der Menstruation** beträgt 4 bis 6 Tage, doch kommt eine Dauer von bloß 1—2 Tagen, anderseits von 8 Tagen vor, ohne daß man deswegen von einem krankhaften Zustande reden muß. Sie beginnt allmählich, ist am 2. und 3. Tage gewöhnlich am stärksten und hört nach und nach auf. Am 4. Tage pausiert sie öfters für einige Stunden.

Das **Menstruationsblut** ist flüssig und zeigt bräunliche Farbe. Wenn es spärlich fließt, meist auch im Beginn und am Schluß, ist es durch Beimengung von Schleim- und Scheidensekret heller und klebrig. Der fade Geruch desselben rührt von Zersetzungsvorgängen her. Bei starker Menstruation ist das Blut arterieller und enthält oft auch kleine fetzige Gerinnsel.

Zur Bestimmung der **Menge** des ausgeschiedenen Blutes gibt es kein für die Praxis ganz zuverläßliches Maß. War die Periode seit Beginn der Pubertät gleichmäßig stark, fehlen Gerinnsel, bleiben anämische Erscheinungen jeweilen nach der Menstruation aus, trocknet das Blut in einer vorgelegten Kompresse vorweg ein, durchtränkt es die Vorlage nicht, so ist das erlaubte Maß nicht überschritten.

Um die Zeit der Menstruation ändert sich das Blutbild in bestimmter Weise. Prämenstruell erreicht der Hämoglobingehalt und die Zahl der roten wie der weißen Blutkörperchen ein Maximum, sinkt dann rasch unter die Norm, bleibt in den ersten Tagen der Menstruation tief, um im Postmenstruum wieder zur Norm zu steigen. — Die Schwankungen sind aber nicht so groß, daß sie eine praktische Bedeutung hätten. Nicht der menstruelle Blutverlust, sondern noch unbekannte Einflüsse bedingen sie.

Die Schleimhaut der Gebärmutter zeichnet sich während der Zeit der Geschlechtsreife durch mehrere Eigenschaften von allen übrigen Schleimhäuten des Körpers aus. — Einmal zeigt sie zwei deutlich, wenn auch nicht scharf, voneinander getrennte Schichten:

die etwa 1 mm (s. Abb. 13) dicke Basalis und die aus ihr hervorsprießende sog. Funktionalis. Die Basalis hat ein festeres Gefüge ihres Stromagewebes, dessen derbe Bindegewebszellen innig mit den Enden der Drüsenschläuche verbunden sind. Die Funktionalis, als neues, rasch wachsendes Gewebe, besitzt lockeren Bau. Ein reiches Netz von Kapillaren, das aus den aus der Basalis aufsteigenden, von stärkeren Stromasäulen umgebenen, gewundenen Arterien hervorgeht, durchsetzt sie, besonders in der subepithelialen Schicht.

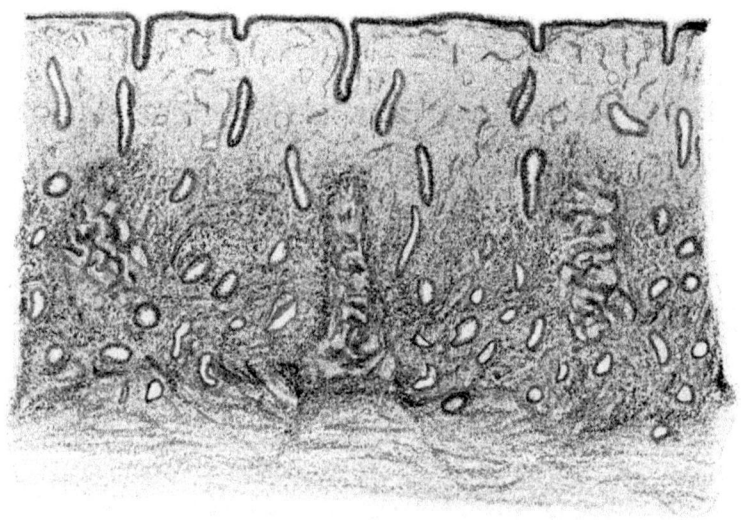

Abb. 13. Postmenstruelle Uterusschleimhaut.
Auf der Muskularis sitzt die Basalis (festeres Gewebegefüge; drei stark geschlängelte Arterien); aus ihr sproßt die locker gebaute Funktionalis (7 Tage nach Menstruationsbeginn).

Sodann fehlt an der Mucosa uteri ein lockeres, zellreiches submuköses Gewebe; die Basalis liegt der Muskularis unmittelbar auf. Auch ist für eine sehr innige Verbindung beider dadurch gesorgt, daß Muskelzüge zwischen die Drüsenfundi hinein sich fortsetzen und andererseits die Drüsen mit ihren gabelig geteilten, oft hakenförmig umgebogenen Enden mehr oder weniger tief zwischen die Muskelbündel der Uteruswand eindringen und sich dort verankern.

Die wichtigste Eigentümlichkeit der Uterusschleimhaut aber ist, daß sie einen beständigen zyklischen Wandel durchmacht.

Der Zyklus dauert 28 Tage; sein Anfang und sein Ende wird durch die Menstruation gekennzeichnet. Der Wandel besteht in Wuche-

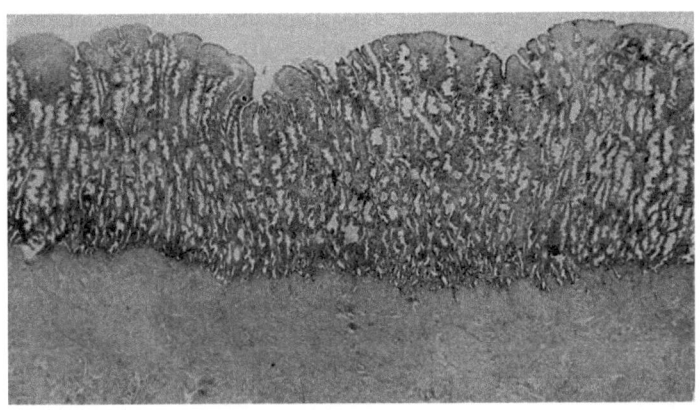

Abb. 14. Prämenstruelle Uterusschleimhaut mit starker Drüsenwucherung.

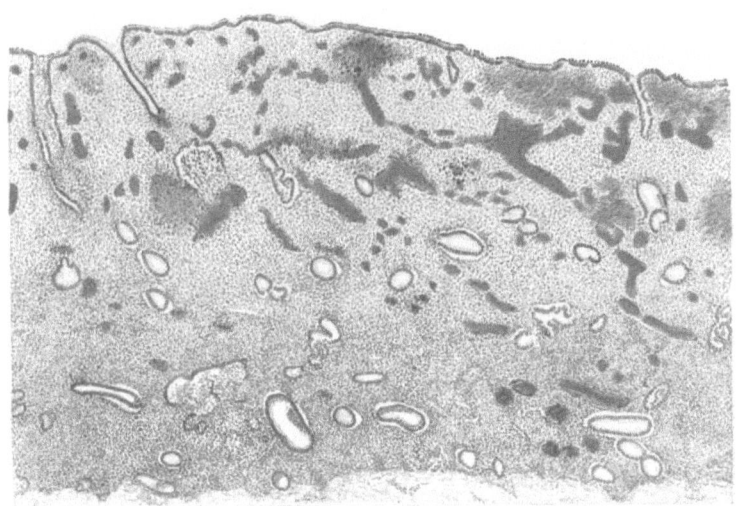

Abb. 15. Uterusschleimhaut im Beginn der Menstruation.

rung, Zerfall, Wiederaufbau der funktionellen Schicht. Die Menstruation ist der Ausdruck des Zerfalls. Im Intermenstruum macht die Schleimhaut so regelmäßige Veränderungen durch, daß der Sachkundige aus ihrem mikroskopischen Bau auf einige Tage genau angeben kann, wie viel Zeit seit der Menstruation verstrichen sei. Die ersten Tage nach der Menstruation nennt man die postmenstruelle, die Tage vor der Menstruation die prämenstruelle Zeit. Weil die prämenstruellen Veränderungen in

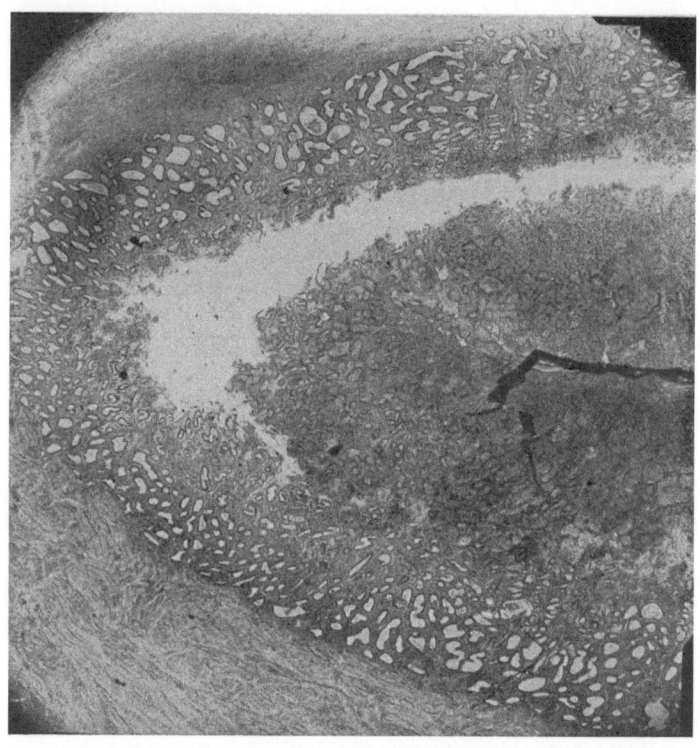

Abb. 16. Abstoßung der funktionellen Schicht während der Menstruation bei einer Nulliparen. Sie hat sich an der vorderen Wand abgelöst, während sie an der hinteren noch haftet.

Aussicht auf die Einnistung des befruchteten Eichens geschehen, bezeichnet man sie auch als die prägraviden Veränderungen.

Die Basalis bildet den bleibenden Bestand der Schleimhaut; sie nimmt am Wandel nicht teil. Nach der Menstruation bleibt nur sie übrig und aus ihr wächst jetzt die vergängliche Schichte der Funktionalis heraus. In fortschreitendem Wachstum verdickt sie sich, bis zum 10. Tage schnell, von da an nur langsam und erreicht schließlich eine Dicke von 2—4 mm. Im Beginn blutarm, graurötlich anzusehen, wird sie mit der Reife immer blutreicher, zugleich sukkulenter. Am auffallendsten beteiligen sich bei diesem Wachstum die Drüsen. Ihre Epithelien namentlich vermehren sich gewaltig, so daß Platzmangel entsteht und sie sich ,,drängeln". Die Drüsenwandungen vergrößern sich deshalb, indem sie geschlängelten Lauf annehmen und prämenstruell papillenartige Vorsprünge und Ausbuchtungen bilden. — Vom 15. Tage an beginnen

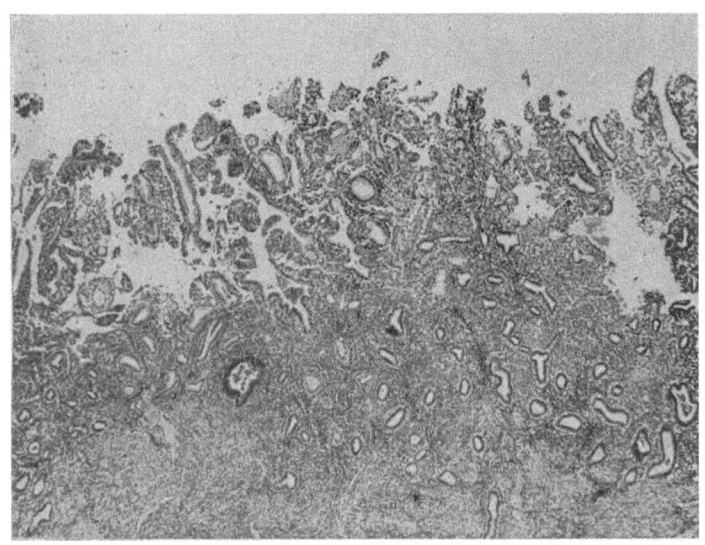

Abb. 17. Starke Abbröckelung der funktionellen Schichte während der Menstruation bei einer Mehrgebährenden.

die Epithelien lebhafter abzusondern. Ihr Sekret sammelt sich in den Drüsenschläuchen an und dehnt sie stark aus, so daß das Stroma zwischen ihnen auf schmale Gewebsbrücken zusammengedrängt wird.

In der oberflächlichen Schicht sind unterdessen die Stromazellen zu etwas dickleibigeren Elementen ausgewachsen; viele von ihnen ähneln jungen Deziduazellen. Auch ihre Interzellularsubstanz hat zugenommen und bildet stellenweise Ödem, das die Stromazellen auseinanderdrängt. Die oberflächlichen Drüsengänge erscheinen deshalb eingeengt. — Die ganze Schleimhaut läßt jetzt, ähnlich einer jungen Dezidua, drei Schichten erkennen: Die stromareiche Kompakta, die Spongiosa mit den üppig gewucherten Drüsen, die sich stets gleichbleibende Basalis, wie Abb. 14 es zeigt.

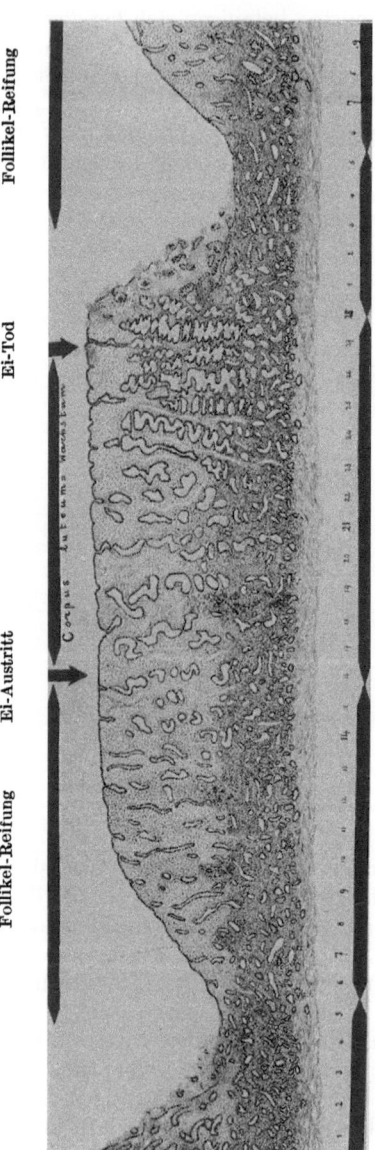

Abb. 18. Übersicht der menstruellen Schleimhautveränderungen.

Siedelt sich in dieser geschwellten, blut- und saftreichen Schleimhaut ein befruchtetes Eichen an, so wächst sie im angegebenen Sinne weiter und entwickelt sich zur eigentlichen Dezidua. — Erfolgt bis zum 27. Tage keine Befruchtung, so stirbt das Ei ab und löst sich auf. Jetzt hat der vergängliche Teil der Schleimhaut, der sich durch sein Wachstum zur Aufnahme des Eichens vorbereitet hatte, seinen Zweck verfehlt; er zerfällt wieder bis auf die Basalis. Strotzende Anfüllung und riesige Erweiterung der Kapillaren in der funktionellen Schicht (Abb. 15) leiten den Zerfall ein. Unter ihrem Einflusse werden die zarten Kapillaren, die namentlich subepithelial ein reiches Gefäßnetz bilden, durchlässig. Es kommt zu Blutaustritten, vorerst ins subepitheliale Gewebe, dann auch in tiefere Schichten und in die Drüsenlumina hinein. Das dem Untergang geweihte, durchblutete Gewebe wird durch zellösende Substanzen teilweise aufgelöst, der Rest stößt sich, ähnlich wie bei frühzeitigem Abort, als Decidua menstrualis ab, wie Abb. 16 es zeigt. Oder sein Zellgefüge fällt auseinander; die Elemente entarten und bröckeln ab (Abb. 17). Nur verhältnismäßig wenige Zellen oder Zellkomplexe mischen sich in noch gut erhaltenem Zustande dem Menstruationsblute bei. — Im Verlaufe einiger Tage ist die ganze vergängliche Schicht zertrümmert und weggeschafft. — Die zurückbleibende Basalis zeigt zunächst, wie nach Abort, eine unregelmäßig zerfetzte Oberfläche, aus der zahlreiche abgerissene Gefäß- und Drüsenstummel hervorragen. Sie reinigt sich aber schnell, und damit kommt auch die Blutung und Transsudation zum Stehen. Aus den Drüsenschläuchen herauswucherndes Epithel überzieht rasch die Oberfläche der Basalis. Schon am 5. Tage nach Beginn der Menstruation ist die Schleimhaut wieder epithelisiert und kann der Zyklus von vorne anfangen.

Diese Wandlungen der Schleimhaut sind nicht bei allen Frauen in gleichstarkem Maße ausgesprochen. Sowohl der ursprüngliche Drüsenreichtum als auch das Wachstum, die Schlängelung und Erweiterung der Drüsenschläuche, die Vergrößerung der Stromazellen und die Vermehrung ihrer Zwischensubstanz sind Schwankungen unterworfen; dementsprechend ist auch die Dicke der funktionellen Schicht und die Ausdehnung des Zerfalls, nicht minder die Stärke und Dauer der Blutung verschieden.

Experimentelle Untersuchungen und die tägliche Beobachtung haben erwiesen, daß die zyklischen Vorgänge in der Mukosa unter dem Einflusse bestimmter Tätigkeiten des Ovarium vor sich gehen und in letzter Linie an die Reifung und Entwicklung des Eichens gebunden sind. Das Heranreifen des Eichens im Follikel gibt den Anstoß zur Proliferation in der Uterusschleimhaut. Zwischen dem 9. und 15. Tage tritt das Eichen aus dem Follikel aus, und begibt sich auf die Wanderung nach dem Uterus. Der geborstene Follikel wächst zum Corpus luteum aus. Eine vermehrte Wucherung und verstärkte Sekretion der Drüsen setzt ein. Mit dem Tod und Zerfall des Eichens am 27. Tage hat das Corpus luteum seine Rolle ausgespielt: es bildet sich zurück; zugleich beginnt der Zerfall und Abbau der funktionellen Schleimhaut. Jetzt wird auch die Hemmung gelöst, welche das Corpus luteum auf die Follikelreifung ausübte; die Reifung des nächsten Follikels ist freigegeben, der Zyklus beginnt von vorn.

Nebenstehendes Schema sowie Abb. 18 veranschaulichen diese Vorgänge.

	Ovarium	Mucosa
1. bis 5. Tag	Ruhe	Menstruation
6. bis 15. Tag	Follikelreifung	Proliferation
16. Tag	Ovulation	Proliferation
17. bis 27. Tag	Corpus luteum	Sekretion
28. Tag.	Schwund des Corp. lut.	Desquamation

Es ist aber wahrscheinlich, daß die Follikelreifung und der Eiaustritt durch geschlechtliche Erregung beschleunigt werden können. Insbesondere vermag wohl der Geschlechtsverkehr einen heranreifenden Follikel zum Platzen zu bringen. Es ist auch wahrscheinlich, daß der Anwesenheit des Sperma in den inneren Genitalien eine ähnliche Wirkung zuzuschreiben ist. Unter diesen Umständen also wäre Ovulation jederzeit möglich. Wenn wir dem ausgetretenen Eichen sowohl wie den ergossenen Spermafäden eine nur nach Stunden oder wenigen Tagen zu bemessende Lebensdauer zuschreiben dürfen, so wäre auf diese Weise die Tatsache zu erklären, daß Schwangerschaft jederzeit, selbst während der Menstruation, eintreten kann. Damit würde dann das Corpus luteum seine Bedeutung für die Regulation der Menstruation verlieren.

Als sogenannte vikariierende Menses bezeichnet man Blutungen aus anderen Organen, welche an Stelle der völlig fehlenden oder stark verminderten uterinen Menstruation auftreten. Sie sind selten. Am häufigsten hat man Blutungen aus Nasen-, Lungen- und Darmschleimhaut, seltener aus Zahnfleisch, Brustdrüsen, Ohren, Blase, Nieren bei sonst ganz gesunden Frauen beobachtet. Die sogenannte Tubenmenstruation ist auch hierher zu rechnen und ebenso jene zur Zeit der Menstruation bei manchen Frauen auftretenden Blutflecken in der Haut an irgendeiner Stelle des Körpers, besonders den Oberschenkeln. —

Die Menstruation kann ganz beschwerdelos verlaufen, bei der Mehrzahl der Frauen aber ist sie von stärkeren oder geringeren Störungen im Allgemeinbefinden oder von unbehaglichen Gefühlen im Unterleib und Kreuz begleitet (s. auch das Kapitel „Dysmenorrhöe"). Die volkstümliche Bezeichnung „Unwohlsein" hat deshalb ihre volle Berechtigung. Die Frauen sind häufig reizbar und verstimmt, zeigen schlechteres Aussehen, allgemeine Mattigkeit, verminderte Arbeitslust. Kopfweh, Migräne,

Verdauungsstörungen mit Appetitlosigkeit, Diarrhöe, Brechreiz, andere Male Heißhunger, sind recht oft Begleiterscheinungen der Menstruation. Viele Frauen bekommen Hauteruptionen, namentlich gerne einen bläschenförmigen Ausschlag im Gesicht, besonders um den Mund herum (Herpes menstrualis) oder es entstehen blaurote Flecken (s. oben) an den Beinen oder am Rumpf; die Augen werden oft zerniert, die Conjunctivae gerötet. Nicht selten schwellen die Mammae an und werden empfindlich. Oft wird auch die Stimme etwas rauher und zeigt die Nasenschleimhaut deutliche Anschwellung. — Die lokalen Beschwerden bestehen in einem Gefühl von Schwere und Ziehen im Leib und Kreuz, in Drang nach unten, oft in förmlich wehenartigen Schmerzen.

Beruhen diese Erscheinungen auf vasomotorischen Einflüssen, soll man sie als Reflexneurosen bezeichnen, oder sind sie auf Bildung und Aufspeicherung gewisser Stoffe im Blute durch die „innere Sekretion" der Ovarien und anderer endokriner Drüsen oder durch den Tod des Eichens und den Zerfall der Schleimhaut zurückzuführen? — Fortgesetzte Untersuchungen haben gezeigt, daß die Menstruation in Zusammenhang steht mit wellenartiger (periodischer) Anschwellung der Körperwärme, des Pulses, des Blutdruckes, der Lungenkapazität, der Muskelkraft, der Erregbarkeit der Nerven, daß also die wichtigsten Lebensvorgänge in Mitleidenschaft gezogen werden. —

Die Behandlung einzelner Symptome ist gerade so wohl gestattet wie in der Zwischenzeit. Man hüte sich nur vor Medikamenten, welche leicht Verdauungsstörungen machen und bei starker Menstruation vor solchen, welche den Blutzufluß zum Unterleib noch erhöhen, wie Chinin, Salizyl, Kali hypermanganicum usw. Allgemeine Kräftigung und Abhärtung des Körpers, Vermeidung geistiger Überanstrengung, Schonung während der Menstruationszeit sind am ehesten geeignet, die Beschwerden zu mildern und die Frauen gegen sie zu feien.

Hochgradige psychische Erregungen, körperliche Überanstrengungen, heftiger Schmerz, plötzliche Erkrankung, starke Erkältung können die eingetretene Menstruation hemmen (Suppressio mensium), ebensogut aber verstärken. —

Die Menstruation ist ein physiologischer Vorgang. Eine gesunde Frau darf sie ungestraft ignorieren und, ohne böse Folgen befürchten zu müssen, über diese Zeit ihrer gewohnten Beschäftigung obliegen. — Hingegen ist es Pflicht des Arztes, vor Exzessen jeder Art während der Periode zu warnen. Nicht bloß die Genitalien, sondern zum Teil auch der übrige Organismus befindet sich über die Zeit der Menstruation in einem Zustand veränderter Tätigkeit; gerade deshalb treten plötzliche Störungen um so leichter ein. Bäder, sportliche Anstrengungen jeder Art, größere Touren, längeres Fahren, andauerndes Stehen, anstrengendes Singen, außergewöhnliche Anlässe, namentlich jene Lustbarkeiten, bei welchen es ohne Abbruch am Schlaf, überlanges Zurückhalten des Urins, Schädigung der Verdauungsorgane, Erkältung, nervenreizende Getränke, gar geschlechtliche Erregungen usw. nicht abgeht, sind zu meiden.

Anderseits ist **übertriebene Schonung** während der Menstruation durchaus zu verurteilen. Wer die Regel aufstellt, daß jede menstruierende Tochter oder Frau als krank zu betrachten und danach zu behandeln sei; wer sie deshalb für einen oder mehrere Tage ins Bett beordert, macht sich geradezu einer Vernachlässigung der Hygiene des Weibes, deren oberster Grundsatz es sein soll, gesunde und kräftige Mütter zu erziehen, schuldig. So viel Widerstandskraft soll das gesunde Weib besitzen, daß es sein Unwohlsein vor den Mitmenschen ohne schädliche Folgen verbergen kann. — Freilich Krankheit, namentlich Unterleibsleiden, heftige Dysmenorrhöe, große Blutverluste erfordern besondere Maßregeln, außergewöhnliche Pflege. — Es gibt Frauen, welche während der Menstruation auf gewisse Speisen stark reagieren, Verdauungsbeschwerden, Kopfweh, Hautausschläge bekommen. Sie mögen diese, falls nicht bloß suggestive Wirkung im Spiel ist, vermeiden.

Ein Gebot der Reinlichkeit ist es, daß menstruierende Frauen die äußeren Geschlechtsteile durch Waschungen mittels Watte oder Tuch (nicht mit Schwamm) sauber halten. — Das Vorurteil, daß frische Wäsche das Blut nachziehe, soll endlich fallen; selbstverständlich sieht man nur in sauberer Wäsche frische Blutflecken. Die Verunreinigung wird bedeutend eingeschränkt durch das Tragen von sogenannten **Menstruationsbinden**, d. h. Gaze- oder Holzwolle- oder nur Tuchkissen, welche vorn und hinten an einem leichten Gurte befestigt und vor den Geschlechtsteilen getragen werden. **Nur soll die Binde nicht zu fest anschließen**, damit sie nicht als Tampon wirkt und Stauung des Menstruationsblutes in der Scheide und starke Zersetzung bedingt.

C. Das Klimakterium (die Wechselzeit).

Nachdem schon von Ende des 3. Dezennium an die Konzeptionsfähigkeit allmählich abgenommen hatte, beginnt mit durchschnittlich dem 46. Altersjahre das Geschlechtsleben zu erlöschen (Klimax, Klimakterium, Wechseljahre, Abänderung). Die Periode fängt an in 6—8 wöchigen und noch längeren Intervallen aufzutreten; oft sind diese selteneren Menstruationen um so stärker und länger dauernd. Nach und nach werden auch diese weit voneinander abliegenden Blutungen schwächer, bis durchschnittlich gegen das 48. Jahr Menopause eintritt. In einer Minderzahl von Fällen bleibt die Periode regelmäßig 4 wöchentlich, bis sie plötzlich sistiert, oder allmählich immer schwächer werdend ganz aufhört. Andere Male stellen sich länger dauernde leichte Blutabgänge ein, die Karzinomverdacht erregen und eine Untersuchung verlangen. — Die Klimax tritt in heißen Zonen früher ein als in kalten. In unseren Gegenden läßt ein frühes Auftreten der Menstruation eher ein spätes Aufhören erwarten.

Mit der Klimax beginnt eine Rückbildung der Genitalien, die nach dem Aufhören der Menstruation langsam, aber stetig fortschreitet. Die Brüste werden schlaff und welk und verlieren fast alle Drüsensubstanz. Die äußeren Genitalien schrumpfen zusammen, die Schamhaare ergrauen; die Scheide verengt und verkürzt sich, ihre Wandungen werden sehr dünn, die Schleimhaut ganz atrophisch, glatt, blaß, trocken. Die Portio vaginalis verkümmert und schwindet oft völlig, so daß der kleine Muttermund im Grunde der trichterförmig zulaufenden Scheide sitzt; häufig ist er nach einer Seite verzerrt. — Der Uterus schrumpft zu einem oft kaum zwetschgengroßen Gebilde zusammen und retroflektiert sich gewöhnlich, weil sein Kollum durch Verkürzung der Scheide nach vorn gezogen wird. Seine Wandungen sind dünn und enthalten mehr Bindegewebe als Muskelfasern. — Allerdings entwickeln sich recht häufig gegen das klimakterische Alter zu Myome im Uterus und vereiteln auf viele Jahre hinaus eine Involution. — Die Mukosa (s. Abb. 112) wird dünner; an Stelle des zellreichen Interglandulargewebes treten dicht gedrängte magere Spindelzellen und Fibrillen. Die Drüsen verkümmern und zeigen ungeregelten, oft zur Oberfläche parallelen Verlauf und häufig zystische Entartung. Das Oberflächenepithel wird niedrig, stellenweise geradezu platt. Es fällt leicht ab; infolgedessen kann es zu gänzlicher Obliteration und Verklebung gegenüberliegender Flächen kommen. — Auch die Adnexe schrumpfen; die Tuben werden äußerst dünn; die Eierstöcke haben die Follikel verloren und bekommen kleinhöckerige Oberfläche. — Hand in Hand mit diesen Veränderungen an den Geschlechtsteilen erlischt der Geschlechtstrieb. — Das Fettpolster nimmt meist zu, bleibt aber schlaff.

Selten ist es, daß eine Frau vollständig ohne Beschwerden (Ausfallserscheinungen) über die Wechseljahre hinwegkommt; jedoch herrscht darin große individuelle Verschiedenheit. Zwischen leichten Belästigungen und fast unerträglichen Erscheinungen kommen alle Abstufungen vor. Im allgemeinen leiden kräftige und vollblütige Individuen mehr; auch sind die Belästigungen der klimakterischen Zeit stärker ausgesprochen in den besseren Ständen und bei nervösen Frauen; während schlecht genährte und schwächlich konstituierte meist leicht darüber hinwegkommen. Die gewöhnlichsten Klagen betreffen **Blutwallungen**, namentlich Kongestionen gegen den Kopf, allgemeine **Schweißausbrüche**, **Herzklopfen**, **Schwindelanfälle**; auch an **Schlaflosigkeit, gemütlicher Verstimmung, Gedächtnisschwäche, Angstgefühl** leidet manche Frau in der Abänderungszeit. In der Regel dauert die Wechselzeit nicht über zwei Jahre hinaus. Sehr kurze und viel längere Übergänge sind ziemlich selten. Die klimakterischen Erscheinungen können jedoch lange Zeit vor der Menopause beginnen und dieselbe mehrere Jahre lang überdauern.

Kräftigung des Allgemeinbefindens durch Wechsel von angemessener Beschäftigung mit Ruhe, Aufenthalt im Freien, Luftwechsel, Bäder und Wasserbehandlung, nahrhafte, reizlose, einfache Kost, Vermeidung von Alkohol, von viel Tee und Kaffee, Sorge für regelmäßige Stuhlentleerung haben am ehesten Erfolg gegen die klimakterischen Beschwerden. — Die Ovarin- oder Oophorin- oder Luteinpräparate (i. e. Ovarialsubstanz von Schweinen oder Kühen in Pillenform), welche den Ausfall der Produkte der sogenannten inneren Sekretion der Ovarien decken sollten, lassen meist im Stiche. Von Medikamenten wirken leichte, **nicht verstopfende Eisenpräparate** am besten. Bei stark nervösen Erscheinungen muß man vor allem versuchen, durch **psychische Beeinflussung** Erleichterung zu bringen; Brompräparate, Baldrian usw. können nur unterstützend wirken. Man denke aber auch daran, daß gerade diese Jahre eine gewisse **Vorliebe für Geisteskrankheit** zeigen. Überhaupt gehe man nicht leichtfertig über die Klagen weg. **Bei unregelmäßigen Blutungen darf niemals eine genaue Untersuchung auf Karzinom versäumt werden.** Gegen heftige, längerdauernde Blutungen selbst läßt man Spülungen machen und reicht Styptizin, Hydrastis, Tct. Cinnamomi usw. Im Notfalle darf man wiederholt tamponieren oder eine Ausschabung vornehmen. **Die besten Erfolge zeitigt vollständige Stilllegung der Ovarialtätigkeit durch Röntgenbestrahlung.** Denn die Blutungen sind eine Folge mangelhafter Regeneration der Schleimhaut, die mit Epitheldefekten, kleinen Wunden und Geschwürchen verbunden ist, und diese wiederum beruht auf mangelhafter Ovarialtätigkeit.

Eine eigenartige Form klimakterischer Blutung beobachtet man mitunter, wenn durch Schrumpfung der Portio vaginalis der Muttermund stark verengt wird zu einer Zeit, wo die menstruellen Blutungen noch nicht ganz aufgehört haben. Da sammelt sich das Menstruationsblut hinter dem verengten Muttermund an und erweitert den Zervikalkanal zu einem mehr oder weniger geräumigen Sack, so daß man füglich von einer Haematometra cervicalis sprechen darf. Durch den engen Muttermund sickert dann aus der Blutansammlung fortdauernd etwas ab, so daß ein dunkelbraun gefärbter Ausfluß die ganze intermenstruelle Zeit hindurch bestehen bleibt. — Die Portio erscheint in solchen Fällen gewöhnlich etwas rundlich verdickt, gespannt, glänzend. — Nichts ist dankbarer als die Behandlung dieses Leidens. Mit einer schlanken, dünn zulaufenden Kornzange dringt man in den Muttermund ein und erweitert ihn durch Spreizen der Branchen. Das angesammelte Blut, oft mit viel Schleim untermengt, fließt ab und sammelt sich nicht wieder an; die atypische Blutung ist geheilt.

D. Die Störungen der Menstruation.

1. Amenorrhöe.

Unter Amenorrhöe versteht man das Fehlen der Menstruation in der Zeit der Geschlechtsreife; Schwangerschaft muß ausgeschlossen sein; es darf sich auch nicht um Verschluß des Genitalkanals mit Retention des Menstrualblutes oder um verfrühte Menopause handeln. Die Ursache kann eine Anomalie der Genitalien sein, z. B. primäre Atrophie oder Superinvolution des Uterus nach einem Wochenbette, wie sie bei zu lange fortgesetzter Laktation, oft auch nach tiefen Zervikalrissen, bei Urinfisteln, nach schwerem septischem Puerperalfieber, lange dauernden Blutungen manchmal eintritt. Sklerose der Mukosa nach zu starker Kauterisation (z. B. mit Chlorzink) oder zu gründlicher Abrasio oder Atmokausis; ferner völlige Entartung oder Schrumpfung der Eierstöcke können zu Amenorrhöe führen. — Funktionelle Amenorrhöe bei normalem Bau der Genitalien veranlassen mitunter psychische Erschütterungen, heftige Erkältungen, gründliche Änderung der Ernährungsweise und der Lebensgewohnheiten (Kriegsamenorrhöe), Klimawechsel; auch Psychosen, progressive Paralyse, Epilepsie und manche Geisteskrankheiten sind hier und da von Amenorrhöe begleitet; bei eingebildeter Schwangerschaft beobachtet man sie. — Endlich kommt es häufig zu Amenorrhöe bei Allgemeinerkrankungen, wie

Chlorose, Leukämie, Tuberkulose, Typhus, Albuminurie, Diabetes, Alkoholismus, Morphinismus, Saturnismus, Morbus Adissoni, Myxödem, Akromegalie; auch bei Fettsucht, ferner nach starken Blutverlusten, erschöpfenden Krankheiten, sogar nach geistigen und körperlichen Überanstrengungen wird Amenorrhöe beobachtet. Hier und da kann eine bestimmte Ursache nicht herausgefunden werden.

Die Menstruation bleibt je nach der Ursache dauernd oder nur vorübergehend aus. Es kommt vor, daß sogenannte **vikariierende Menstruation** (s. oben) sie ersetzt. Mitunter zeigt sich zu der Zeit, da die Regel eintreten sollte, ein vermehrter Ausfluß. Manche Frauen leiden dann an Schmerzen im Leib und Kreuz, Kongestionen, Herzklopfen, Kopfschmerzen, d. h. an sogenannten **Molestiae** oder **Molimina** menstruationis.

Da die Menstruation durch periodisch sich wiederholende Veränderungen der Uterusschleimhaut bedingt ist, die ihrerseits wieder von innersekretorischer Tätigkeit der Eierstöcke abhängen, so sind die Aussichten, bei Amenorrhöe die menstruelle Blutung künstlich in Gang zu bringen, von vornherein recht gering. — In der Tat versagen denn auch alle jene Arzneien, die von alters her einen Ruf als **Emenagoga** besaßen, wie Kali hypermanganicum, Salizyl, Aloë, Eumenol, Yohimbin usw. Auch lokale Eingriffe sind regelmäßig nutzlos oder höchstens imstande, durch den direkten Reiz eine einmalige menstruelle Blutung hervorzurufen. In manchen Fällen sieht man sich aber genötigt, aus psychischen Rücksichten etwas gegen die Amenorrhöe zu unternehmen, weil sie als Mangel voller Weiblichkeit empfunden wird und die Stimmung beeinflußt.

Am ehesten wird es gelingen, die physiologische Tätigkeit der Eierstöcke und der Uterusschleimhaut durch **Hebung des Allgemeinbefindens und Kräftigung des Organismus** in Gang zu bringen. Vernünftige Lebensweise, Erholung von anstrengender Betätigung, Wasser-, Luft-, Sonnenbäder, mäßig anstrengendes Turnen, nichtstopfende Eisenmittel, Arsenpräparate, sind angezeigt. — Muß eine Genitalerkrankung als Ursache der Amenorrhöe angesprochen werden, so trachte man sie zu heilen. Bei Mädchen und Unverheirateten sei man aber zurückhaltend mit lokalen Eingriffen, um nicht einen zweifelhaften Erfolg mit einem hartnäckigen, psychischen Genitalkomplex erkaufen zu müssen. Zum Glück besitzt die Amenorrhöe nicht die schlimme Bedeutung, die ihr im Volke gewöhnlich zugeschrieben wird. Ob eine Frau menstruiere oder nicht, ist an und für sich gleichgültig; wir betrachten die monatliche Blutung ja nicht mehr als Reinigung. Im Gegenteil kommt es mancher Anämischen zugute, wenn sie nicht allmonatlich eine gewisse Menge Blutes verliert.

Gegen heftige Molestien in Form von Leibweh, Kopfschmerz, Blutkongestion gegen den Kopf usw. tun heiße Wickel auf den Leib, Aspirin, Phenazetin, Pyramidon usw. gute Dienste. — Im Notfalle kann man bei Verheirateten eine Blutentziehung an der Portio vornehmen. Das geschieht entweder durch Skarifikation, oder noch besser durch Stauung, indem man das Rohr einer größeren Spritze nach Entfernung des vordern Verschlusses ähnlich einem Röhrenspiegel ins Scheidengewölbe einschiebt und durch Anziehen des Stöpsels die Portio aspiriert hält, bis nach einigen Minuten etwas Blut kommt.

Bei Manchen genießen auch die Ovarial- und Plazentarextrakte und das Pituitrin einen gewissen Ruf in der Behandlung der Amenorrhöe.

2. Menorrhagie.

Als Menorrhagie bezeichnet man eine zu starke Menstruation; zwischen den Perioden auftretende Blutungen nennt man Metrorrhagien. — Die Stärke des Blutabganges bei der Menstruation ist sehr verschieden; nicht weniger aber auch der Begriff der Frauen von der Menge des abgehenden Blutes. Es fällt deshalb häufig schwer, aus den Angaben der Kranken ein der Wirklichkeit entsprechendes Urteil über die Stärke der Menstruation sich zu bilden. Die Zahl der in einem Tage verbrauchten Vorlagen gibt nur ungenaue Anhaltspunkte; denn die eine Frau wird die Binde sehr oft, die andere erst, wenn sie ganz durchtränkt ist, wechseln, abgesehen von ungleicher Größe derselben. Die große Mehrzahl der Frauen, namentlich auf dem Lande, trägt gar keine Binden. Angaben, daß ,,das Blut nur so herausriesle", ,,große Klumpen enthalte" u. a., entspringen oft ängstlich veranlagter Phantasie. Den richtigsten Aufschluß gibt uns der eigene Augenschein: man läßt sich die Vorlagen oder die Wäsche von 24 Stunden vorlegen. Nach kurzer Erfahrung besitzt man ein richtiges Augenmaß für die Beurteilung der Menstruationsstärke. — Natürlich muß man auch berücksichtigen, wie lange der Blutverlust andauere und ob er die ganze Zeit über gleich stark sei. Manche Frau menstruiert 8—10 Tage lang, verliert dabei aber nur während 1—2 Tagen nennenswert viel Blut; sie hat es seit dem Eintritt der Periode so gehabt und hat sich dabei immer wohl befunden. — Der Abgang größerer Blutgerinnsel weist darauf hin, daß die Alkaleszenz der Sekrete nicht hinreicht, die Gerinnung zu hemmen, daß also wahrscheinlich das ergossene

Blut zu reichlich ist und in einer erweiterten Unterushöhle mit schlaffen Wandungen liegen bleibt. — Deutliche Zeichen von Anämie, Sinken des Hämoglobingehaltes des Blutes und Zunahme der Leukozyten jeweilen nach der Menstruation lassen keinen Zweifel an der Diagnose Menorrhagie aufkommen. Natürlich werden die Folgen eines zu großen Blutverlustes bei der einen Frau früher, bei der anderen erst später zutage treten.

Ätiologie. — Leider ist es häufig nicht möglich, die Ursache einer Menorrhagie zu erklären. Die Stärke der menstruellen Blutung kann bedingt sein einerseits durch den anatomischen Bau der Schleimhaut und der Wandung des Uterus, anderseits durch gewisse innersekretorische Einflüsse der Eierstöcke. Zahl, Größe, Füllungszustand der Gefäße, sodann Tonus der Gefäß- und Uterusmuskulatur, sowie Gerinnbarkeit des Blutes, endlich mehr oder weniger rasche Regenerationsfähigkeit der Schleimhaut nach der Desquamation beeinflussen sie.

Es ist deshalb begreiflich, daß **Endometritis** und die **hypertrophischen Zustände der Schleimhaut,** daß **interstitielle und submuköse Myome, Hypertrophie oder Subinvolution des Uterus die Menstruation verstärken. Die erste Periode nach Geburt oder Abort** zeigt gewöhnlich Verstärkung, weil die Schwangerschaftshypertrophie der Gefäße noch nicht vollständig sich zurückgebildet hat. Die Menorrhagien bei chronischen **Herz-, Leber-, Nierenleiden, bei Schnürleber** usw. beruhen auf venöser Stauung in den Unterleibsorganen. Fieberhafte Krankheiten, besonders die eigentlichen **Infektionskrankheiten,** machen verstärkte Menstruation durch aktive Hyperämie der Unterleibsorgane. **Sitzende Lebensweise, geistige Überanstrengung, dauernder Aufenthalt in hygienisch mangelhaften Lokalen,** ebenso **sexuelle Überreizung** durch wollüstige Vorstellungen oder **Masturbation,** dann **Exzesse beim geschlechtlichen Verkehr, habitueller Gebrauch antikonzeptioneller Mittel** verstärken die menstruellen Blutungen gewöhnlich durch Schädigung der Ovarialtätigkeit. Bei anämischen und chlorotischen Mädchen kann man schwacher oder aussetzender Menstruation begegnen; ebenso oft aber leiden sie an Menorrhagien. In den Reifungs- wie in den Verwelkungsjahren, wenn die Ovarialtätigkeit anhebt und wenn sie erlöscht, sieht man oft bald schwache oder aussetzende Menstruation, bald Menorrhagien; es erweckt den Eindruck, als ob die Ovarialhormone ihren regulierenden Einfluß noch nicht oder nicht mehr richtig ausübten. — Dyskrasien des Blutes, wie sie bei **Hämophilie, Skorbut, Purpura, Werlhoff, Bright, gewissen chronischen**

Vergiftungen bestehen können, verursachen Menorrhagien wohl wegen der mangelhaften Gerinnbarkeit des Blutes.

Therapie. — Da nur eine kausale Behandlung dauernde Beseitigung der Menorrhagie erreichen kann, bleiben, nach dem oben Gesagten, unsere Mittel oft unzureichend. — Man beseitigt Myome, behandelt endometritische Prozesse, Erschlaffung und Subinvolution des Uterus, eifert gegen geistige Überanstrengung, zu langes Schulbanksitzen, andauerndes Arbeiten in gesundheitswidrigen Räumen, belehrt über die Schädlichkeit widernatürlicher sexueller Reizungen jeder Art und des Coitus interruptus, schenkt seine Aufmerksamkeit konstitutionellen Leiden und Organaffektionen, die Blutstauungen im Unterleib verursachen.

Zahlreich sind die Arzneimittel, die gegen Menorrhagie empfohlen werden. Auf ihre Wirkung ist aber kein sicherer Verlaß. Wenn wir mit dem einen wie mit dem anderen gelegentlich Erfolge erzielen, so muß es uns oft den Eindruck erwecken, daß die günstige Wirkung ebensowohl anderen mit der Medikation zufällig verbundenen Maßregeln zu verdanken sei. Die gebräuchlichsten sind: Ergotin, besonders Secacornin (subkutan, 2mal wöchentlich 1 g, oder 3mal täglich 1 Tablette à 0,05 g), Gynergen in Tropfen oder subkutan, Extractum hydrastis canadensis (4mal täglich 30 Tropfen), Stypticin (4—6mal täglich 1 Tablette à 0,05) oder eine Kombination beider als Erystypticum (3mal täglich 20 Tropfen). — Auch Pituitrin wird verwendet, und zwar in Form subkutaner Einspritzungen in Abständen von 2—3 Tagen.

Gegen die Blutungen selbst läßt man die Patientinnen das Bett hüten, verordnet reizlose Diät, sorgt für regelmäßige Stuhlentleerungen, läßt dabei heiße Scheidenspülungen von 50° C 4—5mal im Tag, oder solche abwechselnd mit kalten machen. — Am promptesten wirkt oft eine feste Tamponade der Scheide, die beim Durchschlagen erneuert wird.

Bleiben diese Mittel nutzlos, oder hat man die begründete Überzeugung, daß Wucherungen der Schleimhaut oder Polypen der Menorrhagie zugrunde liegen, so tritt eine Abrasio mucosae in ihr Recht. Es muß ernstlich davor gewarnt werden, sie kritiklos von vornherein als unfehlbares Mittel gegen jede starke Periode anzuwenden. Erfolge wird man nur erleben, wenn die verstärkte Blutung wirklich durch abnorme anatomische Beschaffenheit der Schleimhaut oder durch Atonie der Uteruswand verursacht ist. Sicher kann darüber nur eine Austastung des Cavum uteri Aufschluß geben (s. S. 119).

Besonders zurückhaltend sei man mit der Ausschabung bei Virgines. Man denke daran, daß Masturbation, geschlechtliche Reizung anderer Art, unzweckmäßige Lebensweise in solchen Fällen eine große Rolle spielen und deshalb psychische Beeinflussung, Ablenkung der Gedankenrichtung vom Genitale durch zweckmäßige Inanspruchnahme des Geistes und Körpers die Causa prima eher treffen als eine Ausschabung, die bei Virgines einen bedeutenden Eingriff darstellt und leider oft psychische Schäden setzt, statt sie zu heilen.

Über die Ausführung der Abrasio s. S. 18.

3. Dysmenorrhöe.

Von Dysmenorrhöe spricht man, wenn die mit der Menstruation verbundenen Beschwerden sich zu ausgesprochenen Schmerzen steigern. Bald handelt es sich um ein andauerndes Gefühl von Schwere und Druck oder von Bohren und Ziehen in der Tiefe des Beckens; bald um Schmerzen im Kreuz und Leib, ausstrahlend in die Leisten und Beine, mit wehenartigem Charakter. Sie setzen meist stunden- oder tagelang vor dem Blutabgang ein und hören mit dem Eintritt der Blutung häufig auf. Sie können aber auch erst mit dem Bluteintritt, selbst am 2. oder 3. Tage der Menses oder noch später auftreten. Durchschnittlich halten sie einen Tag über an; mitunter dauern sie aber auch nur wenige Stunden oder Bruchteile einer Stunde, in andern Fällen dagegen während der ganzen Menstruation an. Manchmal setzen sie zeitweise aus und kehren in mehreren Schüben wieder. — Ihre Heftigkeit kann sich derart steigern, daß die Betroffene mitleiderregend stöhnt und vor Schmerz sich windet. Nicht selten kommt es dabei zu Übelkeit, Erbrechen, heftigem Kopfweh, selbst zu ohnmachtähnlichen Zuständen.

Mädchen mit chlorotischer Konstitution bilden das Hauptkontingent der an Dysmenorrhöe Leidenden, doch kommt sie auch recht oft bei ganz gesunden, kräftig entwickelten Individuen vor. In der Regel tritt sie nicht schon bei der ersten Menstruation auf, sondern bildet sich erst später aus und ist dann nicht selten auf eine Erkältung, Überanstrengung, psychische oder geschlechtliche Überreizung vor oder während der Menstruation zurückzuführen. — Zwischendurch kann die Periode wieder ein oder mehrmals schmerzlos verlaufen. Unzweckmäßiges Verhalten während der Menstruation scheint üblen Einfluß auf den Verlauf der folgenden zu haben. — Nicht selten hört die Dysmenorrhöe mit dem Eintritt in die Ehe und mit dem Geschlechtsverkehr auf; Wechsel des Klimas, der Lebensweise und der Beschäftigung kann denselben Einfluß haben. Gegen das 40. Altersjahr verliert sich die Dysmenorrhöe häufig, auch bei Nulliparen.

Regelmäßig verschwindet die Dysmenorrhöe mit der ersten Geburt. Gestützt auf diese Tatsache, auch weil sie gerne bei Atrophia uteri und starker Anteflexion vorkommt und meist sistiert, sobald das Menstrualblut abfließt, führte man früher die Dysmenorrhöe auf eine Behinderung des Blutabflusses am inneren Muttermund zurück. Die Kranken selbst äußern häufig, ,,daß das Blut den Ausweg nicht finde". Aber noch nie war man imstande, trotz darauf gerichteter Untersuchungen, während der heftigsten Schmerzen eine Blutretention im Uterus nachzuweisen. Auch fehlen manchmal bei wirklicher Verengerung des inneren Muttermundes, sowie bei Aplasie oder hochgradiger Anteflexion alle und jede Menstruationsbeschwerden, während sie umgekehrt bei nachweisbar ungewöhnlich weitem innerem Muttermund und gut gelagertem Uterus und durchaus flüssigem Menstrualblut im höchsten Grade vorhanden sein können.

Wenn wir uns die Anschoppung der Gefäße in der funktionellen Schichte der Schleimhaut im Beginn, sowie die ausgedehnte Ablösung und den Zerfall im Verlaufe der Menstruation vergegenwärtigen, so begreifen wir jene Schwere im Leib, jenen Drang nach unten, jenes Kreuzweh, jene wehenartigen Schmerzen, über die so viele Frauen während der Menstruation klagen. Die Mattigkeit, das Kopfweh, die Verstimmung usw. sind wohl als toxische Wirkung der Abbauprodukte zu deuten. Da der Grad der menstruellen Vorgänge offenbar ein verschiedener, der Verlauf der Abstoßung der Schleimhaut wie bei Abort ein unregelmäßiger ist, so sind daraus auch alle Varianten der Dysmenorrhöe zu erklären.

Tatsächlich sind die dysmenorrhoischen Schmerzen wohl aus den auffallenden anatomischen Veränderungen der Schleimhaut während der Menstruation (s. S. 25ff.) zu erklären. Kurz vor Eintritt der Menstruation gerät die funktionelle Schichte der Schleimhaut infolge von reichlicher Sekretansammlung in den Fundi der Drüsen, Blutüberfüllung ihrer Gefäße und interzelluläre Transsudation in einen förmlichen Erektionszustand, der durch die rasch folgende Durchblutung des Gewebes noch eine Steigerung erfährt. Daß dieser Schwellungszustand, namentlich in einem nulliparen Uterus, ein Gefühl von Spannung, Schwere, Drang, hervorrufen kann, ist gewiß verständlich. — Der Durchbruch des Blutes in die Uterushöhle bringt Entlastung und Erleichterung. Bröckelt jetzt die dem Abbau verfallene funktionelle Schichte der Schleimhaut prompt ab, so ist ein schmerzloser Verlauf der weiteren Menstruation gesichert. Erfordert aber die Abstoßung heftigere Kontraktionen der Muskularis, so begleiten sie wehenartige Schmerzen. Hartnäckig haftende Reste werden in

besonderen Schüben nachträglich abgestoßen: ganz wie bei
Abort. — Es wird denn auch die Dysmenorrhöe bald als ein
dauerndes Gefühl von Spannung in der Tiefe des Beckens, bald
als ein wehenartiger Schmerz oder ein Gemisch beider empfunden.
— Nullipare uteri mit ihrem engen Kavum und ihrer straffen
Wandung werden auf die Schwellung der Schleimhaut eher reagieren, zumal gerade bei ihnen nach verschiedenen Beobachtern
die wegen Dysmenorrhöe vorgenommene Ausschabung ungewöhnlich starke Verdickung der Mukosa ergibt. Es scheint auch, daß
die Abstoßung der Schleimhaut bei ihnen im allgemeinen langsamer und in zusammenhängenderen Fetzen sich vollzieht als
bei solchen, die schon Schwangerschaft und Geburt durchgemacht
haben, daß deshalb stärkere wehenartige Zusammenziehungen
der Uteruswand die Lösung der Mucosa menstrualis besorgen
müssen. — Geringe prämenstruelle Schwellung, mäßige
Erektion und Durchblutung der Schleimhaut, günstige
Raumverhältnisse des Kavum, rasch einsetzender Zerfall und Abbröckelung der funktionellen Schichte geben
die besten Aussichten für schmerzlosen Verlauf der Periode.

Aber ein anderer Faktor ist beim Zustandekommen der Dysmenorrhöe auch noch in Rechnung zu setzen: die Sensibilität
und die Erregbarkeit des Uterus. Zwei Tatsachen beweisen es.
Bei Frauen, namentlich nulliparen, mit heftiger Dysmenorrhöe
löst eine Sondierung des Uterus in der intermenstruellen Zeit
den gleichen Schmerz, wie er bei der Menstruation auftritt, aus.
Sobald die Sonde den inneren Muttermund passiert, rufen sie
aus: „ja, ja, das ist der gleiche Schmerz wie bei der Periode";
oft tritt dabei auch Übelkeit, Erbrechen, ohnmachtähnlicher Zustand ein wie manchmal bei der Menstruation. Sodann leiden
nervöse Frauen häufiger und stärker an Dysmenorrhöe als solche,
deren Nervensystem sich in völligem Gleichgewicht befindet.
Ihre Dysmenorrhöe ist auch der Suggestivbehandlung zugängig.

Ähnliche Unterschiede zeigen Aborte in den ersten Schwangerschaftswochen; manche verlaufen durchaus schmerzfrei, während
andere die heftigsten Wehen verursachen. Die anatomischen Verhältnisse, die mechanischen Vorgänge, die nervösen Erscheinungen,
vielleicht auch die biologischen Ursachen sind bei der Menstruation ähnliche wie bei Abort. —

Alle Umstände, welche den menstruellen Blutzufluß steigern, müssen demnach zum Zustandekommen
der Dysmenorrhöe beitragen. Dazu gehören habituelle
Masturbation, geschlechtliche Aufregungen und Überreizungen
anderer Art, mangelhafte geschlechtliche Befriedigung bei Im-

potenz des Mannes, regelmäßig fortgesetzter Coitus interruptus, Erkältungen, körperliche Überanstrengungen, Entzündungen der Beckenorgane usw.

Je nach Art und Sitz des Schmerzes, der Zeit seines Auftretens, seiner Dauer und seiner Ursache, bestimmte Formen der Dysmenorrhöe unterscheiden und danach die Therapie einrichten zu wollen, geht nicht an. Denn es ist unmöglich, in jedem Falle zu erkennen, wieviel die Schwellung der Schleimhaut, die Raumbeschränkung im Uterus, die Uteruskontraktionen, die mehr oder weniger rasche Einschmelzung der funktionellen Schichte, entzündliche Komplikationen, Nervosität (Psychoneurose) an der Dysmenorrhöe teilhaben. —

Die Behandlung der Dysmenorrhöe hat die Aufgabe, einerseits die menstruelle Kongestion und das Mißverhältnis zwischen Schleimhautschwellung und Uterusraum zu heben, anderseits die Reizbarkeit des Uterus sowie nervöse Hyperästhesie herabzusetzen. — Das erstere erreichen wir im allgemeinen auf anderen Wegen bei verheirateten Frauen als bei Virgines. Bei Frauen steht uns allenfalls die lokale Behandlung frei. Wir können z. B. verdickte Uterusschleimhaut ausschaben, Stenosen erweitern, Aplasie des Uterus durch Massage behandeln usw. — Haben wir die Berechtigung, auch bei Virgines von vornherein eine längerdauernde, zum mindesten die Intaktheit des Hymen opfernde und häufig die Psyche schädigende lokale Behandlung durchzuführen, nur in der Absicht, periodisch auftretende Schmerzen, die der Gesundheit sonst nichts anhaben und nach der ersten Geburt fast mit Sicherheit verschwinden, zu mildern? Man könnte die Frage mit Ja beantworten, wenn die lokale Behandlung zuverlässig Heilung brächte. Dem ist aber nicht so, und deshalb sollen wir äußerste Zurückhaltung üben. Zum allermindesten ist es unsere Pflicht, in der Behandlung staffelweise vorzugehen: erst Mittel anzuwenden, welche die Genitalien nicht angreifen. — Durch Luft-, Bade- und Sonnenkuren, Ausschaltung geschlechtlicher Reizungen, mäßig anstrengende Körperbewegung und Turnen, einfache Kost, regelmäßige Beschäftigung, kurz durch streng hygienische Lebensweise müssen wir trachten, einen möglichst gesundheitsgemäßen Ablauf aller Menstruationsvorgänge zu erzielen. — Die beruhigende Versicherung, daß den Schmerzen kein gefährliches Leiden zugrunde liege, daß es landauf-landab bei jugendlichen Individuen vorkomme und durch manche Mittel zu mildern sei, mäßigen häufig vorher unerträgliche Schmerzen, so daß sie kaum noch erwähnenswert scheinen. Also die Psychotherapie nicht vergessen!

Gewisse Erfolge sind der „nasalen Behandlung" nicht

abzusprechen und diese deshalb wegen ihrer Einfachheit nicht unversucht zu lassen. Nach Reinigung der Nasenhöhle pinselt man die Schleimhaut der Choanen mit einer 10%igen Novokainlösung tüchtig aus. Der Erfolg ist manchmal staunenerregend und gewiß nicht ein rein psychotherapeutischer. Übrigens sollen Pinselungen der Backenschleimhaut und des harten Gaumens den gleichen Erfolg haben. Die Wirkung ist vielleicht auf einen gefäßverengenden Einfluß des resorbierten Kokain in den Ovarien zurückzuführen. — Ähnliche Wirkung übt Einträufelung von Äther, Kölnisch-Wasser usw. in die Nase; nur ist die Anwendung schmerzhaft.

Zahlreich sind die gegen Dysmenorrhöe empfohlenen inneren Mittel. Unter ihnen erfreut sich das Extractum hydrastis canadensis eines gewissen Rufes. Es soll durch gefäßverengenden Einfluß die menstruelle Kongestion herabsetzen. Pituitrin, Adrenalin, Ergotin wirken im nämlichen Sinne, während Atropin, Extractum Viburni prunifolii, Kali hypermanganicum, Uzara den Spasmus des Uterus lösen sollen. — Die Verabreichung dieser Medikamente muß einige Tage vor Eintritt der Blutung beginnen und über die ganze Periodenzeit andauern. Auf sichere Wirkung darf man sich bei keinem verlassen.

Gegen die Schmerzen selbst genügen, wenn ihre Dauer nur kurz ist, Ruhe, heiße Umschläge auf den Leib oder Kreuzwickel, Regelung des Stuhlganges und leichte sedative Mittel, wie Phenazetin, Aspirin, Salipyrin, Pyramidon in den gewöhnlichen Dosen ein oder mehrmals im Tage. — Nur als letzte Zuflucht greife man zu Kodein oder Morphium usw. Bloß alle 4 Wochen, in kleinen Dosen angewendet, wird man damit nicht großen Schaden anrichten, und sie in Verbindung mit zweckmäßiger Psychotherapie auch sehr bald wieder entbehren können.

Mittelschmerz nennt man einen regelmäßig, fast genau in der Mitte zwischen zwei Menstruationen auftretenden Schmerz, der im Charakter mit den dysmenorrhoischen Beschwerden übereinstimmt, aber selten höhere Grade erreicht. Er ist fast immer von etwas vermehrtem Ausfluß begleitet. Vielleicht hängt er mit dem Beginn der Sekretion der Uterindrüsen, möglicherweise auch mit der Dehiszenz des Eifollikels zusammen. — Er kommt häufiger bei Frauen vor, die geboren haben. — Eine Behandlung erfordert er wohl nur ganz ausnahmsweise.

Dysmenorrhoea membranacea.

Dysmenorrhoea membranacea nennt man jene Affektion, bei der jeweilen während der Menstruation mehr oder weniger große Fetzen der Uterusschleimhaut ausgestoßen werden (s. Abb. 19). In hochgradigen Fällen löst sich die ganze funktionelle Schicht der Mukosa in toto ab und erscheint als vollständiger Ausguß der Uterushöhle mit Zervikal- und Tubenöffnungen. Andere Male findet man im Menstrualblut nur zwischen Fibrin eingebackene Zellhaufen oder Drüsenfragmente, so daß die Membranen einer genaueren Untersuchung bedürfen, um nicht mit bloßen Blutgerinnseln verwechselt zu werden. — Die abgestoßenen Schleimhautfetzen zeigen auf der einen Seite rauhe, zerrissene Oberfläche, während die andere Seite, welche die Epitheloberfläche der Mukosa darstellt, ziemlich glatt ist und die punktförmigen Drüsenöffnungen sehen läßt. Die mikroskopische Untersuchung (Abb. 20) ergibt starke Erweiterung und strotzende Anfüllung der Blutgefäße, beginnende Durchblutung des Stromagewebes, vergrößerte Stroma-

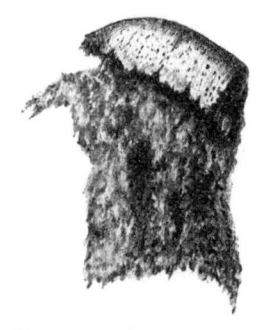

Abb.19. Bei Dysmenorrhoea membranacea ausgestoßene Membran.

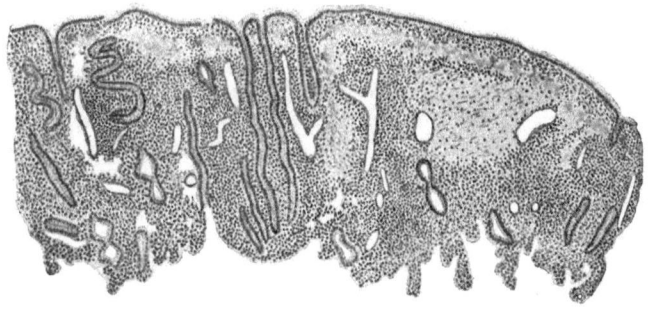

Abb. 20. Dysmenorrhoische Membran (Vergr. 50).

zellen, vermehrten Gehalt an mehrkernigen Rundzellen, entleerte, schlanke, meist gestreckte Drüsenschläuche, also die Merkmale der Menstruation im ersten Stadium.

Die Dysmenorrhoea membranacea stellt eine Abstoßung der funktionellen Schichte der Schleimhaut mit ungenügendem Zerfall dar. Es macht den Anschein, als ob zu wenig zytolytische Stoffe gebildet würden, oder das Gewebe zu fest (deziduaähnlich) sei. Die Affektion ist selten; Ausstoßung größerer Membranen gehört zu den Raritäten. Fast immer besteht dabei Sterilität. Sie kann bei Virgines oder erst nach Geburten auftreten.

Die Ablösung und Ausstoßung der Membranen verläuft unter **heftigen krampfartigen Schmerzen**, welche meist am zweiten und dritten Tage der Menstruation ihren Höhepunkt erreichen und mit dem Abgange der Fetzen aufhören. Ausnahmsweise fehlen die Schmerzen; wohl wegen Indolenz der Gebärmutter. — Die menstruelle Blutung ist dabei meist verstärkt. In der Zwischenzeit zwischen den Perioden besteht gewöhnlich ein nicht profuser, graulicher Ausfluß aus dem Uterus.

Die Krankheit ist recht **hartnäckig**. Meist wird die Dysmenorrhöe zunehmend schwerer. Geburt bringt keine Heilung.

Die Therapie vermag nicht viel gegen sie auszurichten. Mitunter gelingt es durch gründliche Ausschabung der Schleimhaut kurz vor der Menstruation und tüchtige Ausätzung der Uterushöhle, auf einige Zeit den Abgang von Fetzen zu vermindern und die Dysmenorrhöe zu mildern. Über kurz oder lang aber werden die Membranen wieder größer und damit stellen sich auch die Beschwerden von neuem ein. — Gegen die Schmerzen selbst wendet man die oben gegen die Dysmenorrhöe angegebenen Mittel an.

E. Die Sterilität.

Durchschnittlich etwa 10% der Ehen bleiben kinderlos. — Fast immer wird zunächst der Frau die Schuld zugeschoben, und doch liegt wohl in einem Drittel der sterilen Ehen die Ursache auf seiten des Mannes. — Ergibt deshalb die Untersuchung der Frau nicht von vornherein eine bestimmte Erklärung der Sterilität, so tut man gut, den Ehemann vorzuladen. Er erteilt uns Aufschluß über die Potentia coneundi, über allfällig durchgemachte Lues und Gonorrhöe, besonders Orchitis und Epididymitis usw. Dann ersucht man ihn, sein in einem Kondom aufgefangenes Sperma möglichst bald nach dem Beischlaf zur Untersuchung einzuliefern, oder man entnimmt der Frau einige Zeit, d. h. höchstens einige Stunden nach dem Verkehr etwas Sekret aus Scheide oder Cervix zur Untersuchung. Daraus wird sich zunächst ergeben, ob überhaupt Ejakulation erfolgt oder nicht. Bekommt man eine gewisse Menge von Samenflüssigkeit eingeliefert, so entscheidet die mikroskopische Untersuchung. Zeigt sie einige Stunden nach der Ejakulation noch zahlreiche

Spermafäden in Bewegung, so darf man sie als gesund ansehen. Fehlen dagegen die Spermafäden, oder sind nur wenige zu sehen, oder sind sie schon innerhalb einer Stunde bei mittlerer Temperatur sämtlich tot, so steht es mit der Zeugungsfähigkeit des Mannes schlimm. Wir untersuchen nach etwa 8 Tagen nochmals. Ergibt sich das gleiche Resultat, so ist der Mann schuld an der Sterilität und eine weitere Behandlung der Frau, soweit sie die Kinderlosigkeit betrifft, unnötig.

Wird das Sperma normal befunden, so muß die Frau an den äußeren Genitalien, am Uterus, an den Adnexen eingehend untersucht werden.

Nicht selten entdeckt man einen unversehrten Hymen. Er kann fleischig verdickt und resistent sein und eine kleine Öffnung besitzen; wahrscheinlich fehlt es aber hauptsächlich am natürlichen Trieb und an der Potenz des Mannes, oder es besteht krankhafte Empfindlichkeit des Introitus, sogenannter Vaginismus (s. S. 114), der häufig Symptom einer Neurose, andere Male auch nur eine Folge mangelhaften geschlechtlichen Könnens des Mannes ist. Aufklärung, Belehrung und Zuspruch wirken oft Wunder; bei tieferem Nervenleiden ziehe man den Nervenarzt zu. — Infantilismus der äußeren Genitalien mit abnorm kleinem Introitus oder große Kürze der Scheide erschweren oder verunmöglichen die Immissio Penis. Allmähliche schonende Gewöhnung bringt die nötige Erweiterung.

Viele Frauen kommen mit der Klage, daß das Sperma sofort nach dem Beischlafe wieder abfließe und suchen darin die Ursache der Sterilität. Ein durch Dammriß stark erweiterter oder ein sehr schlaffer Introitus, eine kurze Scheide, oder aber peristaltische Kontraktionen der Scheidenwände können daran schuld sein. — Beckenhochlagerung während des Beischlafes ist zu empfehlen.

Ein reichliches Scheidensekret wird den Samenfäden wegen seiner sauren Reaktion verderblich. — Man verordnet Scheidenspülungen mit Sodalösung oder behandelt den Katarrh mit andern Mitteln.

Während Atresien des Uterus absolute Konzeptionshindernisse bilden, vermögen bloße Stenosen des Muttermundes wahrscheinlich den Samenfäden den Eintritt nicht zu verwehren. Erst wenn ein Katarrh hinzutritt, das reichliche, zähe Sekret der Zervikalschleimhaut sich hinter einem engen Orifizium ansammelt und den Zervikalkanal spindelförmig ausdehnt, besteht ein wirkliches Hindernis, das durch Diszision beseitigt werden muß (s. S. 189).

Unvollständiges Auswachsen, sogenannte Aplasie und Atrophie des Uterus ist wohl auf mangelhafte Funktion der Eierstöcke, insbesondere gestörte Ausbildung des Corpus luteum zurückzuführen und hat fast stets Sterilität im Gefolge. — Ein Nachholen der versäumten Entwicklung wird mitunter erreicht durch Hebung des Allgemeinbefindens, ein geregeltes Eheleben, Anregung der Blutzirkulation in den Beckenorganen mittels Bade- und Wickelkuren.

Wo Myome im Uterus gefunden werden, muß man sich hüten, sie von vornherein als Ursache der Sterilität zu bezichtigen. Es kann ja wohl sein, daß sie bei besonderem Sitze die Einwanderung des Sperma sowohl wie die Niederlassung des Eichens stören. Allein in der Regel verhält es sich so, daß Myome in einem Uterus erst dann sich entwickeln, wenn er aus anderen Ursachen, nicht für die Fortpflanzung in Anspruch genommen wird.

Am häufigsten wohl muß für Sterilität gonorrhoische Infektion verantwortlich gemacht werden. Während die Gonorrhöe der unteren Genitalabschnitte das Zusammentreffen von Ei und Sperma, sowie die Ansiedelung des befruchteten Eies im Uterus wenig hindert, richtet sie im Uterus, in den Tuben, an den Eierstöcken, am Beckenbauchfell solchen Schaden an, daß die Konzeption in hohem Grade erschwert und meist geradezu verunmöglicht wird. — Da das Hinaufsteigen der Gonorrhöe meist erst gelegentlich einer Geburt oder eines Abortus erfolgt, so steckt hinter Einkindersterilität oder Sterilität nach einem Abort in der Regel Gonorrhöe. — Die Folgen einer gonorrhoischen Infektion können aber beim Manne sowohl wie bei der Frau mit der Zeit vollständig ausheilen; deshalb sind auch jene Fälle, in denen eine jahrelange Sterilität durch Kindersegen unterbrochen wird, auf überstandene Gonorrhöe verdächtig. — Seltener sind Entzündungen des Uterus und der Tuben septischer oder tuberkulöser Natur. — Die Behandlung dieser Affektionen ist immer langwierig (s. S. 265); doch nicht ganz hoffnungslos.

Die Eierstöcke verschulden die Sterilität, wenn sie keine Eier zur Reife bringen und ausstoßen. Am häufigsten ist dies Folge von chronischer Entzündung der Ovarien selbst oder des benachbarten Beckenperitonaeum. Dabei spielt wiederum die Gonorrhöe eine Hauptrolle. Aber auch septische und besonders tuberkulöse Prozesse führen nicht so selten in der Kindheit zu Pelveoperitonitis, die nach der Ausheilung Schwarten und Verwachsungen zurückläßt.

Wenn bei Fettsucht, starker Chlorose, Morphinismus, Diabetes, hochgradigem Herzfehler oft Sterilität besteht, so liegt die Schuld wohl ebenfalls an der mangelhaften Eireifung und -einbettung, vielleicht als Folge ungenügender Corpus luteumbildung.

In zahlreichen Fällen ist es nicht möglich, für die Erklärung der Sterilität ein anatomisches Substrat zu finden oder der Befund beschränkt sich auf kleine Abnormitäten, wie einfache Stenose des Muttermundes, leichten Katarrh des Uterus, Anteflexion, Retroflexion, kleines Myom, die unzählige Male kein Konzeptionshindernis bilden und doch gelegentlich einmal störend auf die Befruchtungsvorgänge einwirken können. — Beim menschlichen Weibe besteht eben ein Zustand von relativer Sterilität; tritt ja doch nur bei einem kleinen Prozentsatz der Kohabitationen Befruchtung ein. Diese Sterilität ist eine funktionelle in dem Sinne, daß jeweilen auf seiten des Mannes oder des Weibes ein bei der Befruchtung beteiligter Apparat nicht tadellos funktioniert. Beim Weibe kann es z. B. die Flimmerung in den Tuben oder im Uterus sein. Tatsächlich ist nachgewiesen, daß die Flimmerung zu stark oder zu schwach sein und infolge davon das Eichen das rechtzeitige Eintreffen im Uterus verpassen kann. Wird z. B. das befruchtete Eichen wegen Verbrauch seiner Existenzmittel einbettungsbedürftig, bevor es in den Uterus gelangt, so geht es zugrunde oder es bettet sich allenfalls in der Tube ein. Anderseits kann es eine zu kräftige Flimmerung bis zum inneren Muttermund oder darüber hinaus befördern, bevor es einbettungsfähig ist. Begegnet es ferner den Samenfäden erst in der Nähe des Uterus, so hat es vielleicht unterdessen seine Lebenskraft eingebüßt, oder die bald eintretende Menstruation schwemmt es heraus, bevor es sich eingebettet hat. Es handelt sich bei der Befruchtung um mannigfach ineinandergreifende Vorgänge. Das Gelingen kann durch die Unzulänglichkeit des einen oder anderen vereitelt werden; anderseits ist es aber auch denkbar, daß die Schwäche eines Faktors durch die Stärke eines anderen aufgewogen wird. So erklären sich z. B. jene nicht so seltenen Fälle, in denen nach vieljähriger steriler Ehe eines Paares in kurz darauf eingegangener anderer Eheverbindung sowohl der Mann als die Frau Kinder zeugen.

Zweifellos wird die Zeugungsfähigkeit auch durch das Allgemeinbefinden des Mannes sowohl wie der Frau beeinflußt. Deshalb ist es unter allen Umständen ratsam und besonders dort, wo die Ursache der Sterilität nicht in anatomischen Abnormitäten liegt, dem Allgemeinbefinden der Eheleute seine Aufmerksamkeit zuzuwenden. Man erlebt es dann oft, daß nach gründlicher Änderung der Lebensweise, besonders nach zeitweiligem Ausruhen von der alltäglichen Beschäftigung des Mannes wie der Frau, nach Anwendung von Luft-, Sonne- und Badekuren Konzeption eintritt. Für die Frau ist es besonders empfehlenswert, falls die Genitalien sonst gesund sind, die Menstruationszeit, im Gegensatz zu der üblichen Weise, möglichst zu ignorieren, ja gerade in jener Zeit sich viel körperliche Bewegung zu verschaffen, etwa eine längere Fahrt oder Reise zu unternehmen.

Die künstliche Befruchtung soll auf jene Fälle beschränkt bleiben, in denen, bei normalem Befund der inneren Genitalien und durchaus gesundem Sperma, wegen Vaginismus, Hypospadie, Defectus penis, Schwäche des Mannes usw. Impotentia coneundi besteht. — Die Ausführung hat die natürliche Besamung nachzuahmen, also das Sperma nur ins Scheidengewölbe oder in den unteren Teil des Zervikalkanals zu deponieren. Die einfachsten Mittel (Katheter und Spritze oder bloß Spekulum), die, ohne Abkühlung, Verunreinigung, Belichtung, das Sperma einbringen, genügen. Das Experiment kann wegen seiner Einfachheit und Harmlosigkeit beliebig oft, bis zum Gelingen, wiederholt werden. Injektion des Sperma in die Uterushöhle ist wegen Reizungs- und Infektionsgefahr nicht anzuraten; überdies kann ja dabei auch nicht die ganze Menge einer Ejakulation verwendet werden.

F. Konzeptionsverhütung und Sterilisation.

Rein medizinische Gründe: die Sorge um Gesundheit und Leben seiner Schutzbefohlenen können es dem Arzte zur Pflicht machen, Schwangerschaft zu verbieten und den Leuten in ihrem Bestreben das Verbot durchzuführen, mit Rat und Tat beistehen. Gebärunmöglichkeit sowie Krankheiten, welche durch Schwangerschaft und Geburt bedenkliche Verschlimmerung erleiden, besonders wenn dabei auch das Kind wenig Aussicht auf normale Entwicklung hat, sind Anlässe, Konzeption zu verhüten. Unter den bezüglichen Krankheiten sind zu nennen: Tuberkulose, Herzfehler, welche nicht kompensiert sind oder bei vorausgegangener Schwangerschaft und Geburt die Frau an den Rand des Grabes brachten, ferner Nephritis mit Herzveränderungen, jedesmalige lebensgefährliche atonische Blutungen in der Nachgeburtszeit, dann Osteomalazie, Karzinom, perniziöse Anämie, Lepra, Lues, Psychosen.

Aber auch Überlegungen nationalökonomischer Art dürfen mitsprechen; selbst verständigen Gründen für Beschränkung reichlichen Kindersegens rein privater Natur darf sich der Arzt nicht verschließen. Die Frage spielt in manchen Familien eine sehr ernste Rolle. Man erwäge wohl die Verhältnisse, bevor man sich mit der bloßen Empfehlung von Enthaltsamkeit begnügt. Es kommt ja vor, daß das Kohabitationsverbot zuverlässig befolgt wird. Ehe die Frau sich aber entschließt, ihrem Manne durch Versagung des Beischlafs Anlaß zu Untreue zu geben, nimmt sie die Gefahr einer Schwangerschaft auf sich. — Unter diesen Umständen sind wir genötigt, entweder konzeptionshindernde Mittel anzuwenden oder zu sterilisieren. Da die Sterilisation niemals eine absolut gefahrlose Operation ist und da sie zudem die Fortpflanzungsfähigkeit für immer vernichtet, so können nur streng wissenschaftliche Gründe medizinischer Art sie rechtfertigen. Viele Frauen werden auch nie ihre Einwilligung dazu geben. — So sind wir denn, wie widerlich es uns sein mag, nicht selten in die Zwangslage versetzt, konzeptionshindernde Mittel anzuraten. Die Kenntnis derselben ist schon so tief ins Volk eingedrungen, daß die Leute auch von sich aus uns darum angehen, und wir nicht gut tun, sie einfach zu versagen. Zahlreiche Heilkünstlerinnen sind zu sehr bereit, sich dieser Sache, welche doch ausschließlich ins Sprechzimmer des Arztes gehört, zu bemächtigen und Mißbrauch damit zu treiben.

Mit würdigem Ernste und in kurzer Rede behandle der Arzt den delikaten Gegenstand. — Nie versäume er es aber, in seiner gedrängten Auseinandersetzung zwei Punkte zu betonen: 1. **daß kein einziges der bekannten konzeptionsverhindernden Mittel unbedingten Schutz gegen Empfängnis biete, 2. daß sie sämtlich, auf die Länge angewendet, schädlich wirken.** —

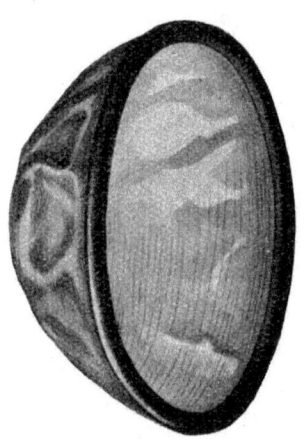

Abb. 21. Okklusivpessar.

Das unschädlichste, am sichersten die Konzeption verhindernde Mittel, der Kondom, wird von den meisten Ehemännern nur ungerne gebraucht. — Scheidenspülungen nach dem Koitus mit Wasser, dem etwas Essig oder ein leichtes Desinfiziens zugesetzt ist, können in richtiger Weise ausgeführt, nichts schaden; jedoch werden sie häufig den bereits in den Zervikalkanal eingedrungenen Spermatozoen nichts mehr anzuhaben vermögen. — Ein in der Größe gut gewähltes Pessarium occlusivum (Abb. 21) gewährt, wenn der Arzt es richtig eingelegt hat, fast absolut sicheren Schutz vor Empfängnis. Von Laienhänden eingeführt, gleichviel ob mit oder ohne sogenannten „Einführer", liegt es sehr oft falsch. Ihm haftet die unangenehme und häufig gefährliche Eigenschaft an, daß es die Sekrete des Uterus im Scheidengewölbe zurückhält, dadurch Infektion des Endometrium, also die Entstehung von Metro-Endometritis, begünstigt. **Frauen mit Scheiden- oder Uteruskatarrhen dürfen es von vornherein nicht tragen; andere sollten es jeweilen nach einer Woche entfernen oder nur mit längeren Unterbrechungen sich einlegen lassen,** so daß sie es z. B. in einer Zwischen-Menstruationszeit tragen, in der anderen nicht. — Das Einlegen von **komprimierten Schwämmchen**, die jedesmal an einem Faden wieder herausgezogen werden, gewährt nicht mehr Sicherheit als von Laienhänden eingeführte Pessarien; zudem ist ein solcher Gegenstand stets voller Bakterien. — Noch weniger Schutz gegen Konzeption bieten die mit verschiedenen Medikamenten beladenen **Vaginalkugeln**. — Abraten soll man auch den **Coitus interruptus**. Er kommt fast der Masturbation gleich und übt, häufig wiederholt, schädlichen Einfluß auf das Nervensystem von Mann und Frau aus. —

Die Sterilisation. Sie muß eine operative sein; Röntgenbestrahlung ist in ihrer Wirkung unberechenbar und unzuverlässig. — Ausführung per Laparotomiam oder per vaginam. Vorziehen des Uterus und Neigung nach einer Seite. Keilförmige Exzision des Tubenwinkels, Vernähung und Peritonisation. Abtrennung eines Stückes der Tube und Vernähung der Wunde mit Versenkung des Stumpfes ins Lig. latum. Dasselbe anderseits. — Noch einfacher ist es, die Tube etwa 1 cm vom Uterus entfernt zu durchtrennen, das uterine Ende zu übernähen, dagegen das andere Schnittende mit der Pinzette vorzuziehen, sein Peritoneum 1—2 cm weit zurückzustreifen; dann das vorgezogene Tubenstück abzuschneiden und den sich retrahierenden Stumpf zu übernähen.

Recht oft wird die Sterilisation angeschlossen an künstlichen Abort durch Uterusschnitt, wie er z. B. bei ausgesprochener Tuberkulose angezeigt ist.

Über längere Zeit fortgesetzte **subkutane Spermainjektionen** sollen „Immunisierung gegen Sperma" und Sterilität der Frau bewirken.

Spezieller Teil.

Die einzelnen Erkrankungen.

I. Die Erkrankungen der äußeren Geschlechtsteile.

Anatomische Vorbemerkungen.

Die großen Schamlippen (Labia majora) (Abb. 22), zwei mehr oder weniger stark vorspringende, mit Fettgewebe voller

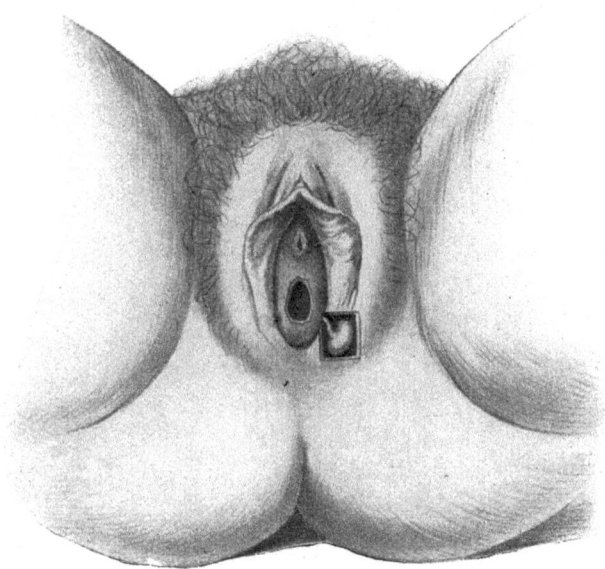

Abb. 22. Topographie der äußeren Genitalien.
Die Nymphen sind gespreizt, der Vorhof tritt frei zutage. Die linke Bartholinische Drüse mit ihrem Ausführungsgang ist frei präpariert; rechts bezeichnet ein Schatten ihre Mündung.

oder schlaffer ausgepolsterte Hautfalten, nehmen vorn aus dem Fettpolster über der Schamfuge (Mons veneris) ihren Ursprung und verlaufen nach hinten zum Teil in den Damm aus, zum Teil vereinigen sich beide zur hinteren Kommissur der Vulva. Diese spannt sich beim Spreizen der Schamlippen als dünne, quer ver-

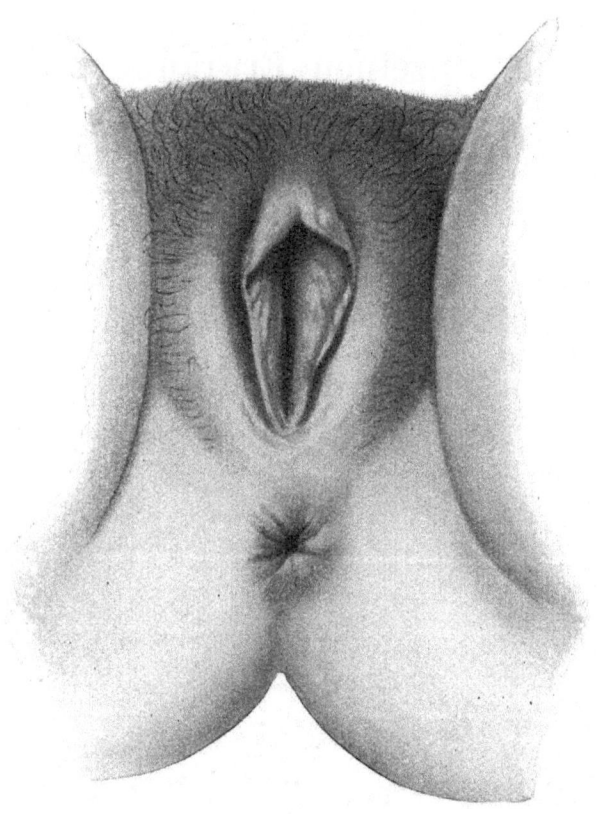

Abb. 23. „Physiognomie" der Vulva bei habitueller Masturbation.

laufende Falte an und wird Frenulum vulvae s. labiorum (Fourchette bei den Franzosen) genannt. Die Einsenkung hinter ihr heißt Fossa navicularis. Bei der Geburt reißt das Frenulum fast regelmäßig ein, die Fossa navicularis wird dadurch seichter oder ganz aufgehoben. — Die Labien zeigen an der Außenseite den Charakter der äußeren Haut und tragen Schamhaare; die innere Fläche bildet einen Übergang zur Schleimhaut und enthält zahlreiche Talgdrüsen.

Die kleinen Schamlippen (Nymphen, „weil zwischen ihnen der Wasserstrahl hervorsprudelt") bilden zwei dünne, rötliche oder bräunliche, oft stark pigmentierte, wenig Fett enthaltende Hautfalten an der Innenseite der großen Labien; ihre Kämme sind meist gekerbt. Hinten laufen sie in die großen Schamlippen aus; manchmal nehmen sie auch teil an der Bildung des Frenulum vulvae. Ihre vordere Kommissur ist längsgespalten; aus der Spalte guckt das Köpfchen der Klitoris hervor. Die Falte über ihm heißt Präputium, diejenige, welche mit der Unterfläche der Klitoris sich verbindet, Frenulum clitoridis. — Die Nymphen sind haarlos, dagegen reich an Talgdrüsen, welche das Smegma produzieren. —

Charakteristische Veränderungen der äußeren Genitalien bewirkt die habituelle Masturbation. Die gewöhnlichste Art der weiblichen Selbstbefriedigung, besonders bei Mädchen, besteht nicht darin, daß Finger oder Gegenstände in die Scheide eingeführt werden; das Wollustgefühl wird durch Reiben der unter dem Schambogen liegenden, am Knochen befestigten, Wollustorgane (s. Abb. 27) erzielt. Erst wenn die Masturbantin auf der Höhe des Orgasmus ihrer selbst nicht mehr mächtig ist, führt sie den Finger oder zweckdienliche Instrumente, zunächst ganz unwillkürlich, in die Scheide oder in die Harnröhre ein. — Auch schon Zupfen oder Zerren an den kleinen Schamlippen rollt die Klitoris auf dem Knochen hin und her und gewährt Behagen. Derart gewohnheitsmäßig mißhandelte kleine Schamlippen hängen wie schlaffe Flügel welk herab (Abb. 23), lassen sich lang ausziehen und wie ein Vorhang über die Vulva herablegen. — Dabei sind meist die Talgdrüsen hypertrophisch und scheinen gelblich durch. Dementsprechend zeigen Onanistinnen auch stärkere Smegmaabsonderung und ihr Introitus ist oft diffus gerötet. Eine bei Masturbantinnen hier und da beobachtete Erscheinung ist die Parametritis posterior: Verkürzung der Ligg. sacro-uterina mit hinterer Fixation der Cervix. —

Bei Neugeborenen ragen die Nymphen meist zwischen den Labia majora hervor. Mit herannahender Pubertät werden sie von den Schamlippen zugedeckt; dieses Verhältnis geht um so mehr verloren, je mehr durch den Beischlaf, besonders aber durch Geburten die Vulva zum Klaffen gebracht wird, oder die Nymphen durch Hypertrophie heraushängen. Im Alter schrumpft die Vulva oft so stark, daß von den kleinen Schamlippen nur noch Andeutungen vorhanden sind.

Der von den Nymphen eingeschlossene Raum heißt Vorhof (Vestibulum vaginae). Er ist vorn von der vorderen Kommissur der Nymphen mit dem Köpfchen der Klitoris, hinten vom Frenulum labiorum begrenzt. In ihn münden Harnröhre und Scheide; er ist deshalb als Sinus urogenitalis aufzufassen.

Die **Harnröhrenmündung** (Orificium urethrae, meatus urinarius) wechselt nach Lage, Aussehen, Weite. Bei älteren Frauen oder nach vielen Geburten rückt sie oft tief herab oder sie zieht sich in die Scheide zurück. Neben ihr liegen beiderseits mehr oder weniger deutliche Vertiefungen, die sogenannten **paraurethralen Gruben** oder Gänge, welche mitunter das Aussehen der Harnröhrenmündung selbst besitzen. Durch Geburtsverletzungen, Operationen, anderweitige Läsionen oder ödematöse Schwellungen wird manchmal die Orientierung erschwert. Man wird trotzdem in jedem Falle die Harnröhrenmündung finden, wenn man sich das eine merkt: **daß sie stets $1\frac{1}{2}$—2 cm senkrecht unterhalb vom Köpfchen der Klitoris liegt, und dieses in der gespaltenen vorderen Kommissur der Nymphen zu suchen ist.** —

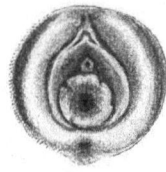

Abb. 24.
Vulva neonatae.

Unterhalb der Harnröhrenmündung füllt der trompetenartig heraustretende Hymen den ganzen Introitus vaginae aus. Schamlippen stark gespreizt.

Der **Scheideneingang** (Introitus vaginae) wird von dem **Hymen** (Jungfernhäutchen, Valvula vaginae), einer Membran mit Schleimhautcharakter, umsäumt und dadurch Vagina von Vestibulum abgegrenzt. Beim Neugeborenen und Mädchen sieht er oft aus, als ob eine kurze Schleimhautröhre aus dem Introitus vaginae hervorrage (Abb. 24), und zeigt solchen Gewebsüberschuß, daß die Ränder übereinander greifen und beim stärksten Spreizen des Introitus die Öffnung noch schließen. Mit der Ausweitung der Scheide beim Wachstum wird daraus mehr ein Diaphragma der Scheide (Abb. 25). Die Öffnung des Hymen kann zentral liegen (Hymen annularis), gewöhnlich ist sie aber beim erwachsenen Weibe nach vorn gerückt, so daß der Hymen hinten breiter ist als vorn (Hymen semilunaris). Hier und da zeigt der Hymen zwei (Abb. 26) oder gar mehrere Öffnungen (Hymen cribriformis). — In Ausnahmefällen hat der Hymen von Geburt an gefehlt oder eine Lücke gezeigt; selten wird er durch Verletzungen, Noma, Diphtherie, venerische Geschwüre teilweise oder ganz zerstört. Die Stärke und Konsistenz des Hymen ist recht verschieden; er kann papierdünn und sehr zart, er kann aber auch

2—3 mm dick, fleischig und recht derb sein. Sein Saum läuft manchmal ganz dünn aus; häufig ist er aber so dick wie die Basis.

Die Erkennung der **Defloration** durch Koitus ist nicht immer leicht. Die Hymenalöffnung kann ursprünglich so weit und so dehnbar sein, daß sich ein Finger einführen läßt; mitunter können zwei Finger oder der Penis passieren, ohne daß eine sichtbare Verletzung entsteht (Abb. 38). Bei solcher Überdehnung büßt jedoch der Hymen seine Elastizität ein, so daß ein sonst bei der Einführung des Fingers sich anspannender Saum nicht mehr gefühlt wird. Man darf deshalb behaupten: wo der

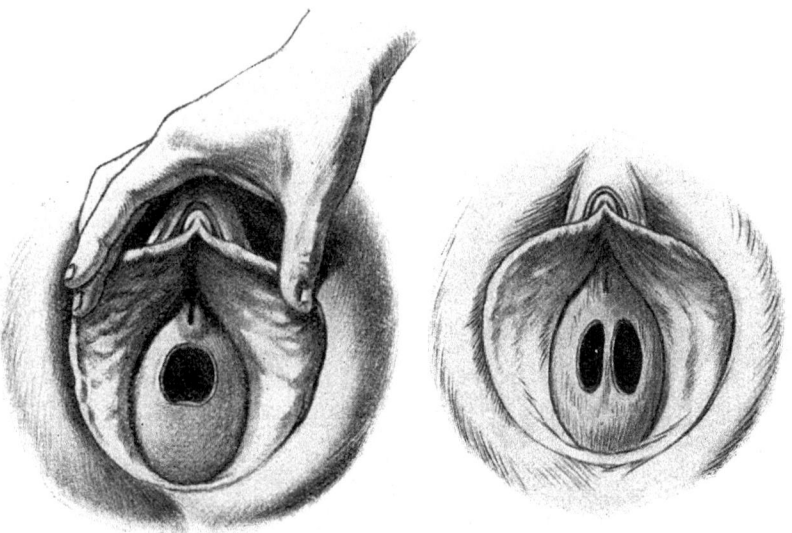

Abb. 25. Hymen semilunaris.   Abb. 26. Hymen mit zwei Öffnungen.

Hymen mit der Fingerkuppe als unverletzter feiner Saum ringsum zu tasten ist, hat eine Immissio penis nicht stattgefunden. Natürlich darf man aus dem Fehlen des Saumes nicht auf stattgehabte Immissio penis schließen; schon deshalb nicht, weil er durch eine andere mechanische Einwirkung (z. B. Masturbation) eingerissen oder derart gedehnt worden sein kann, daß man ihn nicht mehr fühlt. — Die Regel ist es, daß durch die Kohabitation Einrisse in den Hymen entstehen. Sie liegen meist am hinteren Umfang, mehr seitlich, häufiger rechts und verändern nach der Vernarbung das Aussehen des Hymen nur unbedeutend (s. S. 76, über Verletzungen), so daß man sie erst bei genauer Besichtigung entdeckt. Häufige Wiederholung des Beischlafes erst bringt die Öffnung zum Klaffen. Bei der Geburt werden die Einrisse zahlreicher und tiefer; fast immer fallen dabei einzelne Abschnitte der Drucknekrose anheim; es

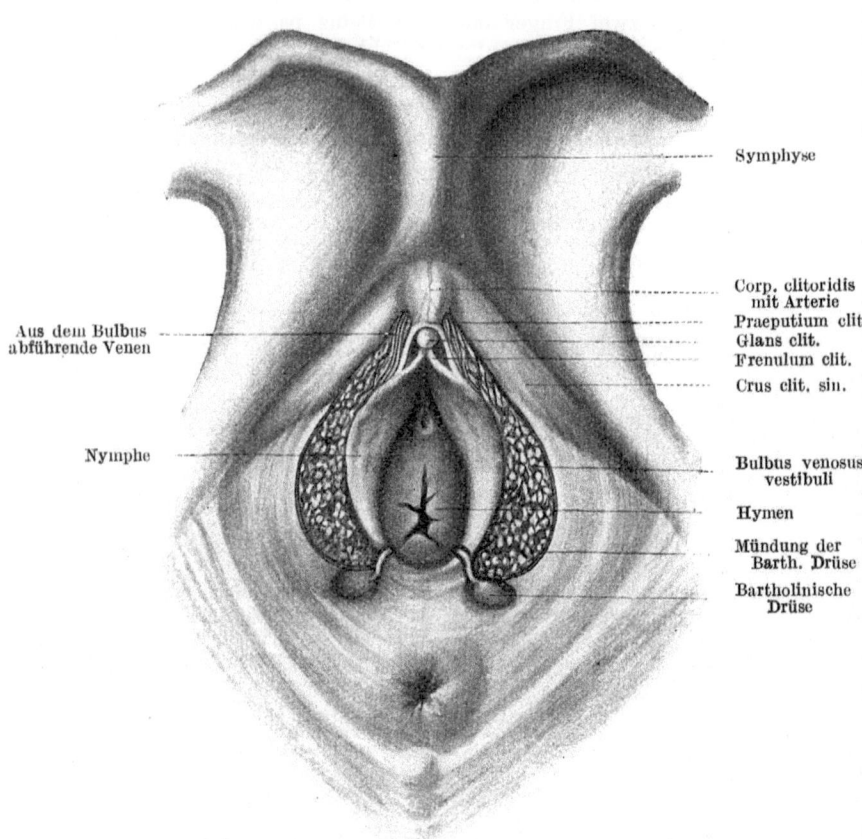

Abb. 27. Äußere Genitalien nach Entfernung des Mons veneris und der großen Schamlippen.

entstehen wirkliche Lücken, die zwischen ihnen stehengebliebenen Reste schrumpfen zu warzenartigen Gebilden zusammen und heißen dann Carunculae myrtiformes. — In seltenen Fällen ist die Dehnbarkeit des Hymen so überaus groß, daß er selbst nach der Geburt noch einen ununterbrochenen, schlaffen Saum darstellt. Umgekehrt kommt es vor, daß nach einer Entbindung kaum noch eine Andeutung an den Hymen bestehen bleibt. — Nach Abtragung der Schamlippen treten die Wollustorgane zutage: Bulbus vestibuli und Klitoris (Abb. 27). Ersterer ist ein hufeisenförmiger, aus einem Kneuel von Venen bestehender Schwellkörper, welcher die vorderen zwei Drittel des Vestibulum und Scheideneinganges umfaßt. Die Klitoris besteht aus den beiden spindelförmigen, kavernös gebauten Crura clitoridis, welche mit ihren äußeren Ausläufern durch Faszien an das Periost der absteigenden Schambeinäste befestigt sind, während die inneren Enden zu dem unter dem Schambogen liegenden Corpus clitoridis zusammenlaufen, dessen kleines Köpfchen (Glans oder Capitulum clitoridis) aus der geteilten vorderen Kommissur der Nymphen hervorguckt. —

Unmittelbar hinter den kolbig verdickten Enden der Bulbi vestibuli liegen die bohnengroßen Bartholinischen Drüsen. (S. Abb. 22). Ihre 2 cm langen Ausführungsgänge münden in dem Winkel zwischen Nymphen und Hymenresten, an der Grenze des hinteren Drittels des Introitus vaginae. Sie sondern ein graulich-weißes Sekret ab.

Über die Crura clitoridis legen sich beiderseits die Musculi ischio-cavernosi; über die Bulbi vestibuli die Musculi bulbocavernosi. Durch Kontraktion dieser Muskeln werden die unter dem Schambogen abführenden Venen komprimiert; die dadurch entstehende strotzende Füllung des Schwellnetzes bildet dann einen automatischen Verschluß der Venen, so daß die Schwellkörper in Erektion geraten.

A. Abnorme Gestaltung der äußeren Geschlechtsteile.

Größe, Völle, Behaarung der großen Schamlippen, Enge oder Weite der Rima pudendi, Entwicklung des Paniculus adiposus in der Umgebung verleihen der Vulva die „Physiognomie". Sie zeigt innerhalb der normalen Grenzen die mannigfaltigsten Variationen.

Vulva infantilis. Die Pubertätsentwicklung ist ausgeblieben; die Schamlippen sind klein, oft geradezu winzig, nur angedeutet; die Schamhaare können fast ganz fehlen. Mitunter bestehen daneben Entwicklungsstörungen an den inneren Genitalien.

Abnorm starke Entwicklung einzelner Abschnitte der Vulva. Hypertrophie der Nymphen und des Praeputium clitoridis kommt auch unabhängig von Masturbation (s. S. 53) vor. Sie ist unter der Bezeichnung **Hottentottenschürze** bekannt. Sie wird in seltenen Fällen beim Gehen und beim Beischlaf hinderlich und kann dann ohne Gefahr durch Amputation mit folgender Vernähung oder mit Pacquelin beseitigt werden.

Penisartige Hypertrophie der Klitoris ist selten und kann Anlaß zu Amor lesbicus geben, oder auch Folge davon sein. Steht sie nachgewiesenermaßen in Zusammenhang mit anderen Krankheitserscheinungen, so darf die **Klitorektomie** ausgeführt werden: Mittels Schere oder Messer wird der vorragende Teil amputiert und die lebhafte Blutung durch Unterbindung und

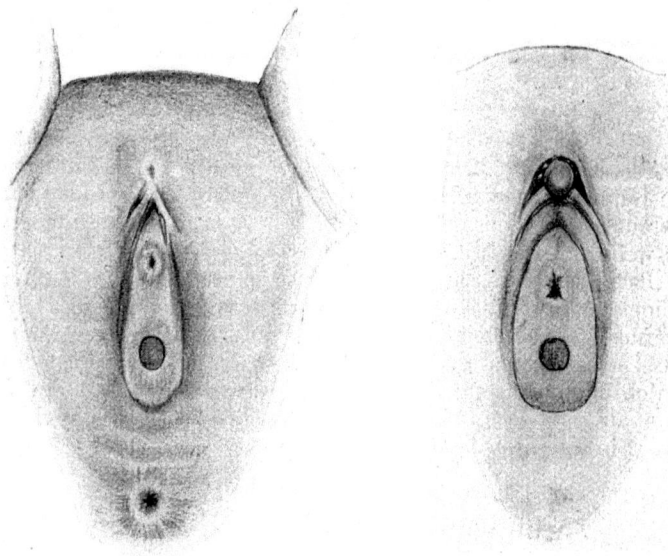

Abb. 28. Verklebung des Praeputium clitoridis. (Nach H. Kelly.)

Abb. 29. Nach der Lösung sieht man unter dem Präputium kleine Smegmasteine.

Umstechung gestillt. — Entfernung der normalen Klitoris in der Absicht, abnorme psychische Zustände oder Epilepsie usw. zu beseitigen, ist verwerflich und nutzlos.

Verklebung des Praeputium clitoridis kann das Aussehen der äußeren Geschlechtsteile auffällig verändern (Abb. 28). Sie ist Folge häufiger Entzündung wegen Smegmazersetzung. Bei gewohnheitsmäßigem Kratzen kleiner Mädchen an den Genitalien muß stets darauf untersucht werden. In hochgradigen Fällen ist das Köpfchen der Klitoris ganz vom Präputium überwachsen.

Die Adhäsionen können meist leicht stumpf gelöst werden. Oft kommen kleine Smegmasteinchen unter dem Präputium zum Vorschein (Abb. 29). Gegen die wiederholte Entzündung hilft am besten Reinlichkeit.

Verklebung der Rima pudendi ist nicht mit angeborener Atresie, die fast nur bei lebensunfähigen Neugeborenen getroffen wird, zu verwechseln. Die Verklebung betrifft die Nymphen, nur oben ist eine Öffnung für den Urinabfluß geblieben. Sie ist meist Folge von heftigen, häufig wiederholten Entzündungen und wird gewöhnlich in den Kinderjahren erworben. Die Trennung läßt sich in der Regel stumpf vornehmen; nur ausnahmsweise braucht man Messer und Naht.

Ödem entsteht sehr leicht an der Vulva. Es beschlägt besonders gerne die großen; aber auch die kleinen Schamlippen und die Umgebung der Harnröhrenmündung können ödematös anschwellen. Es bildet sich bei akuter Entzündung infolge kleiner Verletzungen z. B. durch Kratzen und Infektion in der Umgebung des Introitus vaginae. Da das lockere Zellgewebe der Vulva mit demjenigen der Vagina und der Parametrien in direktem Zusammenhang steht, so begleitet Ödem regelmäßig infektiöse Vorgänge in der Scheide und ihrer Nachbarschaft. Auch bei Druck auf die Beckenvenen durch Tumoren, dann bei allgemeinem Anasarka infolge von Herz- oder Nierenleiden entsteht Vulvaödem. — Bei exzessiven Anschwellungen können Skarifikationen Erleichterung bringen.

Varizen an den Schamlippen sind in der Regel aus der Schwangerschaft geblieben; jedoch können sie bei dafür disponierten Individuen auch Folge von langem Stehen sein. Meist ist die eine Seite vorwiegend befallen. — Vergrößern sie sich beständig und fallen sie lästig, so sind vor allem anhaltendes Stehenbleiben und heftige Anstrengungen der Bauchpresse zu verbieten. Durch eine etwas massige, zwischen den Beinen durchgeführte und an einem Gurte oder am Korsett befestigte T-Binde kann ein Druck auf die Varizen ausgeübt werden. Nur im Notfalle wird man zur operativen Entfernung der dilatierten Venen schreiten.

B. Entzündungen an den äußeren Geschlechtsteilen.

Vulvitis. Die Sekrete bei Katarrh der Scheide und des Uterus, ebenso diejenigen bei zerfallenden Neubildungen der Genitalien, ferner durch Fisteln abfließender Urin verursachen **Entzündung der Vulva**; mechanische Insulte, wie rücksichtslos oder ungeschickt ausgeführter Beischlaf, Notzuchtsversuche usw. führen gleichfalls dazu. Häufig ist die Vulvitis Folge gonorrhoischer Infektion; aber auch saprophytische Keime, Bacterium coli und Oxyuren können bei unreinlichen Personen Entzündung der äußeren Geschlechtsteile erzeugen. Fettleibigkeit beanlagt dazu. Besonderer Hervorhebung bedarf die **Vulvitis infantum**. Sie beruht sehr oft auf gonorrhoischer Infektion; gewiß ist sie aber auch häufig durch saprophytische Pilze, welche das Smegma zur Zersetzung bringen, oder durch Darmparasiten sowie durch Kratzen und Reiben verursacht; sie zeigt sich gerne bei exsudativer Diathese.

Die **Symptome** sind Brennen und Jucken in den äußeren Genitalien; besonders stark wird dies nach angestrengtem Gehen; das Urinlassen verursacht ebenfalls Brennen. Die Vulva und die Innenfläche der Schenkel sind gerötet; die Schamlippen oft ödematös geschwellt und manchmal durch schleimig-eitriges Sekret verklebt; nicht selten bilden sich kleine Pusteln oder oberflächliche Exkoriationen; die Inguinaldrüsen sind geschwollen.

Bei der **Behandlung** hat man auf Beseitigung der ursächlichen Momente, also irritierender Ausflüsse, mangelhafter Reinlichkeit, das Hauptgewicht zu legen. Das so beliebte Abwaschen der Geschlechtsteile mit einem Schwamm ist zu verurteilen, weil dadurch stets von neuem infiziert wird. Gegen die Entzündung selbst genügen oftmals regelmäßige Waschungen mit leicht antiseptischen Lösungen, mittels Watte oder sauberem weichem Lappen, und häufiger Wechsel der Wäsche. Bei hartnäckiger Vulvitis verordne man $1^0/_{00}$ige Sublimat- oder $1/2^0/_0$ige Lysoformlösung zum Waschen und lasse nachher jeweilen mit Zinkpasta einfetten, oder mit antiseptischem Puder bestäuben. Trotzt die Entzündung dieser Behandlung, so rasiert man die Haare, seift gründlich und lange ein, wäscht mit Wasser, hierauf mit Alkohol oder desinfizierender Lösung ab und appliziert antiseptische Salbe oder Puder. — Immer denke man auch daran, den Urin zu untersuchen, weil Diabetes gerne zu Jucken an den Genitalien und infolge des Kratzens zu Vulvitis führt. — Bei Kindern halte man die Genitalien besonders nach der Defäkation sorgfältig rein, mache Waschungen mit leicht desinfizierenden Lösungen (ohne dabei die Vulva zu irritieren), pudere oder streiche Salbe an.

Erysipel der Vulva wird nur selten mehr beobachtet. Bisweilen tritt es bei Neugeborenen auf und führt rasch zum Tode. Es gibt ausnahmsweise Frauen, welche habituell, namentlich während der Menstruation, erysipelatöse Schwellung der Schamlippen bekommen. Diese müssen durch große Reinlichkeit und regelmäßige desinfizierende Waschungen solchen Ausbrüchen zu steuern suchen.

Furunkel und kleine Abszesse kommen an der Vulva und ihrer Umgebung häufig vor. Sie sind Folge von Talgdrüseninfektion und können durch Reinlichkeit und Desinfektion vermieden werden. Desinfizierende Umschläge und chirurgische Behandlung werden dem gehäuften Auftreten Einhalt tun.

Gangrän wird verursacht durch Quetschung, Spannung bei Hämatom oder sehr starkem Ödem; Erysipel kann dazu führen; sodann beobachtet man sie als Komplikation von Pocken, Scharlach, Masern, Typhus, Diphtherie; bei kleinen Kindern kennen

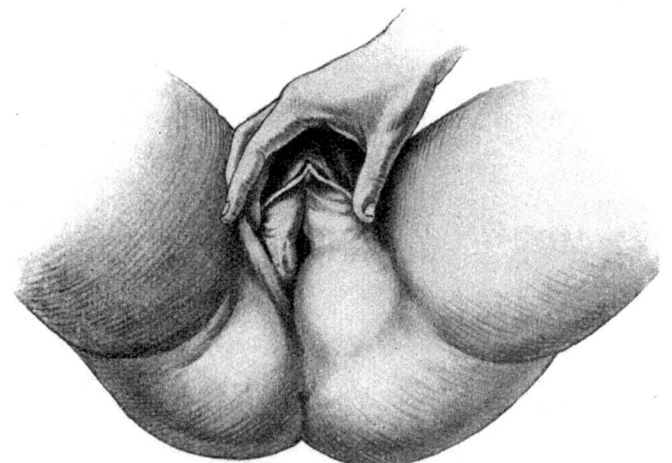

Abb. 30. Bartholinitis.

wir sie unter der Form, die man Noma nennt. Therapeutisch werden desinfizierende Waschungen und Umschläge bis zur Abstoßung der gangränösen Fetzen, bei Noma tüchtige Kauterisation mit dem Ferrum candens angewendet.

Bartholinitis ist fast immer eine Äußerung gonorrhoischer Infektion. Die Gonokokken dringen mit Vorliebe in die Ausführungsgänge der Bartholinischen Drüsen, regelmäßig beider, ein und erzeugen hartnäckigen Katarrh in ihnen. Jahrelang kann er, ganz unabhängig von anderen Äußerungen der Gonorrhöe, bestehen bleiben und eine stete Quelle erneuter Infektion höher gelegener Teile bilden. Man erkennt ihn an den Maculae gonorrhoicae, kometenschweif- oder flohstichartigen roten Flecken nach außen von den Mündungen der Bartholinischen Ausführungsgänge; sie sind bei näherem Zusehen granuliert, in seltenen Fällen sogar mit eigentlichen Granulomen besetzt. Bei sorgfältiger Bemühung gelingt es, etwas trübes Sekret aus den Gängen auszupressen.

Auf dem Boden eines solchen Katarrhs kommt es häufig zu **akuter Entzündung und Eiterung**; es entsteht ein Abszeß in der Bartholinischen Drüse selbst oder in einer Ausstülpung ihres Ausführungsganges. Unter heftigem Brennen, oft unter Fieber, schwillt die Schamlippe der betroffenen Seite innerhalb 2—3 Tagen stark an und rötet sich. Die Schwellung sitzt namentlich am hinteren Drittel der Labie (Abb. 30); dort hatte man im Beginne der Erkrankung den Entzündungsherd als walnußgroßen empfindlichen Tumor durchgefühlt; jetzt ist jene Gegend so angeschwollen, gespannt und schmerzhaft, daß ein genaues Tasten nicht mehr angeht. Nach 1—2 Tagen tritt auf der inneren Seite der Schamlippe Fluktuation und nach abermals 1—2 Tagen Durchbruch des Abszesses, etwas unterhalb der Mündung des Bartholinischen Ausführungsganges, seltener am Damm oder gar ins Rektum ein. Der ausfließende Eiter ist mißfarben und meist stinkend. Die Fistel schließt sich in wenigen Tagen. War die ganze Drüse vereitert, so erfolgt damit definitive Heilung. Häufig jedoch betraf die Eiterung nur einen Teil der Drüse oder der Abszeß lag in einer Ausbuchtung des Ausführungsganges; dann kann über kurz oder lang die gleiche Geschichte sich wiederholen. In seltenen Fällen bleibt die Abszeßöffnung als Fistel bestehen, und es dauert ein chronisches Stadium von Bartholinitis mit zeitweiser Eiterverhaltung längere Zeit fort. Mitunter ist der Verlauf auch von Anfang an ein chronischer, indem die Drüse nur mäßig anschwillt, geringe Empfindlichkeit zeigt und manchmal bei Druck eine grünliche oder grauliche, schleimig-eitrige Flüssigkeit entleert. — Verwechselung eines im hinteren Drittel einer großen Schamlippe sitzenden Abszesses mit einem anderen Leiden ist, wenn vereitertes Hämatom ausgeschlossen werden kann, nicht wohl möglich.

Therapie. Bei akutem Verlaufe wartet man unter symptomatischer Behandlung der Schmerzen bis deutliche Fluktuation eingetreten ist. Dann inzidiert man ausgiebig auf der Innenfläche der Schamlippe, wo die Fluktuation am oberflächlichsten ist und drainiert die Abszeßhöhle mit Jodoformgaze während 2—3 Tagen, bis die Höhle auf ein Minimum sich verkleinert hat. Sitzbäder begünstigen die völlige Ausheilung. — Vor Rezidiv schützt nur sicher die **Exstirpation der Drüse**. Man nimmt sie am besten von der Außenseite der Schamlippe aus vor. Die Operation ist nicht so ganz leicht und einfach, denn die Drüse sitzt fest in der Fascia perinaei eingebettet und muß mit Schere oder Messer herauspräpariert werden.

C. Neubildungen und Geschwülste an den äußeren Geschlechtsteilen.

Lipome der Vulva sind sehr selten. Sitzen sie im vorderen Drittel einer Schamlippe, so können sie gelegentlich zu Verwechselung mit Netzbruch Anlaß geben.

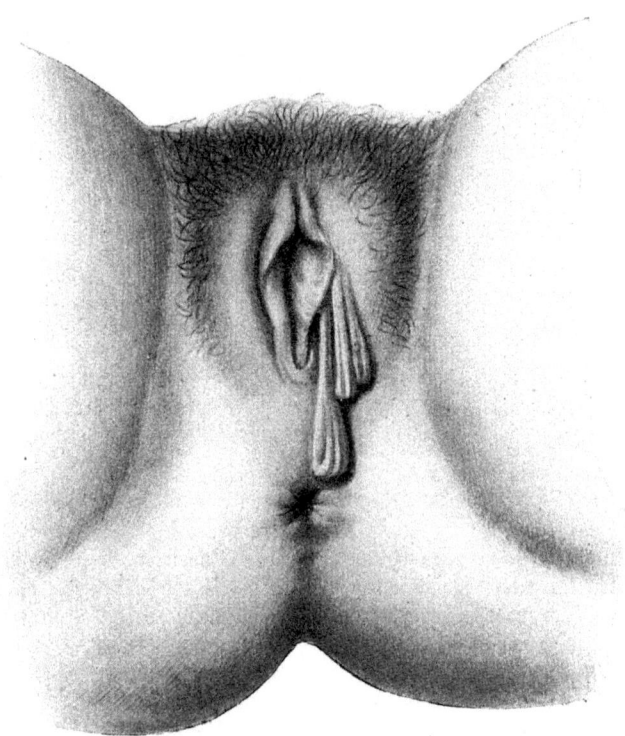

Abb. 31. Molluscum pendulum (Cutis pendula).

Fibrome in den großen Labien sind als Raritäten beschrieben worden; sie erreichten beträchtliche Größe und gingen vom Periost des Schambeins oder vom Lig. rotundum aus.

Enchondrome und Verknöcherungen der Klitoris, Teleangiektasien, Angiome sind ebenso selten beobachtet worden.
Molluscum pendulum (Cutis pendula) (Abb. 31) ist etwas häufiger. Es stellt an Stielen hängende, längliche, häufig mehrfache Geschwülste von sehr verschiedener Größe dar, die sich weich, wie leere Hautbeutel, anfühlen und ihrer gefalteten Oberfläche wegen auch so aussehen. Ihr Stiel geht an der Basis in ganz normale, nicht infiltrierte Haut über; häufig sitzen an anderen Körpergegenden ähnliche Gebilde. Bei Unreinlichkeit und durch Reibung beim Gehen können sie gerötet, entzündet, geschwürig werden. Sie wachsen sehr langsam. — Am besten trägt man sie mit Schere oder Messer ab und vernäht oder verschorft den Stiel.

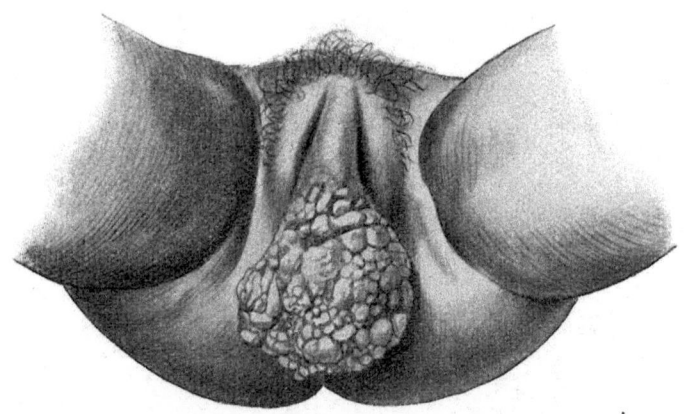

Abb. 32. Elephantiasis vulvae tuberosa.

Elephantiasis vulvae (Abb. 32) i. e. Hypertrophie der Epidermis, Infiltration der Kutis und des subkutanen Bindegewebes mit Rundzellen, starke Erweiterung der Lymphgefäße, kommt in den Tropen ziemlich häufig vor und ist durch Verstopfung und Zerstörung der Lymphgefäße infolge Einwanderung der Filaria hervorgerufen. Bei uns entsteht sie mitunter nach wiederholtem Erysipel, hier und da auf luetischer Basis; doch auch ohne bekannte Ätiologie. Vorwiegend beteiligen sich die großen Schamlippen, seltener die Nymphen und die Klitoris. Die Neubildung, anfänglich breit aufsitzend und undeutlich begrenzt, entwickelt sich langsam zu einem keulenförmig, selbst bis zum Knie herunterhängenden Tumor. — Im Beginn kann man glauben, es mit chronischem Ödem oder chronischer Lymphangitis zu tun zu haben. Hat sich

Neubildungen und Geschwülste an den äußeren Geschlechtsteilen. 65

ein hängender Tumor gebildet, so ist die Diagnose leichter. Die Härte der Geschwulst und die Infiltration der Haut an der Basis unterscheiden sie vom Molluskum; das tumorartige Wachstum und das Fehlen des Zerfalls vom Ulcus rodens, Lupus und anderen Geschwüren. Die Geschwulst ist nicht empfindlich. Die Beschwerden entsprechen im allgemeinen der Größe des Tumors; doch können auch schon kleinere durch ihre Lage unangenehm werden bei der Urin- oder Stuhlentleerung. — Der Entfernung mit Messer und Schere stehen meist keine Schwierigkeiten entgegen.

Das **Lymphangioma cysticum vulvae** (Abb. 33) ist mit der vorigen Affektion verwandt. Es handelt sich dabei um eine Er-

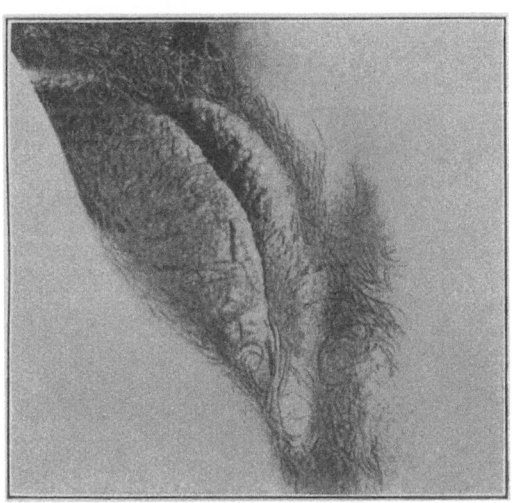

Abb. 33. Lymphangioma cysticum vulvae.

weiterung und Umbildung von Lymphgefäßen, welche sämtliche Hautschichten befällt. Die großen Schamlippen sind geschwellt und mit dichtstehenden stecknadelkopf- bis erbsengroßen Bläschen und warzenartigen Hervorragungen besetzt, welche eben die dilatierten Lymphgefäße darstellen. Auch dieses Leiden kann nach Erysipel auftreten. Heilung bringt wohl nur die Exstirpation der erkrankten Gegend.

Ulcus rodens (franz. Esthiomène) ist sehr selten und wird am häufigsten bei Dirnen der niedrigsten Sorte beobachtet. Es stellt ein chronisches, langsam in der Fläche weiter fressendes Geschwür mit Ödem der Umgebung dar (Abb. 34). Beginnend in der Umgebung der Harnröhre oder in der Fossa navicularis greift es, der Rinne zwischen großen und kleinen Schamlippen folgend, langsam in die Umgebung hinein. Seine Ränder sind unregelmäßig ausgefressen, da und dort etwas unterminiert, aber nicht oder nur sehr wenig infiltriert oder induriert. Ränder und Grund des Geschwürs unterscheiden sich überhaupt nur insofern von der ödematösen Umgebung, als an einzelnen Stellen etwas graulicher, zarter Belag und ein dünnflüssiges, oft rötlich gefärbtes Sekret liegt. Das Ganze sieht glänzend, etwas durchscheinend, anämisch aus. Hat das Geschwür beträchtlichere Ausdehnung erreicht, so schwillt die ganze Vulva stark an, wird hart und höckerig und bläulich; jetzt wird auch das Allgemeinbefinden

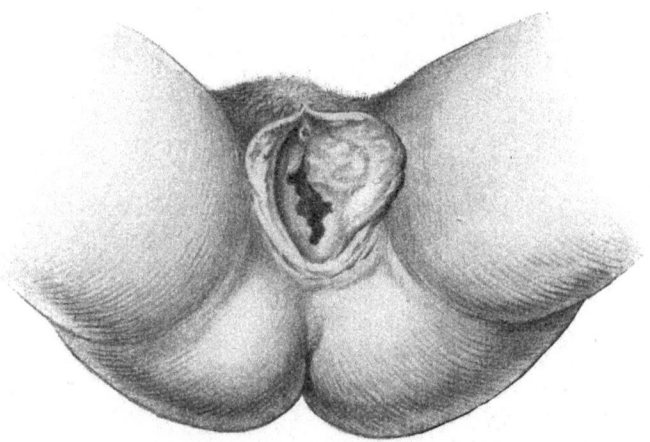

Abb. 34. Ulcus rodens (Esthiomène).

schwer angegriffen; schließlich kann die Patientin an Kachexie zugrunde gehen. — Die Natur des Leidens ist dunkel; der mikroskopische Befund ergibt meist nichts Charakteristisches; er ähnelt dem Bilde der Elephantiasis: Verdickung der Epidermis, Vermehrung des fibrillären Bindegewebes, stellenweise kleinzellige Infiltration; starke Erweiterung der Blut- und Lymphgefäße. Einige Male ist der Nachweis von Tuberkelbazillen oder von Riesenzellen gelungen. Auf Grund dieses Befundes hat man es wohl mit **Lupus** zu tun. — Aussehen und Verlauf unterscheiden die Affektion von allen venerischen Geschwüren; von Karzinom, mit dem im späteren Verlauf Verwechselung möglich wäre, der mikroskopische Befund. — Schmerzen sind, abgesehen von etwas Brennen, nicht vorhanden; doch kommen Störungen beim Urinieren und Koitus

Neubildungen und Geschwülste an den äußeren Geschlechtsteilen. 67

vor und ist die nässende Absonderung lästig. — Die Aussichten auf definitive Heilung sind gering. Auch die stärksten Ätzmittel und das Ferrum candens führen nur zu vorübergehender Besserung; am sichersten fährt man, wenn man gründlich exzidiert; freilich sind dabei oft Plastiken zur Wiederherstellung der Kontinuität nötig. In neuerer Zeit wird man deshalb die Bestrahlung vorziehen.

Tuberkulöse Ulzera an der Vulva sind äußerst selten.

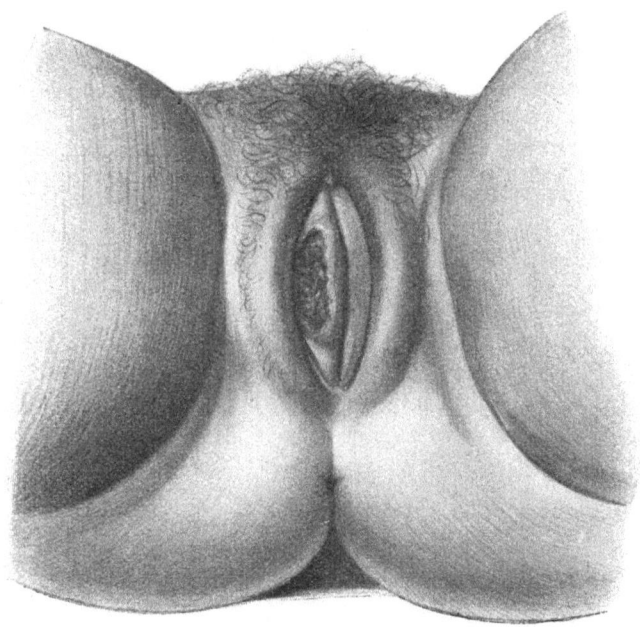

Abb. 35. Carcinoma vulvae.

Carcinoma vulvae ist im Vergleich zu Uteruskrebs sehr selten. Es kommt vor als Kankroid: kleine, rasch konfluierende Knötchen wachsen zu einer prominierenden Geschwulst aus; oder als tiefer sitzende Infiltration. Immer folgt bald oberflächlicher Zerfall und Geschwürsbildung (Abb. 35). Die Neubildung geht meist von der Rinne zwischen großer und kleiner Schamlippe oder von der Klitoris, seltener von der Umgebung der Harnröhre, der Fossa navicularis oder den Bartholinischen Drüsen aus. Sie ist sehr bösartig. Wenn sie auch selten auf Scheide und Harnröhre übergreift, so werden doch sehr bald die oberflächlichen und tiefen Inguinaldrüsen, dann die Iliakaldrüsen ergriffen. Die Kranken kommen durch Eiterung und Jauchung, heftige Schmerzen und oft auch durch phlebitische Prozesse der Schenkelvenen in kurzer Zeit so herunter, daß sie bald erliegen. — Ätiologisch ist wichtig, daß mehrmals Leukoplakie (s. d.) vorausgegangen war. — Im Beginn kann Verwechselung mit Ulcus induratum und Ulcus rodens, ferner mit Kraurosis, Leukoplakie, Papillom; später mit ulzerierendem Fibrom oder Elephantiasis oder Lupus vorkommen. In jedem Falle wird die mikroskopische Untersuchung eines exzidierten Stückchens Sicherheit bringen.

Solange Verschieblichkeit auf dem Knochen besteht, muß radikal exstirpiert werden. Die Exzision erfordert oft plastische Operationen an Harnröhre und Mastdarm; immer blutet es stark dabei. Regelmäßig sollen die Leistendrüsen der betreffenden Seite mitentfernt werden. Die Bestrahlung wird auch hier Triumphe feiern, wenn es gelingt, die Umgebung gut zu schützen.

Sarcoma vulvae ist eine große Seltenheit. Es wurde beobachtet als weiche Geschwulst der Labien, der Klitoris, der Urethralmündung, oder als warzenartiger Auswuchs an den Labien. Beide Formen nehmen gerne melanotischen Charakter an. Sie wachsen rasch und führen bald den Tod durch Metastasen herbei. Mit der Exzision kommt man meist zu spät.

Zysten in den Schamlippen entstehen selten einmal aus Hämatomen; meist gehen sie von den Bartholinischen Drüsen aus und sind Folge von Verstopfung des Ausführungskanals durch Katarrh oder auch durch Narbengewebe nach Geburtsverletzungen. Das Sekret staut sich in der Drüse selbst oder im Ausführungskanal und bildet dann einen bis über eigroßen fluktuierenden Sack, welcher im hinteren Drittel der Schamlippe liegt, sich am stärksten gegen den Vorhof zu vorwölbt (s. auch Bartholinitis). Sein Inhalt ist eine helle, dickschleimige oder dünnflüssige, oft durch Blutergüsse dunkel gefärbte Flüssigkeit. Sitz der Geschwulst und Fluktuation schützen vor Verwechselung mit Leistenbruch. — Die Behandlung besteht in ausgiebiger Spaltung und Drainierung mit Jodoformgaze bis zur gänzlichen Schrumpfung des Sackes. Noch sicherer ist die Exstirpation mit Messer und Schere; die Ausführung bietet keine Schwierigkeiten, ist bedeutend leichter als Herauspräparierung der nicht zystisch entarteten Drüse, wenn es gelingt, eine Eröffnung der Zyste dabei zu vermeiden.

Kleine Zystchen ohne praktische Bedeutung finden sich mitunter an der Basis des Hymen. Sie sind durch Retention in Talgdrüsen oder Epitheleinstülpungen oder Faltenbildung der Schleimhaut entstanden; manchmal stellen sie auch Reste der Wolffschen

Gänge dar. Sehr selten kommen Atherome oder Dermoide in der Vulva vor.

Hämatoma oder **Thrombus vulvae** entsteht bei subkutaner Blutung infolge Gefäßruptur nach einem mechanischen Insulte. Am häufigsten beobachtet man es nach der Geburt. Die betroffene Labie wird in eine blaurote, pralle, sehr schmerzhafte Geschwulst umgewandelt, die sich ins paravaginale Gewebe mehr oder weniger hoch hinauf und auf den Damm fortsetzt. — Kleinere Hämatome überläßt man der Spontanresorption; sie dauert wochenlang und wird durch hydropathische Umschläge, die auch die Schmerzen lindern, beschleunigt. Größere Blutergüsse werden am besten unter streng antiseptischen Kautelen inzidiert, ausgeräumt, die Höhle durch versenkte Nähte verkleinert oder verschlossen, oder aber mit Gaze drainiert. — Droht bei der Entstehung Verblutung, so muß sofort inzidiert und das blutende Gefäß unterbunden werden; auch bei Vereiterung oder Verjauchung darf man mit der Eröffnung nicht zögern.

Hydrocele muliebris (Canalis Nuckii), d. h. Wasseransammlung in dem Peritonealdivertikel, welches das Lig. rotundum eine kurze Strecke weit in den Leistenkanal hinein begleitet und normalerweise fast ganz obliteriert. Sie sitzt als nuß- bis eigroße Geschwulst im oberen Teile der Schamlippe, ähnlich einem Leistenbruche. Sie gibt leeren Schall, ist prall-elastisch, durchscheinend, wird durch Husten nicht größer und durch Liegen nicht kleiner, wenn wenigstens ihr Inhalt, wie gemeiniglich, gegen die Bauchhöhle abgeschlossen ist; ein Stiel ist nicht zu tasten. — Beschwerden macht sie nur bei hinzutretender Entzündung; in diesem Zustande kann eine Unterscheidung von eingeklemmtem Leistenbruche sehr schwierig oder unmöglich sein. Auch mit Zysten des Lig. rotundum (zystische Adenome) oder mit Wasseransammlung in einem leeren Bruchsack kann die Hydrozele verwechselt werden. — Bei Beschwerden operiere man und gehe so vor, als hätte man es mit einem Bruche zu tun.

D. Hauterkrankungen an den äußeren Geschlechtsteilen.

Ekzema vulvae ist eine Entzündung der Epidermis mit Bildung von Bläschen, welche platzen und eintrocknen. Von den Labien setzt es sich auf Mons veneris und Innenfläche der Oberschenkel fort. Es gibt trockene und nässende Ekzeme; solche akuten und chronischen Charakters. Sie kommen besonders gerne vor bei Diabetes, scharfen Ausflüssen, menstruellen bzw. ovariellen

70 Die Erkrankungen der äußeren Geschlechtsteile.

Störungen. Sie jucken und beißen und reizen zum Kratzen. — Die Therapie hat vor allem Beseitigung der Ursache ins Auge zu fassen; gelingt diese, so heilen die Ekzeme meist rasch von selbst. Waschungen mit Wasser wirken irritierend. Vorzuziehen ist Trockenhalten der Haut durch Pudern mit Zinkoxyd oder Bismut usw. oder Bestreichen mit einer milden Salbe (Zinksalbe, Ungt. emoliens, Borlanolin usw.).

Herpes vulvae kennzeichnet sich durch gruppenweise angeordnete Bläschen mit nur geringer oder ganz ohne Rötung der um-

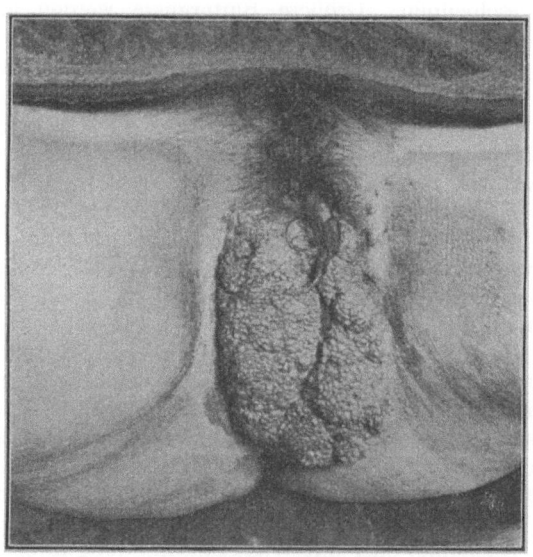

Abb. 36. Condylomata acuminata in Tumorform
(nach einem in der Züricher Frauenklinik beobachteten Fall).

gebenden Haut. Er tritt bei manchen Frauen periodisch zur Zeit der Menstruation auf; oft ist er Folge von pathologischem Ausfluß. Wenn die Bläschen einer Gruppe konfluieren und ulzerieren, so können die entstandenen Geschwüre mit weichem Schanker verwechselt werden, besonders da auch die Inguinaldrüsen anschwellen. Doch zeigt der Schanker schärfere Begrenzung, meist belegten unebenen Grund; überdies werden bei Herpes immer einzelstehende und noch nicht ulzerierte Bläschen zu finden sein und die Diagnose sichern helfen. — Schmerzhaftes Jucken und Brennen begleitet den Ausschlag, der nach etwa 14 Tagen eingetrocknet ist. Die

Behandlung besteht in kühlenden Umschlägen, Bestreichen mit Zinksalbe oder Bestreuen mit antiseptischem Pulver.

Spitze Kondylome (Cond. acuminata) (Abb. 36) sind akut entstandene Papillome: Hautpapillen samt dem sie überziehenden Rete Malpighi und den Gefäßen sind stark gewuchert. Man sieht sie häufig als Begleiterscheinung von chronischer Gonorrhöe; doch kommen sie vereinzelt auch unabhängig von Gonorrhöe vor; sie entwickeln sich besonders gerne in der Schwangerschaft. Gewöhnlich fallen sie der Patientin erst auf, wenn sie multipel geworden sind. Ihr Lieblingssitz sind die Falten zwischen großen und kleinen Schamlippen, sie können aber an der ganzen Vulva auftreten und breiten sich gerne nach der Gegend des Dammes hin aus, welche vom Sekret stets befeuchtet ist. Die einzelnen Herde können zu blumenkohlartigen oder hahnenkammförmigen Tumoren bis zu Kindskopfgröße auswachsen. Durch Kompression in den Falten werden sie manchmal abgeplattet und breiten Kondylomen ähnlich. Ihre Oberfläche ist meist feucht, oft exkoriiert und ulzeriert und mit stinkendem Sekrete oder Krusten bedeckt. Durch Reibung beim Gehen werden sie leicht entzündet; es entstehen dann tiefe Fissuren, die sehr schmerzhaft sind. — Vor Verwechselung mit Karzinomen, sowie mit Elephantiasis schützt ihr ausgesprochen papillärer Bau.

Therapie. Kleine Wucherungen verschwinden oft bei Reinhaltung; in der Schwangerschaft entstandene heilen nach der Geburt meist spontan aus. Mitunter weichen sie auch einer öfters wiederholten Ätzung mit $25^0/_0$iger Chromsäure, oder länger fortgesetztem Bestreuen mit Pulv. Summitat. Sabinae und Alumin. āā oder Praecipit. rubr. und Alumen āā; sie trocknen dabei ein und fallen ab. — Größere Tumoren entfernt man mit Schere und Messer; auch bei kleineren ist dies entschieden die dankbarste Behandlung.

Leukoplakia vulvae ist charakterisiert durch stellenweise Verhornung der Epidermis, so daß die betreffende Stelle glänzend weiß erscheint. Die Flecken sind anfänglich noch weich, nach und nach werden sie trocken, pergamentartig hart, in ihrer Umgrenzung abtastbar, perlmutterglänzend; manchmal schuppen sie oder sie bekommen Sprünge, in denen die geröteten Papillen zutage treten. Zuerst indolent, fangen sie später an zu jucken. — Das Leiden tritt um die Menopause und später, selten früher auf; es schließt sich öfters an Pruritus an und kommt zusammen mit Kraurosis vor (Abb. 37). Selten oder nie erfolgt spontane Ausheilung. In der Regel wachsen die einzelnen Herde und konfluieren; schließlich kann sich ein Epitheliom darauf bilden und Ulzeration eintreten. Heilung bringt nur die Abtragung.

Kraurosis vulvae (Abb. 37) (*κραυρόω*, schrumpfen) ist eine Schrumpfung der Vulva infolge chronischer Hautentzündung. In der Regel ist Pruritus vorangegangen und die Entzündung zum Teil Folge des Kratzens. Bei alten Frauen begegnet man hier und da zufälligerweise hochgradiger Schrumpfung der Vulva, die aber keine weiteren Beschwerden verursacht; die Teile bleiben auch weich und schlaff. Bei eigentlicher Kraurosis besteht Jucken und Brennen und ein Gefühl von Spannung, welches nach und nach zum Unerträglichen sich steigern kann. Die Haut erscheint gespannt und oft sind durch die Schrumpfung der Vorhof und der Scheideneingang ganz enorm verengt; die Exurese wird dadurch erschwert; Koitus und Exploration sind unmöglich gemacht. Die Nymphen verschwinden fast ganz; die hintere Kommissur der Vulva rückt an die Harnröhre und diese an die Klitoris heran; dabei sind die Teile trocken und unelastisch; die Haare werden spärlich, dünn und spröde. Die Schleimhaut des Vorhofes und der Schamlippen, anfänglich unregelmäßig schieferig gefleckt, wird später gleichmäßig grauweiß, glatt und glänzend, scharf gegen die gesunde Haut abgegrenzt, leukoplakisch; manchmal zeigt sie auch Fissuren und kleine Geschwürchen.

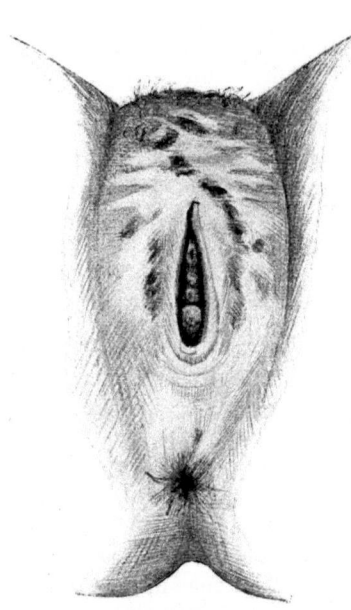

Abb. 37. Kraurosis vulvae. Durch die Schrumpfung der Vulva ist das Vestibulum stark eingeengt. Die weißen Stellen sind durch Leukoplakie perlmutter-glänzend; die schwarzen Stellen sind Kratzeffekte und Schörfe. (Nach H. Kelly.)

— Mikroskopisch handelt es sich anfänglich um kleinzellige Infiltration des Papillarkörpers, später um Wucherung eines festen fibrillären Bindegewebes, welches Drüsen, Nerven, Gefäße, Papillen zur Atrophie und zum Schwunde bringt. Am Rande der krankhaften Haut besteht noch Hypertrophie und kleinzellige Infiltration. Der Zustand bildet sich äußerst langsam, im Laufe von 5—6 Jahren zu den höchsten Graden der Schrumpfung aus; von dann an tritt allmählich Stillstand des Prozesses und Gewöhnung an den neuen Zustand ein, so daß die Beschwerden schwinden. — Die **Behandlung** besteht in Exzision der erkrankten Teile: nötigenfalls mit Transplantation. Auch Auslöffelung und darauf folgende Betupfung mit Essigsäure, Liq. Ferri, Salizylsäure, Pyrogallussäure usw. sollen die Beschwerden schon beseitigt haben. Unter Umständen ist gewaltsame Erweiterung des Scheideneinganges mittels Hegarstiften oder Spiegeln erforderlich.

Pruritus heißt soviel wie Juckreiz. In den meisten Fällen können wir eine bestimmte Ursache des Reizes nachweisen (symptomatischer Pruritus). Am häufigsten sind es Benetzung mit irritierenden Sekreten bei eiterigen Katarrhen, zerfallenden und jauchenden Karzinomen, Zystitis usw., die zu dem Juckreiz führen. Sodann können direkte Krankheiten der Vulva wie Vulvitis, Ekzem, Urtikaria, Leukoplakie, Kraurosis, Akne, Soor, Parasiten, Varizenbildung, zerrende Narben am Damm, hypertrophische Talgdrüsen usw. einen Hautreiz ausüben. Manchmal findet man bei älteren Frauen dunkelrote oder braune Flecken im Vestibulum, besonders um die Harnröhrenöffnung herum oder auf der Innenfläche der Nymphen, welche Juckreiz verursachen. — Nicht selten aber fehlt durchaus jede wahrnehmbare Ursache des Juckreizes; dann haben wir es mit dem idiopathischen oder nervösen Pruritus zu tun. — In zahlreichen Fällen wird es gewiß schwierig zu entscheiden sein, ob eine vorhandene Vulvaaffektion, z. B. ein Ekzem nur die Folge des Kratzens oder die primäre Ursache des Juckens ist. Manche Autoren bestreiten die Existenz eines nervösen Pruritus; es lasse sich stets bei genauerer Untersuchung eine Ursache des Juckreizes nachweisen. Unzweifelhaft aber kann veränderte Blutbeschaffenheit, z. B. bei Alkoholismus, Gicht, chronischer Nephritis, Ikterus, Diabetes an und für sich für Juckreiz verantwortlich gemacht werden; auch der Einfluß der täglichen Nahrung, z. B. ausschließliche Fleischkost, Genuß gewisser Fettarten usw. macht sich bei dafür disponierten Frauen durch Juckreiz bemerkbar.

Unter den Ursachen des Pruritus nimmt der Diabetes eine hervorragende Stellung ein, deshalb muß bei jeder Patientin mit Pruritus der Urin auf Zucker untersucht werden. Viele Diabetesfälle werden auf diese Weise zuerst vom Gynäkologen entdeckt. Der Pruritus ist dabei einerseits auf die abnorme Blutbeschaffenheit, anderseits auf die irritierende Wirkung des zuckerhaltigen Urins zurückzuführen. Letzterer begünstigt auch die Ansiedelung von Mikroorganismen, besonders des Soorpilzes. Man sieht oft ausgedehnte weiße Rasen desselben in den Buchten und Falten des Introitus. —

Das Jucken ist selten fortdauernd vorhanden, es steigert sich bei Anstrengungen, vielem Gehen, Nähmaschinenarbeiten usw., ebenso nach reichlichen Mahlzeiten und aufregenden Getränken, besonders aber in der Bettwärme. Die Kranken können dann dem Kratzreize nicht widerstehen. In hochgradigen Fällen entstehen durch das immer wiederholte, oft mit wahrer Wut ausgeführte Kratzen Abschürfungen und Geschwürchen, welche ihrerseits den Juckreiz wieder vermehren. Nach und nach bildet sich, namentlich bei Diabetes, ein chronisches Ödem der Vulva mit graulich-bläulicher Verfärbung und Sprödigkeit der Haut, oft begleitet von Fissuren und Rhagaden. Es kommt noch hinzu, daß das Kratzen die ehrbarste Frau zur Masturbation treiben kann. Diese zusammen mit Schlaflosigkeit und beständiger Aufregung bringen die Betroffenen hochgradig herunter und deprimieren ihren Gemütszustand in bedenklicher Weise. —

Ist die Grundursache des Leidens bekannt, so muß natürlich diese behandelt werden. Die bereits eingetretenen krankhaften Veränderungen der Vulva heilen bei regelmäßiger Reinhaltung besonders nach der Exurese und Defäkation sowie während und nach der Masturbation, ferner bei schützender Einfettung mittels milder Salben oder Trockenhalten durch Bismuttalkpuder. Gegen das idiopathische Jucken stehen im besten Rufe Waschungen mit $3-5^0/_0$iger Karbollösung; besonders sind sie imstande, einen beginnenden Anfall zu mildern oder zu kupieren. Das nämliche wird einer Bepinselung mit $10^0/_0$iger Kokainlösung, oder mit $20^0/_0$igem Guajakolvasogen, oder reiner Tinct. Benzoica, Bestreichen mit $5-10^0/_0$iger Epikarinsalbe nachgerühmt. Auch Adrenalin in $1-3^0/_{00}$iger Lösung, mehrmals im Tag mittels Kompressen während einiger Minuten appliziert, soll rasch den Juckreiz heilen. Zuweilen gelingt es in einer einzigen Sitzung, das Übel zu beseitigen, wenn man sich herbeiläßt, die Schamhaare gründlich zu rasieren, die ganze Vulva in all ihren Buchten und Vertiefungen und den Scheideneingang einzuseifen, tüchtig abzureiben und nach Abspülung der Seife mit $3^0/_0$iger Karbollösung oder Alkohol (Sublimat macht gerne Ekzem) zu traktieren und zum Schlusse mit einer milden Salbe einzureiben. Manchmal hilft erst mehrmalige Wiederholung der Manipulation. Bei Mißerfolgen kann man $25^0/_0$ Karbolglyzerin oder $10-20^0/_0$ige Höllensteinlösung, anwenden und zur Milderung des Schmerzes Kokainsalbe oder Chloroformliniment anstreichen. Daneben läßt man lauwarme Sitzbäder mit Kamillen- oder Kleienabkochung nehmen und verordnet ein Brompräparat. Zuweilen wirkt $5^0/_0$ Mentolivenöl gut oder Diachylonsalbe auf Leinwandstreifen geschmiert und sorgfältig in alle Buchten eingelegt, oder $1-2$mal tägliche Bepinselung mit Tct. jodi, Tct. opii, Tct. aconit. āā, oder Bestäubung mit einer ätherischen Jodoformlösung. Manchmal sieht man die besten Erfolge beim Auflegen von Heißwasserkompressen oder von kalten Umschlägen mit Bleiwasser oder essigsaurer Tonerde.

Daß so zahlreiche Mittel empfohlen wurden, beweist wohl, wie wenig man sich auf eine sichere Wirkung verlassen darf. — In neuerer Zeit werden sie denn auch alle in den Schatten gesetzt durch eine sachverständige Röntgenbestrahlung. — Daneben darf die Allgemeinbehandlung nicht vernachlässigt werden; alle erhitzenden Getränke, Alkohol, Kaffee, Tee sind zu meiden, ebenso Fleischkost und gewürzte Speisen; dagegen Milch, Gemüse, alkalische Mineralwässer zu bevorzugen. Der Ernährungszustand und die Widerstandskraft sollen durch Luftwechsel, Arsenikpräparate usw. gehoben werden. Endlich darf man auch die suggestive Behandlung nicht vergessen. —

Fast aussichtslos ist die Behandlung des Pruritus bei alten Frauen mit beständigem Urindrang infolge Blasenreizes ohne nachweisbare Entzündung bei verminderter Kapazität der Blase.

Im Notfall bleibt noch die Resektion des Nervus pudendus.

Kokzygodynie heißt ein Schmerz in der Steißbeingegend. In der Regel fehlen alle anatomischen Anhaltspunkte zur Erklärung desselben; er findet sich dann meist bei nervösen oder neurasthenischen und hysterischen Personen. Andere Male steht er im Zusammenhang mit einer Mastdarmerkrankung oder mit einem Genitalleiden, wie Retroflexio uteri. Dies können wir wenigstens dann schließen, wenn die Kokzygodynie mit der Beseitigung des fraglichen Leidens aufhört. Auch in solchen Fällen haben wir es indes in der Regel mit einer Äußerung abnormer Nervenzustände zu tun. — Nicht selten tritt das Leiden nach Geburt auf; da liegt dann der Gedanke nahe, daß es Folge einer Geburtsverletzung sei; doch kommt Kokzygodynie auch nach sehr leicht verlaufenen Entbindungen vor, und meist ist bei genauester Untersuchung keine Läsion zu finden. In einer Minderzahl von Fällen allerdings ist das Steißbein verstaucht oder luxiert, andere Male ankylosiert oder im Gegenteil gelockert, oder es zeigt Auswüchse oder entzündliche Schwellung. (Das Steißbein tastet man am besten, indem man einen Zeigefinger in den Mastdarm oder die Scheide einführt und den anderen außen auflegt.)

Der Schmerz ist zuweilen nur gering, in extremen Fällen aber unerträglich; er wird vermehrt durch Druck und Bewegung und tritt besonders beim langen Sitzen und beim Aufstehen ein, ebenso bei der Stuhlentleerung, oft auch beim Koitus.

Das Leiden verschwindet manchmal in kurzer Zeit von selbst, meist aber ist es hartnäckig und kann unter Besserungen und Verschlimmerungen jahrelang andauern. — In bestimmten Fällen darf man das Steißbein exstirpieren oder die Zirkumzision, d. h.

die subkutane Abtrennung sämtlicher Weichteile vom Steißbein mit dem Tenotom, ausführen. Bevor man sich jedoch zu einem solchen Eingriff entschließt, muß von sachverständiger Seite durchgeführte Psychotherapie erfolglos geblieben sein.

E. Verletzungen der äußeren Geschlechtsteile.

1. **Verletzungen der Vulva und des Dammes** durch Unfälle wie Fußtritt, Viehhornstoß, Biß, Sturz auf Stuhllehne, Stakete, Wagendeichsel, den Rand der Badewanne, Fall auf die Scherben des zerbrochenen Nachttopfes usw. sind der geschützten Lage der äußeren Geschlechtsteile wegen selten zu beobachten. Solche Verletzungen können heftig bluten, wenn Schwellkörper oder Klitoris getroffen sind; Ohnmacht, ja Verblutungstod ist danach vorgekommen; auch kann infolge von Infektion schwere Sepsis sich anschließen. — Geburtsverletzungen sind natürlich am häufigsten; ihre Besprechung gehört aber nur dann in das Gebiet der Gynäkologie, wenn sie im Wochenbette nicht geheilt sind und deshalb Defekte oder Narbenverzerrungen hinterlassen haben.

Für die Behandlung ist vor allem eine genaue Orientierung in sachgemäßer Lagerung und bei guter Beleuchtung wichtig. Dann wird unter streng antiseptischem Vorgehen die Blutung durch Vernähung oder Umstechung gestillt und der Defekt so gut wie möglich durch Nähte geschlossen, unter möglichst genauer Wiederherstellung normaler anatomischer Verhältnisse.

2. **Verletzungen des Hymen.** Bei der physiologischen Defloration reißt der Hymen nur wenig ein; die Blutung ist dabei gewöhnlich geringfügig. Bei starker Gefäßentwicklung jedoch können tiefe Einrisse profuse Blutungen verursachen, welche Kompression oder Naht erfordern. — Ein frischer Riß zeigt wunde, etwas blutunterlaufene und ödematöse Ränder. Kleine Risse sind nach 2 Tagen, tiefere nach 4—5 Tagen verheilt; nur wenn sie bis in die Basis oder gar das paravaginale Gewebe reichen, nimmt die Heilung 8—10 Tage in Anspruch. Die Rißränder des Hymen vereinigen sich überhaupt nicht mehr; Epithel überwächst sie derart, daß keine Narbe bleibt und deshalb ein Unterschied mit kongenitalen Kerben nicht zu erkennen ist.

Die Untersuchung des Hymen erfordert besondere Sorgfalt. Sie muß bei stark auseinandergehaltenen Schamlippen und frei sichtbarem Vestibulum vorgenommen werden (Abb. 25). Zur genauen Inspektion des Saumes ist es oft nötig, mit einer spatelartigen Sonde oder einem ähnlichen Instrumente von innen her die Ränder vorzudrängen und zu entfalten.

Verletzungen der äußeren Geschlechtsteile. 77

Der Hymen kann dünnhäutig oder fleischig, schlaff oder straff, seine Öffnung eng oder weit sein. Angeboren oder durch masturbatorische Eingriffe kann die Öffnung so weit klaffen, daß ein

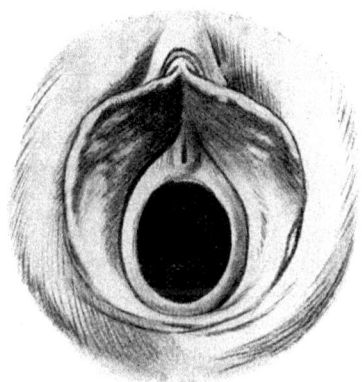

Abb. 38. Hymen mit sehr weiter Öffnung, bzw. dehnbarem Saum.

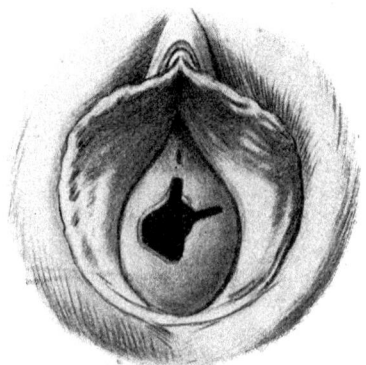

Abb. 39. Hymen mit angeborenen Kerben.

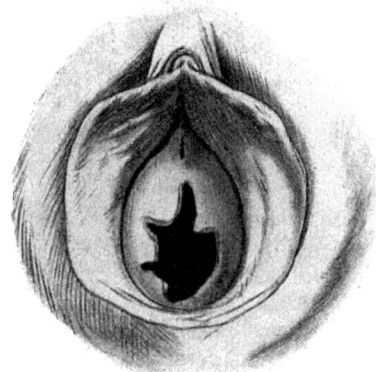

Abb. 40. Hymen mit angeborenen Kerben.

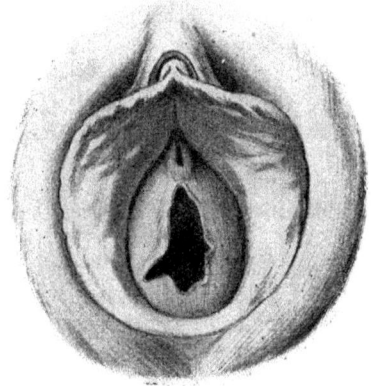

Abb. 41. Deflorierter Hymen.

dicker Finger, ohne Schmerz zu verursachen und ohne Verletzung, selbst ohne einen Saum zu fühlen, durchkommt (Abb. 38). — Die Öffnung sitzt in der Regel mehr nach vorn zu, unmittelbar hinter der Harnröhrenmündung, so daß der Hymen semilunare Form bekommt. Der Rand ist häufig hahnenkammartig gekerbt oder gefranst. Es kann auch eine doppelte Öffnung bestehen (Abb. 26). Selten ist der Hymen vielfach durchlöchert (Hymen cribriforme). — Gerichtsärztlich wichtig ist, daß manche Hymen angeboren mehr oder weniger tiefe Kerben an einer oder mehreren Stellen des Randes aufweisen, wie die Abb. 39 und 40 es zeigen.

Die durch Beischlaf entstandenen Risse sitzen meist in der hinteren Hälfte seitlich, häufiger rechts als links (Abb. 41). Nur selten findet man sie mehr nach vorn oder gar direkt gegen die Harnröhre gerichtet. Verwechselung mit angeborenen Kerben, wie

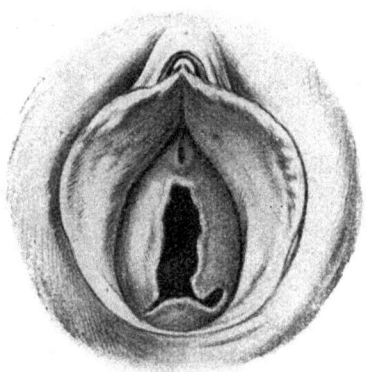

Abb. 42. Hymen mit Lappenzerreißung.

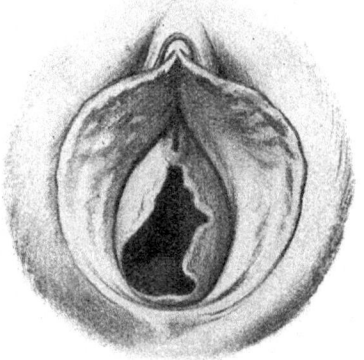

Abb. 43. Hymen mit Basisdefekt.

Abb. 39 und 40 sie zeigen, ist leicht möglich. Nur wenn ein Riß bis zur Basis reicht, oder besonders wenn durch einen Riß ein Hymenlappen eine Strecke weit von der Basis abgetrennt ist (Abb. 42) oder die Basis einen Defekt zeigt (Abb. 43), darf mit Bestimmtheit auf violente Entstehung geschlossen werden. — Ausnahmsweise können durch Masturbation derartige Zerstörungen entstehen.

Schlimme Verletzungen kommen durch rohe Ausführung des Beischlafes, namentlich bei Notzucht vor: Tiefe Einrisse in die Basis des Hymen und in das benachbarte Gewebe, teilweises oder vollständiges Abreißen des Hymen, Längsrisse der Scheidenwand, Ruptur des hinteren Scheidengewölbes, Durchbohrung des Septum recto-vaginale. Gewiß darf man sich jeweilen fragen, „ob der

Penis bei solchen vandalischen Verletzungen das allein schuldige Glied war".

F. Dammdefekte.

Man unterscheidet vollständige (komplete) und unvollständige (inkomplete) Dammdefekte, je nachdem der Sphinkter ani mit zerrissen ist oder nicht.

Gewöhnlich ist schon bei den unvollständigen Dammdefekten nicht bloß die Haut, sondern auch die unterliegende Faszie und der muskulöse Beckenboden mehr oder weniger tief eingerissen. Die Risse sitzen häufig seitlich von der Columna rugarum posterior; manchmal war letztere am Introitus durch einen Querriß losgelöst und wölbt sich jetzt nach der Vernarbung aus dem Introitus heraus. Die Vulva erscheint durch den Riß nach hinten verlängert, ihre hintere Kommissur verbreitert, in ihren Grenzen verwischt.

Bei den vollständigen Dammdefekten berühren sich Vulva und Anus (Abb. 44); dabei kann die vordere Mastdarmwand mehr weniger tief miteingerissen sein. Der Ring des Sphinkter ani ist unterbrochen und klafft nach vorn: seine Enden erkennt man häufig an zwei kleinen Einziehungen zu beiden Seiten des Anus; vorn, wo er fehlt, ist die Haut nicht gefältelt, während am hinteren Umfang des Afters durch Retraktion des Sphinkters zahlreiche Hautfalten bestehen. Im Riß erscheint die Mastdarmschleimhaut und häufig prolabiert sie etwas.

Die Beschwerden, welche Dammrisse machen, hängen zum Teil von der Dolenz der Trägerin, zum Teil von Komplikationen, wie Vorfall, Katarrh usw. ab. Da die Vulva durch den Riß etwas klafft und sich deshalb leicht Scheidenfalten vordrängen, klagen viele Kranke über Gefühl von Offenstehen, Drang nach unten, als ob etwas heraus wolle. Seltener gehen von der Narbe neuralgische Schmerzen oder unnatürliche wollüstige Empfindungen aus. Mitunter entstehen in der Narbe Fissuren oder entzündete Stellen, welche beim Koitus, beim Urinieren und Stuhlgang schmerzen. Leicht gesellt sich Scheiden- und Uteruskatarrh hinzu, weil den infizierenden Organismen durch die klaffende Vulva der Zutritt erleichtert ist. Sicher prädisponieren Dammdefekte zu Vorfall der Scheide. — Wegen des Klaffens der Vulva tritt bei Seitenlage, in ähnlicher Weise wie wenn ein hinteres Rinnenspekulum eingeführt wird, Luft in die Scheide ein (s. S. 14), die dann bei Umlagerung unter flatusartigem Geräusch wieder entweicht. Diese Geschwätzigkeit (Garulitas) der Vulva ist manchen Frauen besonders lästig. — Bei vollständigem Defekt können dünner Stuhl und Winde nicht zurückgehalten werden.

80 Die Erkrankungen der äußeren Geschlechtsteile.

Der Zustand dieser Frauen ist dann ein bedauernswerter, zumal wenn wegen Katarrh der bloßliegenden Mastdarmschleimhaut beständig etwas flüssiger Stuhl und Schleim abgeht.

Indessen macht man häufig die Beobachtung, daß die Beschwerden mit der Größe des Risses in keinem Verhältnis stehen:

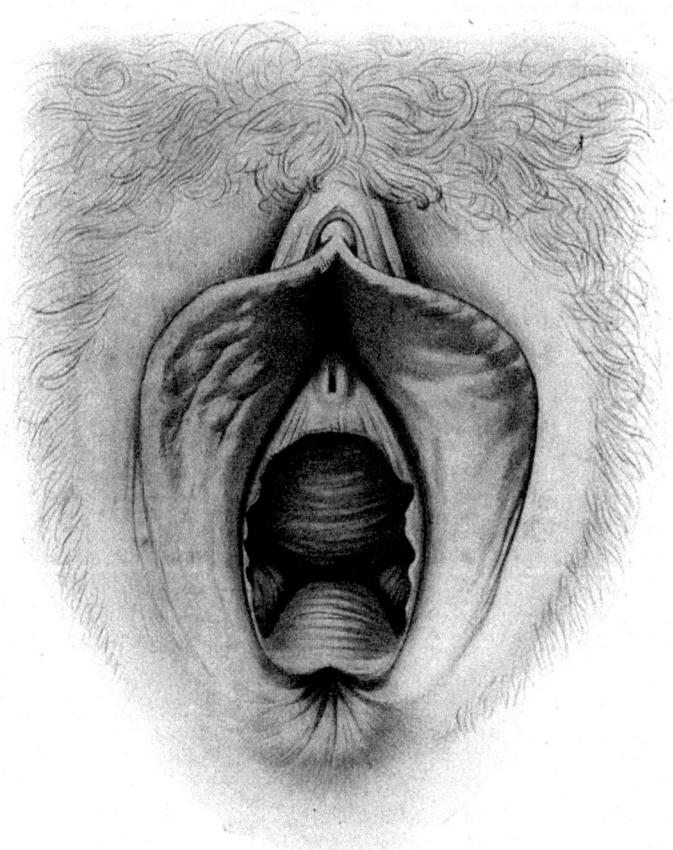

Abb. 44. Vollständiger Dammdefekt.

Nachdem die Narbe gegen die Berührung der sich vordrängenden Scheiden- und Mastdarmschleimhaut unempfindlich geworden ist, finden sich zahlreiche Frauen sehr leicht mit ihrem Zustand ab. Häufig gewinnen sie auch wieder völlige Herrschaft über ihren After;

selbst in Fällen, wo der Sphinkter ani mit Sicherheit defekt ist. Ob ihnen dabei mehr habituelle Verstopfung oder ein klappenartiger Verschluß des Rektum an der Narbe oder die Kontraktion der Muskeln des Beckenbodens und der Glutäen zu Hilfe kommt, bleibe dahingestellt. Tatsächlich entdeckt man hier und da bei einer aus anderem Grunde vorgenommenen Untersuchung einen kompleten Dammriß, der viele Jahre oder Jahrzehnte hindurch ohne Klagen herumgetragen worden war, und zwar mitunter bei Frauen, welche sich nicht leicht über die Pflichten der Reinlichkeit hinwegzusetzen pflegen.

Therapie. Jeder größere Dammdefekt, welcher Beschwerden macht, ist zu operieren. Da sehr oft Vorfall der Scheide die Frau veranlaßt, den Arzt aufzusuchen, so wird häufig Kolporrhaphie mit Perineoplastik verbunden werden müssen. — Nach Geburten warte man mindestens sechs Wochen, bei Stillenden bis nach der Entwöhnung, bevor man zur Operation schreitet.

Ausführung. Gründliche Entleerung des Darms, flüssige Nahrung 24 Stunden vor der Operation; Rasieren, Seifen, Desinfizieren, Spülen des Mastdarms mit reinem Wasser in gewohnter Weise.

1. Anfrischung. Durch Anfrischung wird eine Wunde hergestellt, die dem ursprünglichen Dammriß gleicht. Die einen kümmern sich dabei wenig um die Gestalt der vorhandenen Narbe, denken sich den Riß immer median gelegen und verlegen deshalb die Anfrischungsfigur symmetrisch in die Sagittalebene. Die anderen richten die Anfrischungsfigur ganz nach der Form und der Lage der Narbe. Beide Methoden geben gleich gute Resultate; die Hauptsache ist, daß symmetrische Verhältnisse ohne starke Zerrung entstehen und daß der Damm sowie das Septum möglichst fleischig und fest werden.

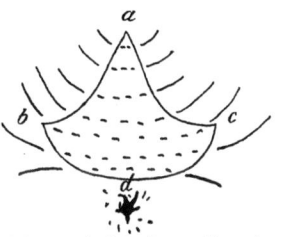

Abb. 45. Anfrischungsfigur bei inkompletem Dammdefekt.

Mittels Kugelzangen entfaltet und spannt man das Operationsgebiet übersichtlich; dann umschneidet man den Dammdefekt so, wie Abb. 45 es andeutet. *a* reicht auf der hinteren Scheidenwand so weit hinauf, als die Narbe bzw. der ursprüngliche Riß ging; *d* und *c* liegen ungefähr an den hinteren Enden der Nymphen; bis hierher wird nach dem Vernähen die Vulva geschlossen sein. *d* wird je nach der Ausdehnung der Narbe mehr oder weniger weit nach hinten zu liegen kommen, d. h. die Linie *b c* mehr oder weniger stark gebogen sein. Liegt der Riß deutlich seitlich von der

Columna rugarum post., so kann die Figur auch so gemacht werden, daß *a c* kürzer ist als *a b* oder umgekehrt. Es schadet aber auch nichts, wenn die Anfrischung gerade auf die Columna rugarum zu liegen kommt, weil sie doch gewöhnlich etwas prolabiert ist und reseziert werden muß. Vernäht wird natürlich quer, zuerst der Zipfel *a*, dann *b* und *c* zusammen. — Besteht zugleich Vorfall

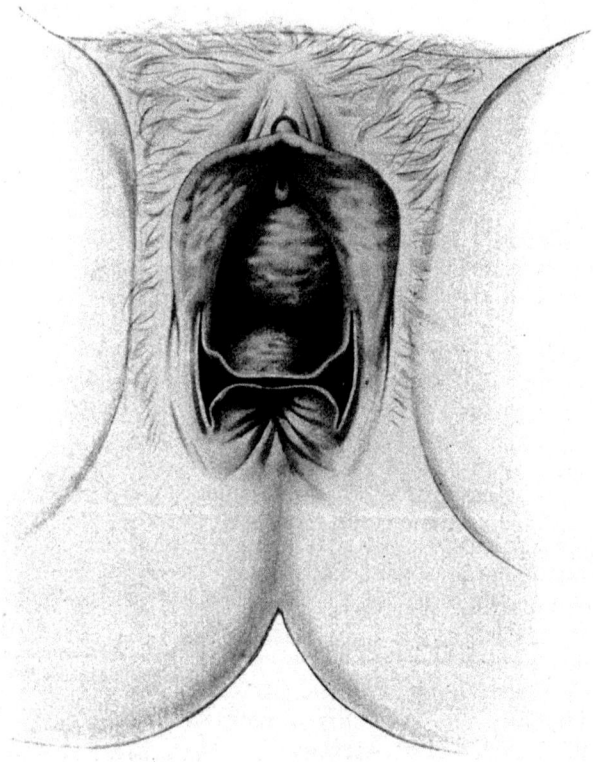

Abb. 46. Lawson Taitsche Operation. Schnittführung.

der hinteren Scheidenwand, so wird einfach der Punkt *a* höher in die Scheide hinaufverlegt, so daß die bei der Kolporrhaphia post. angewendete Hegarsche Dreieckform entsteht. Andere Anfrischungsfiguren geben die Bischoffsche, die Freundsche, die Martinsche, die Winkelsche Methode. Die beschriebene ist die einfachste. —

Ein vollständiger Dammriß wird am besten nach der von Lawson Tait angegebenen Methode operiert. Sie gestattet eine Anfrischung ohne Exzision eines Haut- und Schleimhautlappens, was gegenüber den anderen Methoden einen Vorteil bedeutet.

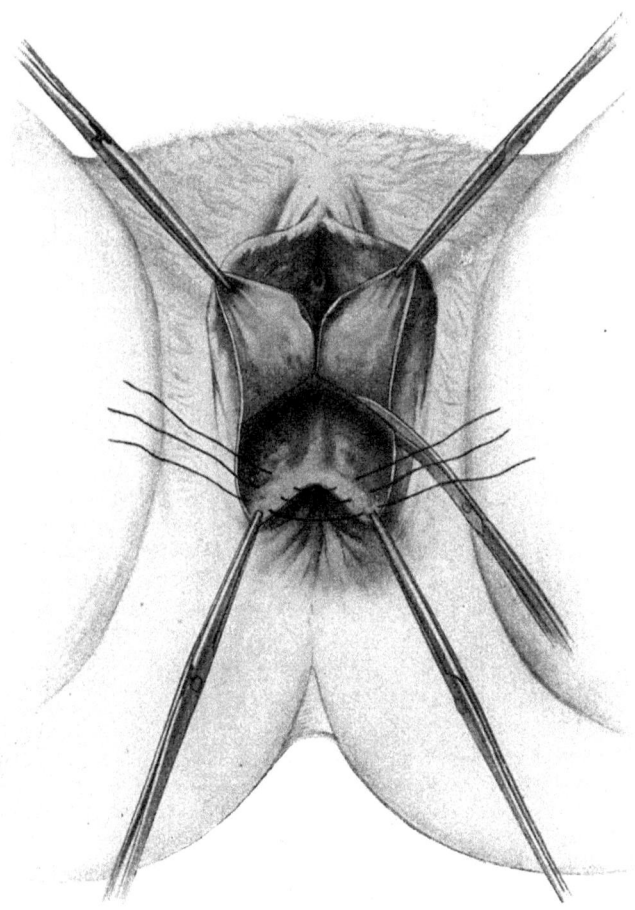

Abb. 47. Lawson Taitsche Operation.
Abtrennung des Scheidenlappens und Anlegung der Mastdarmnähte.

Man spaltet den schmalen Rest des Dammes oder bei vollständigem Mangel eines Dammes die Narbe zwischen Scheiden- und Mastdarmschleimhaut, bis man ins lockere, rektovaginale

Septum hineingelangt. Dann arbeitet man sich teils stumpf, teils mit Schere oder Messer zwischen Scheide und Mastdarm hinauf und trennt sie ein Stück weit voneinander ab. Dabei hält man sich immer näher der Scheide, weil eine Verletzung der

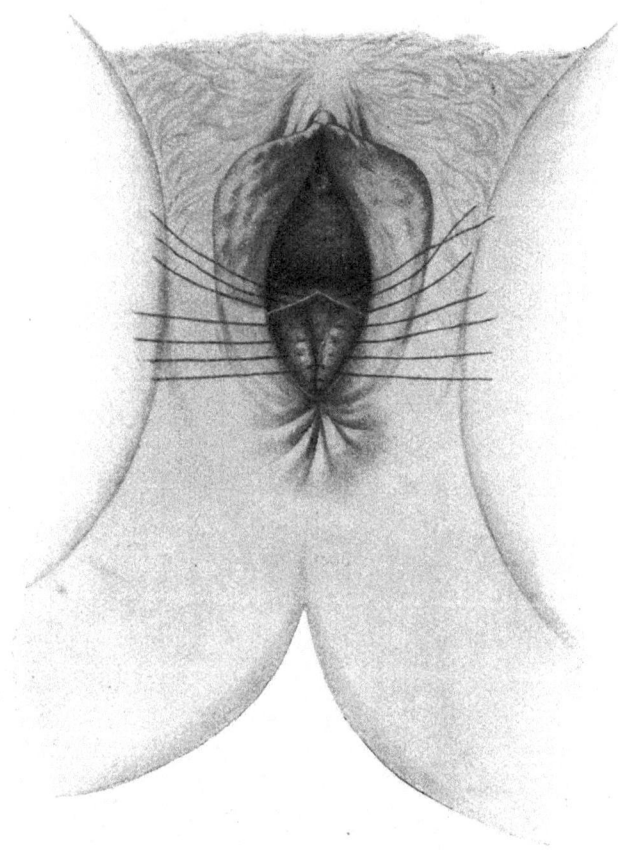

Abb. 48. Lawson Taitsche Operation.
Vernähung des Septum recto-vaginale.

Scheidenwand belanglos ist, während eine Perforation ins Rektum hinein den Erfolg der Operation in Frage stellen könnte.

Auf diesen Querschnitt setzt man jederseits einen senkrechten auf. Sie sollen etwas außerhalb der Grenze zwischen äußerer

Haut und Scheide, ungefähr in der Fortsetzung der kleinen Schamlippen liegen; vorn bis zu der Stelle, welche den Schluß der Scheide bezeichnen, bzw. das Frenulum vulvae werden soll, hinten bis an die Enden des zerrissenen Sphinkter ani heranreichen. Durch Vertiefung dieser Schnitte und Einführung derselben in den Quer-

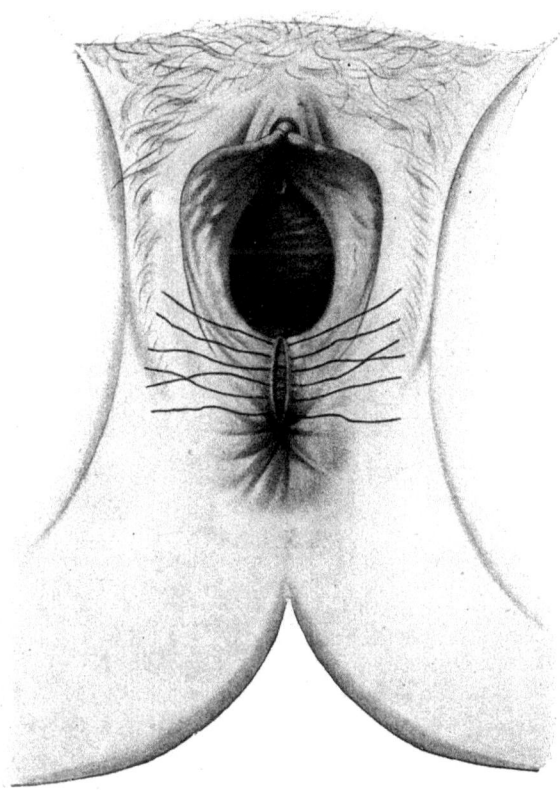

Abb. 49. Lawson Taitsche Operation. Dammnaht.

schnitt werden Scheide und Mastdarm auch an ihren Seiten frei. Die ganze Schnittführung ergibt eine **H**-Figur, bei der der quere Verbindungsstrich nach hinten verschoben ist (Abb. 46).

Zieht man jetzt die mobilisierten Scheiden- und Mastdarmrohre mittels Kugelzangen auseinander, so entfaltet sich zwischen beiden eine große Wunde, durch deren quere Vernähung ein hoher

Damm erzielt wird. — Zunächst wird das Mastdarmrohr durch versenkte Nähte wiederhergestellt (Abb. 47), deren letzte die beiden Enden des durchrissenen Sphinkter faßt. Dabei ist wohl zu beachten, daß der Faden nicht ins Mastdarmlumen zu liegen kommt; man sticht also an der Grenze der Mastdarmschleimhaut ein und aus, ohne sie selbst zu fassen; sorgt dann aber beim Knüpfen dafür, daß ihre Ränder sich berühren oder decken. Hierauf folgt der Verschluß der großen Wunde in 2 oder 3 Etagen zur Bildung der Scheide und des Dammes. — Um eine purzelartige Vorstülpung der hinteren Scheidenwand zu vermeiden, ist es vorteilhaft, vor der Vernähung das Mittelstück der Scheidenwand (nach vorheriger Längsspaltung) herauszuschneiden (Abb. 47). Die Vernähung folgt dann in gewohnter Weise, nach Anlegung einiger versenkter Nähte (Abb. 48). Zum Schlusse wird der Damm vernäht (Abb. 49). Die Naht wird mit Jodoformpulver bestreut. Bei sorgfältiger Nachbehandlung ist das Resultat tadellos.

II. Die Erkrankungen der unteren Harnwege.
A. Die Erkrankungen der Harnröhre.
Anatomische Vorbemerkungen.

Die weibliche Harnröhre ist etwa 3 cm lang. Ihre engste Stelle liegt am Orificium externum. Sie verläuft im unteren Ende der Columna rugarum anterior. Ihre Schleimhaut zeigt Längsfaltung, das Lumen erscheint deshalb auf dem Querschnitt sternförmig; ihr Epithel ist mehrschichtig zylindrisch. Am Übergang in die Blase ist sie hinten von einem quergestreiften Schließmuskel hufeisenförmig umgeben, so daß sie willkürlich geschlossen werden kann. Das Orificium ext. bildet bei Virgines einen sagittalen Schlitz oder ein Dreieck mit der Spitze nach oben. Durch Geschlechtsverkehr und Geburt kommt es etwas zum Klaffen und zeigt dann oft anusähnliches Aussehen. Bei alten Frauen wird es in die Scheide eingezogen.

Die Okularuntersuchung der Harnröhre nach Dilatation mittels Spekula mit Obturatoren auf Fingerweite wird seit Ausbildung der Zystoskopie kaum mehr angewendet.

Um die Harnröhrenmündung herum trifft man hier und da kleine Zysten, die aus Drüsen oder Resten der Wolffschen Gänge hervorgegangen sind und, wenn sie lästig fallen sollten, einfach angestochen oder exstirpiert werden können.

Entzündung der Harnröhrenschleimhaut (Urethritis) im geschlechtsreifen Alter ist fast immer auf Infektion mit Gonokokken zurückzuführen; nur ausnahmsweise sind, wie bei alten Frauen regelmäßig, andere Keime beteiligt. (S. Kap. über Gonorrhöe.) Recht oft macht Urethritis gar keine oder doch nicht nennenswerte Beschwerden. Bei heftiger, akut auftretender Entzündung klagen die Frauen jedoch über ein Gefühl von Wundsein und Brennen beim Urinieren. Die Harnröhrenmündung ist gerötet, die Harnröhre etwas geschwollen und druckempfindlich. Es läßt sich Eiter ausstreichen; hier und da ist ihm etwas Blut beigemengt. In der Regel lassen aber die Erscheinungen bald nach. Das Sekret wird wässeriger, graulich und spärlicher. In 4—6 Wochen tritt bei gehöriger Schonung Ausheilung ein, oder es folgt ein jahrelang dauerndes chronisches, aber beschwerdefreies Stadium.

Nicht so gar selten geht im akuten Stadium die Entzündung von der Schleimhaut in die Tiefe und das umgebende Bindegewebe über; es entsteht Periurethritis, die oft zu periurethralem Abszeß führt; diesen kann man dann in der Regel im Harnröhrenwulst tasten. Steht er mit der Harnröhre in Verbindung, so läßt sich der Eiter ausdrücken; andernfalls ist man zu einer Inzision genötigt.

Karunkeln der Harnröhre nennt man im Meatus urinarius sichtbare hochrote, linsen- bis erbsengroße, weiche Schleimhautwucherungen, gestielt oder breitbasig aufsitzend. Sie sind mit Plattenepithel bedeckt. Die einen, und zwar wohl die Mehrzahl, sind durchaus unempfindlich, während andere bei der leisesten Berührung heftigen Schmerz auslösen und deshalb auch spontan, besonders beim Urinieren oder bei Reibung an den Kleidern oder beim Koitus Beschwerden verursachen. Häufig fangen sie leicht an zu bluten und diese, allerdings nur geringfügige Blutung ist es denn auch, welche hier und da die Trägerinnen zum Arzt treibt. Viel häufiger aber werden Karunkeln zufällig entdeckt. — Man dreht sie mit einer Polypenzange ab oder exzidiert sie. Die Blutung ist dabei gering und kann leicht durch Kompression oder Kauterisation gestillt werden.

Karzinome der Vulva gehen leicht im Verlaufe auf die Harnröhre über; primär kommen sie am Orifizium mitunter vor; sehr selten sind Sarkome oder Fibrome in dieser Gegend.

Eversion und Prolaps der Harnröhrenschleimhaut wird hauptsächlich bei älteren Frauen beobachtet, welche infolge von Geburten und jahrelang dauernder Urethritis eine weite und schlaffe Harnröhre mit hypertrophischer Schleimhaut aufweisen. Coitus per urethram führt fast immer dazu. Hier und da wird die Affektion bei Kindern nach Keuchhusten oder nach Zystitis mit heftigem Harndrang gesehen. — Entweder handelt es sich um bloßes Klaffen der Harnröhre (Eversion) oder um wirkliches Heraustreten der Schleimhaut (Prolaps), und zwar partielles oder zirkuläres.

Geringe Grade des Leidens machen wenig oder gar keine Beschwerden; erst wenn Entzündung oder Geschwürsbildung hinzutritt, entsteht Brennen und lästiges Drängen. — Während im Beginn adstringierende Waschungen und Bäder oder leichte Kauterisation mit Arg. nitr. die Schleimhaut zum Abschwellen und zur Retraktion bringen können, müssen umfängliche Vorfälle mit Messer und Schere exzidiert werden.

Fissuren, nach Geburtstrauma oder häufiger noch nach verletzendem und unreinem Katheterismus entstanden, verursachen Wasserbrennen und -drang. Am raschesten heilen sie nach Ätzung mit dem Höllensteinstift. Man kann es auch mit dünnem Dauerkatheter versuchen. Nur im Notfall legt man eine Blasenfistel an.

Abnorme Weite der Harnröhre kommt angeboren vor. In solchen Fällen kann bei Koitusversuchen der Penis in sie hineingeraten und die Erweiterung noch vervollständigen. Manchmal datiert sie auch von künstlicher Dilatation her oder sie ist Folge von Geburtstrauma oder auch von kleinen Tumoren in ihrem Lumen. Nur auf operativem Wege (s. bei Blasenschwäche) ist eine Verengerung möglich.

Strikturen der weiblichen Harnröhre beobachtet man, aber sehr selten, infolge von Narben nach Geburtsverletzungen: am häufigsten noch wegen Nichtgebrauch der Urethra bei alten Blasenscheidenfisteln. Durch allmähliche Dilatation mit Stiften können sie leicht beseitigt werden.

B. Die Erkrankungen der Blase.

Anatomische und diagnostische Vorbemerkungen.

Die weibliche Blase faßt etwa 300 g; sie kann aber leicht auf 400 g Inhalt gedehnt werden. Bei exzessiver Urinretention stauen sich oft mehrere Liter in ihr an.

Die in 4—5 Portionen während 24 Stunden gelassene Urinmenge beträgt durchschnittlich 1500—1600 ccm.

Wer nachts gar nicht, tagsüber aber sehr häufig uriniert, leidet an nervöser Miktionsstörung, besonders wenn er ohne Schmerz und Schwierigkeit uriniert. — Jeder entzündliche Zustand der Blase oder des Schließmuskels muß auch nachts zum Urinieren reizen; die Blase meldet sich bei einem gewissen Fühlungszustand wie eine Uhr. — Wer tagsüber, namentlich bei brüsken Bewegungen, wie beim plötzlichen Aufstehen oder Sichlegen, beim Verlassen des Bettes, beim Fahren auf holperigen Wegen plötzlich Schmerz in der Blase oder der Harnröhre bekommt, ist auf **Blasenstein** verdächtig. — Gewöhnliche **Polyurie** macht auch häufiges Urinieren.

Initialer Schmerz beim Urinieren deutet auf **Entzündung der Harnröhre**; **terminaler** auf **Entzündung des Schließmuskels** und besonders des **Blasenbodens**; der Schmerz ist dann krampfhaft brennend oder kneifend. — Andauernder Schmerz in der Harnröhre erfordert eine Untersuchung auf **Abszeß** oder **Fremdkörper**.

Besoin impérieux, d. h. Unvermögen den Urin zurückzuhalten, sobald Drang auftritt, ist Folge von **Detrusorkrampf** und deutet auf Entzündung des Blasenbodens oder -halses, wie sie besteht bei **Zystitis, Blasentuberkulose, heftiger Durchkältung der Beckenorgane**. —

Die **Beschaffenheit des Urins** kann nicht im Nachtgeschirr, sondern nur in durchsichtigem Glase beurteilt werden. — Enthält der Urin Blut, so stammt es aus der Harnröhre, wenn es mit dem ersten Urinstrahl; vom Blasenboden, wenn es in der letzten Portion kommt. — Gleichmäßige Durchmischung mit Blut, die bei völliger Ruhe schwindet, deutet auf Stein; plötzliche diffuse Blutung, ohne Veranlassung und bei völliger Ruhe auf Blasen- oder Nierenneubildung. Nephritische und arteriosklerotische Blutungen sind geringfügig; dabei zeigen sich auch stets granulierte und Epithel-Zylinder. — Vikariierende menstruelle Blutung aus den Harnorganen ist äußerst selten. — Fadenförmige Blutstreifen in trübem Urin deuten auf Tuberkulose. — Kommt Blut aus der Harnröhre außer der Miktion, so stammt es aus der Harnröhre selbst. — **Blutgehalt des Urins erfordert immer zystoskopische Untersuchung.**

Der Urin muß zur Untersuchung stets frisch und wenn immer möglich mit dem Katheter entnommen sein. — Milchige, homogene, oft braunrote Trübung machen Phosphate oder Urate. Erstere lösen sich bei Säurezusatz; auch jene, welche beim Erhitzen, kurz vor dem Sieden, ausfallen; Urate lösen sich beim Erwärmen. — Gleichmäßige Trübung, die sich rasch setzt, ist wahrscheinlich durch Eiter erzeugt; setzt sie sich überhaupt nicht, so ist sie als Bakteriurie zu deuten; beide Trübungen hellen sich bei Säurezusatz nicht auf. — Eiweiß fällt beim Sieden flockig aus und löst sich nicht in Säuren.

Bei der **mikroskopischen Untersuchung** fahndet man auf weiße und rote Blutkörperchen, andere Zellen, Gonokokken, Koli- und Tuberkelbazillen, Kristalle, Zylinder. Von den Zellen sind die Leukozyten die wichtigsten. Andere Zellen findet man wohl immer; ihre Herkunft ist aber nicht zu bestimmen; auch die sog. geschwänzten Zellen stammen nicht von bestimmten Stellen. Zusatz von Essigsäure zum Präparat macht die Leukozyten deutlicher sichtbar, durch Verstärkung der Lichtbrechung in ihren Kernen. —

Blasenscheitel (Vertex vesicae) heißt der nach vorn oben gerichtete, median gelegene Zipfel, von dem das Lig. umbilicale medium, der Rest des embryonalen Urachus, zum Nabel zieht. Der frei in die Bauchhöhle hineinragende und vom Peritoneum überzogene Blasenkörper (Corpus vesicae) reicht vorn zum oberen Rand der Schamfuge, hinten bis beinahe zum inneren Muttermund. Es ist dies der dehnbarste Abschnitt der Blase; bei starker Anfüllung dehnt sich besonders die hintere Wandung, so daß der obere Pol der Blase etwas nach vorn rückt und die Krümmung der Blasen-Harnröhrenachse vermehrt wird. Bei der Entleerung und entsprechender tonischer Zusammenziehung nimmt der Blasenkörper ovoide Gestalt an; im Ruhezustand legt er sich tellerartig auf den Blasengrund auf, so daß ein sagittaler Durchschnitt durch Blase und Harnröhre Y-Form zeigt.

Blasengrund (Fundus vesicae) heißt der unterhalb des Scheitels liegende, an Schamfuge und Uterus bzw. Vagina befestigte Abschnitt der Blase. Die zwischen Ureteren- und Harnröhrenöffnung gelegene Gegend wird noch besonders als Trigonum Lieutaudii benannt; Eine leistenartige Verdickung der Schleimhaut, welche von einer Ureterenmündung zur anderen zieht und Lig. interuretericum genannt wird, begrenzt es nach oben zu. Man fühlt dieses Ligament bei der vaginalen Untersuchung zusammen mit den von ihm ausgehenden Anfangsstücken der Ureteren als einen die Cervix umgreifenden Bogen. Das unterste, bereits zu einem Rohr sich formierende Stück der Blase heißt Blasenhals (Collum vesicae). —

Die Schleimhaut des Körpers und Grundes sitzt locker auf der Muskularis auf und legt sich im Kontraktionszustande in Falten; im Gegensatz dazu bleibt diejenige des Trigonum ziemlich glatt. Sie trägt ein mehrschichtiges kubisches Epithel, das bei Dehnung der Wand sieh abplattet (Übergangsepithel). Im Halsteil sitzt Zylinderepithel, das oft schwanzartige Ausläufer zeigt, ähnlich dem Nierenbeckenepithel.

Die Erkrankungen der Blase äußern sich einerseits durch Veränderungen des Urins (Gehalt von Blut, Eiter, Schleim, Epithelien), anderseits durch Abnormitäten der Urinentleerung (häufiges Bedürfnis zur Exurese, Harndrang, unwillkürlicher Abgang von Urin, Urinverhaltung).

Die genaue Diagnostik hat wesentliche Fortschritte gemacht seit der Vervollkommnung und allgemeinen Anwendung des Kystoskops nach Nitze (Abb. 50). Es besteht aus einem scharf schnabelförmig abgebogenen männlichen Katheter, dessen Kuppe den Beleuchtungsapparat, eine kleine Edisonlampe, trägt; am Knie befindet sich in einer Wandlücke ein Prisma, so daß die Hypotenuse in der Verlängerung des abgebogenen Schnabels liegt; im geraden Teil des Katheters ist der Vergrößerungsapparat, ein terrestrisches Fernrohr, angebracht. Etwa 2 cm vom Prisma entfernte Objekte erscheinen in natürlicher Größe. Annäherung vergrößert, Entfernung verkleinert sie; mit der Entfernung wird aber das Gesichtsfeld größer. — Das Okularende des Instrumentes ist trichterförmig erweitert und besteht aus zwei voneinander isolierten Metallringen, in welche die Leitungsdrähte

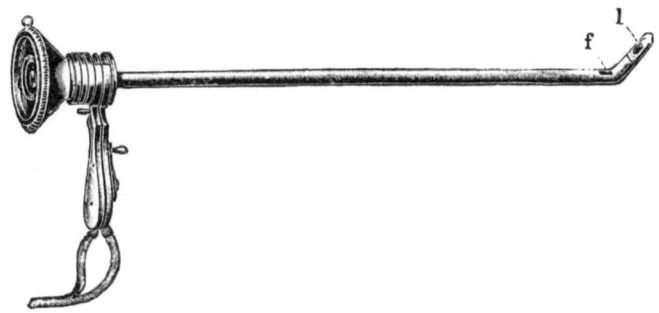

Abb. 50. Kystoskop nach Nitze.
l Lampe, *f* Fenster.

gesteckt werden für das kleine Edisonlämpchen in der Kuppe; durch einen Schieber kann der Strom geöffnet und geschlossen werden.

Bei der Anwendung füllt man die Blase mit 100 bis 150 ccm $1-2\%$iger Borsäurelösung; ist der Urin trübe, so spült man zunächst gründlich aus oder braucht ein Irrigations-Kystoskop. Bei sehr empfindlichen Frauen kann man vorher 1—2 ccm einer 2%igen Kokainlösung in die Blase injizieren. Jetzt führt man das Instrument in die Blase ein, überzeugt sich durch Bewegungen, daß die Lichtquelle nirgends die Blasenwand berührt und schließt den Kontakt. Natürlich sieht man auf einmal nur ein ganz kleines Stück des Blaseninneren und muß das Instrument bei einer vollständigen Untersuchung in systematischer Weise an der gesamten Blasenwand vorbeibewegen. Nur durch Übung ist es möglich, ein zuverlässiges Untersuchungsresultat zu bekommen.

Die Blasenschleimhaut erscheint im Kystoskop gelb, gelblichrot bis grau; um so röter, je näher das Kystoskop ihr gebracht wird. Der Blasenboden ist stärker rot. — Das Orificium int. vesicae tritt als dunkle Falte hinten im Gesichtsfeld zutage, weil der Sphinkter das Prisma bedeckt, jene Gegend also nicht be-, sondern durchleuchtet wird; hinten fehlt die Falte, weil dort der Vorsprung des Sphinkter durch das Kystoskop ausgeglichen ist. — Im Scheitel der Blase schwimmt zitternd eine Luftblase. — Eine Ureterenöffnung erscheint als kleiner Schlitz, welcher von Zeit zu Zeit sich erweitert. Ist der Schnabel des Kystoskop genau nach unten gerichtet, so verläuft er horizontal: (—); bei seitlicher Richtung vertikal (|), bei halbseitlicher schief (╱). Es kann natürlich auf einmal nur eine Ureterenöffnung gesehen werden. Mittels des Kystoskop können die Ureteren unter Kontrolle des Auges sondiert werden. Am Lig. interuretericum beobachtet man öfters rasch auftretende Faltenbildung infolge von Kontraktionen der Blasenwand. — Aus der Schleimhaut hervorragende Abnormitäten, wie Fremdkörper und Tumoren, gewähren komplizierte Kombinationsbefunde, welche nur der geübte Untersucher sicher zu deuten vermag. — Zur Ausführung von Operationen im Blaseninnern unter Kontrolle des Auges gibt es eigene Operations-Kystoskopie.

Die Palpation der leeren Blase gelingt nur, wenn ihre Wandungen stark verdickt sind durch Hypertrophie oder Neubildung. Die stark gefüllte Blase ist leicht von außen zu tasten, selbstverständlich auch zu perkutieren.

Zur Austastung des Blaseninnern muß vorerst die Harnröhre mittels Hegarstiften bis Nr. 13—14 erweitert werden. Dann kann ein dünner Zeigefinger oder ein kleiner Finger eingeführt werden. Die Manipulation ist so schmerzhaft, daß sie nur in Narkose vorgenommen werden soll. Bei der Dilatation entstehen auch immer kleinere Einrisse und in den nächsten Tagen bleibt gewöhnlich Inkontinenz. Aus diesen Gründen ist die Abtastung ein nicht gleichgültiger Eingriff, der nur ausnahmsweise als letztes diagnostisches Mittel angewendet werden darf.

1. Blasenkatarrh (Cystitis).

Blasenkatarrh ist stets Folge von Infektion. Die ansteckenden Keime gelangen gewöhnlich durch die Urethra, selten von oben durch die Ureteren, oder aus einem benachbarten Organe (wie bei Fistel oder Durchbruch eines Abszesses) in die Blase. Sie gedeihen in den Harnwegen nur, wenn entweder das Epithel erkrankt oder die regelmäßige Weiterbeförderung, also die Entleerung des Urins gestört ist (vielleicht ist hierbei ebenfalls die nächste Folge eine Erkrankung des Epithels). Auch Kongestionszustände der Blase, wie sie nach operativen Eingriffen in der Umgebung und nach schweren, mit Quetschungen verbundenen Geburten, ferner bei entzündlichen Erkrankungen des Uterus und der Adnexe, bei sexueller Überreizung (Deflorationszystitis) vorkommen, begünstigen die Ansiedelung der Keime. — Bei weitem am häufigsten gibt der Katheterismus Anlaß zur Infektion, indem dabei die Schleimhaut lädiert und zu gleicher Zeit Keime eingebracht werden. Auch bei noch so peinlicher Reinlichkeit und Sorgfalt ist dies, wenn längere Zeit hindurch katheterisiert werden muß, nicht zu vermeiden. Noch sicherer entsteht Zystitis beim Einschieben von Fremdkörpern durch die Harnröhre zu masturbatorischen Zwecken. Jedesmal wenn der Urin gar nicht oder nur teilweise entleert wird, lassen sich in dem stagnierenden Urin bald Organismen nieder und erzeugen Zystitis. Dies ist der Fall bei Tumoren im Becken, bei Retroflexio uteri gravidi, bei Steinbildung in der Blase; das gleiche haben wir bei Lähmung des Detrusor oder bei Zystozelenbildung; besonders bei älteren Frauen, deren Harnröhrenepithel ohnehin oft insuffizient ist, entsteht leicht Blasenkatarrh. — Heftige Erkältung gibt Anstoß zu Zystitis, wo Keime zur Stelle sind; noch häufiger exazerbieren und rezidivieren auf diese Weise nicht völlig ausgeheilte Blasenkatarrhe; das gleiche gilt von Medikamenten, welche die Blasenschleimhaut stark reizen, wie Kanthariden. — Eine ganze Reihe von Keimen sind als Zystitiserreger nachgewiesen worden; unter ihnen spielt wohl die größte Rolle das Bact. coli com.

Symptome. Akute Zystitis macht stets Harndrang: das Bedürfnis zur Urinentleerung tritt häufiger auf; es ist auch gewöhnlich stärker, es besteht „besoin impérieux": einmal auftretendes Bedürfnis muß sofort befriedigt werden. Die Kranken sind genötigt, nachts aufzustehen. In hochgradigen Fällen tritt Urindrang gleich nach erfolgter Exurese wieder auf; dieser Tenesmus kann zu einem wahren Schmerze werden. — In der Regel ist auch die Exurese mit Brennen und Stechen in der Harnröhre und im Blasenhalse verbunden; recht oft macht sich dieser Schmerz am Schlusse der Entleerung, bei den letzten Tropfen Urin in erhöhtem Grade, häufig als Blasenkrampf, geltend. In der Regel besteht dauernd ein leichtes Brennen über der Schamfuge, die Kranke fühlt, daß sie eine Blase hat. — Im chronischen Stadium verlieren sich diese Erscheinungen allmählich; die Blase gewöhnt sich an den entzündlichen Zustand ihrer Schleimhaut und wird weniger reizbar. — Der Urin ist trüb, ragiert

meist alkalisch, zeigt Flocken und oft ammoniakalischen
Gestank; beim Stehen bildet sich ein schleimig-eitriges Sediment; oft ist er im Beginn auch blutig gefärbt. — In heftigen
Fällen kann Fieber auftreten.

Zur *Diagnose* muß die Urinuntersuchung führen. Man findet im
Sediment anfangs meist mehr oder weniger zahlreiche rote Blutkörperchen, immer Eiterkörperchen, Schleim, Bakterien,
Epithelien. Besteht Zweifel, ob die geformten Bestandteile aus
der Blase oder aber aus der Harnröhre oder Scheide stammen,
so muß der Urin mittels Katheters entnommen werden. Urate,
die bei der Abkühlung sich ausscheiden, lösen sich beim Erwärmen
wieder. Niederschläge, die beim starken Erhitzen entstehen und
bei Zusatz von Essig- oder Salpetersäure sich wieder restlos lösen,
bestehen aus Phosphaten. — Bakteriurie macht staubig-getrübten
Urin, der sich beim Stehen nicht aufhellt; bei der mikroskopischen
Untersuchung findet man keine oder nur sehr spärliche Eiterkörperchen, dagegen Haufen von Bakterien. — Die sichere Entscheidung, daß die Trübung nicht durch die Ureteren in die Blase gelangt, bringt die Kystoskopie. Man sieht dabei die Schleimhaut stark gerötet, samtartig geschwellt, ihre Gefäße injiziert;
in den chronischen Formen verschwimmen letztere, das Aussehen
der Schleimhaut wird mehr schmutziggrau; in gonorrhoischen
Formen ist besonders der Blasengrund fleckweise gerötet; bei
Tuberkulose sieht man kleine Knötchen und Geschwürchen. In
veralteten Fällen, besonders auch solchen tuberkulöser Natur,
ist die Blasenwand durch Mitbeteiligung an der Entzündung derart
derb und verdickt, daß sie bimanuell deutlich getastet werden
kann.

Das akute Stadium der Zystitis heilt bei zweckmäßigem Verhalten innerhalb 8—10 Tagen aus; die Symptome verlieren sich
allmählich. Häufig schließt sich aber ein chronisches Stadium
an, das sehr lange dauern kann. Nicht gar selten halten leichte
Störungen der Exurese, verbunden mit geringer Trübung des
Urins durch Schleim und spärliche Eiterkörperchen, jahrelang, ja
das ganze Leben hindurch an: bei jeder Erkältung oder Ausschreitung kann unter solchen Umständen Rezidiv eintreten. —
In seltenen Fällen setzt sich die Entzündung auf die Ureteren,
das Nierenbecken, die Nieren fort.

Therapie. Bei akut einsetzender Zystitis kommt die Kranke
für einige Tage ins Bett; es werden ihr heiße Umschläge
oder Kataplasmen auf die Blasengegend gemacht; sie hat sich an
Milchdiät zu halten und Bärentraubentee oder einen Natronsäuerling zu trinken. Lindern Fomentationen die Schmerze
nicht in genügender Weise, so gestattet man Opium in Suppo-

sitorien (à 0,03—0,05) oder innerlich. Daneben reicht man Urotropin oder Helmitol oder Hexal (in Pulvern oder Tabletten à 0,5; 3—6 mal täglich). Riecht der Urin stark ammoniakalisch, so ist Salol (1—3 g pro die) von Nutzen. Manchmal, besonders bei gonorrhoischen Formen, wirken Balsamica gut, z. B. Ol. Santalis in caps. — Wenn eine Desinfektion der Blase auf diesem Wege nicht zustande kommt und das akute Stadium abgelaufen ist, so sucht man sie durch Blasenspülungen zu erreichen. Vorsichtig, unter geringem Drucke injiziere man 20 bis 50 g lauwarmer 1—3 $^0/_0$ige Borsäure- oder 2 $^0/_{00}$ige Resorzin- oder 1 $^0/_{00}$ige Lysollösung, lasse vorweg wieder abfließen, bis die Spülflüssigkeit klar zurückfließt. Noch besser wirkt in der Regel 1 $^0/_{00}$ige Argentum nitricum-Lösung. Die Spülungen werden durch den Katheter mittels graduierter Stöpselspritze ausgeführt. Die Blase darf nicht bis zur Schmerzhaftigkeit gedehnt werden. — Manche empfehlen Instillationen, z. B. von 0,2 $^0/_{00}$iger Sublimatlösung oder 2—10 $^0/_0$iger Höllensteinlösung mittels kleiner Spritze in der Menge von 2—3 Tropfen, in die Blase.

Heilt ein Blasenkatarrh durch diese Mittel nicht aus, so darf eine kystoskopische Untersuchung nicht länger aufgeschoben werden. Durch sie werden Geschwüre der Mukosa (Cystitis ulcerosa), membranöse Abstoßungen der Mukosa, welche die Urethra verstopfen können, Steinbildung, Neoplasmen, Fremdkörper entdeckt. Nach Beseitigung solcher ursächlicher Momente wird auch die Zystitis ausheilen. — Sehr selten tritt der Fall ein, daß eine Blasenscheidenfistel angelegt werden muß, um dem Urin ausgiebigen Abfluß zu verschaffen und dadurch den Katarrh zur Ausheilung zu bringen. Eine solche künstliche Fistel schließt sich, nachdem sie ihren Zweck erfüllt hat, in der Regel von selbst oder sie kann leicht operativ geschlossen werden. Bevor man sich jedoch zu einem solch heroischen Mittel entschließt, versucht man es, einen Dauerkatheter einzulegen und durch diese Drainage die Schleimhaut vor dem Reize des Urins zu schützen. Dies gewährt namentlich dann Vorteil, wenn durch unvollständige Entleerung des Urins stets eine Residualmenge zurückbleibt.

2. Reizbare Blase. Irritable Bladder.

Das Wesen dieser Affektion besteht darin, daß die Blase schon auf sehr geringe Urinmengen mit Drang reagiert, die Kranken also abnorm häufig urinieren müssen. — Sehr oft ist ein Blasenkatarrh vorausgegangen oder die Blase entleert sich nie ganz, so daß der zurückbleibende Rest sehr bald wieder Urindrang macht. Andere Male sind Erkrankungen der Nachbarorgane (Oophoritis,

Perimetritis, Hämatozele usw. vorhanden, oder es bestehen empfindliche Affektionen der Harnröhre, namentlich etwa Fissuren oder eine Auflockerung und Blutfülle des Trigonum (Trigonitis). Auch bei starker Harnsäureausscheidung ist die Reizbarkeit der Blase mitunter erhöht. Nur wenn von alldem durchaus nichts zu finden ist, was aber jedenfalls sehr selten vorkommt, darf man die Affektion als reine Hyperästhesie, d. h. als Neurose auffassen.

Zur Heilung kann man zunächst, falls eine anatomische Ursache nicht vorliegt, unter Zuhilfenahme der Suggestion die Blase an einen größeren Inhalt zu gewöhnen suchen. Ein beliebtes Mittel, dies Ziel zu erreichen, ist auch die künstliche Anfüllung der Blase mit immer mehr Wasser. Doch wird man häufig Mißerfolge erleben. — Weiter kommt man in der Regel durch Injektion einiger Gramme einer 7—10%igen wässerigen Kokainlösung in die leere Blase durch den Katheter mittels einer kleinen Spritze. Die Lösung wird $1/2$—1 Stunde in der Blase gelassen und wenn nötig, die Einspritzung nach einigen Tagen wiederholt. Bei starker Harnsäureausscheidung läßt man Natronsäuerlinge trinken und gibt Urotropin oder Helmitol.

3. Sphinkterenschwäche.

Sie kennzeichnet sich durch unwillkürlichen Abgang von Urin, entweder ohne besondere Veranlassung, oder gelegentlich plötzlicher Zusammenziehung der Bauchmuskeln beim Husten, Lachen, Stuhlpressen, Springen, Zusammenschrecken usw. Sie bleibt öfters zurück nach künstlicher Erweiterung der Harnröhre, oder sie besteht bei Vorfall der vorderen Scheidenwand und Zystozele; nicht so selten aber tritt sie unabhängig davon nach einem Wochenbett auf, besonders wenn die Frau hatte katheterisiert werden müssen. — Mitunter ist sie auch Folge habituellen Zurückhaltens des Urins, wodurch zunächst ein Spasmus des Sphinkter gezüchtet wird, welchem Erweiterung der Blase folgt; der Urin fließt dann bei starker Anfüllung oder plötzlicher Anstrengung der Bauchpresse aus.

Wo Vorfall der Scheide die Ursache bildet, hört der unwillkürliche Abgang von Urin sofort auf nach Einlegen eines Scheidenpessar. Sonst muß man die Schlußfähigkeit der Blase durch Stärkung der Muskulatur mit Bädern, Waschungen, turnerische Übungen zu erreichen suchen. In hartnäckigen Fällen verengt man die Harnröhre durch Exzision eines ovulären Lappens aus dem Harnröhrenwulst und quere Vernähung; oder man präpariert die Harnröhre ein Stück weit frei, torquiert sie, bis ein dünner Katheter noch durchgeht und fixiert sie dann in dieser Lage beim Verschluß der Wunde (Gersuny). Stöckel verwendet die Musculi pyramidales, um eine Verengerung der Harnröhre zustande zu bringen, indem er sie hinter der Schamfuge herunterholt und unter dem Blasenhals zu einer Schlinge vereinigt. — Oder es wird eine Kompression derselben zu erreichen gesucht durch Einspritzung von flüssigem Paraffin ins paraurethrale Gewebe. — Wo ein Spasmus des Sphinkter zugrunde liegt, hilft **Erweiterung der Harnröhre** und Angewöhnung einer regelmäßigen 2—3stündlichen Urinentleerung.

4. Geschwülste und Fremdkörper der Blase.

Neubildungen finden sich selten in der Blase. Am häufigsten sind die **Papillome**. Sie zeigen gutartige Struktur, rezidivieren trotzdem sehr gern. Sie können zu kinderfaustgroßen Tumoren auswachsen. —

Karzinome sitzen meist an der hinteren Wand, selten am Scheitel und zeigen zottenartigen Bau (Zottenkrebs). Seltener kommen flache härtere Karzinomknoten in der Blase vor. Blutungen, Zystitis, bei Zerfall Jauchung sind die Symptome, welche sie machen. Das Kystoskop entdeckt sie meist schon frühzeitig. Man kann sie direkt mit der Kornzange angreifen. Vorzuziehen ist die Exstirpation durch das Operationskystoskop, oder nach Eröffnung der Blase von der Scheide aus (Cystotomia vaginalis). —

Fremdkörper können in die Blase eingeschoben werden oder aus der Nachbarschaft einwandern. Es kann sich deshalb handeln um abgebrochene Instrumente, welche bei therapeutischen Eingriffen hineingerieten, um irgendwelche Gegenstände, welche zur Masturbation benutzt wurden, oder um Haare, Zähne, Knochen aus Dermoidgeschwülsten, Knochen aus Extrauterinschwangerschaft, um Nähte nach Operationen an der Blase oder in ihrer Nachbarschaft. Fast immer setzen sich Inkrustationen auf Fremdkörpern ab, und oft bilden kleine Gegenstände die Kerne von Blasensteinen.

Nach der Erkennung eines Fremdkörpers durch das Kystoskop wird er entfernt, entweder mittels **Zange durch die Harnröhre** (eventuell nach vorausgeschickter Lithotripsie) und mit Zuhilfenahme des Operationskystoskops oder durch die Zystotomie von der Scheide oder den Bauchdecken aus.

5. Die Erkrankungen der Harnleiter.

Am häufigsten kommt **Tuberkulose des einen oder beider Harnleiter** vor, und zwar wohl nur sekundär von der Niere oder Blase aus. — Man fühlt dabei deutlich von der Scheide aus eine empfindliche Verdickung des einen oder beider Harnleiter (Tastung s. S. 8). Sie kann neben der Tuberkulose der Niere oder Blase kaum Bedeutung beanspruchen.

Im Harnleiter bleiben etwa **Steine** stecken, am ehesten kurz vor der Einmündung in die Blase. Es kann zu Verletzungen der Schleimhaut kommen, die dann oft zu geschwürigen Prozessen und Narbenstrikturen führen. Harnstauung mit Rückwirkung auf die betreffende Niere, Abszeßbildung in der Umgebung können folgen. Den Durchtritt des Steins vermag wohl bloß ein operativer Eingriff zu fördern.

Zur Sondierung der Ureteren braucht man ein Ureterenzystoskop. An diesem läuft durch ein besonderes Röhrchen ein feiner Ureterkatheter, der nach Einstellung der Ureteröffnung mit Hilfe des Albarranschen Hebels eingeschoben wird. Jetzt kann das Instrument herausgezogen werden. Liegen dann in beiden Ureteren Katheter, so kann der Urin von beiden Seiten getrennt aufgefangen werden. So ist es möglich festzustellen einerseits, welche Seite erkrankt ist, anderseits ob die andere genügend funktioniert, um allenfalls allein die Urinausscheidung besorgen zu können.

6. Nierenbeckenentzündung. Pyelitis.

Pyelitis entsteht bei der Frau vorzüglich in der Schwangerschaft. Meist sitzt sie rechts, was zur Anschauung führte, daß der Druck des rechts neigenden Uterus durch Erzeugung einer Urinstauung sie erzeuge. Nach neueren Ansichten wäre jedoch die Pyelitis gravidarum nur als Rezidiv einer in früheren Jahren entstandenen, nicht ganz ausgeheilten Entzündung aufzufassen.

Aus anderer Ursache gestauter, ammoniakalisch zersetzter Urin, Infektion vom Darm aus, Blasenstein können zu Pyelitis führen; oder sie schließt sich an eine Zystitis an oder ist Teilerscheinung einer Allgemeininfektion. — Die Schleimhaut ist dabei gerötet, oft von kleinen Blutungen durchsetzt, stellenweise geschwürig, mit Eiter und Schleim belegt.

Beim akuten Einsetzen einer Pyelitis besteht Fieber, oft mit Schüttelfrost eingeleitet und dabei Schmerzen in der Nierengegend, in die Schenkel ausstrahlend. — Druckschmerz bei Palpation der betr. Nierengegend weist auf den Sitz der Entzündung. Der Urin enthält Eiter und Schleim. Die Feststellung, daß diese wirklich aus dem Nierenbecken in die Blase einlaufen, gelingt nur durchs Zystoskop. — Chronische Pyelitis verursacht oft so geringe Beschwerden, daß erst die Untersuchung des Urins auf das Leiden aufmerksam macht.

Wenn Tuberkulose ausgeschlossen werden kann, so ist die Prognose nicht schlecht.

Die Behandlung besteht in Bettruhe, hydropathischen Wickeln, Diät, Trinkkuren mit Fol. uvae ursi, Urotropin, Helmitol usw. Spülungen des Nierenbeckens durch den Katheter sollen möglichst eingeschränkt werden. — In hartnäckigen Fällen sind mit intravenösen Neo-Salvarsan-Einspritzungen à 0,15 gute Resultate erzielt worden.

C. Erkrankungen des Mastdarmes.

Hämorrhoiden, i. e. variköse Erweiterungen der Venen oder Angiome am After sind Folge einer Stauung in den Hämorrhoidalvenen. Diese kann eine Teilerscheinung einer allgemeinen Stauung im Pfortadersystem sein (die Hämorrhoidales inferiores stehen mit den Superiores in Verbindung) oder lokal auftreten bei sitzender Lebensart und chronischer Obstipation, wobei sowohl der Druck der Kotsäule, als auch das angestrengte Pressen bei der Defäkation mitwirken. In der Schwangerschaft kommt noch hinzu das aktive Wachstum der Venen. — Die erweiterten Venen sind gewöhnlich von chronisch entzündetem Bindegewebe umgeben und stülpen sich mit diesem entweder innerhalb oder außerhalb des Afters als Knoten vor. Durch stärkere Stauung infolge Überfüllung des Pfortadersystems nach zu reichlichen Fleischmahlzeiten, Exzessen in Baccho et Venere treten sie als stark gespannte, bläulichrote, schmerzhafte Knoten hervor; das Sitzen und Gehen wird erschwert und die Defäkation sehr empfindlich. Oft gesellt sich Entzündung hinzu, was das Leiden noch peinlicher macht. Durch Arrosion kann es zum Bersten der Knoten kommen. Die mehr oder weniger starken Blutungen bringen gewöhnlich Erleichterung; doch können sie so stark oder andauernd werden, daß bedenkliche Anämie entsteht.

Die Behandlung soll sich Ausheilung der Knoten zum Ziele setzen. Gelingt es, den Stuhlgang zu regeln, durch geeignete, vorzüglich pflanzliche Kost, Vermeidung von aufregenden Getränken, regelmäßige Bewegung im Freien, kühle Waschungen der Aftergegend nach jedem Stuhl, überhaupt ein hygienisch geregeltes Leben, so bringt man es dazu, den Pfortaderkreislauf zu entlasten. — Bei heftigen Schmerzen wegen eingeklemmter und entzündeter Knoten erleichtern kalte Umschläge mit essigsaurer Tonerde oder Ölläppchen oder Einlegen von Anusolzäpfchen in den After. — Hartnäckige Knoten, namentlich wenn sie immer wieder bluten, müssen entfernt werden. Man kann sie abbrennen oder abbinden oder durch Injektion von 2—3 Tropfen Karbolglyzerin in die Basis des Knotens zum Schrumpfen bringen. Bei längerer Bettruhe, ohne Reposition, thrombosieren sie in der Regel und schrumpfen auch zusammen.

Prolapsus ani ist von Hämorrhoiden wohl zu unterscheiden. Er ist eine Folge von Sphinktererschlaffung nach vielen Geburten, bei chronischer Obstipation, nach akuter Abmagerung usw. Der After bleibt dabei auch in der Ruhe etwas klaffen; beim Pressen wird die Mastdarmschleimhaut sichtbar. Leicht entstehen Erosionen an ihr.

Durch Regelung des Stuhlgangs, kühle Abwaschungen, Tannin-Glyzerineinlagen wird der Zustand erträglich, aber nicht geheilt; dazu ist ein operatives Vorgehen nötig. Hantelpessare und dergleichen sind lästig und bringen keine wesentliche Erleichterung.

Proktitis, d. h. Mastdarmentzündung, ist bei der Frau wohl am häufigsten gonorrhoischer Natur und entsteht durch Infektion bei widernatürlichem Beischlaf oder durch Einbringen von gonorrhoischem Sekret bei ungeschickter Ausführung von Klystieren, besonders, wenn dabei Schleimhautverletzungen gesetzt werden. Auch bloße hartnäckige Obstipation kann dazu führen. — Abgang von Schleim und Eiter, mitunter mit etwas Blut vermengt, ein Gefühl von Druck und Drang und schmerzhafter Stuhlgang verraten das Leiden. — Untersuchung mit dem Finger wird andere Krankheiten ausschließen und mit dem Spiegel zeigt sich die gerötete, stellenweise erodierte und leicht blutende Schleimhaut. — Ausschaltung der ursächlichen Momente, Kamillenklystiere, Regelung des Stuhls bringen Heilung.

In manchen Fällen kommt es zur Ausbreitung der Entzündung auf die Muskularis und das umgebende Bindegewebe, es bildet sich eine **Periproktitis**, oft mit Abszeßbildung im ischiorektalen Raum und Durchbruch in den Mastdarm, die Scheide, nach außen am Damm oder in der Glutäalgegend. Diese Entzündungen sind von hohem Fieber und heftigen lokalen Beschwerden begleitet. — Erfolgt Durchbruch am Damm und zugleich in den Mastdarm, so bildet sich eine **Mastdarmfistel**. Die Patientinnen klagen dabei über leichtes Brennen und Jucken am Damm und zeitweisen Abfluß eines dünnflüssigen Eiters, der gelegentlich etwas blutig ist. — Die Fistelöffnungen sind meist sehr klein und ihr Verlauf mittels feiner Sonden öfters recht schwierig nachzuweisen. — Zur Heilung wird die Fistel gespalten, indem man auf einer Hohlsonde alles Gewebe samt Sphinkter bis auf den Fistelgang einschneidet. Die Verheilung erfolgt rasch und fast ausnahmslos stellt sich auch der Schluß des Sphinkters wieder her. — Gar nicht selten sind diese Abszeß- und Fistelbildungen Folge tuberkulöser Infektion in vorgeschrittenen Stadien der Tuberkulose und heilen trotz aller therapeutischen Maßnahmen und Eingriffe nicht wieder aus.

Strikturen des Mastdarms entstehen in der Regel durch narbige Verheilung entzündlicher oder tuberkulöser oder dysenterischer oder gonorrhoischer, besonders aber luetischer Geschwüre. Lues scheint auch ohne vorausgehende Geschwüre Strikturen des Rektum machen zu können. — Je enger die Striktur, um so mehr steigern sich natürlich die Stuhlbeschwerden, bis zuletzt nur noch flüssiger Stuhl unter quälendem Drang entleert werden kann und das Allgemeinbefinden hochgradig leidet. Oberhalb der Striktur erweitert sich der Darm, und in hochgradigen Fällen kann Ruptur eintreten. — Untersuchung mit dem Finger, allenfalls mit Sonde oder Rektoskop wird immer zur Erkennung des Leidens führen. — Vielleicht gelingt es, tiefliegende, weichere Strikturen mit Bougies genügend zu erweitern; doch muß wegen der Gefahr der Zerreißung sehr vorsichtig dilatiert werden. Bei höher sitzenden und sehr derben Strikturen ist Resektion unerläßlich.

Fissuren oder Rhagaden am After entstehen bei hartnäckiger Obstipation, bei häufig wiederholten Klystieren, bei besonders verletzlicher Schleimhaut, wie sie bei Wöchnerinnen häufig vorkommt. Sie sind den Rhagaden an den Warzen stillender Wöchnerinnen zu vergleichen. Es handelt sich um kleine Schleimhautrißchen, die bei der Defäkation immer wieder aufreißen oder wegen Infektion geschwürig werden. — Die Patientinnen haben dabei stechende Schmerzen während der Defäkation und scheuen sich vor ihr; meist zeigt sich im Stuhl auch eine Spur Blut. — Regelung des Stuhls ist zur Ausheilung die Hauptsache. Ätzung der Fissur mit dem Höllensteinstift bringt die Fissur gewöhnlich rasch zur Vernarbung. In hartnäckigen Fällen hilft die Lahmlegung des Sphinkter durch maximale Dehnung des Afters mit den Fingern in tiefer Narkose.

Schleimpolypen im Mastdarm sind meist nur klein, aber häufig multipel. Sie verursachen leichte Blutungen. — Wenn sie nicht herausgepreßt werden können, so fühlt man sie mit dem eingeführten Finger. — Sie müssen abgetragen oder abgebunden werden.

Carcinoma recti. Meist handelt es sich dabei um eine ringförmige, flache Infiltration, seltener um polypöse Wucherungen. Die Symptome, d. h. Blutungen, eitrig-jauchiger Ausfluß, Stenosenerscheinungen treten oft erst recht spät auf. — Die Diagnose läßt sich aus der harten Infiltration, die geschwürig zerfallen ist und bei der Untersuchung blutet, leicht stellen. Gutartige Papillome sind weich und zeigen auch an der Basis keine Verhärtung. — Die Behandlung besteht in radikaler Entfernung.

III. Die Erkrankungen der Scheide.

Anatomische Vorbemerkungen.

Die Scheide verläuft beim Kinde, weil das Becken noch wenig geräumig ist und Uterus und Blase hoch liegen, steil und gestreckt (Abb. 51). Mit der Ausweitung des Beckens und dem Tiefersinken des Uterus zur Pubertätszeit muß sie, da ihre Ausmündung im Schambogen fest liegt, mehr schrägen Verlauf und nach Geburten infolge Erschlaffung des Beckenbodens, horizontale Richtung (die Frau im Stehen gedacht) annehmen. Sie liegt dann zum größeren Teil außerhalb des knöchernen Beckens. Straff ist ihre Verbindung mit der Harnröhre (Septum urethrovaginale); schon weniger fest diejenige mit dem Blasenhalse, und sehr locker haftet sie am Blasengrunde. Auch hinten ist die Verbindung mit dem Rektum (Septum rectovaginale) zu unterst am innigsten; etwa 4 cm über dem Anus folgt lockere Verbindung. Während das vordere Scheidengewölbe 1—3 cm vom Peritoneum entfernt ist, wird das hintere auf eine Strecke von 1—3 cm von ihm bedeckt (s. Abb. 52) (bei Neugeborenen reicht es sogar bis gegen die Mitte der Scheide herab (s. Abb. 51).

Die vordere Scheidenwand liegt auf der hinteren auf; die seitlichen Wände sind nur kurze Verbindungsstücke zwischen vorderer und hinterer Wand. Die engste Stelle der Scheide liegt hinter dem Eingang, dort, wo sie den Levator ani passiert; durch willkürliche Zusammenziehung der Muskulatur des Beckenbodens (starke Einziehung des Afters) insbesondere des Bulbocavernosus, kann diese Stelle noch stärker verengt werden. Sobald die Scheide den Levator ani überschritten hat, wird sie geräumiger und stark dehnbar.

Die Erkrankungen der Scheide.

Im Kindesalter zeigt die Innenfläche der ganzen Scheide eine auffällig stark gerunzelte Beschaffenheit (Abb. 51). Mit dem Pubertätswachstum verstreichen die Erhabenheiten zum größten Teil; sie bleiben in ausgesprochener Weise nur bestehen in zwei 2—3 cm breiten Streifen, welche sich auf der Mitte der vorderen und hinteren Wand herunterziehen und eben wegen ihrer leistenförmigen, quer verlaufenden Erhabenheiten Columnae rugarum

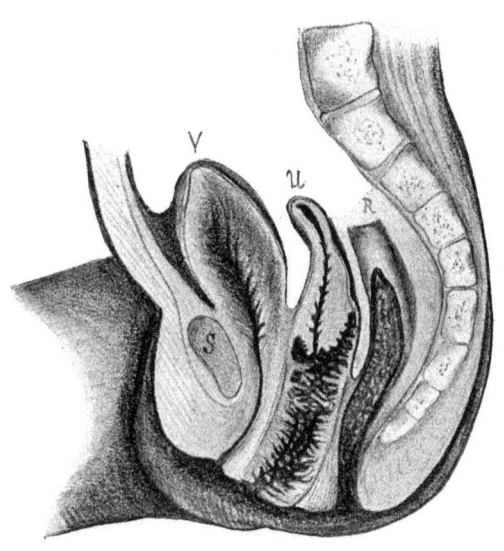

Abb. 51. Sagittaler Durchschnitt durch das Becken eines neugeborenen Mädchens.

V Vesica urinaria. U Uterus (überragt Schamfuge), Corpus (klein), Schleimhaut der Scheide (sehr stark gefaltet). R Rektum.

(Runzelsäulen) genannt werden. Sie laufen nach oben zu allmählich aus; unten endigen sie ziemlich scharf abgegrenzt. Die Columna rugarum anterior ist stärker entwickelt als die hintere; ihr unteres Ende heißt Tuberculum vaginae urethrale (Harnröhrenwulst) und ragt bei Mehrgebärenden, besonders in der Schwangerschaft, als einfacher oder doppelter Wulst wie ein beginnender Vorfall aus dem Scheideneingange heraus. — Bei Mehrgebärenden mit schlaffer Scheide sieht man mitunter die Konturen des Trigonum Lieutaudii deutlich markiert, wenn die hintere Wand durch einen Rinnenspiegel abgezogen wird.

Digital können die Harnleiter an der vorderen Wand auf eine Strecke weit getastet werden (s. S. 8).

Die Muskelschichte der Scheidenwand ist rings umgeben von einer dünnen Faszienhülle, die in die Fascia endopelvina aus-

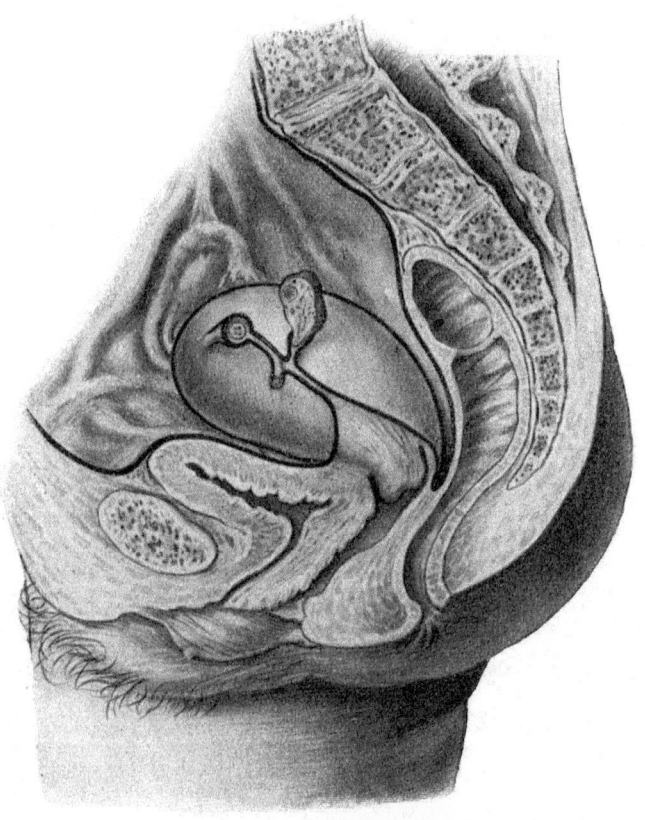

Abb. 52. Sagittaler Beckendurchschnitt. Der Schnitt geht links am Uterus vorbei und trifft Tube, Lig. latum, Lig. rotundum, Ovarium sin. Es erhellt daraus: die Lage des Uterus im Becken; die Peritonealbedeckung der Beckenorgane; das zervikale Parametrium.

läuft und besonders vorn, unter dem Blasenboden, verstärkt ist. Diese Faszie läßt sich so abpräparieren, wie es Abb. 53 zeigt. Nach innen von der Muskelschicht folgt ein lockeres Bindegewebe mit reichem Lymph- und Venennetz, dann die Schleimhaut. Das submuköse Gewebe treibt die Mukosa in mehr oder weniger regelmäßigen Leisten vor und auf diesen sitzen papilläre Vorsprünge.

Die Scheidenschleimhaut besitzt keine Drüsen. Ganz vereinzelte napfförmige Epitheleinstülpungen kommen allerdings, namentlich in den Scheidengewölben, bei vielen Frauen vor; mitunter entstehen aus ihnen auch kleine Retentionszysten. Da und dort stößt man im Papillarkörper auf Lymphfollikel.

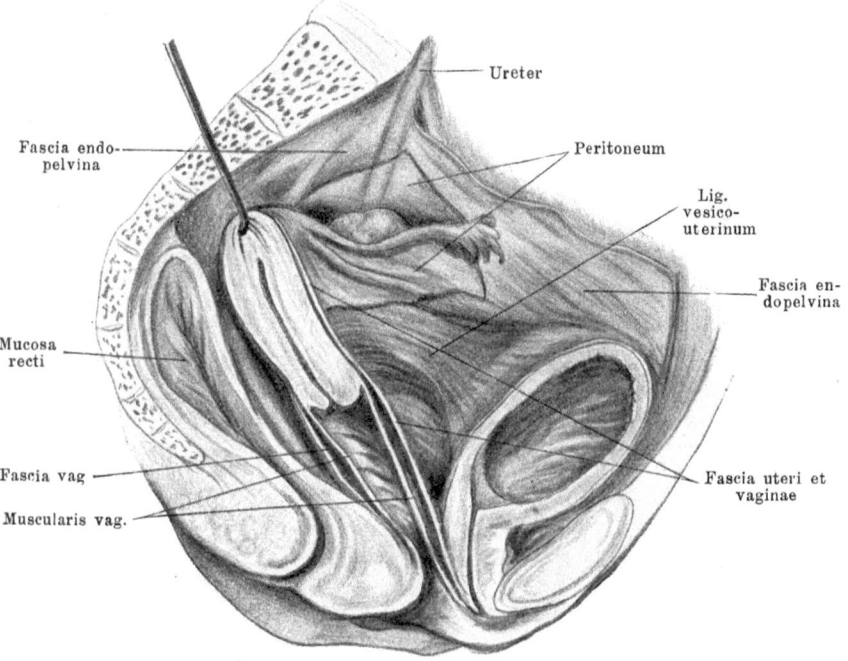

Abb. 53. Ligamente und Faszien. (Nach Halban.)

Das Epithel der Scheidenschleimhaut ist vielschichtig (s. Abb. 54). Die unterste, dem Papillarkörper unmittelbar anliegende Schichte besteht aus einer Lage kubischer Zellen, die so dicht liegen, daß sie sich gegenseitig etwas zusammendrücken (Basalzellen). Darauf lagern sich mehrere Schichten polygonaler Zellen mit reichlicher perizellulärer Flüssigkeit und deshalb lockerem Gefüge. Erst jetzt folgen die nach der Oberfläche immer platter werdenden Plattenepithelien.

Physiologie der Scheidenschleimhaut.

Die oberflächlichen Epithelschichten der Schleimhaut mausern sich beständig. Durch die freiwerdende Zwischenzellenflüssigkeit, der die abgestoßenen Epithelien sich beimengen, wird die Ober-

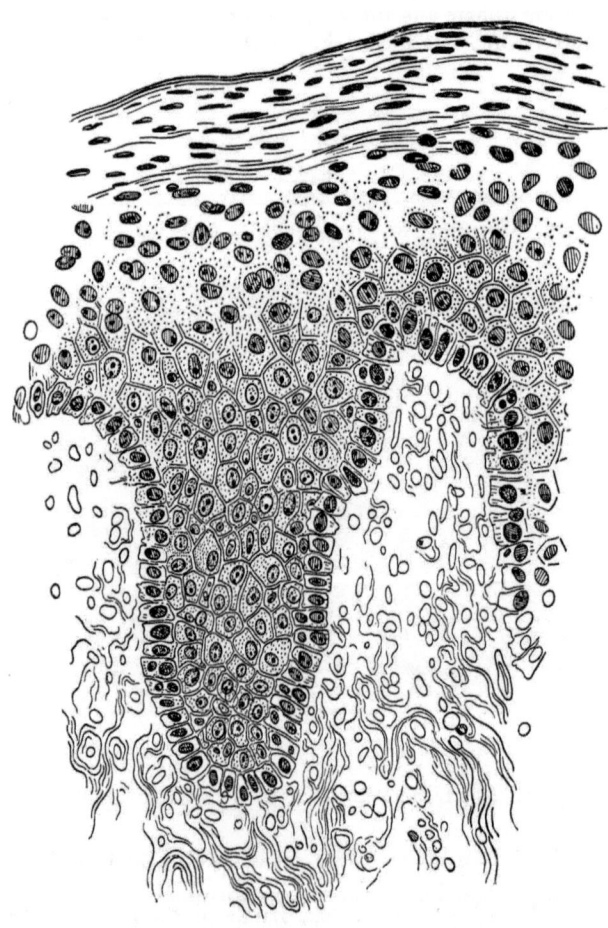

Abb. 54. Typisches vaginales Plattenepithel.

fläche feucht erhalten. Beim Abschaben erhält man ein graulich getrübtes oder milchiges Sekret, das Glykogen enthält. In ihm haust, schon wenige Stunden nach der Geburt, der Döderleinsche

Scheidenbazillus, der von manchen mit dem Bacillus subtilis (Heubazillus) identifiziert wird. In dieser glykogenhaltigen Flüssigkeit, welche das Epithel liefert, so lange es gesund ist, weiß er sich in Reinkultur zu behaupten. Er erzeugt ein Ferment, welches das Glykogen in Gärungsmilchsäure umwandelt. Damit besitzt die Scheide ein Schutzmittel, um andere Organismen, die ihr gefährlich werden könnten, abzuwehren oder künstlich eingebrachte unschädlich zu machen und auf diese Weise sich gesund zu erhalten. — Ein Strichpräparat von der Oberfläche der gesunden Scheidenschleimhaut gibt nach Gram gefärbt ein Bild wie in Abb. 55, d. h. den ersten Reinheitsgrad des Scheidensekretes: neben und auf zahlreichen Scheidenepithelien sieht man den Döderleinschen Bazillus in Reinkultur, Leukozyten fehlen oder sind nur sehr spärlich vorhanden.

A. Die nicht entzündlichen Störungen der Scheidensekretion — Fluor albus.

Der Glykogengehalt der Epithelien kann zu gering oder die Menge der durch die Epithelien ausschwitzenden Flüssigkeit zu reichlich sein. Dies ist der Fall bei Hypoplasie der Genitalien, der Scheide insbesondere, dann bei Chlorose, bei exsudativer Diathese, bei Kreislaufstörungen, bei Störungen der inneren Sekretion und anderen Konstitutionsanomalien, im Klimakterium und nach Kastration. Der Weg geht über die Eierstöcke, welche das Regulationszentrum auch für die Funktion der Scheidenschleimhaut bilden. Die Schutzkraft des Sekretes leidet; die Normalflora wird durch fremde Keime mehr und mehr verdrängt; zugleich mehren sich die sonst nicht oder nur ganz vereinzelt vorhandenen Leukozyten: es bildet sich der zweite Reinheitsgrad des Scheidensekretes aus, wie ihn Abb. 56 zeigt. Das Sekret wird reichlicher, ist hell-wässerig, milch- oder rahmartig, hinterläßt krümelige Reste auf der Wäsche; die Frauen klagen über „weißen Fluß". — Nur Allgemeinbehandlung führt zu Besserung; lokale Therapie ist nutzlos, ja schädlich.

B. Die Entzündung der Scheidenschleimhaut. — Vaginitis. Kolpitis.

Nur ein Mikroorganismus besitzt aggressive Kraft gegenüber der gesunden unverletzten Schleimhaut, der Gonokokkus; wenn er sich auch nicht dauernd in der Scheide Erwachsener niederläßt, so ist er es doch, der anderen Keimen durch Schädigung

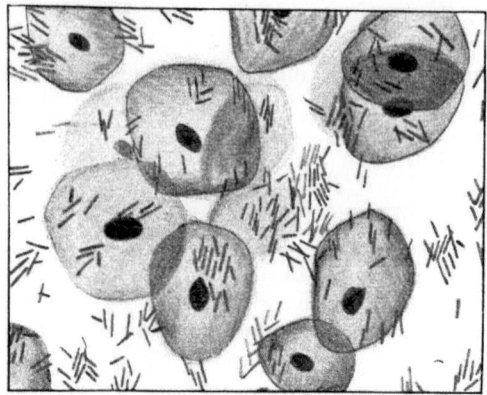

Abb. 55.

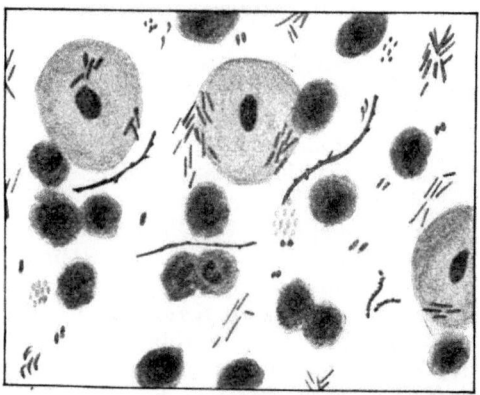

Abb. 56.

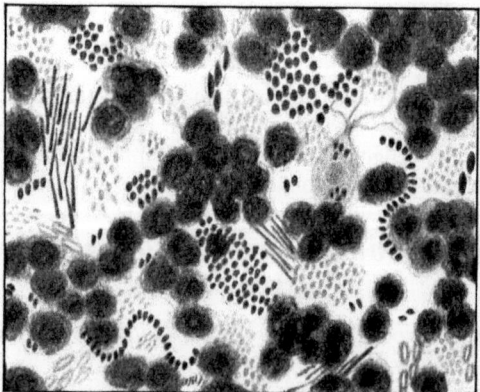

Abb. 57.

Abb. 55—57. Die drei Reinheitsgrade des Scheidensekretes.

Die Entzündung der Scheidenschleimhaut.

des Epithels die Ansiedelung in der Scheide ermöglicht und erleichtert. Deshalb müssen wir die gonorrhoische Infektion in der Ätiologie der Vaginitis obenanstellen (s. Kapitel „Gonorrhöe", S. 326).

Den auf der Basis von Gonorrhöe entstandenen Katarrhen der Scheide stehen gegenüber alle diejenigen, welche Folge eines mechanischen oder chemischen Reizes sind, wie sie entstehen, wenn eitriges Uterussekret, Karzinomjauche, zystitischer Urin bei Blasenscheidenfistel, Fäzes bei Mastdarm - Scheidenfistel die Scheide durchfließen, oder, wenn Scheidenpessarien, lange liegende Tampons, aus geschlechtlicher Verirrung eingeführte Fremdkörper, masturbatorische Manipulationen, geschlechtliche Exzesse usw. die Schleimhaut verletzen; ferner wenn Kreislaufstörungen, Altersveränderungen, sowie akute Infektionskrankheiten (Pocken, Scharlach, Masern; Typhus, Cholera, Dysenterie) ihre natürliche Funktion stören.

Symptome. Das Hauptzeichen der Vaginitis ist ein vermehrter Ausfluß von wässerig-eitrigem bis rein eitrigem Aussehen. Sein Geruch ist bei Fremdkörpervaginitis faulig; bei Gonorrhöe häufig ganz charakteristisch, doch schwer definierbar, etwa knoblauchartig. Eitrige Beschaffenheit bedingt in der Regel irritierende Wirkung auf die äußeren Genitalien und ihre Umgebung: es entsteht Intertrigo; die Frauen klagen über Brennen, Jucken, Wundsein. Die Spekularuntersuchung führt zur Entscheidung, ob nur Vulvitis, ob zugleich Vaginitis oder dazu auch noch Endometritis bestehe. Die Einführung des Spiegels ist bei akuter Entzündung empfindlich, unter Umständen kann sie bei engem Introitus unmöglich sein. Bei alten Frauen mit geschrumpfter Scheide führt eine wenig sorgfältige Spiegeluntersuchung leicht zu Einrissen.

Befund und Diagnose. Im Spekulum zeigt sich die Schleimhaut gerötet, geschwellt, feucht und mit eitrigem Sekret bedeckt. Unter dem Mikroskop sieht man massenhaft Leukozyten; bei Gramfärbung bietet sich der III. Reinheitsgrad, wie in Abb. 57. Ganz gewöhnlich sind bei genauerer Betrachtung die Papillen, die in Reihen geordnet oder zerstreut mehr oder weniger dicht stehen, geschwellt. Häufig treten sie als hochrote, nadelkopfgroße Knötchen heraus. Oft haben sie ihre Epithelbedeckung verloren (Abb. 58) und bluten deshalb leicht beim Abtupfen mit Watte; aus dem gleichen Grunde färben sie sich beim Ätzen mit Arg. nitr.- oder Chlorzinklösung usw. intensiv weiß. In der Schwangerschaft hypertrophieren diese Papillen besonders stark; die Scheide fühlt sich dann förmlich rauh, oft reibeisenartig an (Vaginitis papillaris s. granulosa). Manchmal hebt sich das

Epithel in Bläschen ab, die platzen und Geschwürchen hinterlassen (Vaginitis vesicularis). — Im chronischen Stadium ist die Hyperämie zum großen Teil zurückgegangen; die Schleimhaut

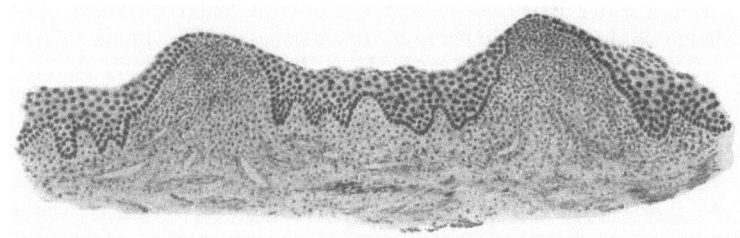

Abb. 58. Vaginitis (Colpitis) papillaris (90fache Vergr.).

sieht glatt und nur leicht diffus gerötet aus; das mikroskopische Bild zeigt Abb. 59. — Die Scheidenkatarrhe auf Basis von Chlorose zeigen gewöhnlich eine starke Abschuppung des Epi-

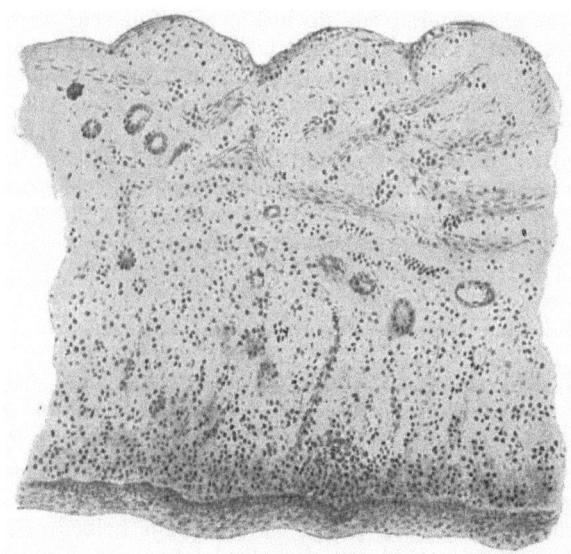

Abb. 59. Colpitis chronica.

thels (Vaginitis desquamativa); das Sekret ist deshalb weißlich, rahmartig, oft dick, trocken, sandig, die Rötung gering, Papillenschwellung fehlt. — Bei tiefer gehender Infektion, wie sie bei akuten Infektionskrankheiten vorkommt, können sich umfangreiche Teile der Scheidenwand und des umgebenden Bindegewebes abstoßen (Vaginitis dissecans).

Ist bloß der untere Teil der Scheide ergriffen, so deutet dies auf direkte Fortsetzung einer Entzündung von der Vulva her; Uterinkatarrhe erzeugen anderseits oft bloß Vaginitis der oberen Partien; ätzende Mittel, welche in den Uterus eingebracht werden und nachträglich aus dem Muttermund ausfließen, nur isolierte Katarrhe des hinteren Scheidengewölbes. —

Die Kolpohyperplasia cystica oder Vaginitis emphysematosa ist eine sehr seltene Erkrankung der Vaginalschleimhaut, meist in der Schwangerschaft. Sie kennzeichnet sich durch kleine weiße Bläschen in der geröteten geschwellten Schleimhaut, welche Gas enthalten. — Auch eine Vaginitis follicularis mit kleinen Lymphfollikeln in der Mukosa ist beschrieben worden. —

Soorablagerung ist in der Scheide nicht selten zu beobachten. Man sieht dabei weißliche Belege von sehr verschiedener Größe, welche sich nur schwierig abreiben lassen und einen hochroten Grund hinterlassen. Der Soor in der Scheide ist ein häufiger Begleiter des Diabetes. —

Einer besonderen Hervorhebung bedarf endlich noch die Vaginitis senilis oder Vaginitis vetularum. Sie gehört zu den Alterserscheinungen im Klimakterium und kommt sehr häufig vor. Die Schleimhaut hat ihre Abwehrkraft verloren, weil die Epithelien nicht mehr genügend Glykogen bilden. — An die Stelle der entzündeten Papillen sind mehr oder weniger ausgedehnte rote Flecken getreten, welche der Scheide oft ein marmoriertes Aussehen geben. Da und dort sieht man auch Sugillationen. Die roten Flecken entbehren des Epithels, sondern ein eitriges Sekret ab und bluten leicht; der bestehende eitrige Ausfluß ist deshalb häufig rötlich gefärbt. Hier und da kommt es zu Verwachsungen einander anliegender epitheloser Scheidenfalten (Vaginitis adhaesiva). Besonders gern obliterieren die Scheidengewölbe, indem die Oberfläche der Portio mit der Vaginalwand verwächst. Diese Adhäsionen, zusammen mit Schrumpfungsvorgängen, können der Scheide alter Frauen manchmal ganz eigentümliche Gestaltung mit Buchten und Verengerungen verleihen.

Kolpitis gummosa und diphtheritica werden als Teilerscheinungen bei Lues bzw. Diphtherie beobachtet.

Therapie. Bei den Vaginitiden, welche auf mechanische oder chemische Schädigungen der Schleimhaut zurückzuführen sind, müssen diese veranlassenden Ursachen beseitigt werden. Man entfernt z. B. ein Scheidenpessar oder heilt einen Uteruskatarrh mit irritierendem Sekret oder sucht eine Masturbantin zu bessern, oder man unterbricht eine lokale Behandlung der Scheide, welche die Schleimhaut irritierte. Sehr häufig wird danach ohne weiteres Heilung der Vaginitis eintreten. — Auch akute Katarrhe infolge gonorrhoischer Infektion heilen bei längerer Bettruhe, Reinlichkeit, Vermeidung des Geschlechtsverkehrs häufig spontan aus.

Chronische Scheidenkatarrhe gehören zu den häufigsten und zugleich langwierigsten, hartnäckigsten Leiden, welche der Frauenarzt zu behandeln hat. Erst wenn es gelingt, die physiologische Transsudation und die normale Flora der Vagina wieder herzustellen, heilt der Katarrh dauernd aus.

Unsere erste Aufgabe besteht darin, den mit irritierenden Stoffen gesättigten Sekreten guten Abfluß zu verschaffen, noch besser, sie direkt durch Scheidenirrigationen herauszuspülen. Ganz indifferente Spülflüssigkeiten tun diesen Dienst am besten, also reines gekochtes Wasser, dem etwas Kochsalz oder Soda (1 Teelöffel auf den Liter) zugefügt wird. Ein- bis höchstens zweimalige Spülungen im Tag genügen. In der Überlegung, der Schleimhaut die ihr physiologischerweise zukömmliche Milchsäure zuzuführen, kann man auch Spülungen mit $0,5\%$iger Milchsäurelösung (von einer 50%igen Lösung 10 ccm auf 1 Liter Wasser) machen lassen. Die Wirkung ist kaum besser als bei Kochsalzspülungen. Selbstverständlich müssen die Spülungen in richtiger Weise, wie es S. 184 angegeben ist, ausgeführt werden. — Regelmäßige tägliche Waschungen der äußeren Genitalien mit einer antiseptischen Lösung und Enthaltung vom Geschlechtsverkehr verhindern erneute Infektion und tragen dadurch zur Heilung bei.

Von vielen Seiten werden desinfizierende oder adstringierende Scheidenspülungen, mit Lysol ($1/2\%$) Formalin (1%), essigsaurer Tonerde [Alsol 1%], Sublimat ($0,3\%_{00}$), Chlorzink (1%), usw., oder Aq. plumbi, Alaun, Zinc. sulfur., Holzessig usw. empfohlen. Von den angewandten Mitteln darf man zum mindesten verlangen, daß sie in den entsprechenden Verdünnungen nicht giftig wirken, sich leicht lösen, wenig riechen, keine Flecken in der Wäsche hinterlassen, rein oder in konzentrierter Lösung den Kranken anvertraut werden können. Da wir aber eine Wiederherstellung der biologischen Verhältnisse in der Scheide erstreben, so sind solche desinfizierende Mittel, welche die normale Scheidenflora beeinträchtigen, von vornherein als unzweckmäßig zu meiden.

Veraltete hartnäckige Katarrhe oder solche, welche bei bloßen Spülungen und äußeren Waschungen beständig rezidivieren, müssen vom Arzte selbst lokal behandelt werden. Im Spekulum wird zunächst die ganze Scheide mit Watte gründlich ausgetrocknet (man kann auch vorher ausspülen und darauf austupfen); dann betupft man sie mit einem kleinen, in 5%iger Arg. nitr.-Lösung getränkten Wattebausch, welcher in eine lange Kornzange gefaßt ist, bis in alle Falten hinein und nimmt die überschüssige Lösung hernach wieder mit Watte auf. Die Patientin setzt daneben ihre Spülungen fort; bei stark gereizter Schleimhaut wirken besonders Spülungen mit Kamillentee, abwechselnd mit Salz- oder Sodawasser günstig. Oft kann man erleben, daß nach einer einzigen derartigen lokalen Behandlung die Schleimhaut abschwillt, die Rötung verschwindet, der Ausfluß aufhört. Meist sind aber doch wiederholte Applikationen nötig, bis der gewünschte Erfolg eintritt, und die Schleimhaut „umgestimmt" ist. Man denke aber daran, daß lokale Anwendungen auch zu oft wiederholt werden können, weil sie das Zustandekommen einer Normalflora hindern, und zwar dies um so eher, je gründlicher dabei verfahren wird, und je differenter die gebrauchten Mittel sind, und daß dadurch Katarrhe nicht nur nicht geheilt, sondern unterhalten und hartnäckiger gemacht werden können.

Der Zweck dieser Applikationen geht einerseits auf eine direkte Vernichtung schädlicher Keime, anderseits auf Anregung einer ihnen feindlichen Leukozytose aus. Es entsteht in den ersten Tagen nach der Behandlung eine etwas vermehrte eitrige Absonderung. Recht oft erlebt man dann, daß das eitrige Scheidensekret nach einiger Zeit der Behandlung fast plötzlich die normale grauliche Farbe annimmt und spärlicher wird: die physiologische Scheidenflora hat wieder Oberhand gewonnen.

Bei hartnäckigen, zu beständigen Rezidiven geneigten Scheidenkatarrhen mit dünneitrigem, oft schaumigem, ätzendem Ausfluß, welche durch große Mengen von Trichomonas vaginalis, eine Flagellate, die auch sonst im Scheidensekret nicht selten, aber nur in geringer Zahl vorkommt, verursacht sind, werden Auswaschungen der Scheide im Spekulum mittels in 1%₀iger Sublimatlösung getauchter Wattebäusche, darauf Abtrocknung und gründliche Austupfung mit 10%iger Borax- oder Soda-Glyzerinmischung empfohlen. — Bei Geschwürsbildung in der Schleimhaut wirken Bepinselungen mit Jodtinktur günstig.

Wie alle diese Methoden unseren Anschauungen über die Physiologie der Scheidenschleimhaut nicht entsprechen, so bleiben die Erfolge auch in der Regel mangelhaft. Recht oft erlebt man Besserung, aber nicht völlige Ausheilung des Katarrhs. In neuerer Zeit verspricht man sich zuverlässigere Wirkung von einer biochemischen Therapie, die darauf ausgeht, in die Scheide einen Mikroorganismus einzubringen, der die normale Scheidenflora in ihrem

Kampfe gegen Außenkeime unterstützen soll. In Pulver oder Tabletten werden die Kulturen einer besonderen Milchsäurebazillenart (im Handel unter dem Namen Bacteriosan) in die Scheide eingelegt; sie sollen in kurzer Zeit eine normale Sekretion bewirken. Es sind aber nur ganz bestimmte Katarrhe, mit Ausschluß der gonorrhoischen, die darauf antworten.

Statt dieser feuchten Behandlung mit Spülungen und Applikation desinfizierender und ätzender Flüssigkeiten wenden manche die Trockenbehandlung an. Es wird zunächst die Scheide, von oben beginnend, im Spekulum recht gründlich gereinigt und getrocknet, indem man die Tupfer wechselt, bis ihnen kein Sekret mehr anhaftet. Dann wird ein gehäufter Teelöffel Pulver, am besten 20%iger sterilisierter Lenicet-Bolus (in praktischen Originalbüchsen im Handel erhältlich) ins Spekulum eingeschüttet und mittels eines kleinen Tupfers, von den Scheidengewölben und der Portio beginnend, in der Scheide sorgfältig verteilt, so daß keine Stelle ihrer Oberfläche davon frei bleibt. Der Tupfer soll dabei trocken bleiben, sonst war die Scheide vorher nicht gründlich genug ausgewischt worden. Diese Austrocknung wird alle 4 Tage wiederholt. **Scheidenspülungen fallen dabei ganz weg.**

Andere legen in Ichthyol-, Tannin-, Alaun- oder Borax-Glyzerin (10%) getränkte Tampons für 24 Stunden in die Scheide ein und wiederholen dies jeden 2. oder 3. Tag.

C. Vaginismus.

Von Vaginismus spricht man, wenn jeder Versuch, in die Scheide einzudringen, eine Kontraktion der zur Verengerung des Introitus vaginae beitragenden Muskeln, zugleich auch Zusammenklemmen der Oberschenkel und Abwehr- und Entrinnungsversuche auslöst.

Die Ursache sind entweder schmerzhafte Affektionen am Scheideneingang, wie Entzündung der Schleimhaut, Fissuren am Frenulum vulvae oder am After, empfindliche Karunkeln der Harnröhre, oder aber, wenn nachweisbare und entsprechend hochgradige Veränderungen fehlen, krankhafte psychische Einstellung auf Hyperästhesie des Scheideneinganges. Man unterscheidet danach einen entzündlichen und einen nervösen Vaginismus; sie können nebeneinander bestehen.

Häufig handelt es sich um junge Neuvermählte der besseren Stände; nicht selten wird schon auf der Hochzeitsreise wegen des Leidens konsultiert. Übertriebenes Schamgefühl und die anerzogene Überzeugung von der Unnahbarkeit jener Gegend, verletzendes, ungeschicktes Entgegenkommen oder derbes Draufgehen des Gatten, Furcht und Angst vor dem bloß geahnten und unrichtig vorgestellten Geschehnis der Brautnacht, Ekel davor, wenn es zur Tat geworden ist, vermögen bei „zart besaiteten" Naturen solche Zustände zu zeitigen. Oftmals trägt gewiß wegen sexueller Unkenntnis oder Schwäche des Gatten mangelhaft oder aber brutal ausgeführter Beischlaf, mitunter auch ein sehr resistenter Hymen die Schuld daran. In nicht wenigen Fällen jedoch ist gleich bei den ersten Annäherungen gonorrhoische Entzündung des Introitus vag. erfolgt und damit Disposition für Vaginismus geschaffen. — Vaginismus schießt am leichtesten auf nervösem Boden auf und muß oft als Teilerscheinung allgemeiner Nervosität und Minderwertigkeit aufgefaßt werden; eine seelische Läsion löst dann den auf den Scheideneingang gerichteten Komplex aus.

In hochgradigen Fällen von Vaginismus kann eine Finger- oder Spiegeluntersuchung nur in Narkose ausgeführt werden. Gelingt es auch durch eindringliches freundliches Zureden, die Frau zu bewegen, mit dem Vorsatze sich untersuchen lassen zu wollen, auf den Untersuchungsstuhl zu legen — bei der leisesten Berührung der Genitalien klemmt sie die Schenkel zusammen, zieht sie den Steiß zurück, sitzt sie auf. In der Schwangerschaft verschlimmert sich oft der Vaginismus deutlich; nach der Geburt verschwindet er in der Regel für einige Zeit, um dann gewöhnlich in vermindertem Grade wiederzukehren.

Therapie. Wo die Hyperästhesie des Introitus durch anatomische Veränderungen begründet ist, müssen selbstverständlich diese beseitigt werden. Je deutlicher das Leiden neurotischer Natur ist, um so schlechter sind die Aussichten auf Heilung. — Im Beginn und in leichteren Formen genügen oft einige beruhigende Aufklärungen von seiten des Arztes, um den Beischlaf zu ermöglichen und nach und nach schmerzlos zu machen. — In hartnäckigen Fällen wandte man früher Erweiterung des Introitus mit Hegarstiften oder immer weiteren Spiegeln unter Anwendung von lokaler oder allgemeiner Anästhesie an. Von manchen Seiten wurde die Exzision des Hymen empfohlen. Andere rieten zur Erweiterung des Introitus durch Inzisionen jederseits vom Frenulum vulvae, die querüber verzogen und vernäht wurden. Das souveräne Mittel jedoch, um die krampfhafte Zusammenziehung der Beckenbodenmuskulatur aufzuheben, ist die Aktion der Antagonisten, d. h. der Bauchmuskeln und des Zwerchfells: die Anstrengung der Bauchpresse. Auf diese Weise wird der Koitus, und die Einführung von Finger oder Spekulum ermöglicht und die psychische Behandlung eingeleitet. — Psychanalyse und Suggestivtherapie in Verbindung mit Luftwechsel,

Bädern, Abhärtungskuren usw. werden dann am ehesten zur definitiven Heilung führen.

D. Die Verletzungen der Scheide.

Verletzungen der Scheide können entstehen:

1. durch unzweckmäßig geformte, zu große oder alte inkrustierte, rauhe oder rissige Pessare, abgebrochene Scheidenrohre oder Bestandteile von Spritzen und anderen Instrumenten und Fremdkörpern, welche onanistischen Zwecken dienten oder Konzeption verhindern oder gar versteckt werden sollten;

2. durch Abtreibungsversuche, Notzucht, zu stürmisch ausgeführten Koitus bei enger, atrophischer Scheide (siehe auch S. 76).

Die dabei auftretende Blutung wird durch Tamponade oder Naht gestillt. Starke Verletzungen hinterlassen Narben, welche die Scheide verziehen oder verengen können. Bei Infektion bilden sich paravaginale Abszesse.

E. Fremdkörper in der Scheide.

1. Pessarien. Sie können bei manchen Frauen jahrelang ohne irgendwelche Schädigung in der Scheide liegen bleiben, während bei anderen ein kurzer Aufenthalt genügt, um Reizung und Verletzung zu erzeugen. Die Art der Scheidenflora sowie die relative Größe und die Form des Pessars sind dabei ausschlaggebend. Verursachen zu große oder in ihrer Form nicht passende Pessare durch örtlichen Druck Epitheldefekte, so können daraus infolge von Infektion Geschwüre entstehen. Kommt es jetzt zu starken Granulationen, so umwuchern sie den Ring; mit der Zeit bilden sich die Granulationen zu festem Bindegewebe um, und der Ring ist solide eingewachsen. Wenn die Usur aber in die Tiefe greift, so können Perforationen in den Mastdarm, die Blase, selbst das Peritoneum eintreten.

2. Zu onanistischen Zwecken oder von fremder Hand in böswilliger Absicht oder zur Verhütung von Konzeption oder Vermeidung von Treubruch eingeführte Fremdkörper. Die sonderbarsten Gegenstände figurieren darunter, wie Schwämme, Nadelbüchsen, Salbentöpfe, Gläser, Spulen, Pfeifenköpfe, Käfer, Tannenzapfen usw.

Alle diese Dinge können ausnahmsweise einheilen, und dabei alle Symptome fehlen. In der Regel jedoch verursachen sie starken eitrigen, oder blutigen, mitunter übelriechenden Ausfluß; häufig auch Schmerzen.

Die Entfernung ist manchmal durchaus nicht einfach und leicht. Gelingt es auch Verwachsungen blutig zu durchtrennen, so haben sich nicht selten um den Fremdkörper narbige Verengerungen der Scheide gebildet, die größere Inzisionen und Vorbereitungen erfordern. Nach gelungener Entfernung heilen die zurückbleibenden Wunden unter aseptischen Spülungen rasch aus.

F. Die Scheidenfisteln.

1. Die Harnscheidenfisteln.

Die Urogenitalfisteln entstehen unter der Geburt, wenn bei räumlichem Mißverhältnis zwischen Becken und kindlichem Kopf dieser nach dem Blasensprunge lange Zeit gegen die Schamfuge angedrückt wird, und Wandteile der Harnwege und des Geburtsschlauches der Drucknekrose anheimfallen. Selten kommt eine Fistel zustande durch Abgleiten oder irriges Einführen des Perforatorium oder scharfen Hakens oder eines anderen Instrumentes. Gelegentlich bringt auch etwa ein schlecht passendes oder zu lange liegen gebliebenes Pessar oder ein anderer Fremdkörper die Blasenscheidenwand zur Nekrose; Perforation eines Blasensteines oder Durchbruch eines anteuterinen Abszesses in Blase und Scheide zugleich sind Raritäten. Ziemlich häufig dagegen bleiben Fisteln nach chirurgischen Eingriffen zurück, sei es, daß nach einer Kolpozystotomie behufs Entfernung eines Blasensteines oder einer Neubildung oder wegen hartnäckiger Zystitis die Wunde nicht völlig verheilte, sei es, daß bei Uterus- oder Adnexoperationen eine unbeabsichtigte Verletzung der Harnwege übersehen oder ungenügend genäht wurde.

Man unterscheidet (s. Abb. 60 und 61):

    1. Blasenscheidenfistel;
    2. Harnröhrenscheidenfistel;
    3. Harnleiterscheidenfistel;
    4. Blasenzervikalfistel;
    5. Harnleitergebärmutterfistel.

Bei weitem am häufigsten sind die Blasenscheidenfisteln. Sitzt eine solche so hoch oben, daß die vordere Muttermundslippe ihren oberen Rand bildet, so nennt man sie oberflächliche Blasengebärmutterscheidenfistel; ist dabei auch noch die vordere Muttermundslippe weggequetscht, so spricht man von tiefer Blasengebärmutterscheidenfistel.

Symptome. Die Haupterscheinung ist der unwillkürliche Abgang von Urin. Bei reinen Harnröhrenfisteln allerdings wird er in der Blase gehalten und fließt nur während der Exurese über Introitus und Vulva herunter. Bei Blasenscheidenfisteln, wenn sie klein sind, besteht auch oftmals und in gewissen Stellungen oder bis zu einem gewissen Füllungszustande der Blase ein ventilartiger Verschluß. Zervikalfisteln entleeren den Urin aus dem Muttermund. Harnleiterfisteln sind nur einseitig, deshalb kann, neben dem beständigen Urinträufeln aus der Scheide, auch willkürlich Urin gelassen werden.

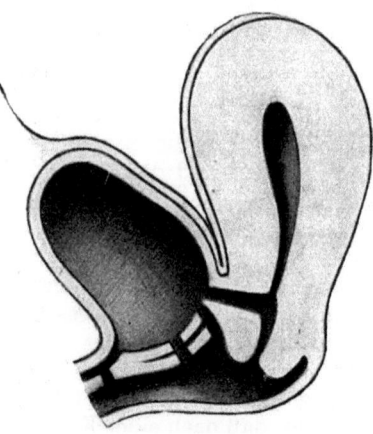

Abb. 60.
1. Blasen-Zervikalfistel.
2. Oberfl. Blasen-Gebärmutter-Scheidenfistel.
3. Blasen-Scheidenfistel.
4. Harnröhren-Scheidenfistel.

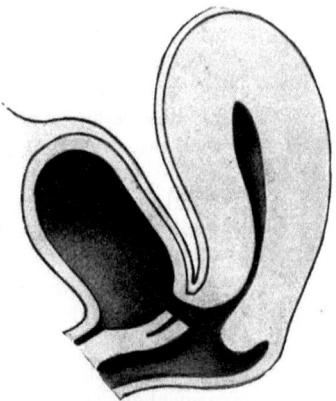

Abb. 61.
Tiefe Blasen-Gebärmutter-Scheidenfistel.

Bald zersetzt sich der Urin, die Phosphate fallen aus und bilden Konkremente. Die Kranke, deren äußere Genitalien und Schenkel beständig benetzt, deshalb gerötet und wund sind, verbreitet einen für sie und die Umgebung widerlichen ammoniakalischen Geruch. — Die Menstruation tritt häufig erst sehr lange Zeit nach der Geburt, bei welcher die Fistel entstanden war, wieder ein, bleibt unregelmäßig und spärlich, doch kommt trotzdem Konzeption dabei nicht selten vor.

Befund und Diagnose. Die Untersuchung entscheidet, ob unwillkürlicher Urinabgang Folge einer Fistel ist oder auf mangelhaftem Schlusse des Sphincter vesicae beruht.

Eine große Fistel wird der untersuchende Finger sofort finden; ein durch die Harnröhre eingeführter Katheter ist dabei mit Leichtigkeit in die Scheide zu leiten. Meist fühlt der Finger die vordere Scheidenwand kurz, buchtig, unregelmäßig verzogen und in der Umgebung der Fistel starr und verdickt. Die Ränder der Öffnung selbst sind gewöhnlich dünn und scharf; bei größeren Fisteln oft ganz unbeweglich, als ob sie mit der Beckenwand verwachsen wären; die hochrote Schleimhaut der Blase tritt etwas aus der Fistel heraus. — Kleine Fisteln sind manchmal gar nicht zu fühlen und häufig auch sehr schwierig ansichtig zu machen. Man bringt die Frau in Steinschnitt- oder Knieellenbogenlage und entfaltet die Scheide möglichst gut mit Rinnenspiegeln. Gelingt es nicht, trotz Zuhilfenahme von Haken und Sonde die kleine Fistel zu entdecken und bloßzulegen, so spritzt man durch den Katheter etwa 100 g — die Blase erleidet durch Nichtgebrauch Schrumpfung — einer gefärbten, indifferenten, sterilen Flüssigkeit (z. B. schwacher Lösung von hypermangansaurem Kali, oder mit einer Anilinfarbe tingierter $1^0/_0$'iger Borsäurelösung) in die Blase und gewärtigt, ob sie in der Scheide erscheine. Gewöhnlich ist dies sehr rasch der Fall. Nur durch eine sehr feine Fistel mit unregelmäßigem Verlaufe wird die Flüssigkeit erst nach Lagewechsel oder Entfaltung und Verziehung in dieser oder jener Richtung zum Vorschein kommen. Ist die Öffnung, durch welche sie sickert, nicht genau festzustellen, so bedeckt man nach gründlichem Abtupfen die betreffende Gegend mit Filtrier- oder Löschpapier und beobachtet, welcher Punkt sich zuerst färbe. — Bei Blasenzervikalfisteln fließt das gefärbte Wasser aus dem Muttermunde heraus. — Harnleiterscheidenfisteln sitzen in seitlichen Narben. In die Blase eingespritzte Flüssigkeit gelangt dann natürlich nicht in die Scheide. Der Urin fließt mitunter deutlich tropfenweise ab. Im Kystoskop sieht man nur durch den unverletzten Ureter Urin abgehen. Gelingt es, einen Ureterenkatheter in die vernarbte Wunde einzuführen und fließt Harn aus ihm ab, so besteht kein Zweifel mehr über die Diagnose. — Subkutane Injektion einer Anilinfarbelösung in Wasser oder Verschlucken einer Methylenblaupille gibt uns auch Aufschluß. Wenige Minuten danach wird bei Harnleiterscheidenfistel gefärbter Urin aus dem Scheidengewölbe abfließen. Besteht Harnleitergebärmutterfistel, so kommt die gefärbte Flüssigkeit selbstverständlich aus dem Muttermund. Mitunter besteht zur gleichen Zeit ein Loch in der Blase. — Aus Harnröhrenfisteln fließt in die Blase gebrachte Flüssigkeit nur während der willkürlichen Urinentleerung in den unteren Teil der Scheide hinein.

Die Abtastung der inneren Genitalien muß wegen der hinderlichen Scheidennarben oftmals durch den Mastdarm vorgenommen werden. Dabei findet man entsprechend der Amenorrhöe den Uterus häufig atrophisch.

Therapie. An und für sich stellt eine solche Fistel weniger eine eigentliche Krankheit als ein Gebrechen dar, das allerdings durch Komplikationen (Zystitis, Pyelonephritis, Steinbildung) zu einem ernsten Leiden werden kann. Bis zur Vernarbung der Geburts- bzw. Operationswunden, ja bis zur vollständigen Rückbildung der Genitalien darf man bei kleinen Fisteln die Hoffnung auf spontane Heilung durch Verklebung der Ränder und Narbenschrumpfung nicht aufgeben. Wo Granulationsbildung vorhanden ist, wird der Verschluß manchmal durch Ätzung mit Höllensteinstift begünstigt; auch Einlegen eines Verweilkatheters in die Blase wirkt mitunter fördernd auf die Heilung.

Die Operation soll erst nach vollständiger Involution, nicht vor Ablauf von 8 Wochen, und nur bei möglichst gutem Allgemeinbefinden, jedenfalls nie bei fiebernden Frauen ausgeführt werden. Ausheilung allfälliger Zystitis, womöglich auch starker Exkoriationen an den äußeren Genitalien und Oberschenkeln, Reinigung der Fistelumgebung von Konkrementen, Erweiterung der Harnröhre bei Verengerung müssen vorausgeschickt werden. Bei stark narbig geschrumpfter Scheide kann durch mehrmaliges Einlegen eines Kolpeurynters oder nur eines großen Gazetampons Raum und Zugang zum Operationsfeld geschaffen werden.

Ausführung. Freilegung der Fistel durch Herunterziehen der Portio und Entfaltung der Scheide mittels breiter Rinnen und Halter; Sichtbarmachung ihrer Ränder durch Anspannen und Fassen mittels Häkchen und Hakenzangen. Wo starke Narben die Fistelränder fixieren und das Herankommen erschweren, werden sie eingeschnitten. Bei sehr hochliegenden Fisteln bietet die Knieellenbogenlage Vorteile; sonst liegt die Frau in Steinschnittlage und wird narkotisiert.

Anfrischung mit einem dünnen, spitzen, sehr scharfen Messer. Einstich $1/2-1$ cm vom Fistelrande entfernt, Ausstich unmittelbar vor der Blasenschleimhaut. Umschneidung der ganzen Fistel in dieser Messerstellung in mehreren Zügen, so daß ein zusammenhängendes Randstück als Ring herausfällt und ein flacher Trichter mit der Fistel in der Mitte entsteht (Abb. 62). Meist ist die Öffnung quer-oval, unter Umständen jedoch auch schief oder längs-oval. Die Blasenschleimhaut darf nicht angeschnitten werden; sonst blutet sie fast unstillbar. Befindet sich der Ureter in der Nähe, so muß er mit einer Sonde markiert und sorgfältig geschont werden.

Naht mit Seide oder Katgut. Einstich $1/2$ cm vom Wundrand entfernt, Ausstich vor der Blasenschleimhaut, Abstand der Nähte $1/2$ cm (Abb. 63). Sorgfältiges, nicht zu festes Knüpfen. — Lockerer Jodoformgazetampon auf die Wunde.

Einlegen eines Dauerkatheters bietet nur Vorteile, wenn der Urin noch zersetzt ist; sonst läßt man die Frau gleich spontan urinieren, bzw. katheterisiert, wenn nötig, zwei bis dreistündlich.

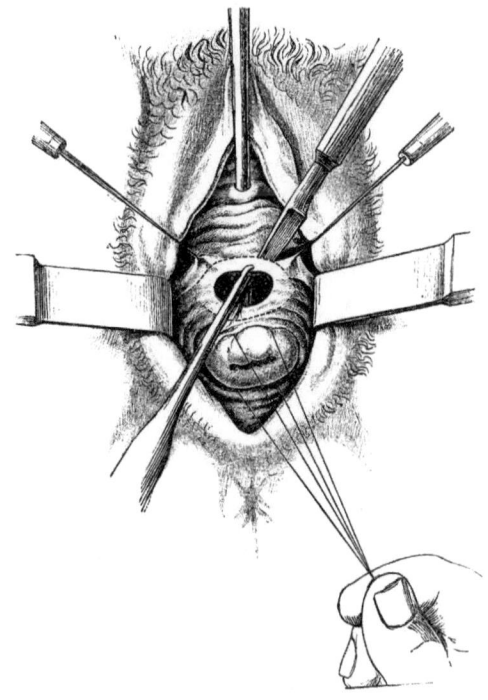

Abb. 62. Anfrischung einer Blasenscheidenfistel. (Nach Simon.)

— Erfolgt ein eintravesikale Blutung wegen Schleimhautverletzung, so fruchten Eiswassereinspritzungen nichts; nur Umstechung mit oder ohne Wiedereröffnung der Naht kann die Blutung zum Stehen bringen.

Die Methode der Lappenspaltung bietet besonders dann Vorteile, wenn das Gewebe zur Anfrischung knapp ist: Streckung der Fistel in ihrer Längsrichtung. Einschnitt in den Fistelsaum beiderseits; Eindringen zwischen Blasen- und Scheidenwand, so daß beide auf ca. 2 cm rings um die Fistel herum voneinander abgelöst werden; dann Vernähung zuerst der Blase durch versenkte Katgutnähte und darüber der Scheide.

Entfernung der Nähte am 8.—10. Tage. Ist Heilung nicht zustande gekommen, so warte man wenigstens 4 Wochen ab, bevor man zum zweitenmal operiert. Mitunter zeigt sich nach der Operation Insuffizienz des Sphincter vesicae. Sie kann mit der Zeit und unter Anwendung von Bädern, Waschungen, zeit-

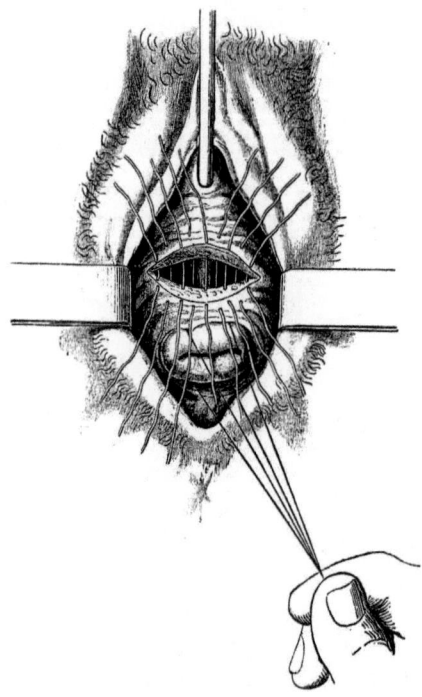

Abb. 63. Naht der Blasenscheidenfistel. (Nach Simon.)

weisem Einlegen eines Katheters oder durch operative Verengerung der Harnröhre (s. S. 97) beseitigt werden.

Harnröhrenfisteln sind nach der Anfrischung leicht zu schließen; ausgedehnte Defekte müssen möglichst durch Entlehnung von Lappen aus der Nachbarschaft geschlossen werden. In der Regel stellt sich über kurz oder lang die Kontinenz wieder her.

Zervixfisteln werden durch tiefe Spaltung des Zervikalkanals oder besser durch Ablösung der Cervix von der Blase frei gelegt; dann wird zuerst die Blase für sich, hierauf Cervix und Scheide vernäht.

Ist eine Fistel zu steif und unbeweglich, oder der Defekt zu groß, so daß eine Vereinigung der Ränder nicht angeht, so kann man zunächst nur einen Teil schließen und den Rest auf eine spätere Operation verschieben. Zur Deckung sehr großer Defekte hat man auch Lappen der Scheidenwand von einem Fistelrande aus unterminiert und über die Öffnung herübergezogen. Oder man benutzte den Uterus zur Ausfüllung: nach Verschluß des Muttermundes durch Anfrischung und Vernähung wird der Douglas eröffnet, der Uterus retroflektiert, herausgestülpt, auf die angefrischten Fistelränder aufgenäht und hierauf ein neuer Muttermund am Fundus herausgeschnitten und seine Ränder umsäumt (Freund). Zweckmäßiger erscheint es nach Hofmeier, einen flachen Lappen aus der vorderen Zervikalwand abzuschälen und diesen zur Deckung zu benützen. Bei innig mit dem Knochen verwachsenen Fistelrändern hat man sie von einem suprasymphysären Querschnitt aus stumpf abgelöst (Fritsch, Schauta). Für den Fall, daß die Fistel von der Scheide her sehr schwer zu erreichen und ganz unbeweglich ist, empfiehlt Trendelenburg die Blase von oben zu öffnen und die Fistel von innen her zu schließen.

Erst wenn ein geübter Operateur die natürlichen Harnwege nicht wiederherzustellen imstande ist, macht man die Kolpokleisis, d. h. man verschließt nach zirkulärer Anfrischung die Scheide, so daß Urin und natürlich auch Uterussekrete und Menstrualblut gezwungen sind, ihren Ausweg durch die Fistel in die Blase und durch die Harnröhre nach außen zu suchen. Sind aber Harnröhre und Sphincter vesicae zerstört, so daß Inkontinenz bestünde, so kann nach Vernähung der ganzen Vulva eine Scheidenmastdarmfistel angelegt werden (Obliteratio vulvae rectalis). Bei inoperabler Blasengebärmutterfistel wird der Muttermund angefrischt und vernäht (Hysterokleisis).

Für den Verschluß der Harnleiterfisteln sind in den letzten Jahren zahlreiche Verfahren angegeben worden. Liegt die Fistel nahe der Scheide, so kann sie per vaginam angegriffen werden; sonst muß man ihr nach Ausführung der Laparotomie oder extraperitoneal nach Einschnitt oberhalb des Lig. Poupartii, beizukommen suchen. Die Operation besteht in der Einnähung des Ureters in eine künstliche Öffnung der Blase. Straffe Narbenbildung erschwert dabei das Heranziehen des Ureters zwecks Einpflanzung in die Blase. — Gelingt die Operation nicht, so kommt die Unterbindung des Ureters in Frage. In der Mehrzahl der so operierten Fälle kam es zur Schrumpfung der Niere und Einstellung der Sekretion. Doch darf man sich auf diesen

Erfolg nicht verlassen. Deshalb erscheint es besser, von vornherein die Niere der betreffenden Seite zu exstirpieren. Ist die andere Niere krank, so beschränkt man sich auf Anlegung einer Blasenscheidenfistel und Kolpokleisis unterhalb derselben.

Bis zur gelungenen Heilung von Urinfisteln, oder wenn Heilung auf keine Weise erzielt werden kann, läßt man die Frau einen Harnrezipienten tragen.

2. Die Kotscheidenfisteln.

Die Kotfisteln (Fistulae stercorales) kennzeichnen sich durch Abgang von Darmgasen und Kot durch die Scheide. Bei sehr kleinen Fisteln kann Kotabgang fehlen oder nur selten eintreten.

Mastdarmscheiden- (Rekto-vaginal) Fisteln entstehen am häufigsten dann, wenn ein Dammriß III. Grades nach der Geburt unvollständig verheilt. Viel seltener sind sie Folge einer direkten Verletzung bei Operationen oder Unglücksfällen. Als Seltenheiten beobachtet man auch Durchbruch des Septum recto-vaginale durch Fremdkörper (schlecht passende Pessare usw.), ferner durch luetische oder tuberkulöse Geschwüre, durch Abszesse, vereiterte Neubildungen usw. Diese Fisteln sitzen mehr oder weniger weit unten und sind mit oder auch ohne Spekulum leicht ansichtig zu machen.

Selten genügt Kauterisation zur Heilung; fast immer muß der operative Weg eingeschlagen werden. Man umschneidet und vernäht von der Scheide aus wie bei Harnfisteln, wobei die Mastdarmschleimhaut wegen sonst heftiger Blutung geschont werden soll; oder man wendet die Lappenspaltungsmethode an, indem man Scheide und Mastdarm von den Fistelrändern aus voneinander loslöst und beide für sich vernäht. Wo der Zugang sehr erschwert ist, kann auch der Mastdarm bis zur Fistel reseziert und das proximale Ende im Anus eingenäht werden. — Bei Fisteln in der Nähe des Sphinkter kommt man am leichtesten zum Ziele, wenn man den Damm bis zur Fistel spaltet und darauf die Lawson-Taitsche Operation anschließt, als ob ein kompletter Dammriß vorläge (s. S. 83).

Dünndarmscheiden-(Entero-vaginal)Fisteln sind sehr selten. Sie kommen am ehesten als Folge direkter Verletzungen bei vaginalen Operationen vor. — Kleine Fisteln heilen nach Kauterisation oder nach Anfrischung und Naht. Bei einer größeren, welche einen wirklichen Anus praeternaturalis darstellt, muß der Darm entweder von der Scheide oder von der Bauchhöhle aus zunächst aus seinen Verwachsungen ausgelöst und hierauf direkt verschlossen werden.

G. Die Geschwülste der Scheide.

Scheidenzysten entstehen meist aus Resten der Gartnerschen (Wolfschen) Gänge, welche beiderseits neben der Scheide

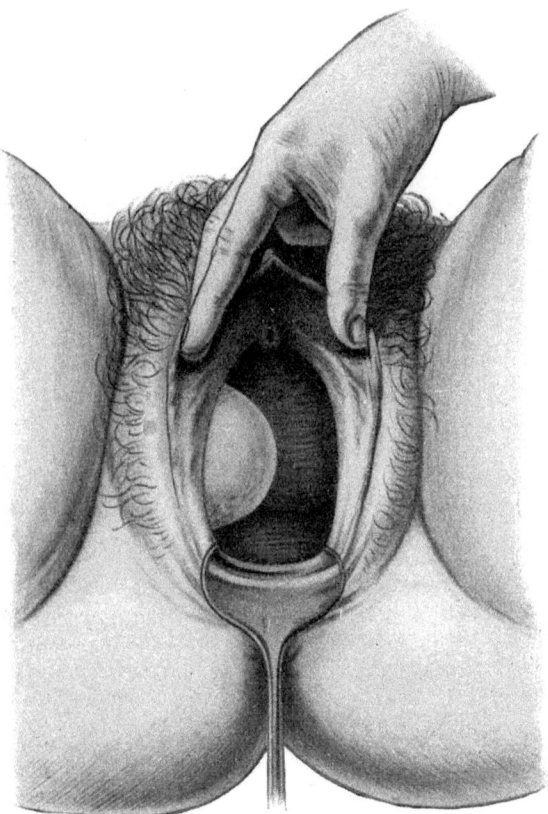

Abb. 64. Scheidenzyste, rechts hinter dem Introitus.

bei Neugeborenen noch zu finden sind. Vielleicht können sie auch Rudimente des einen, verkümmerten Müllerschen Ganges darstellen. Seltener haben sie sich aus Drüsen der Scheidenschleimhaut gebildet, oder aus Blutergüssen in oder neben der Scheidenwand. — Sie können bis gänseeigroß werden, sitzen gewöhnlich

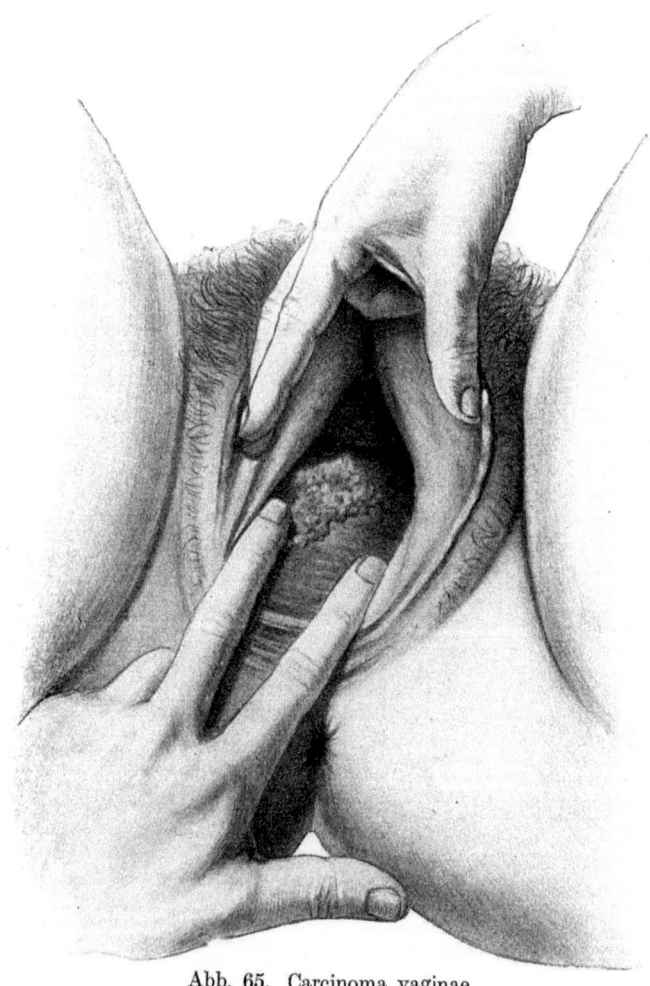

Abb. 65. Carcinoma vaginae.

seitlich (s. Abb. 64), oder vorn und dringen nicht tief ins paravaginale Gewebe ein. Sie sind von normaler Schleimhaut bedeckt; bei größeren Zysten ist letztere aber so dünn und gespannt, daß der Inhalt bläulich durchschimmert. Einfache Endothelschicht kleidet sie aus; ihr Inhalt ist meist schleimig und trüb; seltener wässerig hell. — In der Regel entdeckt man sie zufällig. Nur wenn größere Zysten nahe am Introitus sitzen, verursachen sie Drang- und Druckgefühl. — Eine prall-elastisch vorspringende, dünnwandige, nicht empfindliche, weißlich oder bläulich durchschimmernde Zyste in der Scheidenwand ist stets eine Scheidenzyste und kann nicht wohl Anlaß zu Verwechslung geben. — Viele Scheidenzysten heilen nach bloßer Inzision dauernd aus. Doch ist man nur nach Ausschälung vor Wiederanfüllung gesichert. Geht die Ausschälung nicht an, so kann man ein möglichst großes Stück der Wandung exzidieren und die Schnittränder umsäumen.

Schleimpolypen der Scheide sind sehr selten.

Myome der Scheide kommen ebenfalls selten vor und erreichen nur ausnahmsweise beträchtlichere Größe. Da sie fast immer gestielt sind, ist ihre Entfernung meist leicht.

Karzinom entsteht nicht oft primär in der Scheide; Prädilektionssitz ist die hintere Wand in der Nähe der Portio. Es beginnt als knoten- oder pilzförmige Wucherung, mitunter mit papillärem Charakter (Abb. 65); beim Zerfall bildet sich ein Geschwür mit harten, wulstigen Rändern. Seltener breitet sich die Neubildung diffus aus; in der Regel frißt sie in die Tiefe und befällt Mastdarm, Blase, Uterus. — Vermehrter Ausfluß, Blutungen, Jauchung machen oftmals erst in vorgeschritteneren Stadien auf die Neubildung aufmerksam; Schmerzen kommen meist nur beim Übergang auf die Nachbarschaft hinzu. — Diagnose und Unterscheidung von luetischen Geschwüren, die ähnlich aussehen, bringt die mikroskopische Untersuchung. — Die Prognose ist schlecht, weil Narbenrezidive auch nach gründlicher Exzision meist bald wieder auftreten und die Drüsen früh infiziert werden. — Die Therapie hat eine möglichst vollständige Entfernung der Neubildung zu bezwecken. Man pflegt nicht bloß das ganze Scheidenrohr, sondern auch den Uterus mit zu entfernen. Die Dauerresultate sind bis jetzt schlecht, wenn nicht Bestrahlung zu Hilfe kommt.

Sarkome der Scheide, an sich sehr selten, wurden am häufigsten bei Kindern oder Neugeborenen beobachtet. Sie treten meist in Form polypöser oder traubiger Wucherungen auf, ergreifen rasch die Umgebung und die Drüsen, was die Prognose sehr schlecht macht. Einige Fälle im Kindesalter sind indes mit längerem Dauererfolge operiert worden.

IV. Die Erkrankungen des Uterus.

Anatomische Vorbemerkungen.

Nach den Altersstufen zeigt der Uterus nicht bloß Veränderungen der Größe, er wechselt auch seine Gestalt, besonders das

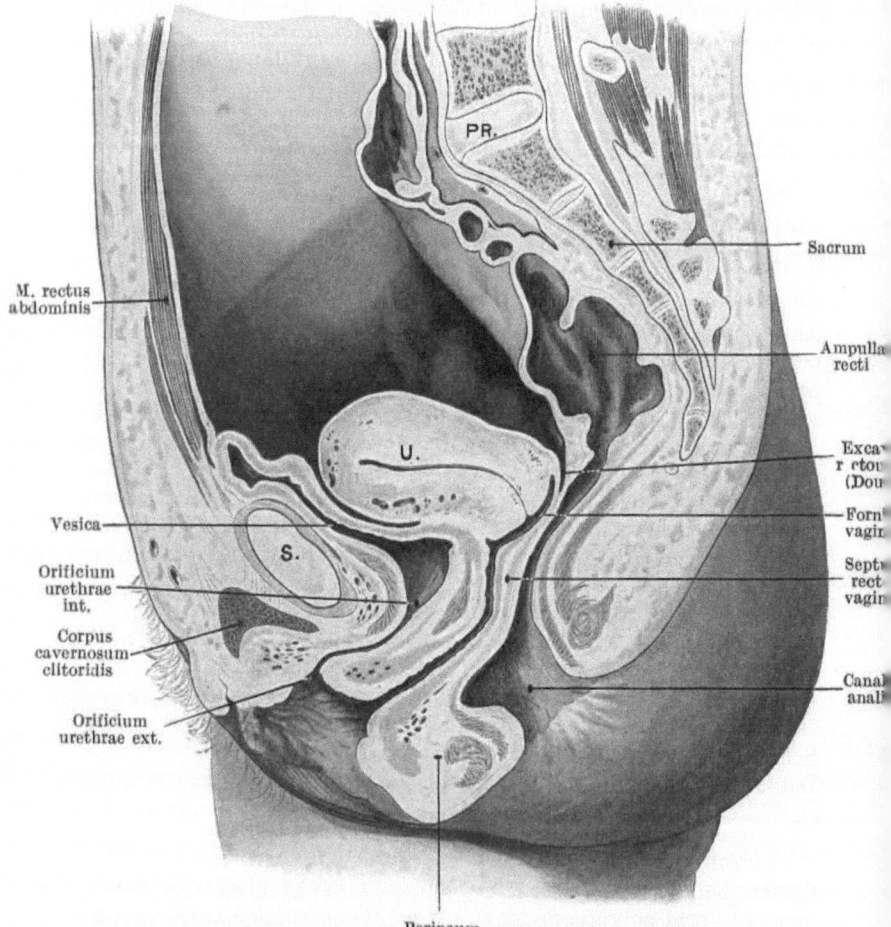

Abb. 66. Medianschnitt durch das Becken eines 21 jährigen Weibes. Peritonaeum grün. Gefrierschnitt aus der Basler Sammlung. *S.* Symphyse. *U.* Uterus. *Pr.* Promontorium.

Verhältnis zwischen Korpus und Cervix (Collum). Beim Neugeborenen und Kind überwiegt der Halsteil stark hinsichtlich Länge und Dicke (Abb. 51). Gegen die Pubertät zu wächst vorzüglich das Korpus, die Grenze zwischen ihm und dem Collum, d. h. der innere Muttermund verschiebt sich nach unten; bei der Jungfrau übertrifft der Körper den Halsteil schon etwas an Massigkeit; durch die Geburt nimmt dies Verhältnis noch mehr zu, das Korpus wird massiger, plumper, rundlicher (Abb. 66); nach der Menopause schrumpft die Gebärmutter in toto zusammen, oft verschwindet die Cervix ganz und stellt das Korpus ein unscheinbares Gebilde von Zwetschgengröße dar.

Der ausgewachsene jungfräuliche Uterus ist etwa 8 cm lang, am Übergang des Halses zum Körper leicht nach vorn gebogen, auf der Vorderfläche abgeplattet. Der die Tubenansätze überragende Teil heißt Fundus. Die Grenze zwischen Körper- und Halsteil wird durch eine leichte Verdünnung (die Taille) und durch den inneren Muttermund gekennzeichnet. Der unterste, in die Scheide hineinragende Teil ist die Portio vaginalis. Durch die Geburt entstehen seitliche Einrisse im Muttermund; er wird dadurch größer, zweilippig, klaffend. Nach Abort oder Frühgeburt, oft auch im Laufe vieler Jahre nach normaler Geburt, stellen sich wieder fast jungfräuliche Verhältnisse her.

Das Bauchfell bedeckt die vordere Fläche des Uterus bis zur Höhe des inneren Muttermundes (Abb. 66), läßt sich jedoch 2—3 cm weit nach oben zu leicht ablösen. Unter Bildung der Excavatio vesico-uterina tritt es vom Uterus auf den Blasengrund über. Hinten überzieht es den Uterus nicht bloß auf seiner ganzen Länge, sondern geht auch noch 1—3 cm weit auf das hintere Scheidengewölbe über, bevor es sich auf Mastdarm und hintere Beckenwand umschlägt und die Excavatio recto-uterina s. Douglasii bildet. — An den Seitenkanten vereinigen sich vordere und hintere Peritonaealbedeckung des Uterus zu den Ligg. lata. Der untere, vom Peritonaeum nicht bedeckte Abschnitt des Uterus steckt im lockeren Beckenbindegewebe, dem Parametrium, in welchem die zum Uterus verlaufenden Blut- und Lymphgefäße und Nerven liegen.

Am Abgang der Tube entspringt auch das Lig. rotundum und verläuft im Lig. latum, das vordere Blatt erhebend, nach außen, dann nach vorn zum Leistenkanal heraus und strahlt in die große Schamlippe aus. Ebenfalls vom Tubenwinkel, etwas hinter dem Lig. rotundum, geht das Lig. ovarii ab. —

Das Collum uteri ist bei der erwachsenen Frau 3—4 cm lang. Die Portio trägt das gleiche mehrschichtige Plattenepithel wie die

Scheide. Am Muttermund setzt es scharf ab gegen das Epithel des Zervikalkanals.

Zwischen Collum und Corpus uteri liegt ein etwa $^1/_2$—1 cm langer Abschnitt, der in seinem Aufbau einen Übergang vom einen zum anderen darstellt und als **Isthmus uteri** bezeichnet wird. Die Schleimhaut ist hier dünner als im Korpus, ihre spärlichen Drüsen sind mager und ganz schräg verlaufend. Die Muskelfasern der Wandung sind zahlreicher als in der Cervix, aber sie erreichen noch nicht das starke Übergewicht über das Bindegewebe wie im Korpus. Der scharfe Übergang des hohen Zervikalepithels gegen das niedrige der Korpusschleimhaut bezeichnet deutlich die untere Grenze des Isthmus (Os histologicum). Seine obere Grenze ist nur unbestimmt begrenzt durch die festere Anheftung des Peritonaeum (Os anatomicum) vorn.

Die Hauptmasse des Uteruskörpers besteht aus glatter Muskulatur. Jede Hälfte besitzt ihre Gefäß- und Nervenversorgung, die nur durch Anastomosen miteinander verbunden sind.

Das 6—8 cm lange **Cavum uteri** ist von einer dicken **Schleimhaut** ausgekleidet. Sie ist von zahlreichen tubulösen Drüsen durchzogen und trägt einschichtiges Zylinderepithel, welches im Geschlechtsalter der Frau nach dem Muttermund zu flimmert. Genaueres ist S. 22 nachzulesen. Vordere und hintere Uteruswand liegen so nahe aneinander, daß zwischen ihnen nur ein kapillärer Raum bleibt, in welchem etwas Sekret der Utrikulardrüsen liegt.

Die **Schleimhaut** des spindelförmigen **Zervikalkanals** trägt einschichtiges hohes Zylinderepithel, dessen Kerne ganz basal gestellt sind. Sie zeichnet sich aus durch die **Plicae palmatae**, Schleimhautfalten, welche beiderseits von einer vorderen nach einer hinteren Rhaphe girlandenartig verlaufen (Arbor vitae). Zwischen den Plicae münden die zahlreichen, stark verzweigten, tubulösen und azinösen Drüsen, welche das zähschleimige Zervikalsekret absondern.

Im Stehen der Frau, wenn Blase und Mastdarm entleert sind, verläuft die Längsachse des Corpus uteri annähernd horizontal und schneidet die Achse der Scheide in spitzem Winkel. Die Cervix uteri biegt von ihr mehr oder weniger stark nach unten ab. Der äußere Muttermund liegt auf der Höhe des Steißbeins; der Fundus uteri erreicht kaum die Conjugata vera. — Die sich füllende Blase drängt den Uterus etwas nach hinten und richtet das Korpus auf; große Kotballen im Rektum verlagern den Uterus nach vorn und oben. Solange der Bandapparat gesund ist, nimmt der Uterus aber stets nach Entleerung von Blase und Mastdarm die Ausgangslage wieder ein.

Der Levator ani oder das Diaphragma pelvis bildet einen Abschluß der Beckenhöhle nach unten und ist aus quergestreiften Muskelzügen zusammengesetzt. Letztere entspringen beiderseits an der vorderen und seitlichen Beckenwand in Linien, die seitlich von der Schamfuge beginnend über die M. obturatorii interni hinweg nach den Spinae ischii ziehen (Abb. 67). Sie verlaufen nach hinten zu konvergierend und vereinigen sich von beiden Seiten vor, z. T. hinter dem Rektum, letzteres schlingenartig umfassend, zum größten Teil aber setzen sie sich an der unteren Hälfte des

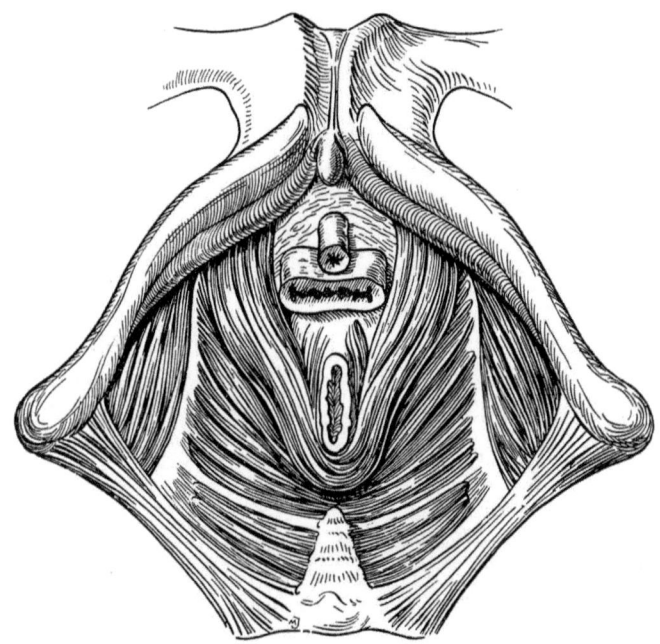

Abb. 67. Musculus pubo-rectalis, d. i. vorderste Partie des Levator ani und Levator ani.

Kreuzbeins und am Steißbein an. Es sind die vom Os pubis entspringenden Fasern, welche das Rektum umfassen; sie werden deshalb auch besonders als M. pubo-rectalis bezeichnet (Abb. 67). Die zum Kreuz- und Steißbein verlaufenden Anteile des Levator entsprechen den seitlichen Schwanzbewegern bei Vierfüßern. Die hinterste Partie, die von der Spina ischii zum Steißbein verläuft, heißt M. coccygeus. Der ganze Levator ani ist stark nach unten ausgebaucht, so daß man beim Einblick ins Becken in einen Trichter hineinsieht, dessen hintere Wand viel höher ist als die vordere und der nach vorn abgebogen ist. Dadurch, daß die Muskelfasern an der vorderen Beckenwand erst in einiger Entfernung von der Mittellinie entspringen, entsteht eine Lücke im Diaphragma für den Durchtritt von Harnröhre, Scheide und Mastdarm, der Hiatus genitalis.

Die Organe des kleinen Beckens besitzen ihren autonomen Haftapparat. Zunächst sind sie von einer dünnen bindegewebigen Hülle überzogen, die man als Fascia propria bezeichnen

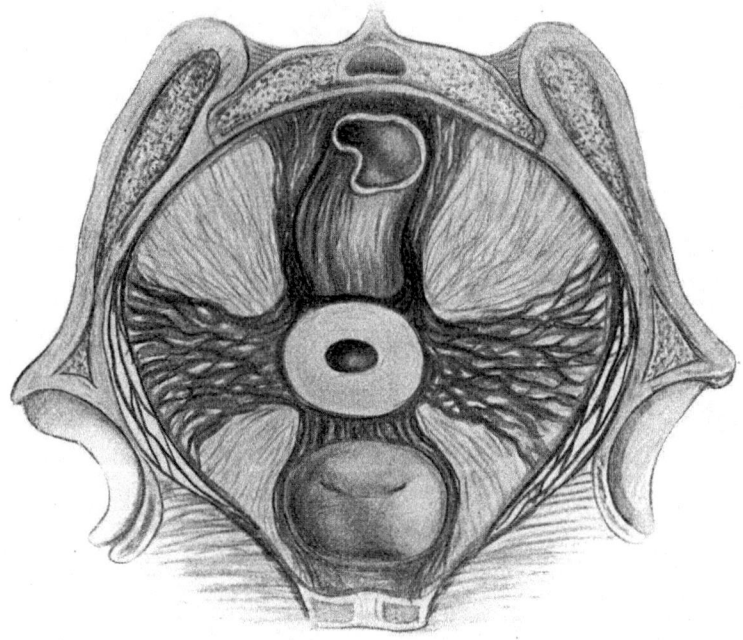

Abb. 68. Der Haftapparat der Beckenorgane. Ligg. pubo-vesicalia, vesico-uterina, sacro-uterina, cardinalia.

kann. Diese geht von der Fascia endopelvina (Tela subserosa der Anatomen) aus, welche die ganze Beckenhöhle auskleidet und die Verbindung mit der Serosa vermittelt. An bestimmten Stellen verdichtet sich die Faszie zu festen bindegewebigen Strängen, die als Haftmittel für die Organe dienen. Durch solche Verdichtungen ist die Blase an die Schamfuge und anderseits an die Cervix und an das vordere Scheidengewölbe befestigt (s. Abb. 68). Die Cervix ihrerseits und die Scheidengewölbe stecken in einem Bindegewebslager (Parametrium), das starke Verdichtungen beiderseits in der Basis der Lig. lata nach der seitlichen Beckenwand (Lig. cardinalia) und hinten beiderseits ums Rektum herum nach dem Kreuzbein (Lig. sacro-uterina) aussendet. Auf diese Weise entsteht ein zusammenhängendes Lager fester Bindegewebszüge, die das Becken von vorn nach hinten und von einer Seite nach der anderen durchziehen und ringsum in die Beckenfaszie auslaufen. In der Kreuzungsstelle steckt die Cervix mit den Scheidengewölben.

Dieses subperitonaeale Bindegewebslager bildet ein weiches elastisches Polster zwischen Peritonaealhöhle und Beckenboden (siehe

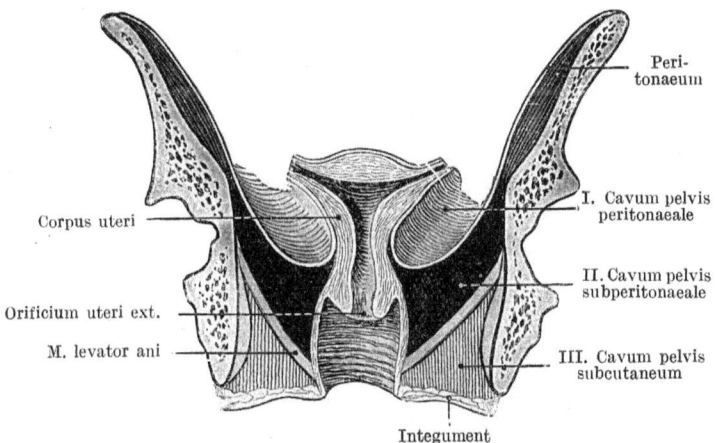

Abb. 69. Schematischer Frontalschnitt durch das weibliche Becken, welcher die drei „Etagen" des Beckens (Cavum pelvis peritonaeale, Cavum pelvis subperitonaeale und Cavum pelvis subcutaneum) zeigt.
(Aus A. Martin, Pathologie und Therapie der Frauenkrankheiten.)

Abb. 69). Zusammen mit den angefüllten Blut- und Lymphgefäßen, sowie den Nervengeflechten und Ureteren besitzt es an der Lebenden einen gewissen Turgor, der nach dem Tode verloren geht. Solange es gut funktioniert, wird es durch den gesteigerten Druck von oben und den Gegendruck der Beckenbodenmuskulatur wohl angespannt, zusammengepreßt und vorgewölbt; aber immer hebt es sich wieder und kehrt in seinen früheren Zustand zurück.

Bei Neugeborenen und Mädchen sind diese faszialen Verdichtungen kaum schwach angedeutet; sie entwickeln sich erst in der Pubertätszeit.

Die Gefäßversorgung ist in Abb. 134, S. 247 dargestellt.

Der Ureter tritt, über den M. psoas und die großen Gefäße verlaufend, an der Hüftkreuzbeinfuge ins kleine Becken ein, zieht, der seitlichen Beckenwand anliegend, nach vorn und unten, ins Parametrium hinein über das vordere-seitliche Scheidengewölbe hinweg zur Blase (Abb. 134). Ungefähr in der Höhe des inneren Muttermundes überbrücken die Art. uterina und die entsprechenden Venen den Ureter in scharfem Bogen. Der Ureter liegt dort ganz nahe der Seitenkante des Uterus.

Die Lymphdrüsen, nach welchen das reiche Lymphgefäßnetz der Genitalien führt, können in 4 Gruppen zusammengefaßt werden; Abb. 70 gibt eine schematische Übersicht.

1. Die Glandulae inguinales (Leistendrüsen), zu denen die Lymphwege der äußeren Genitalien und des unteren Drittels der Scheide sowie des Lig. rotundum führen.

2. Die Glandulae hypogastricae zwischen Iliaca und Hypogastrica. Sie nehmen die Lymphe aus dem oberen Teil der Vagina und dem Collum uteri auf und stehen mit den Glandulae iliacae, die außen an den großen Gefäßen liegen, in Verbindung.

3. Die Glandulae sacrales an den seitlichen Kreuzbeinflächen. Sie erhalten die Lymphe des Collum uteri durch die Ligg. sacro-uterina.

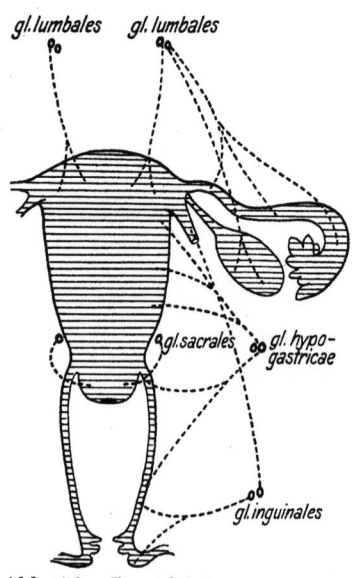

Abb. 70. Lymphdrüsensystem der Genitalien.

4. Die Glandulae lumbales im Teilungswinkel der Aorta und an den Iliacae. Sie nehmen Lymphe aus den gesamten inneren Genitalien auf.

Der Intraabdominaldruck und seine Einwirkung auf die Lage der Beckenorgane.

Der Peritonaealsack wird durch die Gesamtheit der Bauchorgane vollständig ausgefüllt. Die Organe liegen seinen Wandungen kapillar an; auch zwischen den einzelnen Organen besteht kapillare Berührung. Die Peritonaealhöhle ist also ein vielverzweigter

Kapillarraum. Wenn wir bei Eröffnung der Bauchhöhle das Peritonaeum zwischen zwei Pinzetten emporheben, um es bei der Inzision außer Bereich der Därme zu bringen, so lüften wir es nicht etwa von den Därmen ab, sondern die sehr verschiebliche Serosa gleitet beim Anziehen über die Därme weg, ohne den kapillaren Kontakt zu verlieren; wir inzidieren dann eine Falte, deren angezogene Blätter kapillar aneinanderliegen, aber beim Anschneiden einer Öffnung sofort gierig Luft zwischen sich einschlürfen, weil sie der äußere Luftdruck, unserem Pinzettenzug entgegen, zusammengepreßt hatte.

Die Gesetze des hydrostatischen Druckes sind auf die Baucheingeweide nicht ohne weiteres anwendbar; einerseits weil der kapillare Kontakt ihnen entgegenwirkt, anderseits, weil die Eingeweide durch ihre Befestigungen untereinander und an der Bauchwand sowohl, wie durch den größtenteils gasförmigen Inhalt in Schwebe erhalten werden. Der Schluß, daß an jeder Stelle des Bauchinnern ein der Höhe der Leibeshöhle an jener Stelle entsprechender Druck laste, ist deshalb nicht berechtigt. Aus den gleichen Gründen kommt auch die Schwere der Organe nicht in vollem Maße zur Geltung.

Die Tela subserosa ist eine so lockere Bindegewebsschicht, daß sie dem Peritonaealsack eine große Beweglichkeit und Unabhängigkeit von den Bauchdecken sichert. Bei Beckenhochlagerung, insbesondere bei Knieellenbogenlage, senkt er sich samt Inhalt der Schwere nach kopfwärts und dehnt die Bauchwand nach oben. Dieser Raumgewinst nach oben gleicht sich durch eine Einziehung am Beckenboden aus. Sein Peritonaeum mitsamt dem Stratum subperitonaeale und den in ihm steckenden Organen wird nach oben verzogen. Wenn jetzt die Orifizien der Scheide, des Mastdarms, der Blase offen stehen oder erweitert werden, so füllt sich der Raum zwischen Stratum subperitonaeale und Muskelboden mit Luft und hebt beide weit voneinander ab.

Ein meßbarer Druck ist in dem Kapillarraum, den die Peritonaealhöhle mit ihren Organen darstellt, nicht vorhanden. Was man unter normalen Verhältnissen als „intraabdominalen Druck" bezeichnet, ist die Summe des Inhaltsdruckes der Baucheingeweide. Er ist abhängig von ihrem Füllungszustande und kann an verschiedenen Stellen verschieden groß sein. Starke Gasansammlung z. B. in einem umschriebenen Darmabschnitt kann ihn an der betreffenden Stelle steigern, oder wenn in linker Seitenlage die Leber auf dem Magen lastet, so ist sein Innendruck erhöht. Die Bauchdecken passen sich dem wechselnden Anfüllungs- und Entleerungszustande der Verdauungsorgane durch die Ingesta und die Defäkation ohne Änderung des Innendruckes automatisch an. Bei den Atembewegungen ist dies selbstverständlich. Auch gegenüber einem langsam zunehmenden Inhalt der Bauchhöhle bei Neubildungen und Aszites erfolgt leicht Anpassung. Selbst die stärkste Anfüllung, z. B. bei hochgradigem Meteorismus läßt sich bezüglich Druckstärke nicht vergleichen mit der Anstrengung der Bauchpresse. Diese kommt deshalb bei der Ätiologie der Vorfälle in erster Linie in Betracht.

Plötzliche Einengung des Bauchraumes durch Anstrengung der Bauchpresse sucht sich durch Raumschaffung auszugleichen. Zum Teil gelingt dies durch Kompression der Darmgase; der Rest strebt, den Bauchraum zu erweitern oder den Inhalt auszutreiben. Je mehr Gas in den Därmen vorhanden ist, um so kleiner ist dieser Rest. Praktisch kommt dies zum Ausdruck in dem geringeren Erfolge der Bauchpresse bei der Defäkation und bei den Preßwehen unter der Geburt, wenn starker Meteorismus besteht.

Die Erweiterung des Bauchraumes wird dadurch ermöglicht, daß die Eingeweide gegen seine Wandungen andrängen und sie auszubauchen suchen. Dabei kommen selbstverständlich die soliden, wenig beweglichen Organe, wie Leber, Milz, Magen, Dickdarm, Mastdarm unter gewöhnlichen Verhältnissen kaum in Betracht; die lang angebundenen Dünndärme sind es, die den Ausgleich zustande bringen. Der Widerstand, der sich ihnen entgegensetzt, ist einzig nach unten zu überwindbar [1]). Dort setzen sie an, dort sind sie ja auch stets zur Stelle, und zwar insbesondere die beweglichsten unter ihnen, die Schlingen des Ileum. Die untere Begrenzung des Peritonaealsackes ist aber nicht an allen Stellen gleich dehnbar und nachgiebig. Die Därme wirken deshalb nicht bloß als unveränderliches Gesamtkonvolut, sondern die eine Schlinge wird hier tiefer, die andere dort weniger tief eindringen. Sie werden auch je nach ihrem Füllungszustande verschiedenes Penetrationsvermögen haben. Dies bedingt eine gegenseitige Verschiebung ihrer Lage zueinander, bis Gleichgewicht zwischen andrängender Kraft und Widerstand der Wand eintritt. Es ist das nämliche Spiel, wie wenn nach operativer Eröffnung der Bauchhöhle die Patientin preßt und ein Konvolut von Darmschlingen herausquillt und wir sie mit einer Kompresse zurückhalten wollen; nur daß bei geschlossenem Peritonaealsacke ihre Exkursionen sehr gering sind und das Gleichgewicht sich augenblicklich wieder herstellt, während nach der Eröffnung der Bauchhöhle die Darmschlingen weit ausschweifen und die Ruhe bei Fortdauer der Bauchpresse beinahe nicht wieder zu erreichen ist.

---

[1]) Solange keine Bruchpforten vorhanden sind.

Erhöhung des intraabdominellen Druckes wölbt das Stratum subperitonaeale nach unten vor und da die Cervix in ihm eingepflanzt ist, so folgt sie der Dislokation nach abwärts. Indem sie hierbei in der Beckenachse nach vorn sich bewegt, richtet sich der ganze Uterus auf; die weit verbreitete Anschauung, daß bei Erhöhung des intraabdominalen Druckes eine bestehende Anteflexion verstärkt werde, ist also irrig. Kehrt der intraabdominelle Druck zur Norm zurück, so hebt sich auch das Stratum und mit ihm die Cervix wieder.

A. Die Lageveränderungen (Deviationen) des Uterus.

Bei den pathologischen Lageveränderungen kehrt der Uterus spontan nicht wieder in die normale Lage zurück, weil entweder sein Fixationsapparat insuffizient geworden ist, oder weil er durch Tumoren, Narben, Verwachsungen in der Verlagerung festgehalten wird.

Der Uterus kann als Ganzes, in normaler Haltung, verlagert sein nach vorn, hinten, rechts und links; danach unterscheidet man Ante-, Retro-, Dextro-, Sinistro-Positio uteri. Ist er gehoben, so spricht man von Elevatio; liegt er zu tief und ist er dem Introitus genähert oder gar aus ihm herausgetreten, so hat man es mit Descensus oder Prolapsus (Senkung oder Vorfall) zu tun. Es kann der Uterus endlich in einen Bruchsack verlagert sein: Hernia uteri.

Verstärkte Neigung des Uterus nach vorn bezeichnet man als Anteversio; vermehrte Krümmung des Korpus gegen die Cervix als Anteflexio. Ist die Neigung nach vorn aufgehoben, neigt der Uterus nach hinten, so hat man es mit Retroversio, und wenn eine deutliche Krümmung des Organs nach hinten besteht, mit Retroflexio uteri zu tun. — Es kommt auch Torsion des Uterus vor. — Eine besondere Art der Gestalt- und Lageveränderung des Uterus stellt die Inversio, die Umstülpung, dar.

Abgesehen von Prolaps und Inversion ist den Lageveränderungen des Uterus eine Zeitlang eine zu große Wichtigkeit in der Pathologie der weiblichen Geschlechtsorgane eingeräumt worden; erst seit wenigen Jahren wird ihre Bedeutung in mehr zutreffender Weise gewertet. Man hat die Überzeugung gewonnen, daß die Lageanomalien des Uterus an und für sich symptomlos bleiben können und häufig erst hinzutretende Komplikationen oder psycho-neurotische Zustände Beschwerden bedingen.

Den Positionen des Uterus nach vorn und hinten, nach den Seiten und nach oben, ebenso den Torsionen kommt gegenüber den sie verursachenden Erkrankungen (Tumoren und Verwachsungen) verschwindend geringe Bedeutung zu; sie werden deshalb nicht besonders besprochen, sondern finden nur unter jenen Erkrankungen gelegentlich Erwähnung. — Da ein wesentlicher Unterschied im Krankheitsbilde zwischen Versionen (Neigungen) und Flexionen (Knickungen) des Uterus nicht besteht, so werden sie zusammengefaßt und gemeinsam als Flexionen bezeichnet.

1. Anteflexio uteri.

Bei Jungfrauen und Frauen, welche nie geboren haben, findet man nicht selten den Uterus abnorm stark nach vorn gekrümmt; fast immer sind dabei zugleich Uterus und Scheide in der Entwicklung zurückgeblieben; man könnte die Anomalie ebenso richtig als Entwicklungsfehler bezeichnen. (In manchen neueren Lehrbüchern wird die Anteflexio uteri überhaupt nicht mehr abgehandelt. Ich halte dies nicht für richtig, weil so das doch ganz typische Krankheitsbild nirgends eingereiht und in richtiger Weise gewürdigt werden kann.) Durch mangelhaftes Auswachsen bleibt in der Pubertät die Scheide eng und kurz, das Parametrium straff. Dadurch, daß dies besonders an der vorderen Wand des Genitalschlauches zum Ausdruck kommt, wird der Uterus stark nach vorn gekrümmt und gesteift. —

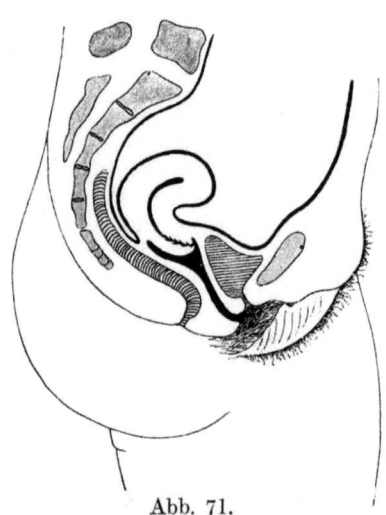

Abb. 71.

Anteflexio uteri einer Nullipara. Portio kurz, konisch, stark antekurviert; Muttermund klein, ganz vorn; vorderes Scheidengewölbe sehr seicht. Scheide eng. Der ganze Genitalschlauch in der Entwicklung zurückgeblieben.

Die Portio stellt einen kurzen konischen Zapfen dar und zeigt schon ihrerseits eine Krümmung nach vorn (Antecurvatio cervicis) (Abb. 71); der winzig kleine Muttermund sitzt vorn und das vordere Scheidengewölbe ist außerordentlich seicht. Manchmal vermag man in der Mittellinie der vorderen Cervixwand eine deutliche Rhaphe (sog. Crista cervicis ant.) zu tasten, welche **vielleicht** an die fötale Verschmelzung aus den beiden **Müller**schen Gängen erinnert. Während der Uterus nach vorn stark gekrümmt ist, zeigt die hintere Wand hochgradige Ausbauchung. — In selteneren Fällen ist die Atrophie besonders stark ausgesprochen am Übergang der Cervix ins Korpus, so daß dann vermehrte Flexibilität besteht und das anteflektierte Korpus leicht auch retroflektiert werden kann.

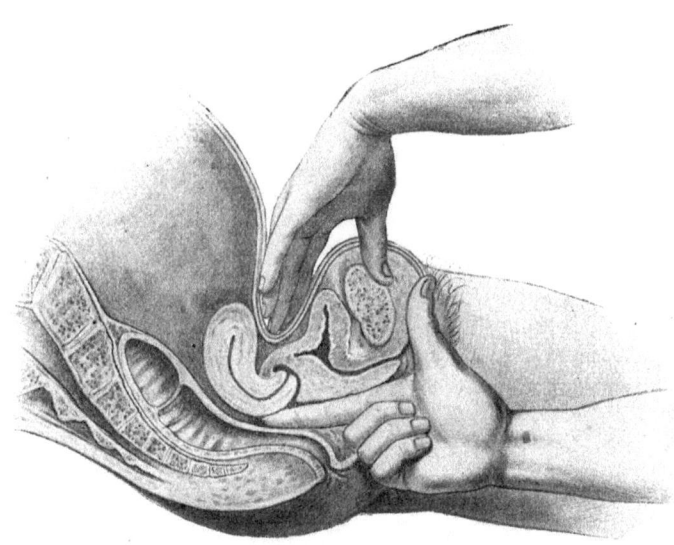

Abb. 72. Vortäuschung einer Retroflexion bei gesteifter Anteflexion eines kleinen Uterus.

Eine andere seltene Form der Anteflexion entsteht dadurch, daß infolge chronischer Entzündung der Ligg. sacro-uterina (Parametritis posterior) starke Verkürzung derselben eintritt und die Gegend des inneren Muttermundes nach hinten oben fixiert wird, während die Portio ihre Richtung in der Scheidenachse beibehält und das Korpus nach vorn überfällt. Diese Art kommt nach puerperaler Parametritis vor; man beobachtet sie aber auch bei Nulliparen infolge infektiöser Parametritis posterior ausgehend von der Cervix oder vom Mastdarm (s. S. **306**).

Das *Symptomenbild* der Anteflexion bildet einen Komplex von Degenerationserscheinungen, zusammengesetzt aus Dysmenorrhöe,

Sterilität, Obstipation, oft auch Schmerz bei der Defäkation, Urinbeschwerden und Psychoneurose. Die Dysmenorrhöe ist nicht als direkte Folge der Anteflexio uteri und von Stenose am Knickungswinkel, sondern in dem S. 40 erwähnten Sinne zu deuten. Auch die Sterilität darf nicht auf die Knickung zurückgeführt werden; sie ist vielmehr bedingt durch die zurückgebliebene Entwicklung der Genitalien oder durch chronisch entzündliche Prozesse am Uterus und in seiner Umgebung. — Allfällige Schmerzen sind entweder auf Rechnung bestehender Entzündung oder nervöser Hyperästhesie zu setzen. Die Obstipation ist Folge eines Tonusmangels.

Die *Diagnose* kann nur durch bimanuelle Untersuchung gestellt werden. Wo die Vagina eng und kurz ist, die Scheidengewölbe wegen Unnachgiebigkeit sich wenig dehnen lassen, ist die genaue Tastung für den weniger Geübten oft schwierig. Nicht selten begegnet es, daß er die starke Wölbung der hinteren Uteruswand im hinteren Scheidengewölbe für den retroflektierten Uterus hält und das scharf anteflektierte kleine Korpus nicht fühlt. Dies wird besonders dann der Fall sein, wenn der Uterus in toto etwas weit hinten liegt, so daß die äußere Hand Schwierigkeit hat, den Fundus von hinten zu umfassen, wie es Abb. 72 veranschaulicht. Die dabei bestehende Antecurvatio cervicis, die schon an der Portio meist zum Ausdruck kommt, sollte stets die Diagnose der angeborenen Anteflexion nahelegen; dann wird es nach energischem Zurückdrängen der Portio gelingen, den Fundus nach vorn zu bringen. —

Therapie. Da die Anteflexio uteri entweder zu den Bildungsanomalien zu zählen ist, oder durch Verzerrung des Collum bei Verkürzung der Ligg. sacro-uterina zustande kommt und für sich allein keine Symptome macht, so soll unser Vorgehen auch nicht gegen sie selbst gerichtet sein. Alle jene vaginalen und intrauterinen Instrumente, die früher zur Streckung des Uterus angewandt wurden, ebenso die operativen Eingriffe zur Beseitigung der Knickung haben nur noch historische Bedeutung. Hauptaufgabe der Behandlung ist in den mit Entzündung verbundenen Fällen die Beseitigung der Infiltrationen und Wiederherstellung der normalen Beweglichkeit. Wo die Anteflexio eine mangelhafte Entwicklung darstellt, soll unser Bestreben darauf gerichtet sein, das Auswachsen der Genitalien zu begünstigen. Dies ist nicht durch lokale Behandlung, sondern eher durch Vermehrung der Blutzufuhr nach den Beckenorganen, Hebung des Allgemeinbefindens und Kräftigung des Gesamtorganismus zu erreichen. Man lasse häufige Voll- oder Halbbäder und während längerer Zeit regelmäßige warme Wickel um die Beckengegend jeweilen nachts über anwenden. Der Endzweck soll eine Regulierung der Ovarialfunktion sein von der ja die Entwicklung des Uterus abhängt. — Erfolgt trotz der Ungunst der Verhältnisse Konzeption, so kann der Uterus in der Schwangerschaft normal auswachsen und nach der Geburt der Bildungsfehler nicht wiederkehren. Gar nicht selten gibt aber der Entwicklungsfehler auch Anlaß zu Abortus. — Durch sachverständige psychische Beeinflussung muß die erhöhte Erregbarkeit der Uterinnerven um die Menstruationszeit, müssen auch die psycho-neurotischen Zustände bekämpft werden. Jede lokale Vielgeschäftigkeit ist vom Übel. Man bedenke stets, daß bei den meist nervös gestimmten Individuen die Sinne ohnedies schon allzusehr auf ihre Leiden und besonders auf das Genitalsystem gerichtet und lokale Eingriffe geeignet sind, die Funktion des Nervensystems gründlich aus der richtigen Bahn zu werfen. Namentlich bei erblich belasteten Individuen nehme man sich in dieser Beziehung in acht. Die Erfahrung zeigt, daß solche Frauen gar oft nach anfänglich erfolgreicher Behandlung, namentlich der Dysmenorrhöe, bald wieder über ihre alten Leiden und noch andere dazu zu klagen beginnen, und, falls nicht Milieu und Tätigkeit ihr Nervensystem günstig beeinflussen, immer mehr der Neurasthenie und Hysterie verfallen.

Als lokales Mittel wird von manchen Erweiterung des Muttermundes durch Dilatatorien mit oder ohne Ausschabung angewendet. Man erlebt mitunter Erfolge bezüglich Dysmenorrhöe (siehe S. 41). Wieviel dabei einer Änderung der anatomischen Menstruationsvorgänge in der Schleimhaut, wieviel einer Anregung der Ovarialtätigkeit, wieviel einer allfälligen Herabsetzung der Erregbarkeit der Uterinnerven durch den mechanischen Insult, wieviel endlich der suggestiven Beeinflussung des Nervensystems zuzuschreiben sei, ist schwierig zu entscheiden. Tatsache bleibt, daß oftmals durch intrauterine Pinselung, ja durch bloße Einführung der Sonde einige Tage vor der Menstruation das nämliche erreicht wird; ebenso aber auch, daß die Erfolge gewöhnlich nicht lange anhalten.

2. Retroversio-flexio uteri. — Rückneigung und -knickung der Gebärmutter.

Definition. Häufig findet man den Uterus nicht so stark vorgeneigt, wie die als normal geltende Lagerung es verlangt; das Korpus ist mehr aufgerichtet, verläuft in der Körperachse der Frau. Meist ist dabei seine normale Krümmung über die vordere Fläche auch aufgehoben, der Uterus also gestreckt. Andere Male bleibt die Anteflexio bestehen, aber der ganze Uterus ist etwas nach hinten geneigt, so daß man von Retroversion des anteflektierten Uterus sprechen kann (s. S. 139). Bei der ausgesprochenen Rückneigung (Abb. 73) wird das Corpus uteri im hinteren Scheidengewölbe getastet. In hochgradigen Fällen sinkt der Fundus tief in den Douglas hinab, während die Portio vaginalis nach oben gerichtet ist. Ob ein hinterer Knickungswinkel vorhanden sei oder nicht, also Retroflexio oder bloße Retroversio bestehe, ist ohne klinische Bedeutung; die geläufige Bezeichnung heißt Retroflexio. — Insofern als bei der Retroversioflexio stets die Portio vaginalis etwas nach vorn ausweicht und damit dem Introitus vaginae sich nähert, ferner der Fundus und häufig der ganze Uterus tiefer liegt als sonst, darf dabei auch von Senkung gesprochen werden; richtiger ist es jedoch, diese Bezeichnung für das eigentliche Tiefertreten des Uterus in der Scheidenachse zu reservieren. —

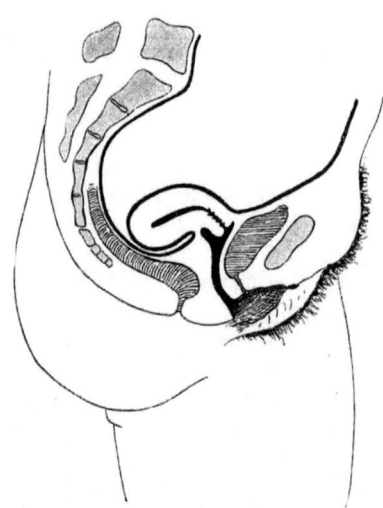

Abb. 73. Retroflexio uteri.
Fundus liegt im Douglas. Vorderes Scheidengewölbe fast vollständig verstrichen.

Ätiologie. Der Uterus kann nur dann nach hinten umfallen und dauernd zurückgeneigt bleiben, wenn sein Bandapparat, insbesondere die oben erwähnten Ligg. transversa coli und die Ligg. sacro-uterina nachgiebig genug sind, um der Cervix ein dauerndes Ausweichen nach vorn zu gestatten. Die Ligg. rotunda besitzen in der Regel so große Länge, daß sie nach Einbuße ihres normalen Tonus gegen das Zurückfallen des Fundus sich nicht wehren.

In seltenen Fällen stellt die retroflektierte Lage des Uterus, ähnlich wie die Anteflexio, das Resultat einer **Bildungs**- oder **Wachstumsanomalie** dar. In der Regel jedoch ist sie erworben. Sie bildet sich häufig schon **in der Kindheit** und bei Jungfrauen und Nulliparen aus (**virginelle Retroflexio**). Anämie, Muskelschwäche, Darmträgheit, Schlaffheit des ganzen Körpers, Mangel an Gewebstonus sind oft mit dieser Retroflexio uteri gepaart; Masturbation kann dadurch, daß es die Schlaffheit der Gewebe erhöht, frühzeitige körperliche Überanstrengung durch habituelle Überdehnung des Beckenbodens begünstigend auf die Entstehung der Retroflexion wirken.

Ob der Fundus nach vorn oder nach hinten neige, hängt aber gewiß häufig nur davon ab, ob Schlingen des Ileum in den **vesikouterinen Raum eindringen und dort dauernd bleiben oder nicht**. Der Corningsche [1]) Beckendurchschnitt eines

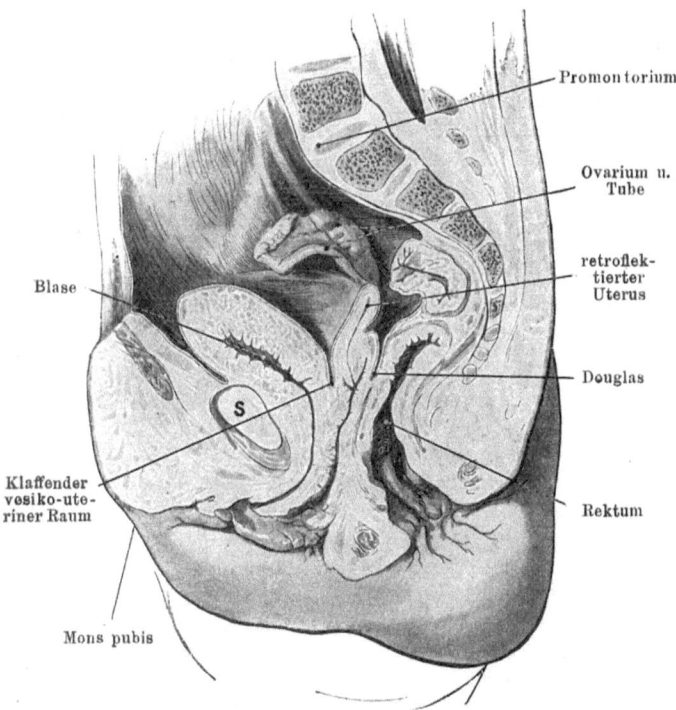

Abb. 74. Sagittalschnitt durch das Becken eines einjährigen Mädchens. (Corning; Basler Sammlung.)

einjährigen Mädchens (Abb. 74), wo der vesiko-uterine Raum klafft, macht es wahrscheinlich, daß solche Befunde nicht selten sind und daß Gelegenheit zur retroflektierten Lage des Uterus schon im frühesten Kindesalter besteht. Dies ist um so bedeutungsvoller, als zu jener Zeit die Verstärkungen der Beckenfaszien, die zum Haftapparat des Uterus werden, noch nicht ausgebildet sind.

---

[1]) Corning, Lehrb. d. Topogr. Anatomie 1922.

Anlaß zur Erschlaffung des Bandapparates und damit zur Retroflexio uteri gibt ebenfalls das Wochenbett nach Geburt und Abort. Verletzungen, Drucknekrosen, Überdehnung des Beckenbodens bei der Geburt, mangelhafte Rückbildung, entzündliche Komplikationen, zu frühzeitige Belastung des Tragapparates durch vorzeitiges Aufstehen, heftige Anstrengung der Bauchpresse im Wochenbett wirken als begünstigende Momente. Die Hauptrolle spielt aber auch hier die Konstitution. Wie es Frauen gibt, welche schon nach der ersten Geburt Hängebauch bekommen, während andere ceteris paribus noch nach der zehnten straffe Bauchdecken bewahren, so kann nach der schwierigsten Entbindung und nach möglichst schlecht abgewartetem Wochenbett, bei der mangelhaftesten Schonung die Normallage des Uterus erhalten bleiben, während andere Male unter den günstigsten Verhältnissen Retroflexio entsteht.

Weitere Ursachen für Retroflexio können gelegentlich abgeben: Geschwulst, z. B. kleineres Myom des Fundus, welches ihn der Schwere nach zurückzieht; Narben in der vorderen Scheidenwand oder im Gewebe zwischen Cervix, Blase und vorderer Beckenwand, welche die Cervix nach vorn ziehen; schrumpfende perimetrische Exsudate, welche den Fundus an die hintere Beckenwand fixieren. — Im Klimakterium, nach der Schrumpfung des Beckenbindegewebes und des Uterus, legt er sich gewöhnlich nach hinten. —

Mit dem Körper des Uterus sinken meist auch die Tuben und Ovarien in den Douglasschen Raum und legen sich an den Fundus an. Viele Uteri geraten bei Retroflexio in einen Zustand dauernder Anschwellung und Druckempfindlichkeit. Auch die Ovarien schwellen häufig an. Beides pflegt man auf venöse Blutstauung infolge leichter Torsion der abführenden Gefäße zurückzuführen. Vielleicht spielt dabei die die Retroflexion oft begleitende Dysfunktion der Ovarien eine Hauptrolle.

Symptome. Die größte, Zahl der Retroflexionen macht keine Beschwerden, und zwar weder bei Nulliparen noch bei Frauen, die geboren haben. — Angesichts dieser Tatsache kann man die Retroflexion als bloße Lagevariante betrachten und die sie oft begleitenden Erscheinungen nicht der Lageveränderung, sondern Erkrankungen des Uterus und der Adnexe und namentlich funktionellen Störungen der Ovarien und des Nervensystems zuschreiben. Indessen zeigt uns doch die tägliche Erfahrung, daß man mit dieser Auffassung nicht durchgehend auskommt und der Krankheitsbegriff der Retroflexion aufrecht erhalten werden muß.

Die Lageveränderungen (Deviationen) des Uterus.

Am häufigsten begleiten Kreuzschmerzen, Schwere im Becken, Drang nach unten, verstärkte Menstruation, vermehrter Ausfluß die Retroflexion. — Mitunter gesellen sich eine ganze Reihe anderer Beschwerden hinzu, welche von ferner liegenden Organen auszugehen scheinen und sich so sehr in den Vordergrund drängen, daß sie längere Zeit das Krankheitsbild beherrschen; so besonders Verdauungsbeschwerden, Kopfschmerzen, Neuralgien oder abnorme Sensationen da und dort, Herzklopfen, Gemütsverstimmungen. Nicht selten erlebt man, daß solche Symptome mit einem Schlage verschwinden, wenn die Retroflexion beseitigt wird. Trotzdem wäre es irrig, sie auf Rechnung der Lageveränderung des Uterus setzen zu wollen. In der Regel sind die Beschwerden rein nervöser Natur und wirkt die Aufrichtung des Uterus nur auf suggestivem Wege günstig. Nervöse verlegen den Sitz ihres Leidens gar gerne in den Unterleib, insbesondere die Gebärmutter, die in ihrem Vorstellungsleben eine so hervorragende Rolle spielt. Nicht wenige Frauen fangen erst zu klagen an mit dem Tage, da ihnen bekannt wird, daß ihr Uterus geknickt sei. Recht häufig beobachten wir denn auch, daß die Beschwerden durch Beseitigung der Retroflexion nicht dauernd gehoben sind, sondern über kurz oder lang mit etwas anderer Färbung wieder zum Vorschein kommen. Gar oft verstummen die Klagen unter suggestiver Behandlung oder unter dem Wandel der Verhältnisse, auch ganz von selbst, ohne daß die Gebärmutter angerührt wurde.

Durch gleichzeitige Senkung der Tuben und Ovarien und dadurch Verlegung des Kapillarraumes, in dem das Ovulum vom Follikel in den Tubentrichter überwandern soll (Bursa ovarica spuria), kann Retroflexion Sterilität bedingen. Auch Abortus, besonders habitueller, muß mitunter auf Retroflexio uteri zurückgeführt werden, wenn der Fundus nicht zeitig in die Bauchhöhle hinaufsteigt.

Nach der Schrumpfung des Uterus im Klimakterium macht die Retroflexion keine Beschwerden; sie ist dann, falls wenigstens vollständige Involution stattgefunden hat, die physiologische Lage des Uterus. Nur wenn die Altersschrumpfung ausbleibt oder kleine Myome im Myometrium sitzen, kann die Retroflexio auch noch nach der Menopause lästig werden und zu Behandlung Anlaß geben.

Diagnose. Die Portio ist nach vorn gerichtet; das Korpus nicht im vorderen, dagegen im hinteren Scheidengewölbe zu tasten, in direkter Fortsetzung der Portio, nur leicht abgebogen oder scharf abgeknickt gegen sie. Es ist meist ziemlich weich, eindrück-

bar, mitunter empfindlich. Über Gestalt, Größe und Beweglichkeit klärt uns in der Regel erst die Tastung nach gelungener Reposition völlig auf. — Recht häufig wird bei etwas zurückgesunkenem anteflektierten Uterus Retroflexion diagnostiziert, weil der untersuchende Finger die nach hinten ausgebuchtete Cervix fühlt und im vorderen Scheidengewölbe das Korpus verfehlt, besonders wenn die äußere Hand davor zu liegen kommt und es nach hinten drückt. Abb. 72 sucht dies zu veranschaulichen.
— Verwechslung ist am ehesten möglich mit weichem Myom der hinteren Wand, Exsudat im Douglas mit Einschluß eines Ovarium oder eines Tubarsackes, mit Hämatozele. Scharfer Absatz, namentlich auch in der Konsistenz, zwischen Cervix und Tumor, Verschieblichkeit der Portio supravaginalis am Tumor, unregelmäßige Gestalt und Konsistenz sowie große Empfindlichkeit desselben sollen uns stutzig machen und von energischen Repositionsversuchen abhalten. Manchmal wird die vaginale Untersuchung durch Dicke und Spannung der Bauchdecken und namentlich wegen Enge und Unnachgiebigkeit der Scheidengewölbe so sehr erschwert, daß die Mastdarmuntersuchung deutlichere Resultate ergibt. In vereinzelten Fällen ist Narkose nötig. Von neuem wird man dann versuchen, den Uteruskörper als Fortsetzung der Cervix vorn oder hinten oder nach einer Seite aufzufinden und dabei sich nicht bloß von der Gestalt, sondern auch von der charakteristischen Konsistenz leiten lassen. Vor Anwendung der Sonde ist der Ungeübte gerade in solchen Fällen zu warnen. Während bei einfacher Retroflexion die Sondierung mit nach hinten gerichteter Krümmung des Instrumentes regelmäßig und leicht gelingt, können in Fällen, wo die genannten Leiden in Frage kommen, größere Schwierigkeiten und bei unrichtigem Vorgehen ernste Schädigungen eintreten. — Häufig findet man die Ovarien gesenkt, an den Uterus herangezogen oder unter dem Fundus, tief im Douglas liegend.

Prognose. Nicht so gar selten sieht man Retroflexionen spontan ausheilen; es hängt dieser Vorgang in der Regel mit Kräftigung des Beckenbodens zusammen. Mitunter gibt ein Wochenbett den Anstoß zu besserer Rückbildung sämtlicher Beckenorgane und damit auch zur Aufrichtung der nach einer früheren Entbindung retroflektiert gewesenen Gebärmutter. Durch Pessarbehandlung und andere nicht operative Maßnahmen gelingt es, gegen 20 $^0/_0$ Retroflexionen auszuheilen. — Entstehung von chronischer Perimetritis und Adhäsionsbildung ist bei einfacher Retroflexion, auch wenn sie noch solange bestehen bleibt, nicht eher zu befürchten als bei normaler Lage des Uterus. Dagegen bildet Retroflexio uteri bei aus anderer Ursache eintreten-

der Perimetritis eine recht unangenehme, die Ausheilung verzögernde und wegen Verwachsung des Uterus mit Beschwerden verbundene Komplikation. —
Therapie. Die Behandlung besteht in Aufrichtung des retroflektierten Uterus und Einlegen eines Scheidenpessars zur Erhaltung der vorgeneigten Lage. — Retroflexionen werden aber nur behandelt, wenn sie Störungen machen. Findet man gelegentlich einer aus anderen Gründen vorgenommenen Untersuchung den Uterus retroflektiert und besitzt man die Überzeugung, daß allfällig vorhandene Symptome keinen Zusammenhang damit haben, so ist Aufrichtung überflüssig; man tut in solchen Fällen am besten, der Frau gar nichts darüber zu sagen; denn bei „Nervösen" könnte eine solche Eröffnung den Anfang von Beschwerden bedeuten. Anderseits muß betont werden, daß oftmals Symptome, deren Zusammenhang mit den Genitalien von vornherein nur schwer zu begreifen ist, durch Beseitigung einer Retroflexion geheilt werden. Das Fühlen und Denken der Frau steht zu einem guten Teil unter der Herrschaft des Geschlechtslebens; zahlreiche Vorstellungen und Autosuggestionen knüpfen sich an dasselbe; Psychoneurotische benützen Unterleibsleiden gar gerne zu „Flucht in die Krankheit". Die Erfahrung zeigt, daß die Aufrichtung eines retroflektierten Uterus mitunter eine völlige Umwälzung im Vorstellungskreise und damit eine gänzliche Änderung des Geisteslebens einer Frau zu bewirken vermag. Weshalb sollte man in solchen Fällen auf diese einfache Heilungsart eines psychotischen Zustandes verzichten! — Sterilität, für die eine andere Ursache nicht zu finden ist, berechtigt zur Behandlung einer bestehenden Reflexion. Bei Unverheirateten ist es Pflicht, sich die S. 10 und 155 besprochene Zurückhaltung aufzulegen. —

Wenn ein retroflektierter Uterus schwanger wird, so steigt der sich vergrößernde Uteruskörper, sobald das kleine Becken ihm nicht mehr genügend Raum bietet, geradeso wie jeder andere wachsende bewegliche Beckentumor, in die Bauchhöhle hinauf und damit hat sich die spontane Aufrichtung des Uterus vollzogen. — Die Einklemmung des retroflektierten schwangeren Uterus ist ein verhältnismäßig sehr seltenes Ereignis und gewöhnlich nur durch ganz besondere Umstände, wie namentlich Verwachsung des Fundus im Douglas, bedingt. Es ist deshalb nicht durchaus erforderlich, jedesmal, wenn eine Frau mit Retroflexion schwanger wird, gleich die manuelle Reposition auszuführen und einen Ring einzulegen. Wir werden es aber unbedingt dann tun, wenn die Frau schon abortiert hatte und nichts anderes den Abortus erklärt. Auch wenn wir bei einer

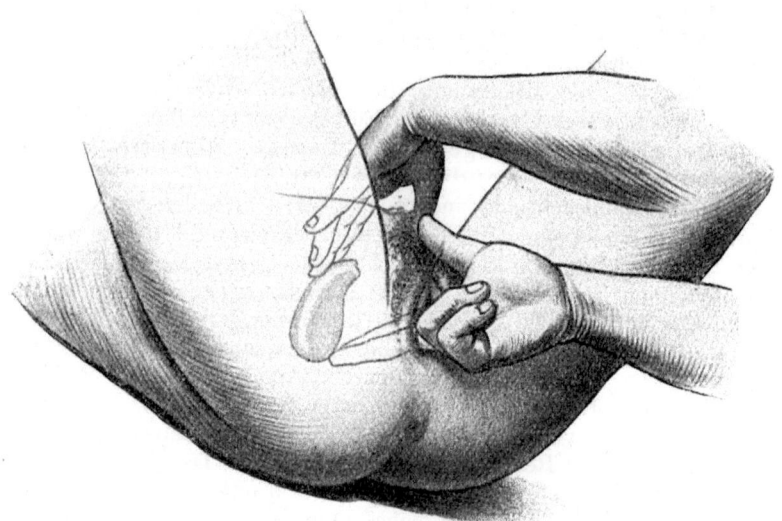

Abb. 75. Aufrichtung des retroflektierten Uterus.
I. Zwei Finger heben den Fundus von der Scheide aus, während die äußere Hand die Cervix nach vorn herabdrückt.

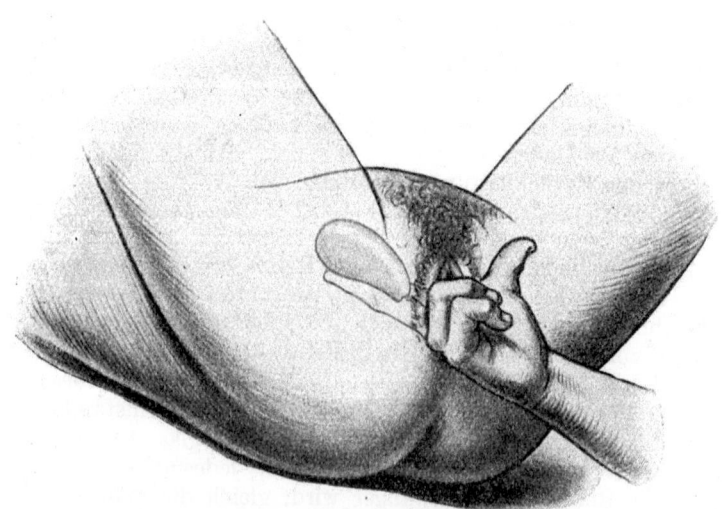

Abb. 76. Aufrichtung des retroflektierten Uterus.
II. Zwei Finger heben den Fundus vom hinteren Scheidengewölbe aus so hoch wie möglich.

Frau Retroflexio uteri gravidi zufällig finden, werden wir die Reposition versuchen und wenn sie leicht gelingt, ausführen. Wir lassen es aber beim Versuche bewendet sein, falls die völlige Aufrichtung schwierig ist, um nicht allfällig durch den Eingriff Abortus zu veranlassen. Natürlich muß eine solche Frau auf die ersten Symptome einer Inkarzeration (Urinretention) aufmerksam gemacht werden, um im Notfall sofort helfen zu können; wir werden von Woche zu Woche auch eine kontrollierende Untersuchung vornehmen, bis der Uterus diejenige Größe erreicht hat, die ein Zurücksinken unmöglich macht. —

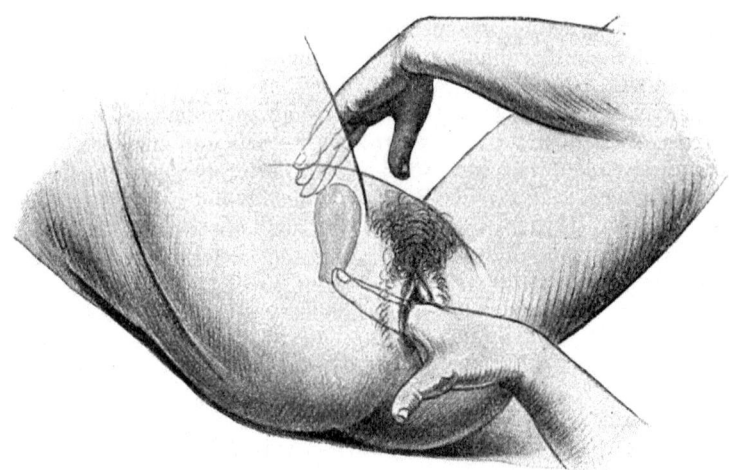

Abb. 77. Aufrichtung des retroflektierten Uterus.
III. Die Finger in der Scheide drängen die Portio nach hinten; die äußere Hand greift hinter den Fundus.

Die Aufrichtung eines retroflektierten Uterus geht einmal sehr leicht, ein andermal recht schwierig. Hier und da genügt ein Druck auf die Portio vaginalis in der Richtung nach hinten, um den Körper in richtige Anteversion zu bringen (Abb. 77). — Sonst geht man mit einem, und wo die Weite des Introitus es gestattet, mit zwei Fingern ins hintere Scheidengewölbe ein, greift möglichst weit unter den retroflektierten Körper hinunter (Abb. 75) und hebt ihn allmählich, ohne zu brüskieren, so hoch wie möglich aus dem Douglas und dem Becken heraus (Abb. 76). Dabei kann öfters die äußere Hand durch Herabdrücken der Cervix mithelfen, wie es Abb. 75 zeigt. Hat sich das Korpus gehoben, so übt man, noch ehe es sich wieder senkt, mit dem Zeigefinger einen Druck

auf die Portio nach hinten zu (Abb. 77) und sucht jetzt mit der
äußeren Hand hinter den gehobenen Uteruskörper hinunter zu
greifen und ihn bimanuell ins vordere Scheidengewölbe zu lagern.
Man tut gut, besonders in schwierigen Fällen, die ganze Manipulation recht langsam, den Druck allmählich steigernd, auszuführen.
Abgesehen davon, daß die Kranke weniger Widerstand leistet,
**kommt uns dabei der nach und nach sich geltend
machende Tonus der Gewebe zu Hilfe:** unter den leicht
massierenden Bewegungen der Hände ziehen sich alle kontraktilen Elemente zusammen, der Beckenboden und die Ligamente
werden straffer und helfen den Uterus heben. Das ist auch ein
Grund, weshalb die Aufrichtung bei einem zweiten, unmittelbar an
einen ersten sich anschließenden Versuch gewöhnlich leichter gelingt.

Geht die Aufrichtung sehr schwierig, so kann man versuchen,
in der Weise energisch auf die Portio einzuwirken, daß man **die
vordere Lippe mit einer Kugelzange faßt** und anzieht und sie
sodann, nachdem man den Fundus vom hinteren Scheidengewölbe
aus gehoben hat, nach der Kreuzbeinaushöhlung drängt. — Oder
man geht mit dem Zeigefinger in den Mastdarm ein, hebt
von hier aus den Fundus in die Höhe und drückt dann mit dem
in die Scheide eingeführten Daumen der gleichen Hand die Portio
nach hinten. — Auch Knieellenbogenlage unterstützt das Hinaufsteigen des Uteruskörpers hier und da.

Gelingt es auf keine dieser Arten, den Körper vollständig
nach vorn zu bringen, so versucht man die **Aufrichtung
mittels der Sonde.** Dieser Versuch liefert uns dann auch den
endgültigen Nachweis, ob der Uterus überhaupt völlig reponierbar
sei oder nicht.

Doch nur wenn die Sondenaufrichtung bei Entzündungserscheinungen vermieden und jeweilen unter antiseptischen Kautelen und recht sorgfältig ausgeführt wird, stiftet sie keinen Schaden
(s. S. 17). Man führt die Sonde mit der Krümmung nach hinten in
den im kurzen Spiegel eingestellten Muttermund ein; sie gleitet in
der Regel leicht bis zum Fundus vor, weil der innere Muttermund bei Retroflexion gewöhnlich etwas erweitert ist. Zur Erleichterung kann ein sehr tief gesenkter Fundus während des
Einschiebens mit einem Finger vom hinteren Scheidengewölbe
aus etwas gehoben oder noch besser die Portio mit einem Haken
angezogen werden. Erst wenn die Sonde sicher bis zum Fundus
vorgedrungen ist, dreht man die Krümmung nach vorn und senkt
den Griff langsam, vermeidet dabei aber peinlich ein tieferes Vorstoßen der Sonde, sondern **zieht sie im Gegenteil, entsprechend der Hebung des Fundus, zurück.** Fühlt nun die
leicht aufgelegte äußere Hand über der Schamfuge den

gehobenen Uterus, so greift sie, während die Sonde zurückgezogen wird, hinter den Fundus hinunter, und lagert den Uterus

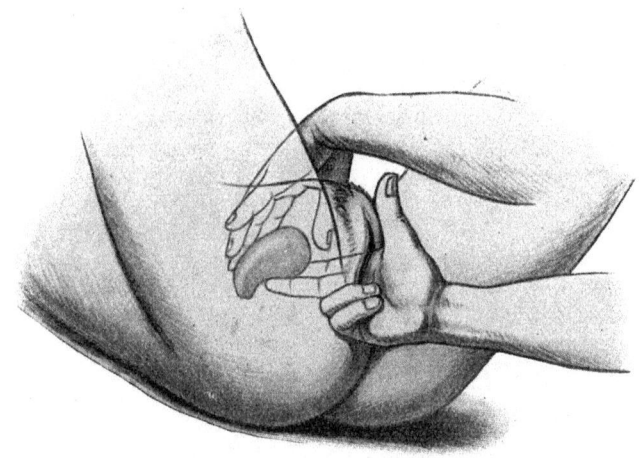

Abb. 78. Richtige Lagerung des Uterus.

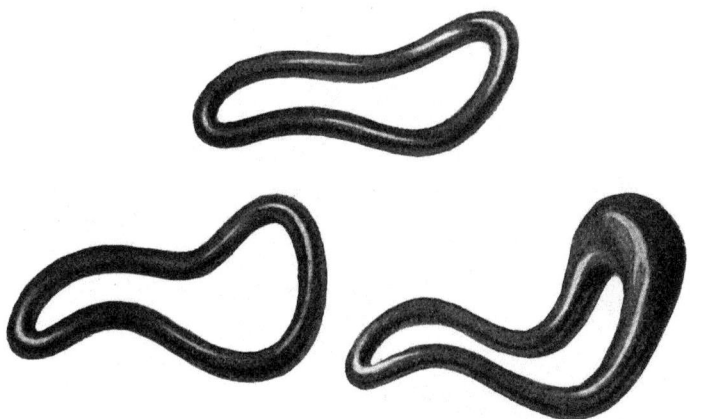

Abb. 79. Scheidenpessare gegen Retroflexion.
Links: Schwach und stark gebogenes Hodgepessar. Rechts: Thomaspessar.

mit Hilfe eines oder zweier in die Scheide eingeführter Finger der anderen Hand richtig ins vordere Scheidengewölbe (Abb. 78).

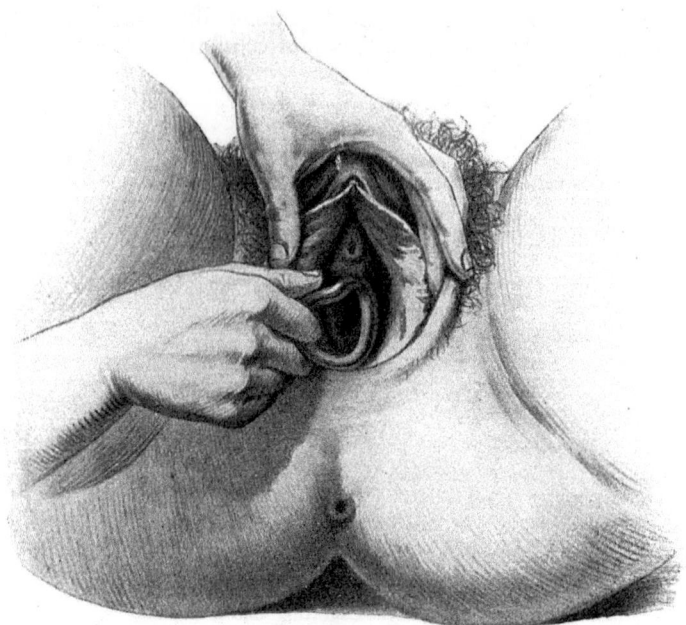

Abb. 80. I. Einführung eines Hodgepessar.

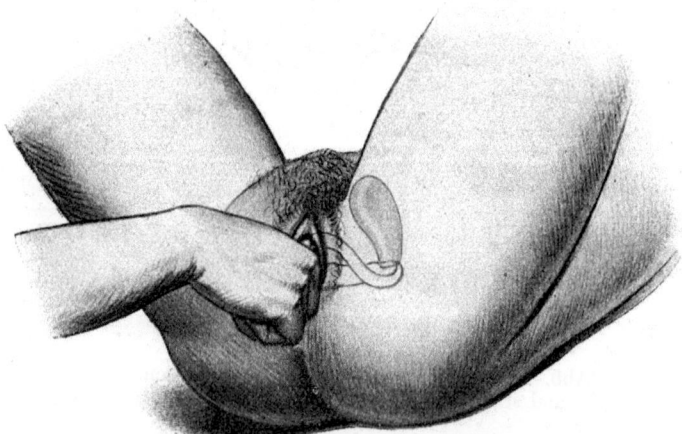

Abb. 81. II. Richtiglagerung des Hodgepessar.
Ein Finger drängt es hinter die Portio.

Nach vollständiger Aufrichtung wird der Uterus in Anteversion fixiert durch ein Scheidenpessar. Dieses, die Scheide dehnend, auf dem Beckenboden liegend, hebt die Cervix nach hinten zu, und bewirkt dadurch Anteversion des Korpus. Dem Zwecke dient am besten ein wiegenförmig gekrümmtes Schlittenpessar nach Hodge oder Thomas (Abb. 79).

Zur Einführung des Pessars spreizt man mit der linken Hand die Vulva und schiebt das mit Vaselin bestrichene Instrument in einem schrägen Durchmesser (zur Vermeidung des Druckes auf die Harnröhre) in die Scheide ein (Abb. 80). Sobald die größte Breite des Pessars den Introitus passiert hat, dreht man es in den queren Durchmesser, setzt einen oder zwei Finger, unter dem Instrument durch, auf den hinteren Bügel (Abb. 81) und drängt ihn hinter die Portio: jetzt liegt das Pessar richtig.

Natürlich muß die Größe des Pessars der Weite der Scheide angepaßt sein. Es darf nicht zu klein sein, sonst fällt es heraus, ganz abgesehen davon, daß es meist auch den Uterus nicht zu halten vermag. **Im allgemeinen wird ein im Verhältnis zum Introitus und Scheidengewölbe möglichst großes Pessar den Dienst am besten versehen.** Es darf aber keinenfalls die Scheidenwände merkbar dehnen und anspannen. Ein gut passendes und richtig liegendes Pessar wird von der Frau nicht gespürt. Bei kurzer Scheide ist allerdings ein leichtes Hervortreten desselben nicht zu umgehen; das dadurch mitunter verursachte lästige Gefühl am Scheideneingang verliert sich in der Regel bald.

Eine Kontrolluntersuchung nach zwei oder drei Tagen überzeugt uns, daß der Uterus gut liegt; das Pessar war richtig gewählt, die Frau braucht erst nach drei Monaten wieder zur Reinigung des Pessars zu kommen, falls nicht vorher Beschwerden eintreten. Besondere Schonung ist unterdessen nicht nötig. Scheidenspülungen soll sie nur machen, wenn Ausfluß es erfordert. — Erweist sich bei der Kontrolluntersuchung, daß der Uterus trotz Pessar wieder umgefallen ist, so legt man eine größere Nummer ein; oder wenn das nicht angängig ist, gibt man dem Ring eine andere Krümmung, spreizt ihn etwas in die Breite oder wählt ein Thomaspessar. **Die im Handel erhältlichen Hodgepessare sind gemeiniglich zu wenig scharf gekrümmt, der hintere Bügel zu niedrig;** man tut deshalb gut, dies je nach der Dehnbarkeit und Tiefe des hinteren Scheidengewölbes mehr oder weniger ausgiebig zu korrigieren. In kochendem Wasser wird das Hartgummipessar nach kurzer Zeit weich und plastisch und erstarrt sofort wieder in der Kälte. Das Thomaspessar besitzt von vornherein einen hohen und dazu noch verdickten hinteren Bügel mit sehr starker Krümmung und ist deshalb oft imstande, den Uterus zu halten, wo ein Hodge versagte.

Es gibt Fälle, wo auch das bestpassende und größtmögliche Pessar den Uterus nicht in Anteflexion zu erhalten vermag: der Beckenboden ist so nachgiebig, daß das auf ihm liegende Instrument die Cervix nicht in genügender Weise hebt; oder der hochgradig schlaffe Uterus besitzt so wenig Halt, daß er noch die Möglichkeit findet, nach hinten umzukippen; oder ein im Fundus sitzendes größeres Myom zieht ihn immer wieder um. Solche Fälle kann man, wenn die Beschwerden bedeutende sind, für eine operative Behandlung zu gewinnen suchen. —

Manche Frauen bekommen durch das Pessar in kürzester Zeit heftigen Scheidenkatarrh, so daß auch daran die Pessarbehandlung scheitern kann. — Die Mehrzahl jedoch verträgt den Fremdkörper, wenn er beim Einlegen sauber war, recht gut: der Ausfluß vermehrt sich gar nicht oder doch nur sehr wenig. Im allgemeinen reizen die Hartgummipessare die Scheidenschleimhaut nicht; sie verlieren erst nach längerer Zeit ihren Glanz und bekommen einen graulichen Belag. Durchscheinende Zelluloidpessare wirken ebensowenig irritierend; sie werden aber bald trüb und zuletzt rissig. Manche Frauen können jahrelang ein Pessar tragen, ohne die geringste Belästigung. Es hängt dies in erster Linie von der Art der Scheidenflora und diese wiederum größtenteils von der Gewohnheitsreinlichkeit der Frau und der Gonorrhöefreiheit des Mannes ab.

Durch eine längere Pessarbehandlung können manche Retroflexionen dauernd geheilt werden, wenn es gelingt, durch Hebung des Allgemeinbefindens, sowie geeignete Anwendung von Bädern, Duschen, Turnen eine Stärkung der Muskulatur und der Faszien und vermehrten Tonus des Beckenbodens zu erreichen. Meist sind dazu jedoch viele Monate oder Jahre erforderlich und in wohl 80% ist alle Mühe umsonst. Am ehesten darf man im Anschluß an ein Wochenbett, wo die physiologischen Rückbildungsvorgänge zu Hilfe kommen, auf Erfolg hoffen. Nicht zu langes Liegenbleiben nach der Geburt, fortgesetzte heiße und kalte Spülungen, regelmäßige Bäder, systematische Turnübungen (die Thure Brandtschen Beckenhebungs- und Beinwiderstandsbewegungen) unterstützen die Pessarwirkung. Bleibt der Uterus auch nach Monaten noch groß und schlaff, so wirkt oftmals eine gründliche Ausschabung auf die Rückbildung recht günstig ein.

War die Aufrichtung der Retroflexion zur Unterstützung psychotherapeutischer Beeinflussung unternommen worden, so ist der Erfolg nicht selten eklatant: die Frauen gewinnen mit einem Schlage wieder Lebensfreude und Arbeitslust. — Mangelhafte und schlechte Erfolge bleiben freilich auch nicht aus. Gelegentlich kann man erleben, daß eine Frau glaubt, ohne Pessar nicht existieren zu können; sie klagt zwar trotzdem beständig über Beschwerden; aber nach ihrer Überzeugung wären sie ohne Ring geradezu unerträglich. So schleppt sie sich jahrelang herum, immer in Behandlung von Gynäkologen, bis es einer unternimmt, die Autosuggestionistin radikal zu heilen. Ohne Aufsehen entfernt er das Pessar definitiv und mit einem Schlage sind die Beschwerden weg. — Nicht so selten macht man auch eine andere Erfahrung: der Uterus liegt bei der Kontrolluntersuchung trotz Pessar retroflektiert wie zuvor, aber die Beschwerden sind verschwunden. Allerdings hält in solchen Fällen der Erfolg meist nicht lange an; nach einiger Zeit erklingt das alte Lied, vielleicht nur auf einer anderen Saite wieder; jetzt wirkt aber der Ring voraussichtlich nicht mehr. Je deutlicher das Bild der Psychoneurose und Hysterie in den Vordergrund tritt, um so entschiedener verzichte man auf weitere gynäkologische Manipulationen; sie richten nur Schaden an; der Fall gehört dem Nervenarzt.

Bei Nulliparen sei man sehr zurückhaltend mit Pessarbehandlung; man bedenke, daß der bestehende Symptomenkomplex gerade bei diesen meist auf funktionellen Nervenstörungen beruht. Nur Sterilität kann allenfalls Veranlassung dazu geben.

Bei Virgines intactae opfere man nie den Hymen einer doch im Erfolge zweifelhaften Pessarbehandlung.

Bringt die Pessarbehandlung keine Heilung, oder scheitert sie, weil der Uterus bei allen Größen und allen Formen des Pessars immer wieder umfällt, oder weil das Instrument unvermeidlich heftigen Scheidenkatarrh oder anderweitige Beschwerden verursacht, oder will die Patientin durchaus ihren Ring los sein, so kommt die operative Behandlung in Frage. Dabei muß aber die Sicherheit bestehen, daß mit Beseitigung der Retroflexion die vorhandenen Symptome verschwinden werden. Den Beweis dafür haben wir in Händen, wenn eine vorausgegangene Pessarbehandlung durch Lagekorrektion sie beseitigt hatte.

Die üblichen Methoden, welche darauf ausgehen, den Fundus uteri vorn zu fixieren, sind die Alexander-Adamssche Operation, die Ventrofixatio und die Vaginifixatio uteri.

Alexanders Operation besteht im Einnähen der hervorgezogenen und verkürzten Ligg. rotunda in den Leistenkanälen. Sie kommt nur bei frei beweglichem Uterus in Frage, leistet aber dann das Mögliche und hat namentlich vor den anderen Methoden voraus, daß der Uterus in annähernd physiologische Lage kommt und nicht durch Adhäsionen fixiert ist. Bei Nulliparen sind die

Ligg. rotunda in der Regel so dünn, daß der Fundus uteri sich nicht dauernd durch sie halten läßt.

Ausführung. Etwa 10 cm langer Schnitt vom Tuberculum ileo pectineum, an welchem sich die den äußeren Leistenring bildenden Fasern der Faszie des Obliquus externus ansetzen, parallel dem Ligg. Pouparti, bis auf die genannte Faszie. Jetzt tastet man die äußere Umrahmung des Leistenringes, vom Tuberculum aus sich orientierend, mit der Fingerkuppe, schiebt eine Hohlsonde parallel dem Lig. Pouparti unter der Faszie ein und spaltet letztere vom Leistenring aus 3—4 cm weit. Während ein Assistent mit einer Pinzette den äußeren Schnittrand der Faszie nach außen hält, findet man auf der äußeren Seite des Kanalinhaltes, vorsichtig mit einer anatomischen Pinzette präparierend, das leicht rosafarbene, ziemlich glänzende Lig. rotundum. Man isoliert es; dann folgt es leicht einem Zuge bis zum Processus peritonaealis, welcher auch noch 1—2 cm weit zurückgestreift wird. Jetzt durchtrennt man das Ligament am distalen Ende in der Nähe des äußeren Leistenringes und näht es auf der Innenfläche der Faszie an; hierauf folgt Vernähung des Faszienschnittes, wobei das zurückgeschlagene Ende des Lig. rotundum nochmals mitgefaßt wird, und Schluß der Wunde. Das gleiche wird auf der anderen Seite gemacht. Das Nahtmaterial ist ins Belieben des Operateurs gestellt. 6—8 Tage ruhige Bettlage; Pessar ist über diese Zeit nicht nötig. —

Die **Ventrofixation** ist für denjenigen, welcher auf Ausführung von Laparotomien eingerichtet ist, eine leichte Operation. Dabei kann die Lösung des allfällig fixierten Uterus vorgenommen werden.

Ausführung. Bauchschnitt, Hervorholen des Uterus. Adhäsionen werden unter Kontrolle des Auges gelöst. Allfällig als nötig sich erweisende Nebenoperationen an Uterus oder Adnexen lassen sich leicht damit verbinden. Durch einige Nähte, welche die Uterushörner samt Ligg. rotunda (Tuben frei lassen!) fassen, oder den Fundus breit quer durchstechen, wird der Uterus an die vordere Bauchwand (Peritonaeum und Faszie) angenäht. —

Statt dessen kann man auch die **Ligg. rotunda** durch Faltung verkürzen.

Die **Vaginifixation** ist technisch schwieriger auszuführen, besonders bei Nulliparen. Für die Lösung von Adhäsionen fehlt ein klarer Einblick gewöhnlich; es besteht deshalb bei ausgedehnteren Verwachsungen die Gefahr unstillbarer Blutungen und Nebenverletzungen. — Spätere Geburtsstörungen bleiben aus, wenn nicht der Fundus, sondern ungefähr die Mitte des Uterus fixiert wird.

Ausführung. Anziehen der Portio. Spaltung des vorderen Scheidengewölbes quer oder längs. Abschieben der Blase nach beiden Seiten und Abtrennung derselben in der Mittellinie, wo sie meist etwas fester haftet, durch kurze Scherenschläge bis zur Plica vesico-uterina (zwei Gefäßchen an den Seiten der Cervix bluten gewöhnlich etwas stärker). Hierauf Eröffnung des Peritonaeum und Erweiterung mit dem eingeschobenen Finger. Jetzt faßt man mit Kugelzangen das Corpus uteri möglichst hoch, während die Portio losgelassen wird, holt es hervor und näht es durch zwei oder mehr Nähte, welche ungefähr die Mitte zwischen innerem Muttermund und Fundus fassen, an die Scheide oder an die Blase und ihr Peritonaeum an (Vesikofixation) und schließt die Wunde.

Retroflexio fixata.

Auch jahrelanges Liegenbleiben des Uterus in Retroflexion führt nicht zu Verwachsung im Douglas. Nur hinzutretende Perimetritis bakterieller Art macht Retroflexio fixata. Selten entsteht sie dadurch, daß ein Exsudat im Douglas schrumpft und den Fundus uteri nach hinten zieht.

Zweckmäßig unterscheidet man zwei Grade der Fixation. Im ersten gelingt es, den Uteruskörper nach vorn zu bringen; sobald ihn aber die äußere Hand losläßt, zieht er sich wieder nach hinten zurück, oft sofort, andere Male erst im Verlaufe einiger Minuten; es bleibt vielleicht Zeit genug, ein Pessar einzulegen, solange er noch richtig liegt; bei der Kontrolluntersuchung einige Stunden darauf ist er aber wieder retroflektiert. — Im zweiten Grade (Abb. 82) kann von einer Reposition keine Rede sein, manchmal besteht beinahe Unbeweglichkeit. Die fixierenden Stränge und Schwarten fühlt man oft deutlich, wenn sie bei Repositionsversuchen sich anspannen. In der Regel entgehen sie jedoch der Palpation; dies besonders, wo sie nur dünn und zart sind; die Diagnose muß dann eben aus der beschränkten Beweglichkeit des Uterus gestellt werden.

Bei geringer Fixation kann man versuchen, durch wiederholte Dehnung (Massage) den Uterus frei zu machen. Bei ausgedehnter Verwachsung muß die allmähliche Resorption der Exsudatschwarten durch Hydrotherapie, heiße Spülungen, eventuell Massage und Belastung von der Scheide und den Bauchdecken aus (S. 305) angestrebt werden. Vor gewaltsamen Repositionsversuchen ist zu warnen, weil kleine Eiterherde in den Adhäsionen oder in den Tuben oder Ovarien stecken und eröffnet werden könnten. — Bestehen hochgradige Beschwerden, ist die Frau dadurch in ihrem Erwerbe beeinträchtigt oder hat man

Grund, Sterilität auf die fixierte Retroflexio uteri zurückzuführen, so tritt die operative Behandlung in ihr Recht. Dabei kommt für die meisten Gynäkologen nur die Laparotomie und Ventro-

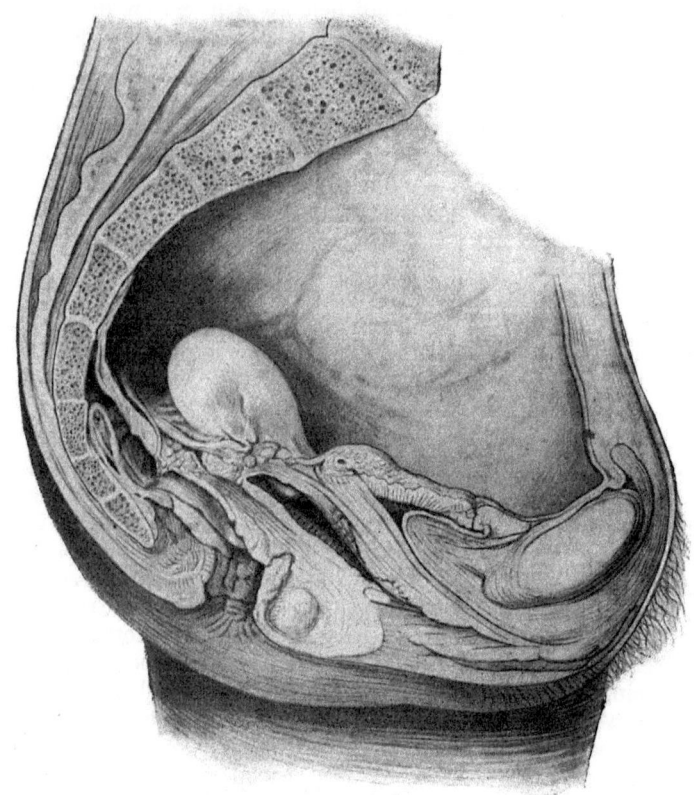

Abb. 82. Retroflexio uteri fixata (Züricher Frauenklinik).

fixation nach völliger Auslösung des Uterus in Frage. Operateure, welche eine Vorliebe für vaginale Operationen besitzen, lösen auch von der Scheide aus und machen die Vaginifixation.

3. Prolapsus vaginae et uteri.

Senkung und Vorfall der Scheide und der Gebärmutter.

Ätiologie. Der Seite **132** beschriebene Bandapparat hält dem Andrängen der Baucheingeweide bei Anstrengung der Bauchpresse stand, solange er gut entwickelt und tragfähig ist. Bei Insuffizienz desselben senken sich die Beckenorgane und legen sich dem Levator ani unmittelbar auf; die dabei in den Bereich des Hiatus genitalis gelangenden Teile werden zum „Geburtsobjekt" und suchen bei jeder Erhöhung des intraabdominellen Druckes, also insbesondere beim Pressen, einen Ausweg durch ihn und den Introitus vaginae nach außen.

Den günstigsten Angriffspunkt findet der erhöhte intraabdominelle Druck an der zwischen Schamfuge und Cervix ausgespannten, im wenig gefüllten Zustande darmartig schlaffen Blase. Dort liegen auch die beweglichen Schlingen des Ileum (s. Abb. 66), die am wirksamsten den Platzmangel in der Bauchhöhle auszugleichen vermögen. Sie drücken den Blasenfundus ein und wenn durch etwas mangelhafte Ausbildung der Faszienverstärkung (s. Abb. 68) oder durch Schwächung derselben nach Geburten die Verbindung zwischen Blase und Cervix und der Support des Blasenbodens ungenügend ist, so stülpt sich die Blasenwand, und zwar die erfahrungsgemäß schwächste Stelle, die Regio retroureterica, unmittelbar hinter dem Lig. interuretericum, nach unten vor, d. h. es bildet sich eine Zystozele, die ihrerseits die vordere Scheidenwand bis in den Hiatus genitalis vordrängt, und der Prolapsus vaginae anterior ist da. Auf diese Weise ist die besondere Häufigkeit des vorderen Scheidenvorfalls zu erklären.

Prolapsus vaginalis posterior kann bei Rectocele oder Enterocele vaginalis entstehen. Rektozele bildet sich aus, wenn die vordere Wand des Rektum an der Curvatura anterior in ihrer Muskularis defekt ist und sich ausstülpt. Das Ereignis ist ziemlich selten. Deshalb kommt eine Kombination mit Vorfall der hinteren Scheidenwand nicht so häufig vor; der Vorfall bleibt dabei überdies nur klein. Bei schlecht verheilten Dammrissen mit starken Narben im Septum recto-vaginale kann ein sich bildender Vorfall der hinteren Wand eine Rektozele nachziehen.

Enterocele vaginalis oder Hernia Douglasii entsteht, wenn durch das Andrängen einer Darmschlinge das Cavum Douglasii und mit ihm das hintere Scheidengewölbe oder eine tiefer liegende Stelle der hinteren Scheidenwand ausgestülpt wird. Im einzelnen Falle wird es schwierig oder unmöglich sein, zu sagen, wie ein solches Eindringen der Darmschlinge zustande kam. Unter normalen Verhältnissen ist der untere Douglas den Dünndarmschlingen verschlossen. Vielleicht kann ein besonders tiefer Douglas, wie er etwa aus der Kindheit zurückbleibt, vielleicht auch eine besonders weit reichende Beweglichkeit einer Darmschlinge oder eine besondere Gestaltung des Beckens dazu veranlagen. Nur zufällige pathologisch-anatomische Befunde könnten uns darüber aufklären.

Isolierter Vorfall der hinteren Scheidenwand ist viel seltener. Am häufigsten geben schlecht verheilte Dammrisse Anlaß dazu, und zwar zunächst ihrer unteren Hälfte. Wenn der Riß seitlich begann und sich nach der Mitte und der anderen Seite fortsetzte, so daß die Columna rugarum posterior eine Strecke weit von ihrer Unterlage losgelöst wurde, so krempelt sich der untere Rand dieses losgelösten Stückes gerne ein und ragt dann wulstartig über die hintere Kommissur herüber, bereits einen Anfang zu einem Vorfall bildend. Auch Narbenzug nach schlecht geheiltem Dammriß kann die hintere Scheidenwand nach unten ziehen.

Prolapsus uteri setzt ein mangelhaftes parametranes Stratum subperitonaeale (s. Abb. 69) voraus. Das Stratum kann ungenügend angelegt, d. h. sein physiologisches Auswachsen im Pubertätsalter ausgeblieben sein; oder es kann geschwächt werden durch Geburt, Krankheit, Verletzungen, die klimakterische Rückbildung. Es ist aus einem Netzwerk von Bindegewebszügen, dessen Maschen Fettnester einschließen, aufgebaut. Wenn die Bindegewebszüge atrophieren und das ausfüllende Fett schwindet, so leidet die Festigkeit des Stratum. Da ihm die Muskularis des Beckenbodens als Unterlage dient, so kann auch Defekt und Schwächung dieser zu Nachgiebigkeit und Erschlaffung des Stratum führen.

Zweifellos spielt bei der Ausbildung der faszialen Gebilde und damit auch in der Ätiologie des Prolaps die Konstitution eine hervorragende Rolle. Ob bei einer Frau mit tadelloser Konstitution Prolaps des Uterus überhaupt vorkomme, ist eine noch zu lösende Frage.

Defekte im Beckenboden und Damm, frühzeitiges Verlassen des Wochenbettes und Wiederaufnahme harter körperlicher Arbeit, häufige Anstrengungen der Bauchpresse durch Husten, Erbrechen, Hartleibigkeit, dauernde Belastung des Beckenbodens durch Tumoren der Bauchhöhle begünstigen die Entstehung des Vorfalls. — Sehr selten kommt es zu akutem Prolaps bei übermäßiger Anstrengung der Bauchpresse oder infolge eines Sturzes aus der Höhe. In der Regel bildet er sich nach und nach aus. Es drängt sich gleich beim ersten Aufstehen nach einer Geburt oder erst einige Zeit danach, häufig nur bei Anstrengung, eine, meist die vordere, oder es treten beide Scheidenwände aus dem etwas klaffenden Introitus vor. Mitunter leitet ein polypenartig heraushängender Rest des Hymen, indem er allmählich hypertrophiert und zunächst ein kleines Divertikel, dann immer mehr von der Scheidenwand nachzieht, einen Vorfall ein.

Mit einiger Sorgfalt und Pflege kann es zeitlebens bei diesen geringen Graden des Vorfalls, welche sich nur beim Pressen oder Heben von Lasten bemerkbar machen, bleiben. Die Frauen können sich dermaßen an diesen Zustand gewöhnen, daß er ihnen gar keine Beschwerden mehr verursacht. — Aber diejenigen Frauen, welche das nötige Maß von Schonung entbehren und bei schwerer Arbeit ihrem Brotverdienste nachlaufen müssen, bilden die Mehrzahl. Deshalb kommt es denn so häufig zu stärkeren Vorfällen. Die Scheide hängt nach und nach im Stehen und Gehen immer weiter heraus; im Laufe von Jahren kann die **Inversion der Vagina eine totale** werden. **Fettschwund und Gewebsatrophie** im Alter oder nach erschöpfender Krankheit begünstigen diese Verschlimmerung. Jetzt ist der Vorfall so massig, daß er auch im Liegen nicht mehr zurückgeht und selbst die manuelle Reposition oft Schwierigkeiten macht.

Der Uterus kann endlich auch durch Druck von oben herausgedrängt werden, wenn Tumoren des kleinen Beckens nicht nach oben ausweichen können, oder unmäßig große Geschwülste den Bauch ausfüllen.

Vorfall des Uterus bei **Nulliparen** kann nur bei Aplasie und mangelhaftem Tonus der Gewebe zustandekommen. Dabei ist anzunehmen, daß das Auswachsen der faszialen Befestigungen im Pubertätsalter ausgeblieben sei. Die seltenen Fälle von Genitalprolaps bei Kindern und Neugeborenen sind, trotz Hochstandes der Beckeneingeweide zu jener Zeit, verständlich, sobald man sich vergegenwärtigt, daß alle Faszienverdichtungen fehlen, der ganze Beckenkanal gestreckt ist, der Uterovaginalkanal in seiner Längsachse verläuft und zugleich vesiko- und retrouteriner Raum sehr weit nach unten langen. Wenn mit heftigem Drang verbundene Diarrhöen, erschwerte Exurese, krampfhafter Keuchhusten zu häufiger brüsker Anstrengung der Bauchpresse führen, so drängen die schlaffen, leeren Dünndärme vorn und hinten in die tiefen Rezessus bis auf den Beckenboden ein und haben es jetzt leicht, die in ihm steckende Cervix vor sich her durch die Scheide auszutreiben. — Daß bei Spina bifida und Meningozele gelegentlich Prolaps des Uterus vorkommt ist sicher nicht allein der Lähmung der Beckenbodenmuskulatur, sondern in erster Linie dem völligen Verlust des Gewebstonus aller Beckenorgane und ihres Haftapparates zuzuschreiben; der Beckenboden senkt sich dabei als Ganzes.

Wenn der Haftapparat des Uterus nachgibt und dann der Uterus dauernd auf den Beckenboden zu liegen kommt, so wird er selbst zum „Geburtsobjekt". Dabei ist die Cervix vorangehender Teil und bewegt sich in der Achse des Geburtskanals, d. h. nach vorn unten dem Introitus vag. zu. Die Folge ist eine Aufrichtung und Retroversio uteri. Dies wird nur dann anders sein, wenn der ganze Beckenboden, d. h. Muskulatur, Faszien, ausfüllendes Fettgewebe, Damm, After, Vagina, Vulva in toto sich senken, dadurch

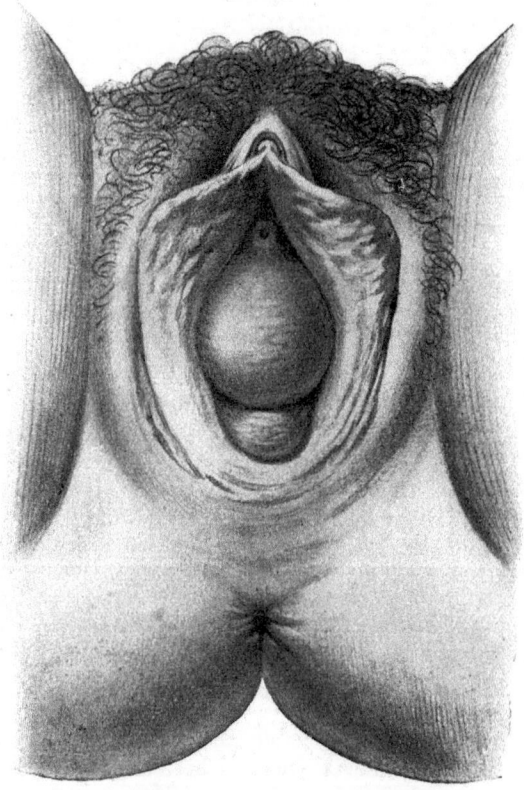

Abb. 83. Leichte Inversio vaginae.
Beim Pressen tritt die vordere Scheidenwand ballonartig, die hintere nur wenig heraus.

der Genitalschlauch seine Krümmung nach vorn einbüßt und der Uterus so wie er gerade liegt, ante- oder retroflektiert, durch den senkrecht gestellten, weiten Schlauch herabfällt. Es kann in solchem Falle die bloße Schwere schon genügen, den Prolaps zustande zu bringen.

Die Lageveränderungen (Deviationen) des Uterus.

Sobald der Uterus zum „Geburtsobjekt" wird, so ist er auch den Einflüssen unterworfen, welche das Kind in der Austreibungszeit treffen: Er steht unter dem Drucke des ihn rings umschließenden Geburtsschlauches; nur sein vorangehender Teil, die Cervix, ist von diesem Druck frei; es kommt das gleich einem negativen Druck, also einer Saugwirkung an der Cervix. Wenn der Druckunterschied auch ein nur sehr geringer ist, so hält die Wirkung eben doch fast beständig an und **muß mit der Zeit in einer Anschwellung und Ausziehung der Cervix zum Ausdruck kommen**, gerade wie am vorangehenden Kindesteil eine Geburtsgeschwulst sich bildet.

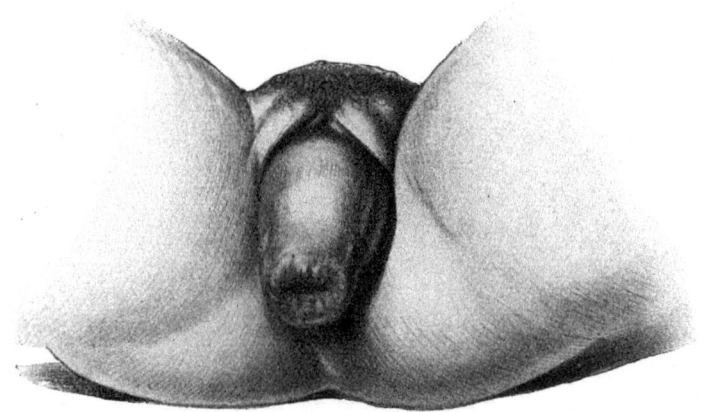

Abb. 84. Vollständige Umstülpung der Scheide mit Eversion des Zervikalkanals und Geschwür.

Befund und Diagnose. Wenn die Frau preßt, so öffnet sich die Vulva und der Harnröhrenwulst oder ein Divertikel der hinteren Scheidenwand tritt heraus; wir diagnostizieren: beginnende **Inversio vaginae, erstes Stadium des Vorfalls**. — Bei einer anderen Frau drängt die Anstrengung der Bauchpresse vordere oder hintere oder beide Scheidenwände so weit heraus, daß sie als orangen- bis faustgroße rundliche Wülste sich vorstülpen: wir haben es mit fast **vollständiger Inversio vaginae** zu tun: **zweites Stadium des Vorfalls** (Abb. 83). Manchmal sind die herausgepreßten Scheidenwände schlaff und lassen die Falten der Columna rugarum deutlich erkennen; andere Male sind sie ballonartig gespannt, bei alten Frauen sehr dünnwandig. — Führt man einen Katheter mit der Krümmung nach hinten durch

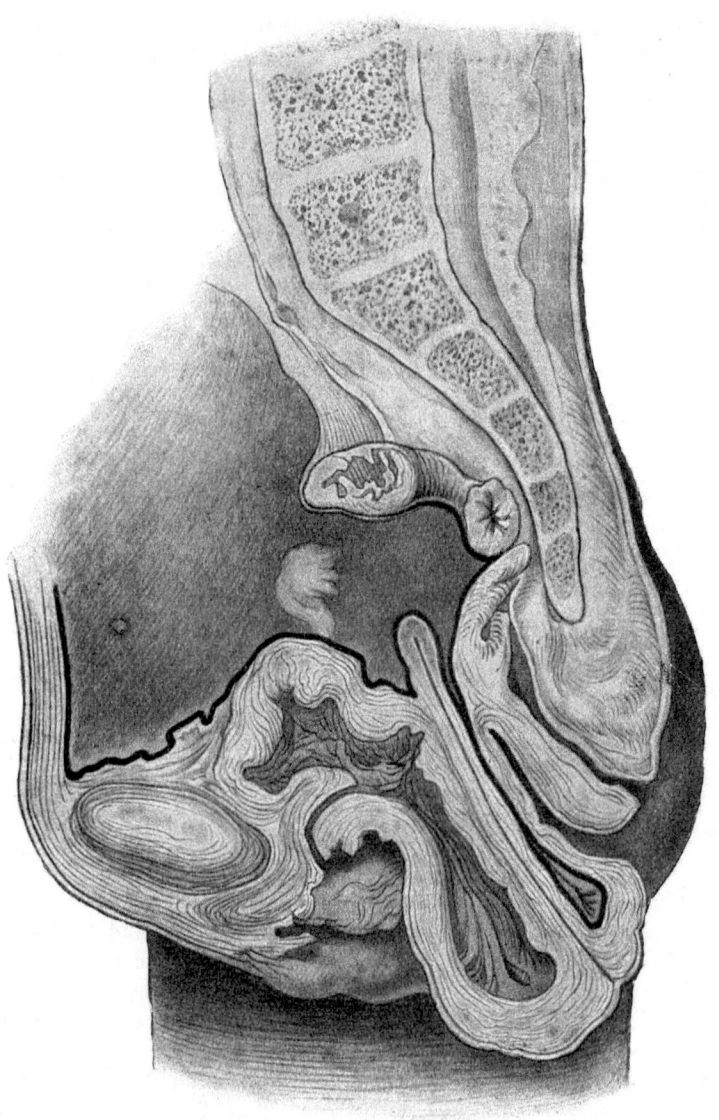

Abb. 85. Prolaps mit Hypertrophie und Elongation der Portio media.
Vollständige Inversion der vorderen, teilweise der hinteren Scheidenwand.
Uterus involviert (Züricher Frauenklinik).

die Harnröhre ein, so gelangt man in den Sack der invertierten vorderen Scheidenwand: es besteht Zystozele. Sie fehlt nur ausnahmsweise. Sehr viel seltener läßt sich mit dem in den After eingeführten Finger nachweisen, daß in der vorgefallenen hinteren Scheidenwand auch eine Buchtung der Mastdarmwand liegt, also eine Rektozele besteht. Der in die Scheide eingeführte Finger findet die Portio dem Introitus genähert. — Beim Nachlassen des Pressens treten die Teile wieder zurück, die Vulva bleibt aber mehr oder weniger klaffen. Sehr häufig ist ein Dammdefekt vorhanden.

Einen totalen Prolaps sehen wir in der Regel schon vorgetreten, wenn die Kranke zur Untersuchung kommt (Abb. 84). Eine faust- bis kindskopfgroße längliche Geschwulst ragt aus den Genitalien heraus. Auf ihrem unteren Pole sitzt der Muttermund; seine Lippen gehen direkt in die Scheidenwände über; häufig hat sich die Umstülpung der Scheide auch noch auf den Zervikalkanal fortgesetzt, so daß der innere Muttermund zu Gesichte kommt. — Die invaginierten Scheidenwände sehen anämisch, weißlich, trocken, wie verhornt aus; ihre Falten sind verstrichen. Um den Muttermund herum, oft auch an anderen Stellen des Prolapsus, sieht man häufig umfangreiche, scharfbegrenzte Dekubitusgeschwüre von hochroter Farbe, oder grau belegt, selten

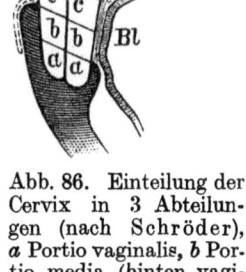

Abb. 86. Einteilung der Cervix in 3 Abteilungen (nach Schröder), *a* Portio vaginalis, *b* Portio media (hinten vaginal). *c* Portio supravaginalis. *P* = Peritonaeum. *Bl* = Blase.

mit trockenen Schörfen bedeckt. — Die vordere Scheidenwand ist gewöhnlich vollständig umgestülpt; hinten dagegen kommt der eingeschobene Finger meist in einen sackförmigen Rezessus, welcher das noch nicht invertierte Stück der hinteren Scheidenwand darstellt. — Mit dem Katheter ist der Grad der Zystozele festzustellen. — Rektozele ist auch bei totalem Prolaps selten; hingegen kann das Peritonaeum des Douglas im Vorfall bis vor die Vulva herabgezerrt sein (s. Abb. 85).

Die Sonde gibt Aufschluß über die Verhältnisse des Uterus. Sie dringt gewöhnlich ohne Anstand 10—12 und mehr Zentimeter tief ein. Ihr Knopf kann meist durch die Bauchdecken hindurch gefühlt werden, zum Beweis, daß der Uteruskörper sich nicht oder nur wenig gesenkt hat, dagegen der ganze Uterus enorm verlängert ist; die Hauptausziehung fällt stets auf das Collum. Man fühlt es im Vorfall deutlich als dicken walzenförmigen Körper, der nach vorn, also nach dem Muttermund zu, breiter und weicher wird. —

Nach Schröder pflegte man die Cervix einzuteilen in eine Portio (intra-) vaginalis, eine Portio supravaginalis und eine Portio intermedia, und zwar nach dem Ansatze der Scheidengewölbe, so wie es Abb. 86 darstellt. Bei bloßer Hypertrophie und Elongation der Portio vaginalis bleiben die Scheidengewölbe auf normaler Höhe (Abb. 87). Sie kommt besonders bei Nulliparen vor und soll meist Folge von Masturbation sein. Gewiß

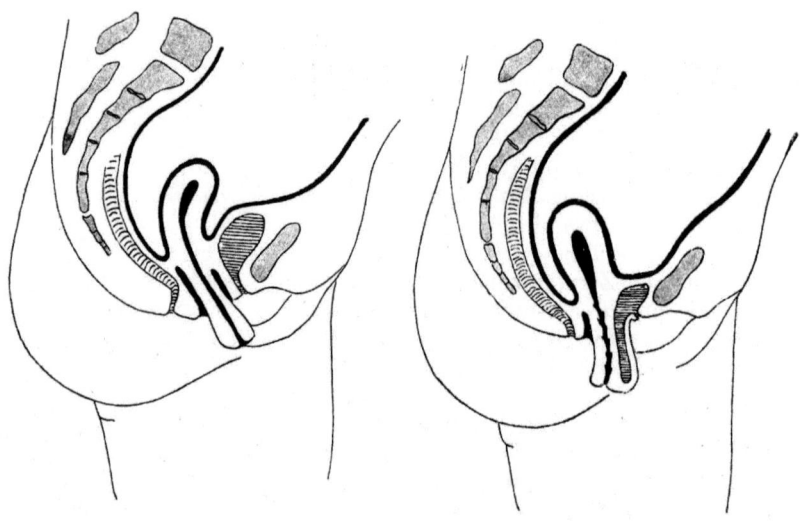

Abb. 87. Hypertrophie und Elongation der Portio (intra-)vaginalis. Scheidengewölbe vorn und hinten auf normaler Höhe, die Portio ragt aus dem Introitus heraus.

Abb. 88. Hypertrophie und Elongation der Portio intermedia. Vordere Scheidenwand ist vollständig, hintere teilweise invertiert; vorn besteht Zystozele.

spielen aber hydrostatische Druckverhältnisse in Scheide und Parametrium bei der Entstehung die Hauptrolle. Auch in der Gravidität bildet sie sich mitunter aus, um nach der Geburt wieder zu vergehen. Die lange, penisartige Portio trägt den Muttermund auf ihrer Spitze, wenn beide Lippen an der Hypertrophie beteiligt sind; ist bloß die vordere Muttermundslippe verlängert, so sitzt er auf ihrer unteren Seite.

Bei Verlängerung der Portio supravaginalis werden die Scheidenwände, und zwar beide ziemlich gleichmäßig, invertiert (Abb. 85). Bei vorwiegender Verlängerung der Portio intermedia wird bloß

Die Lageveränderungen (Deviationen) des Uterus.

die vordere Scheidenwand umgestülpt (Abb. 88); denn der intermediäre Teil der hinteren Zervikalwand liegt intravaginal.

Ist der Uterus wirklich vorgefallen, nicht bloß ausgezogen,

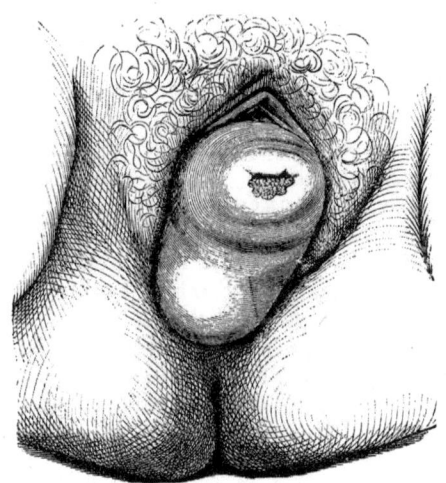

Abb. 89. Totaler Uterusprolaps.
In der invertierten Scheide liegt der ganze Uterus in Retroflexion.
(Nach Olshausen und Veit.)

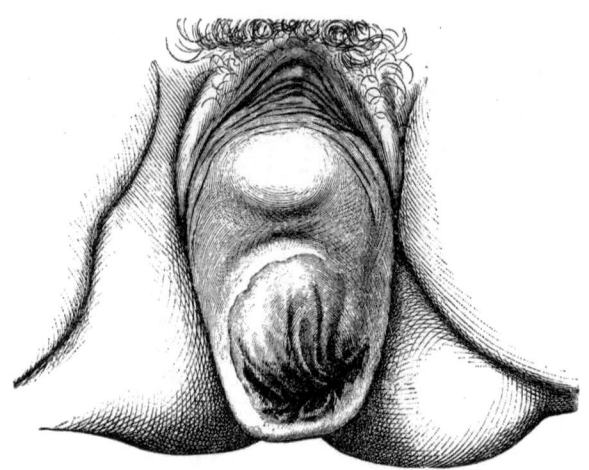

Abb. 90. Totaler Uterusprolaps.
Im umgestülpten Scheidensacke liegt der ganze Uterus in Anteflexio.

so kann man den Fundus vor den Genitalien oder doch vom
Rektum aus umfassen. Manchmal zeichnet er sich schon durch
den umgestülpten Scheidensack hindurch ab, wie in Abb.
89, wo man ihn, wie gewöhnlich, retroflektiert und in Abb.
90, wo man ihn anteflektiert sieht. Bei alten Frauen ist er häufig nur winzig
klein (s. Abb. 85).

Jetzt wird der Prolaps mit der vollen Hand allmählich zurückgeschoben. Wenn er lange Zeit nicht mehr reponiert worden war,
so geht es vielleicht ein wenig mühsam. Nach 1—2 Tagen Bettruhe schwellen die vorgefallenen Teile ab und die Einstülpung
ist leichter zu bewerkstelligen. In seltenen Fällen machen Verwachsungen der Peritonaealflächen oder das Becken gänzlich
ausfüllende Tumoren die Reposition unmöglich. — Nach der
Reposition fühlt sich die Scheide mit ihren verdickten faltigen,
trockenen Wänden wie ein derber Lederbeutel an. Eine
Portio vaginalis besteht gewöhnlich nicht: die Scheide setzt sich
direkt in die Zervikalwandungen fort. Der Uterus liegt meist hinten.
— Beim Drängen stülpt sich sofort wieder alles heraus.

Stets ist es bei einiger Aufmerksamkeit leicht, den Vorfall
von einem fibrösen Polypen, von Inversio uteri, von Scheidenzysten, die aus dem Introitus heraustreten, zu unterscheiden.
Auch bloße Hypertrophie und Elongation der Portio
vaginalis ohne Inversio vaginae (Abb. 87), ist leicht daran zu
erkennen, daß die Scheidengewölbe noch vorhanden sind.

Symptome. Viele Frauen sind gegen die Vorfallbeschwerden
sehr indolent; sie empfinden keine nennenswerte Belästigung,
höchstens auf direktes Befragen etwelches Unbehagen; man sieht
deshalb, besonders in bäuerlichen Verhältnissen, nicht selten, daß
sie selbst mit umfänglichen Tumoren zwischen den Beinen ihrer
gewohnten Arbeit nachgehen. Andere im Gegenteil treibt schon
sehr bald, bei kaum beginnendem Vorfall, ein lästiges Drängen
nach unten, ein Gefühl, als ob bei jeder körperlichen Anstrengung
etwas unten herauswolle, zum Arzt. Kreuzweh und Ziehen
in den Leisten gesellen sich oft hinzu, ebenso Urinbeschwerden,
Harndrang oder unwillkürlicher Harnabgang beim Niesen, Husten,
Lachen. Bei stärkerer Zystozelenbildung kommt es leicht zu
Urinverhaltung; Zystitis, Steinbildung, Pyelitis, Pyelonephritis
können folgen. Manche Frau muß ihren Vorfall jeweilen zurückschieben, bevor sie urinieren kann. — Im Liegen verschwinden
die Vorfallbeschwerden; der Vorfall selbst zieht sich zurück.
Bleibt er nur einmal draußen über Nacht, so schwellen die Teile
infolge von venöser Stauung gewöhnlich derart an, daß die Reposition schwierig geht; selbst Strangulationsgangrän kann
vorkommen. — Bei Vorfällen, die den Tag über austreten, bleibt

Die Lageveränderungen (Deviationen) des Uterus.

Geschwürsbildung selten aus; die Ulzera nässen und eitern beständig; häufig bluten sie auch etwas und veranlassen deshalb Karzinomfurcht. Aber gerade bei Prolaps wird Carcinoma cervicis selten beobachtet. — Tritt Schwangerschaft ein, so schwellen die vorfallenden Teile in der Regel etwas an; aber mit zunehmender Vergrößerung steigt der Uterus höher hinauf und zieht den Vorfall zurück; eine hypertrophische Portio bleibt oft im Introitus liegen, wenn sie nicht in einem weiten hinteren Scheiden-

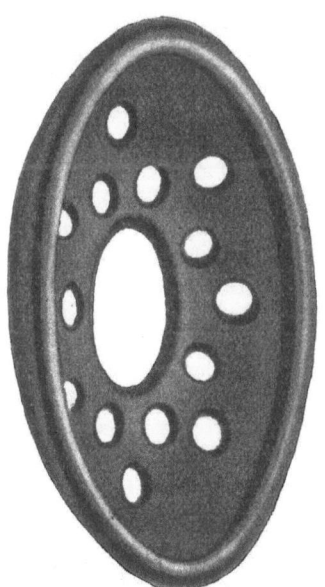
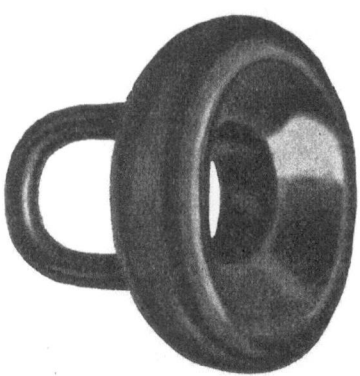

Abb. 91. Schalenförmiges Pessar.   Abb. 92. Bügelpessar.

gewölbe und in der Kreuzbeinaushöhlung Platz findet. Nach dem Wochenbett kehrt der Vorfall wieder. — Akut eintretender Prolaps ist von heftigen Schmerzen, Erbrechen, Ohnmacht begleitet.

Therapie. Zur Prophylaxe der Vorfälle gehören: gute Vernähung der Scheidendammrisse, rationelle Pflege im Wochenbett, ebenso nach erschöpfenden Krankheiten und im Klimakterium.

Leichte Vorfälle können mitunter durch monatelanges Liegen dauernd geheilt werden; regelmäßige Bäder, Kräftigung des Allgemeinbefindens, Stärkung der Beckenmuskulatur durch Thure Brandtsche Widerstandsübungen unterstützen den Erfolg einer solchen Kur. In vorgeschritteneren Fällen darf man einzig und allein von der operativen Behandlung Heilung erwarten. Nun gibt es aber Frauen, welche wegen eines solchen nicht lebensgefährlichen Leidens lange nicht oder gar nie zu einer Operation sich entschließen können; es gibt auch Umstände, welche sie vom Standpunkte des Arztes aus in der nächsten Zeit oder überhaupt nicht ratsam erscheinen lassen. Dann tritt die Behandlung mit Pessarien in ihr Recht.

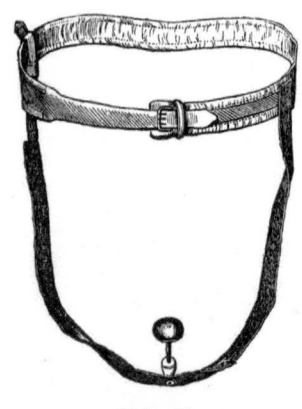

Abb. 93.
Scanzonische Bandage zur Zurückhaltung des Vorfalls.

Die einfachen Mayerschen Ringe aus weichem oder hartem Gummi oder aus Zelluloid leisten im allgemeinen bei Vorfällen geringeren und mittleren Grades ganz befriedigende Dienste. — Drängt die vordere Scheidenwand neben dem Ring oder durch die Lichtung des Ringes durch, so ist ein Schalenpessarium, wie Abb. 91 es zeigt, zu versuchen. — Besteht zugleich Retroflexio, so ist nach der Reposition ein Hodgesches Pessar vorzuziehen. Ist der Introitus sehr weit, der Beckenboden ungemein schlaff, so fällt oft der größte Ring wieder heraus; dann versucht man es mit einem Stiel- oder Bügelpessar (Abb. 92); sie „kanten" weniger leicht und halten sich deshalb noch in kleineren Nummern, wo die größten einfachen Ringe herausfallen. — Selbstverständlich muß die Größe des Pessars nach der Weite der Scheide sich richten. Der Ring soll, auf dem Beckenboden liegend, die vorgefallenen Teile tragen.

Wenn der Beckenboden gar keinen Halt bietet, der Scheideneingang hochgradig klafft oder die darmdünne Scheide durch den Ring hindurchtritt, oder wenn bei alten Frauen ein dem Introitus entsprechend großes Pessar in der geschrumpften Scheide keinen Platz findet, so muß von Pessarbehandlung abgesehen werden. Jetzt kann man es mit einem Hysterophor (Abb. 93) versuchen. Eine gestielte becherförmige Pelotte aus Holz, Hartgummi, Zelluloid wird mittels eines zwischen den Beinen durchlaufenden Bandapparates an einem Gurte befestigt. — In manchen Fällen genügt auch eine einfache T-Binde nach Art der gewöhnlichen Menstruationsbinden, um den Vorfall zurückzuhalten.

Alle Scheidenpessare erfordern pünktliche Reinlichkeit; in regelmäßigen Zeitintervallen müssen sie zur Reinigung herausgenommen, bzw. gewechselt werden. Wo Ausfluß besteht, sind Scheidenspülungen zu verordnen. Es gibt aber genug Frauen, welche solche ganz entbehren können. — Wenn immer es angeht, soll die Frau für die Operation gewonnen werden. Hohes Alter und schwere Krankheit, bei welchen sowohl die Operation an und für sich, wie namentlich das 14tägige Bettliegen nach derselben Bedenken erregen, verbieten sie. Bei Frauen, die voraussichtlich in den nächsten Jahren noch gebären werden, behelfe man sich, wenn möglich, vorläufig mit der Pessarbehandlung; denn durch die Geburt wird das Operationsresultat mit einiger Wahrscheinlichkeit wieder zunichte gemacht. Während der Schwangerschaft darf natürlich nicht operiert werden.

Die Prolapsoperation bezweckt einmal Verengerung der Scheide durch Resektion und Vernähung ihrer Wandungen (Kolporrhaphie); sodann Wiederherstellung des Beckenbodens und Dammes (Perineorrhaphie). Verstärkung der faszialen Gebilde und des Bandapparates und namentlich des Gewebstonus vermag sie nicht zu bringen und daran scheitert ein gewisser Prozentsatz der Operationserfolge.

Ausführung. Anspannung der vorgefallenen vorderen Scheidenwand mittels Kugelzange in Portio und Harnröhrenwulst; Exzision eines längsovalen Schleimhautstückes: quere Vernähung. — Exzision eines dreieckigen Schleimhautstückes nach Art von Abb. 45 hinten: Spitze des Dreieckes im hinteren Scheidengewölbe, seitliche Ecken an den hinteren Enden der Nymphen, unterer Schenkel umsäumt den Introitus. Unterminierung der Schnittränder zur Aufsuchung des zerrissenen Beckenbodens (Levator ani und Faszie). Häufig sind sie aber so atrophisch, daß man sie nicht finden kann. Quere Vernähung des Beckenbodens und der Scheide, bis ein Frenulum vulvae gebildet ist, dann Vernähung des Dammes. — Mäßige Hypertrophie der Cervix bildet sich nach der Operation in der Regel von selbst zurück; wo sie hochgradig ist, tut man jedoch gut, der Kolporrhaphie eine Amputatio portionis vorauszuschicken. — Bei starker Zystozele genügt die einfache Kolporrhaphia ant. nicht; hier muß die Blase von der Scheide abgelöst, nach oben geschoben, durch Naht gerafft und unter ihr die Kolporrhaphiewunde möglichst tief vernäht werden. — Bei totalem Prolaps wird ein Dauererfolg dadurch eher gesichert, daß der Scheidendammplastik die Fixation des Uterus in Anteversionsstellung entweder durch die Alexander-Adamsche Operation oder besser die Ventrofixatio uteri hinzugefügt wird.

Die Dauerresultate können auch jetzt noch zu wünschen übrig lassen, wenn hochgradige Atrophie des Beckenbindegewebes, hauptsächlich der Faszien, besteht. Da besonders leicht die vordere Scheidenwand mit der Blase wieder herabkommt, wird von manchen Operateuren in solch hartnäckigen Fällen die sogenannte Interpositio uteri ausgeführt. Von einem medianen Längsschnitt aus wird die vordere Scheidenwand unterminiert und abgehoben; dann nach Eröffnung des vesiko-uterinen Raumes der Fundus uteri hervorgeholt, unter die Blase gelagert, mit der vorderen Scheidenwand zugedeckt und übernäht. Natürlich darf jetzt keine Schwangerschaft mehr eintreten. Bei Totalprolaps mit hochgradiger Erschlaffung aller Teile kann aber selbst nach dieser eingreifenden Operation alles wieder herausfallen. — Andere machen in solchen Fällen die Scheidenexstirpation, ein Verfahren, das aber wegen der danach meist auftretenden Eiterungen wenig Anhänger hat. Empfehlenswerter ist die von Flatau angegebene Ventrofixation oder die Zervikofixation nach Bumm. Bei der ersteren wird der Uterus samt den Ligg. lata derart hoch über der Blase an die vordere Bauchwand angenäht, daß diese, ohne an ihrer Anfüllung behindert zu sein, völlig aus dem Bereiche der Därme ausgeschaltet, geradezu extraperitonaeal gelagert wird und der Uterus mit den ausgebreiteten seitlichen Bändern gleichsam eine Schichte der vorderen Bauchwand bildet. — Bei der Zervikofixation wird die Plica vesico-uterina eingeschnitten und von der Blase abgelöst, hierauf die Cervix herausgeholt und am Peritonaeum der vorderen Bauchwand oberhalb der Schamfuge angenäht. Die Flatausche Operation ist wohl leichter ausführbar und schützt sicherer vor Darmeinklemmung als die Bummsche; nur hat man damit zu rechnen, daß die hohe Ventrofixation zu Enterocele vaginalis, d. h. zu Douglashernie veranlagt.

Wo eine Erkrankung des Uterus vorliegt, wo der Vorfall irreponibel oder unmäßig groß ist, wird bei Frauen jenseits der Menopause am besten die Totalexstirpation ausgeführt, der Rest der Scheide mit den Stümpfen der Ligg. lata vernäht und darauf die Kolpoperineorrhaphie angeschlossen.

4. Inversio uteri. Gebärmutterumstülpung.

Inversion oder Umstülpung des Uterus kommt bei weitem am häufigsten in der Nachgeburtszeit vor; die puerperalen Fälle bilden $4/5$ aller Inversionen und doch beobachtet man sie erst auf durchschnittlich 19 000 Geburten einmal.

Außerhalb des Puerperium entsteht Inversio bei **hochsitzenden interstitiellen oder submukösen Myomen**. Wenn diese der Gegend des inneren Muttermundes zustreben und durch den Zervikalkanal hindurch geboren werden, so können sie die Wandung des Uterus, an welcher sie sitzen, nachziehen. Meist kommt der Uterus nach **partieller Umstülpung zur Ruhe**; sehr selten wird er **vollständig invertiert und total in die Scheide hinein geboren**, in welchem Falle er dann auch noch vor die **Vulva prolabiert** (Abb. 94).

Symptome. Unter der Geburt verursacht Inversion heftige Schmerzen und profuse Blutung. Bei veralteter Umstülpung sind die **Beschwerden unbedeutend**; doch besteht gewöhnlich **blutiger Ausfluß**. — Allmählich entstehende Inversionen außerhalb des Wochenbettes, durch Myome verursacht, sind von **wehenartigen Schmerzen** meist nur unbedeutenden Grades begleitet. Stets sind Metrorrhagien vorausgegangen und bleibt ein starker Ausfluß bestehen.

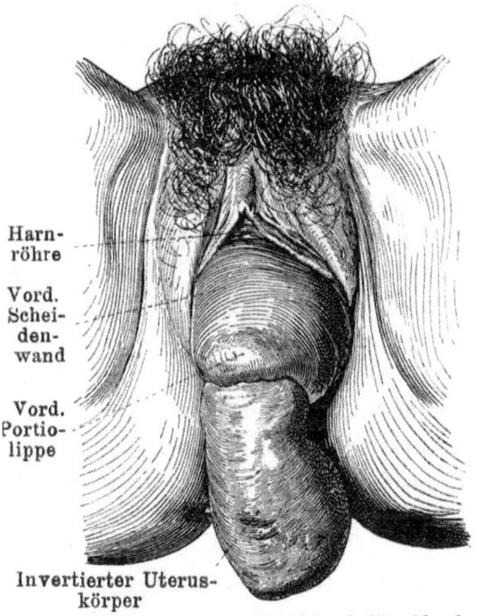

Befund und Diagnose (Abb. 94). Der invertierte Uterus stellt eine **ovoide Geschwulst** dar, welche das Scheidengewölbe ausfüllt oder vorfällt. In frischen Fällen zeigt sie im Spekulum **hochrote Farbe, leicht blutende, weiche granulierte Oberfläche**. Am unteren Ende liegen, gewöhnlich unter Schleimhautfalten versteckt, die **Tubenmündungen**, oft gelingt es, mit der Sonde sie nachzuweisen. Nach oben zu verjüngt sich der Tumor und geht in den Zervikalkanal hinein. Bei den mit Prolaps verbundenen Fällen kann auch der ganze Zervikalkanal umgestülpt sein. — Nach langem Bestehen der Inversion **atrophiert die Uterusschleimhaut und bekommt Plattenepithel**; liegt der invertierte Uterus vor der Vulva, so wird seine Bedeckung mit der Zeit epidermisartig; häufig bilden sich auch Geschwüre darauf. — Bei bimanueller Untersuchung fühlt man an Stelle des Uterus einen **Trichter**, in welchen hinein die Tuben und Ligamente verlaufen und an dessen Rand die Ovarien

Abb. 94. Inversio uteri. (Nach Weibel.)

liegen. — Schwellung des invertierten Uterus und Verwachsung seiner jetzt das Cavum auskleidenden Peritonaealflächen machen mit der Zeit eine Reposition unmöglich.

Verwechslung mit fibrösem Polyp, dem ein seit langem invertierter Uterus sehr ähnlich sieht, kann verhängnisvoll werden. Wenn man nur daran denkt, so wird eine genaue Untersuchung immer Aufklärung bringen: Fehlen des Uterus in der Bauchhöhle, an seiner Stelle eine trichterförmige Einsenkung bei Inversio; bei Polypen dringt die Sonde leicht ins Cavum uteri ein, bei Inversion stößt sie auf die Umschlagstelle der Uteruswand, gewöhnlich vorn rascher als hinten.

Therapie. Die Behandlung besteht in Reposition i. e. Reinversion des Uterus. War sie durch ein Myom veranlaßt, so wird dieses stumpf enukleiert, worauf meist die Inversion von selbst zurückgeht oder leicht eingestülpt werden kann. — Bei puerperaler Inversion gelingt die Reinversion im allgemeinen um so leichter, je früher sie gemacht wird; doch lassen sich oft auch verjährte Umstülpungen wieder reponieren. In Narkose läßt man vordere und hintere Lippe je mit einer Kugelzange mäßig stark nach unten und möglichst gespreizt anziehen; jetzt umfaßt die eine Hand den Uterus in der Scheide und schiebt ihn allmählich in die Höhe, während die andere von den Bauchdecken aus entgegenhält und das Erscheinen des Korpus im Trichter kontrolliert. Kommt man auf diese Weise nicht ans Ziel, so kann durch Einlegen eines Kolpeurynter oder durch Ausstopfen der Scheide mit Jodoformgaze ein Dauerdruck auf den invertierten Uterus ausgeübt werden. Manchmal gelingt es noch nach wochenlangem vergeblichem Bemühen, auf diese Weise das Volumen des Uterus genügend zu reduzieren und den Muttermund zu dehnen, damit die Reposition spontan sich vollziehen oder manuell bewerkstelligt werden kann. Bei diesem Vorgehen bedenke man aber, daß die Innenfläche des Uterus, auch wenn sie derber geworden ist, immer noch leicht verletzlich und deshalb eine gefährliche Infektionspforte darstellt. Bei jeder Fiebererregung muß deshalb Tampon oder Kolpeurynter sofort entfernt werden. — Nach gelungener Taxis wird das Cavum uteri für 2—3 Tage mit Jodoformgaze ausgestopft, damit nicht gleich wieder Inversion eintrete; nach dieser Zeit hat der Uterus denjenigen Turgor gewonnen, welcher nötig ist, um Umstülpung unmöglich zu machen.

Bleiben alle Bemühungen umsonst, so ist ein operatives Vorgehen berechtigt. Wenn der Uterus nicht zu groß, sein Gewebe nicht zu fest ist und peritonaeale Verwachsungen fehlen, so genügen beiderseitige Inzisionen in den Ring des Muttermundes, um die Reposition zu ermöglichen. Sicherer führt zum Ziele folgendes Vorgehen: Eröffnung der Bauchhöhle vom vorderen oder hinteren Scheidengewölbe aus, Lösung allfälliger Adhäsionen im Trichter von oben mit dem eingeführten Finger, dann, unter Leitung dieses Fingers, vollständige Spaltung der vorderen bzw. der hinteren Wand des Uterus vom Muttermunde aus; jetzt Reinversion, Naht des Uterusschnittes durch das eröffnete Scheidengewölbe und Schluß des letzteren. Auch dabei sind schon Mißerfolge vorgekommen. Dann bleibt nur die Exstirpation des invertierten Uterus: Vorziehen des Uterus, Umstechung der seitlichen Abschnitte der Cervix, quere Abtragung und Vernähung des Stumpfes.

5. Hernia uteri (Hysterozele.)

Verlagerungen des Uterus in den Leisten- oder Schenkelkanal sind als große Seltenheiten beobachtet worden; selbst Schwangerschaft und Inkarzeration kam in solchen Fällen schon vor. — Die bimanuelle Untersuchung wird zur Diagnose führen. — Die Reposition, eventuell nach Inzision der Bruchpforte, wird keinen großen Schwierigkeiten begegnen.

B. Die Metropathien. (Die Metro-Endometritis.)

Die Vorgänge im Uterus sind in weitgehendem Maße abhängig von der Tätigkeit der Eierstöcke. Erst unter der Einwirkung der Follikel- und Eireifung sowie der Bildung des Corpus luteum erlangt der Uterus seine volle Entwicklung und vermag er die ihm zugewiesenen Aufgaben zu erfüllen. Störungen in der Tätigkeit der Eierstöcke bedingen nicht nur mangelhaften Ablauf der Funktionen, sondern auch ausgesprochene Krankheitszustände im Uterus, die mit dem Aufhören der veranlassenden Eierstocksstörungen oder mit der Ausschaltung der Eierstockstätigkeit in der Regel verschwinden. — Diese krankhaften Folgezustände am Uterus rechnen wir zu dem Bilde der Metropathien oder wie sie auch vielfach noch bezeichnet werden, der chronischen Metro-Endometritis, obschon sie nur zum geringsten Teil entzündlicher Natur sind. —

Die Gebärmutterschleimhaut stellt nicht bloß eine Deck- und Sekretionsschicht dar. Sie zeichnet sich vor allen anderen Schleimhäuten des Körpers aus durch die wichtige Aufgabe, welche ihr bei den Menstruationsvorgängen und bei der Beherbergung des befruchteten Eichens zufällt. Diese Aufgabe stempelt sie zu einem Organe sui generis, das seine eigene Pathologie hat.

Die Erkrankungen der Korpusschleimhaut unterscheiden sich wesentlich von denjenigen der unmittelbar anstoßenden Zervikalschleimhaut, deren anatomischer Bau und physiologische Funktion, deren Verhältnis zur Scheide und damit zur Außenwelt auch ganz verschieden sind. Der innere Muttermund bildet eine Schranke, die von Keimen und deren Folgekrankheiten nur schwierig und bei besonderen Anlässen, wie Geburt, Menstruation, ärztlichen Eingriffen, überschritten wird und die selbst Neubildungen in weitgehendem Maße respektieren. Darin liegt auch ein Hauptgrund, weshalb die Erkrankungen des Collum so viel häufiger vorkommen als diejenigen des Corpus uteri.

Mit ihrer Unterlage dagegen, dem Myometrium, steht die Mukosa durch Blut- und Lymphgefäßverbindungen in so inniger Beziehung, daß Wechselwirkungen im Gebiete ihrer Erkrankungen nicht zu den Seltenheiten gehören, ja die Regel bilden. Erkrankung des einen hat fast immer Erkrankung des anderen Teiles zur Folge. Deshalb scheint es auch gerechtfertigt, das Krankheitsbild der **Metro-Endometritis** beizubehalten. Nur ist dabei zu berücksichtigen, daß gewöhnlich die Affektion auf der einen oder der anderen Seite derart vorwiegt, daß man sehr wohl das eine Mal von Metritis, das andere Mal von Endometritis sprechen darf. „Metropathie" umfaßt die Erkrankung beider und berücksichtigt hauptsächlich die klinischen Erscheinungen.

1. Die Metropathien des Collum uteri. Die Metro-Endometritis colli.

Ätiologie. In zahlreichen Fällen handelt es sich um bloße **Hypersekretion der Zervikalschleimhaut.** Die Grundlage dafür besteht in einer allgemein **neuropathischen Konstitution,** die in einem vagotonischen Nervenzustande zum Ausdruck kommt. Bei solchen Frauen findet man dementsprechend häufig psychoneurotische Symptome verschiedenster Stärke und Zusammensetzung, und Hand in Hand mit dem erregbaren Zustande des Vagus funktionelle Störungen der Ovarien.

Neben diesen rein neurotischen Hypersekretionen, die ein klares oder nur graulich getrübtes leukozytenfreies Sekret liefern, spielen aber die durch Infektion oder andere Schädigungen hervorgerufenen Katarrhe eine hervorragende Rolle.

Bei Frauen, die noch nie geboren haben, bildet der enge äußere Muttermund sowie das unversehrte Zervikalepithel einen Schutz gegen das Eindringen von Infektionskeimen in den Zervikalkanal. Selbst die Gonokokken vermögen sich nicht anzusiedeln, wenn sie nicht in ganz virulentem Zustande anstürmen oder in wiederholten Schüben eingebracht werden. — Dies ändert sich, sobald Geburt oder Abort das Orifizium erweitern und dabei die Zervikal-

Die Metropathien. (Die Metro-Endometritis.)   177

schleimhaut verletzen. Seitliche Einrisse bringen jetzt den Muttermund zum Klaffen; hochhinaufreichende Verletzungen bedingen teilweise Defekte der Schleimhaut, Verkürzung des Zervikalkanals, unsymmetrische Verzerrungen oder Ektropium der Mutter-

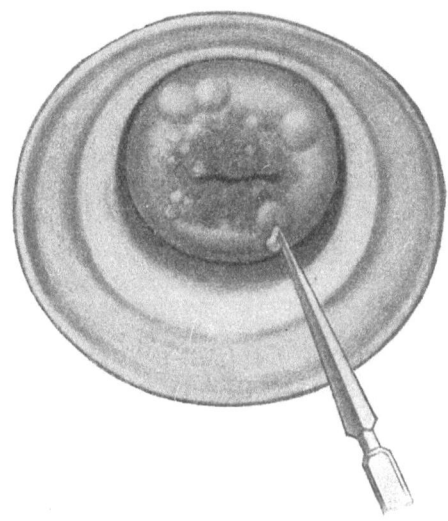

Abb. 95. Ovula Nabothi mit follikulärer Erosion. Skarifikation.

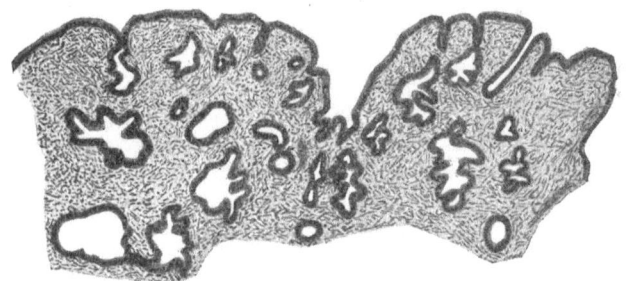

Abb. 96. Mikroskopisches Bild einer papillären Erosion:
starke Epitheleinwucherungen.

mundslippen, Kreislaufstörungen usw. Dadurch ist den Keimen der Zutritt aus der Vagina bedeutend erleichtert.

Masturbation mit Fingern oder Instrumenten, ebenso geschlechtliche Exzesse können teils durch mechanische Insulte, teils durch habituelle Blutüberfüllung sowie auf psychoneurotischem Wege in ähnlichem Sinne wirken. — Auch Prolaps prädisponiert zu Infektion.

Wenn auch die Gonokokken in der Ätiologie der Zervikalkatarrhe eine hervorragende Rolle spielen, so beteiligen sich bei der Infektion häufig auch andere Keime, wie Bacterium coli, Saprophyten, pyogene Kokken.

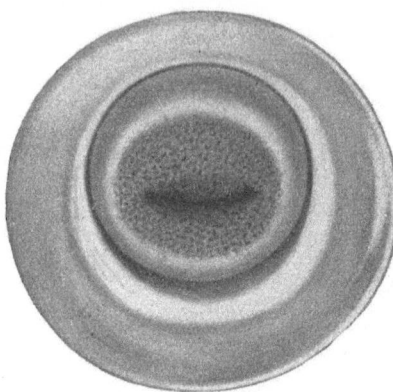

Abb. 97. Papilläre Erosion.

Pathologische Anatomie. — Während an der gesunden Portio die Grenze der Zervikalschleimhaut gegen Muskularis sowohl wie Scheidenschleimhaut ziemlich scharf gezogen ist, zeigt unter solchen Umständen die Schleimhaut ein ausgesprochenes Bestreben zu wuchern und diese Grenzen der Fläche und der Tiefe nach zu überschreiten, was zu den verschiedensten pathologisch-anatomischen Bildern führt.

In den Vordergrund tritt eine Wucherung der Schleimdrüsen in die Tiefe. Durch Verstopfung oder Abschnürung ihrer Ausführungsgänge kommt es dabei zur Bildung von kleinen Retentionszystchen, die man als Ovula Nabothi bezeichnet. Sobald diese eine gewisse Größe erreichen, scheinen sie an der Oberfläche der Portio bläulich oder, falls sich das Sekret grützig umgewandelt hat, gelblich durch (Abb. 95). Sie können erbsen- oder gar kirschengroß werden. In solchen Fällen wölben sie die Oberfläche stark vor und verunstalten die Form der Portio; wenn

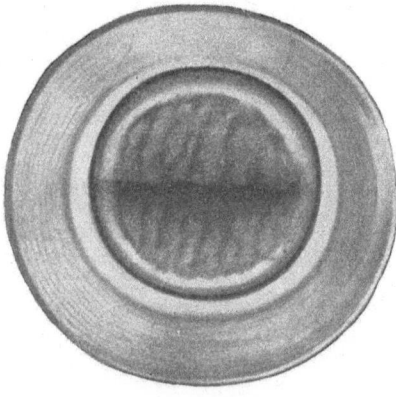

Abb. 98. Eversion der Muttermundslippen bei Zervikalkatarrh.

Die Metropathien. (Die Metro-Endometritis.)

durch Geburtstraumen sonst schon Verziehungen bestehen, können sie selbst Tumorbildung vortäuschen. Den Inhalt bildet mehr oder weniger zäher Schleim; in kleineren Zystchen hat er sich nicht selten in eine grützige Masse umgewandelt, die auch etwa kleine Kalkkonkremente enthält. — Bei hochgradigen Drüsenwucherungen kann die ganze Portio von ihnen durchsetzt sein, so daß eine förmliche follikuläre Entartung der Portio mit Adenombau entsteht.

Andere Male macht sich das Wachstumsbedürfnis der Schleimhaut mehr im Oberflächenepithel geltend: dieses wuchert über den äußeren Muttermund hinaus auf die Portio vaginalis und verdrängt hier das mehrschichtige Plattenepithel. Jetzt scheint das blutreiche subepitheliale Gewebe hochrot durch das zarte einschichtige Zylinderepithel durch, was das Bild einer Erosion gibt. — Aber nicht genug damit, wuchert das Epithel auf der Portio auch noch drüsenartig in die Tiefe (Abb. 96), so daß die zwischen den Einstülpungen hervorragenden Stellen der Oberfläche ein papilläres Aussehen geben: Papilläre Erosion (Abb. 97). Entwickelt sich eine Erosion auf einer von Ovula Nabothi durchsetzten Portio, oder entstehen aus abgeschnürten Epitheleinwucherungen Follikel, so spricht man von follikulärer Erosion (Abb. 95).

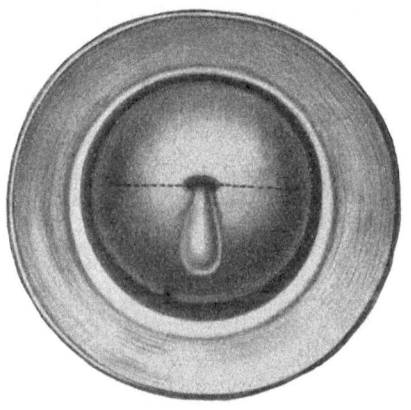

Abb. 99. Stenose des äußeren Muttermundes mit Zervikalkatarrh: Diszision in der punktierten Linie.

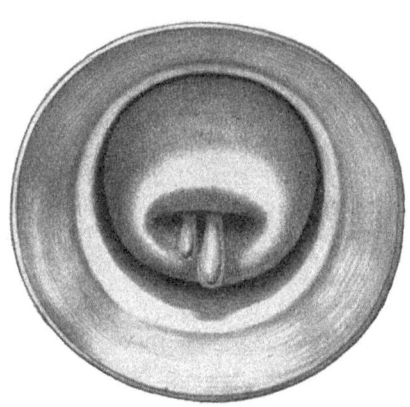

Abb. 100. Zervikaler Schleimpolyp.

Bei Frauen, deren Muttermund durch seitliche Einrisse stark

zweigelippt ist und klafft, so daß Eversion der Muttermundslippen besteht, kann man erkennen, wie eine bestehende Erosion die direkte Fortsetzung der entzündeten Zervikalschleimhaut darstellt (Abb. 98). Bei langsamem Zurückziehen des Röhrenspiegels schließen sich die Muttermundslippen mehr und mehr, während sie beim Andrängen des Spiegels gegen die Scheidengewölbe weit klaffen. — Von Ektropium spricht man, wenn bei Einriß des Muttermundes die gewulstete Zervikalschleimhaut sich durch den Einriß aus dem Muttermund herausdrängt. —

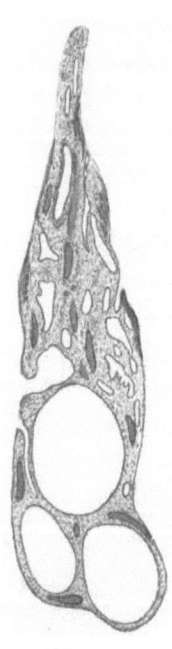

Abb. 101.
Polyp aus Ovula Nabothi bestehend (Vergr. etwa 10).

Bei engem Muttermund staut sich, wenn chronischer Katarrh besteht, das vermehrte Sekret hinter dem Muttermund und dehnt den Zervikalkanal spindelförmig aus. Die Portio sieht dann stumpf und etwas gewulstet aus; aus dem engen Muttermund quillt ein Tropfen eines dicken, zähen Schleimes hervor (Abb. 99). —

Selten werden die Plicae palmatae der Zervikalschleimhaut infolge chronischer Entzündung in faltenreiche Wülste umgewandelt, die durch Vermehrung des Bindegewebes sich so derb anfühlen, daß man bei der Digitaluntersuchung an Karzinom denkt. — Noch seltener kommt es zur Entwicklung einer wirklichen Drüsengeschwulst der Zervikalschleimhaut, eines Adenoma benignum cervicis. —

Tritt eine etwas gewucherte Schleimhautfalte stärker aus der Oberfläche heraus und stielt sie sich, so entsteht ein Schleimpolyp. Meist wird er allmählich aus dem Muttermund heraus geboren und hängt in die Scheide hinein (Abb. 100). Solche Polypen sind in der Regel plattgedrückt und hahnenkammähnlich gekerbt. Oft sind sie in Mehrzahl vorhanden. Sie bleiben klein, selten erreichen sie nur Mandelgröße. Ihre Farbe ist lebhaft rot, ihre Oberfläche bei näherem Zusehen fein gekörnt. Immer sind sie gefäßreich und bluten beim Tupfen mit Watte. — Mikroskopisch bestehen sie aus gewuchertem Schleimhautgewebe. Es überwiegt dabei nicht selten das Bindegewebe, doch sind die Drüsen häufig auch gewuchert und zeigen zystische Erweiterungen. Es kommt vor, daß ein kleiner Polyp fast nur aus Schleimzystchen, i. e. aus Ovula Nabothi besteht, die stark aus der Oberfläche herausgetreten sind und sich gestielt haben (Abb. 101). — Bei längerem Liegen in der Scheide wandelt sich das Zylinderepithel eines Polypen hier und da in Plattenepithel um; dann sieht der Polyp graulich aus und blutet nicht mehr so leicht. —

Entzündung der Schleimhaut und besonders Einwucherung der Drüsen übt auf die ganze Portio einen Reiz aus, der über kurz oder lang zu einer Hypertrophie ihrer Elemente führt. Die ganze Portio wird dick und gespannt. Dabei überwiegt bald das Muskel-, bald das Bindegewebe. Die Konsistenz ist dementsprechend das eine Mal weicher, das andere Mal derber. Das erstere ist meist der Fall, wenn sich die Affektion an Geburt oder Wochenbett anschloß. Es bietet sich dann das Bild der Subinvolution: weiche Konsistenz, bläulich-rote Farbe, venöse Blutfülle, oft sogar an der Oberfläche sichtbare variköse Venen, d. h. die Zeichen mangelhafter Rückbildung der Schwangerschaftshypertrophie. — Wo nicht-aseptische Eingriffe oder habituelle Blutkongestionen durch Masturbation, andere Exzesse, Okklusivpessare, Intrauterinstift usw. Hypertrophie verschuldeten, überwiegt häufig das Bindegewebe: derbe Konsistenz, blasse Farbe, oft narbige Einziehungen.

Manche mit Elongation verbundene Hypertrophie der Portio vaginalis ist nur durch bestimmte hydrostatische Druckverhältnisse im umgebenden Beckenbindegewebe, deren Resultat eine Saugwirkung auf die Portio nach dem Introitus vag. zu ist, zu erklären; denn daß der Weichteildruck der Umgebung einen wesentlichen Einfluß auf die Gestalt nicht nur, sondern auch auf den Umfang der Portio ausübt, ist nicht zu bezweifeln.

Symptome. Es kommt zu stärkerer Absonderung. Das normale Sekret der Zervikaldrüsen ist ein zäher Schleim. Er kann bei Katarrh dieses Aussehen beibehalten; oft wird er aber durch Beimengung von abgestoßenen Epithelien und Leukozyten graulich getrübt und bei Eiterung gelb oder grün. — Auch wenn der Schleim klar oder nur wenig getrübt aus dem Zervikalkanal herausfließt, so wird er, da er Scheidenkatarrh erregt, durch Vermengung mit dem Scheidensekret gelblich oder grünlich gefärbt und zugleich verdünnt und vermehrt: die Frau klagt über Ausfluß, d. h. sie fühlt sich beständig oder zeitweise feucht und beobachtet gelbe oder grüne Flecken in der Wäsche. Scheidenkatarrh fehlt, wenn der zähe Schleim im Zervikalkanal liegen bleibt; nur von Zeit zu Zeit, besonders bei der Defäkation und Exurese, oder bei körperlichen Anstrengungen, auch bei gemütlicher Aufregung, geht ein zäher, die Wäsche steifender, farbloser oder gelblicher Schleim ab. — Haben sich Schleimpolypen gebildet, so ist häufig dem Ausfluß etwas Blut beigemengt;

dies besonders nach dem geschlechtlichen Verkehr oder nach körperlichen Anstrengungen.

Die Menstruation ist gewöhnlich verstärkt. Da die krankhaften Veränderungen an der Cervix sehr oft mit Störungen der Ovarialfunktion zusammenhängen, so muß wohl die Verstärkung der Menstruation auch darauf zurückgeführt werden. Die Konzeption ist besonders bei engem Muttermund, hinter dem das vermehrte Sekret sich staut, erschwert. Häufig sind aber auch den Katarrh begleitende Affektionen der Adnexe und besonders wiederum Funktionsstörungen der Ovarien dafür verantwortlich zu machen.

Die weiteren Erscheinungen, welche Zervikalkatarrhe im Gefolge haben, sind wechselnd. Während viele Frauen durchaus beschwerdefrei bleiben, klagen andere über ein Gefühl von Schwere und Völle im Leib und über Kreuzweh. — Da auch hier das ganze Heer der nervösen und hysterischen Klagen aufrücken kann, so ist es oft schwierig, zwischen den anatomisch begründeten und den durch krankhafte Nervenfunktionen hervorgerufenen Erscheinungen zu unterscheiden. Jedenfalls sieht man mitunter schwere nervöse Symptome nach Ausheilung von Zervikalkatarrh schwinden und darf dann wohl auf einen ursächlichen Zusammenhang schließen.

Diagnose. Der Befund bei der Digital- und besonders bei der Spiegeluntersuchung läßt keinen Zweifel über das Leiden. — Immer ist die Portio mehr oder weniger verdickt, klumpig, stumpf. Dabei kann sie weich sich anfühlen, bläulich oder rötlich, glatt und glänzend aussehen. Häufiger jedoch sind die Muttermundslippen derb, blaß oder marmoriert, höckerig. — Ein zäher, graulich gefärbter oder eitriger Schleim liegt in der Scheide; oder aus dem Orifizium hängt ein Pfropf eines oft ganz klaren, andere Male graulich getrübten oder gelb-grünen Schleims heraus. Er kann so zähe sein, daß es Mühe kostet, ihn mit Wattetupfern abzuwischen und man genötigt ist, die Kornzange zu Hilfe zu nehmen. Im klaffenden Muttermund sieht man die gerötete Schleimhaut des Zervikalkanals. — Erosionen, Ovula Nabothi, Schleimpolypen, Ektropium sichern die Diagnose an und für sich schon. Bei engem Muttermund genügt die Einführung der Sonde, um die spindelförmige Erweiterung des Zervikalkanals sowie die Retention von Schleim festzustellen.

Erosionen sind hochrote, wie wund aussehende Stellen um den Muttermund herum (Abb. 95; vgl. normale Portio im Spiegel in Abb. 102). Sie sitzen in der Regel an beiden Muttermundslippen; bei nach vorn gerichteter Portio — also bei Retroflexio

— hauptsächlich an der hinteren, bei nach hinten gerichteter Portio an der vorderen, so daß man annehmen darf, der Reiz des Sekretes spiele bei der Entstehung der Erosion eine Rolle.
— Flache Erosionen zeigen ziemlich diffuse Umgrenzung, während papilläre scharf gerandet sind. Die papillären bluten leicht, wenn man sie mit Watte abwischt. — Mit karzinomatösem Geschwür können sie nicht leicht verwechselt werden, weil bei Karzinom der Rand des Geschwüres hart infiltriert, der Grund leicht bröckelnd, spröde, zerquetschbar ist. Trotzdem sollen uns Erosionen, die bei zweckmäßiger Behandlung nicht bald ausheilen und nach der zweiten und dritten Behandlung noch immer leicht bluten, zur Probeexzision mahnen.

Ovula Nabothi (Abb. 95) kann man oft bei der Digitaluntersuchung tasten, viel sicherer aber sieht man sie im Spiegel als weißliche oder bläuliche oder gelbliche Bläschen durchschimmern oder vorragen. Im Zweifelfalle sticht man sie mit einer Lanzette ein, worauf der schleimige oder grützige Inhalt heraus-

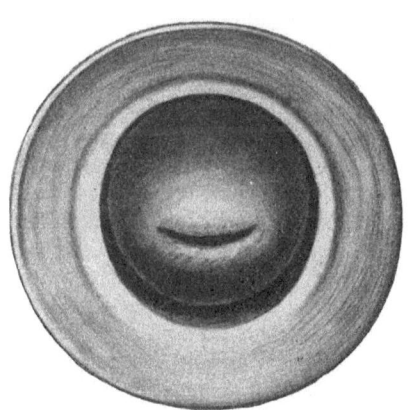

Abb. 102. Normale Portio im Röhrenspiegel.

quillt. Sie liegen häufiger an der vorderen als an der hinteren Lippe und durchsetzen die Portio manchmal derart zahlreich, daß jeder Stich eines trifft und die Portio förmlich kavernösen Bau besitzt.

Schleimpolypen (Abb. 100) entschlüpfen dem untersuchenden Finger leicht und sind so weich, daß sie der Digitaluntersuchung öfter entgehen. Im Spekulum sind sie nicht zu verkennen, sobald nur der Muttermund richtig eingestellt wird.

Bei Ektropium tritt die entzündlich gewulstete Zervikalschleimhaut derart zutage, daß die Diagnose schon dadurch gesichert ist. Besteht dabei zugleich Eversion (Abb. 98) der Muttermundslippen, so klafft beim Vorstoßen des Spekulum der Muttermund stark und schließt sich beim Zurückziehen.

Therapie. Wo es sich um bloße Hypersekretion auf Grundlage einer neurotischen Konstitution handelt, muß letztere zu beeinflussen gesucht werden. Da die häufigste Ursache der gesteigerten Erregbarkeit des Nervensystems eine psychoneurotische Denkweise bildet, kommt selbstverständlich eine örtliche Behandlung gar nicht in Frage. Auch eine medikamentöse Behandlung bringt keine Dauerheilung. Diese wird ausschließlich durch eine sachverständige Psychotherapie in Verbindung mit hygienischen Maßnahmen erreicht.

Da das Eindringen von Keimen aus der Scheide in der Ätiologie der Endometritis cervicalis eine Rolle spielt, gehen wir zunächst darauf aus, Sekretanomalien der Vagina zu beseitigen, Scheidenkatarrhe auszuheilen. In diesem Sinne verordnen wir Scheidenspülungen. Sie schwemmen ein reichliches Scheidensekret vorweg heraus. Sie entfernen aber auch den zähen Zervikalpfropf, der aus dem Muttermund heraushängt, und regen zugleich Zusammenziehung der Cervix und dadurch Entleerung ihres Drüsensekretes an. — Am besten läßt man die Spülungen mit Salz- oder Sodalösungen machen, weil diese am ehesten den zähen Zervikalschleim verflüssigen. Ein gehäufter Teelöffel des einen oder anderen auf den Liter lauwarmen gekochten Wassers gibt die richtige Konzentration der Lösung. Eine bis zwei Spülungen im Tag genügen.

Alles kommt aber darauf an, daß die Spülungen in richtiger Weise ausgeführt werden, daß namentlich das Spülwasser die ganze Scheide und besonders die Scheidengewölbe und Portio treffe. Zu dem Zwecke muß die Frau flach auf der Bettschüssel liegen; Scheideneinspritzungen im Hocken oder Stehen über dem Bidet spülen die Vagina nicht gründlich aus und sind deshalb ungenügend. — Das Spülwasser soll ungefähr Körpertemperatur haben und ca. 1 Liter betragen. — Als Instrument dient der Irrigator mit $1^1/_2$ Meter Gummischlauch und gläsernem Scheidenrohre (Abb. 103); letzteres hat am besten eine Brause an seinem Ende. Die Fallhöhe sei höchstens 1 Meter. — Eine Hauptsache ist es auch, daß das Instrument sauber gehalten werde. Wöchentlich mindestens zweimal muß der ganze Irrigator mit Sodawasser ausgebrüht werden. Das gebrauchte Scheidenrohr darf nicht in den Irrigator, sondern soll nach der Spülung sofort vom Schlauche abgenommen, mit Seife gereinigt, abgetrocknet und in ein sauberes Tuch eingewickelt, oder in antiseptischer Lösung aufbewahrt werden. — Die Frau kann die Spülung selbst und allein ausführen, wenn sie den Irrigator an der Wand aufhängt oder auf einen erhöhten Platz stellt. Vor dem Einführen des Rohres in die Scheide muß durch den Wasserstrahl die Luft aus dem Schlauch ausgetrieben werden.

Unter solchen Spülungen sieht man oftmals Erosionen heilen, selbst Eversionen sich bessern und die Sekretion abnehmen. Bei Virgines sollen sie die bevorzugte lokale Behand-

Die Metropathien. (Die Metro-Endometritis.)

lungsmethode bilden und andere örtliche Applikationen nur in hartnäckigen Fällen angewendet werden. —

Überall, wo schon sekundäre Veränderungen sich ausgebildet haben, genügen bloße Spülungen zur Ausheilung nicht und tritt die lokale Behandlung in ihr Recht. Die allgemein angewendete

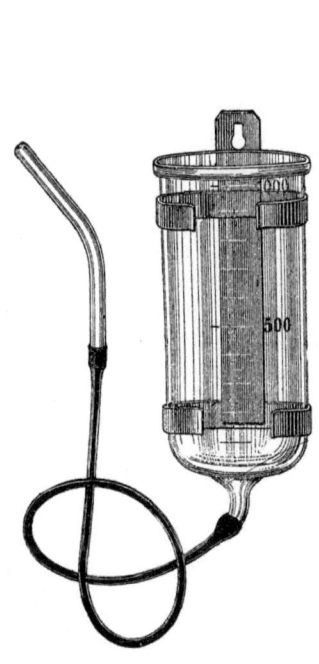

Abb. 103. Irrigator.

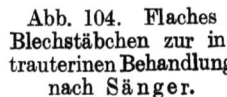

Abb. 104. Flaches Blechstäbchen zur intrauterinen Behandlung nach Sänger.

Methode ist die Ätzung der erkrankten Schleimhaut. Dazu kann man verschiedene Ätzmittel verwenden; sie können alle zum Ziele führen, wie auch gelegentlich sämtliche im Stiche lassen. Die Bevorzugung des einen oder anderen Mittels hängt zum großen Teil von der Liebhaberei des Arztes ab.

Ein allgemein auch heute noch beliebtes Ätzmittel ist das

Argentum nitricum in 5—10%iger Lösung. Mittels eines mit Watte umwickelten Sängerschen Stäbchens (Abb. 104) bringt man die Lösung durchs Spekulum in den Zervikalkanal hinein und betupft auch eine vorhandene Erosion. Nach Auftrocknung mit Watte zieht man den Spiegel zurück und die Applikation ist beendet. Die Ätzwirkung ist eine nur sehr oberflächliche; der Schorf fällt schon nach 2—3 Tagen ab. —
Intensiver kauterisiert Chlorzink in 50%iger Lösung. Seine Wirkung dringt in die Tiefe, und zwar proportional der Zeit der Einwirkung. Nach $1/2$ minutenlanger Ätzung bildet sich ein dünner Schorf, der sich in wenigen Tagen löst; nach 1—2 Minuten langer Applikation reinigt sich die verätzte Fläche in 8—10 Tagen. Der Erfolg der Ätzung kann erst nach völliger Reinigung und Vernarbung beurteilt werden. Bei engem Muttermund ist Chlorzinkätzung wegen der Möglichkeit einer Narbenstenose kontraindiziert. Wenn akut entzündliche Erscheinungen am Uterus oder den Adnexen bestehen, muß die Anwendung des Chlorzinks wegen seiner energisch reizenden Wirkung ebenfalls vermieden werden. Bei empfindlichen Uteri erregt die Ätzung sogleich oder kurze Zeit danach wehenartige Schmerzen, welche nach einigen Stunden wieder aufhören; halten sie länger an, so deutet dies auf das Bestehen von Entzündung an den Adnexen oder am Peritonaeum, und deshalb sollen weitere Ätzungen unterbleiben. In den nächsten Tagen nach der Behandlung ist die Sekretion vermehrt, stark eitrig und öfters mit Fetzen oder etwas Blut vermengt, worauf die Kranke aufmerksam zu machen ist. Sie darf erst nach völliger Abstoßung des Schorfes, also nach etwa 8 Tagen, wiederholt werden; unterdessen muß die Frau Spülungen anwenden. Oftmals heilt eine Erosion nach 2—3maliger Ätzung aus; die Sekretion nimmt ab; wahrscheinlich infolge Zerstörung von gewucherten Drüsen.

Langsamer wirkt die Behandlung mit Holzessig (Acetum pyrolignosum crudum). Man gießt 1—2 Eßlöffel davon ins Röhrenspekulum, badet so die erodierte Portio im reinen Holzessig eine Zeitlang, bis sie graugelb geworden ist und betupft auch mit einem Wattepinsel die Zervikalschleimhaut. Diese Behandlung wird wöchentlich zweimal wiederholt bis zur Ausheilung der Erosion; auch hier macht die Frau tägliche Spülungen daneben.

Andere pinseln mit Jodtinktur oder mit Chromsäure oder kauterisieren mit dem Glüheisen oder mit rauchender Salpetersäure. —

Sind Ovula Nabothi vorhanden, so werden sie mit einer spitzen Lanzette im Spekulum eingestochen (s. Abb. 95); ein knirschendes, hohl tönendes Geräusch beim Einstechen zeigt an, daß man einen Follikel getroffen hat. Ist die ganze Portio von dilatierten Drüsen durchsetzt, so muß die Stichelung in Abständen von 8 Tagen so oft wiederholt werden, bis keine Follikel mehr getroffen werden. Bilden sich immer wieder neue, so kommt man am raschesten zum Ziel durch **keilförmige Exzision** oder **Amputation der Portio** mittels der **Schröderschen Operation**.

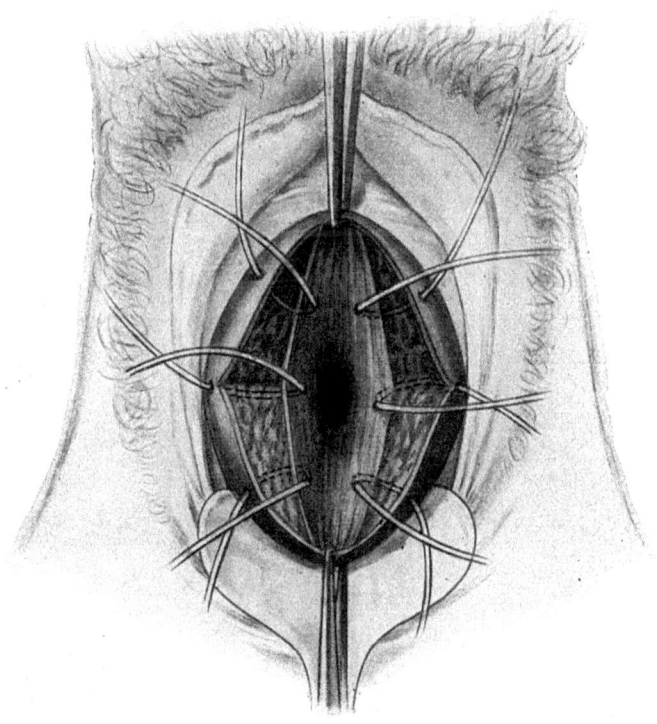

Abb. 105. Vernähung nach der Diszision des äußeren Muttermundes.

Bei starker Hyperämie der Cervix wirken oftmals wiederholte Blutentziehungen durch **Skarifikationen** wohltätig. — Ausführung: Nach Einstellung der Portio in einem möglichst weiten Spekulum und nach Desinfektion derselben werden mit einem spitz zulaufenden, doppelschneidigen Messer (Skarifikator) 10—20 oberflächliche Einstiche gemacht, bis etwa ein Eßlöffel Blut ausgeflossen ist. Steht die Blutung auf Tupfen mit Watte, so läßt man die Frau ziehen; blutet es aber stärker, so legt man einen trockenen Jodoformgazestreif oder einen mit Ichthyol- oder Bor-Glyzerin getränkten Tampon ein und beauftragt die Frau,

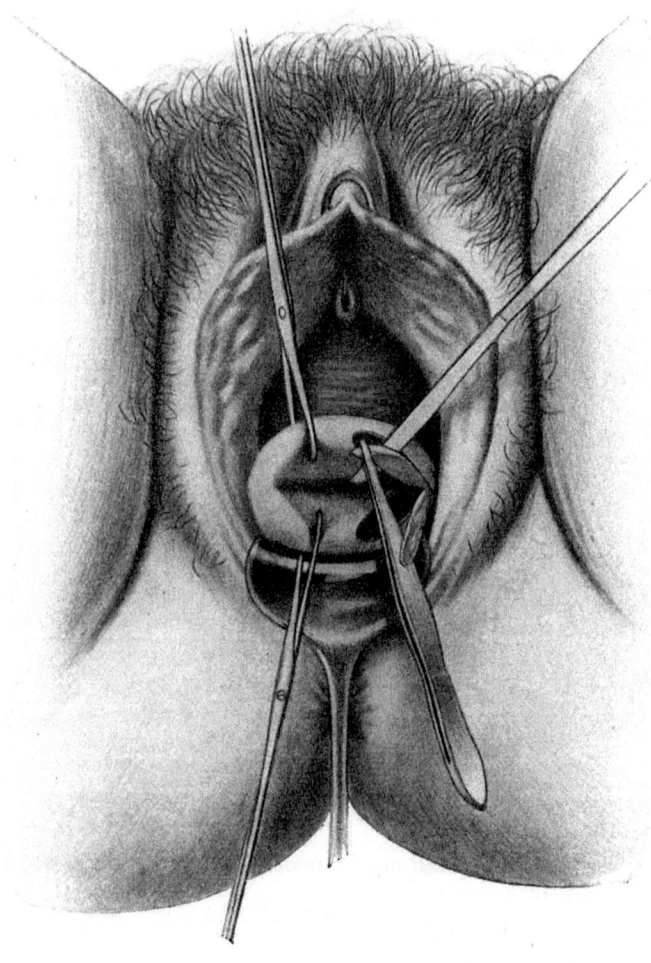

Abb. 106. Emmetsche Operation: Anfrischung der Rißbänder.

ihn nach 12—24 Stunden herauszuziehen. Nach 3—4 Tagen wird die Blutentziehung wiederholt.

Eine Zeitlang war bei starker Verdickung und Hyperämie der Cervix das öfter wiederholte Einlegen mit Glyzerin oder besonders Ichthyolglyzerin (10%ig) getränkter Tampons eine sehr beliebte Behandlungsmethode. Die von der Wasser entziehenden Wirkung des Glyzerin erwartete Abschwellung der Portio und günstige Beeinflussung der Metro-Endometritis cervicalis tritt aber recht häufig nicht ein.

Schleimpolypen werden nach Desinfektion der Portio mit einer Kornzange gefaßt und unter Drehen abgerissen oder mit der Schere abgetragen. Die leicht blutende Wunde ätzt man mit Argentum nitricum (10%ig) oder Chlorzink (30%ig) oder man belegt sie mit einem Jodoformtampon.

Bei Nulliparen mit engem Muttermund muß der Behandlung durchaus eine Diszision des Orificium externum vorausgeschickt werden. — *Ausführung*. In Narkose wird in die vordere und hintere Muttermundslippe je eine Kugelzange eingesetzt, die Portio heruntergezogen und der Muttermund zwischen den gespreizten Kugelzangen zu beiden Seiten auf eine Länge von etwa 2 cm mit der Schere gespalten (wie Abb. 99 andeutet). Damit die Schnitte nicht wieder verheilen, legt man in den Schnittwinkeln zwei oder drei Katgutnähte an (Abb. 105), welche die Schleimhaut der Portio mit derjenigen des Zervikalkanals vereinigen. Einlegen eines Jodoformgazestreifens, der auch in die erweiterte Zervikalhöhle hineinlangt, beendet die kleine Operation. Der Tampon wird nach 5—6 Tagen entfernt; die Patientin darf nach 8 Tagen das Bett verlassen. — Noch stärker bringt man den Muttermund zum Klaffen durch die Schrödersche Operation: Nach der Diszision wird die Zervikalschleimhaut durch einen tiefen Flächenschnitt reichlich herausgeschnitten, die Muttermundslippe nach innen geklappt und im Zervikalkanal angenäht. Dies macht man zuerst an der vorderen, dann an der hinteren Lippe. — Oft heilt der Zervikalkatarrh jetzt ganz von selbst aus.

Umgekehrt wird durch tiefe seitliche Einrisse, die von Geburten herstammen, die Ausheilung der Zervikalkatarrhe häufig vereitelt. Wenn auch die Bedeutung dieser Risse eine Zeitlang überschätzt wurde und manchenorts auch jetzt noch recht oft mit viel zu peinlicher Strenge selbst kleinere Risse genäht werden, so ist in Fällen, wo sie bis ins Scheidengewölbe hineinreichen und die Schleimhaut des Zervikalkanals durch den Riß sich herausdrängt, eine Wiederherstellung des normalen Abschlusses gegen die Scheide für die Ausheilung chronischer Katarrhe sowie für die Sicherung der Gestationsfähigkeit sicher von Bedeutung. Die Operation, welche dieses bezweckt, heißt die Emmetsche Operation. — Ausführung: Einsetzen von Kugelzangen in die vordere und hintere Muttermundslippe nahe dem Risse;

Anfrischung der Rißränder mit dem Messer durch Ausschneiden der vernarbten Rißflächen (Abb. 106), wobei besondere Aufmerk-

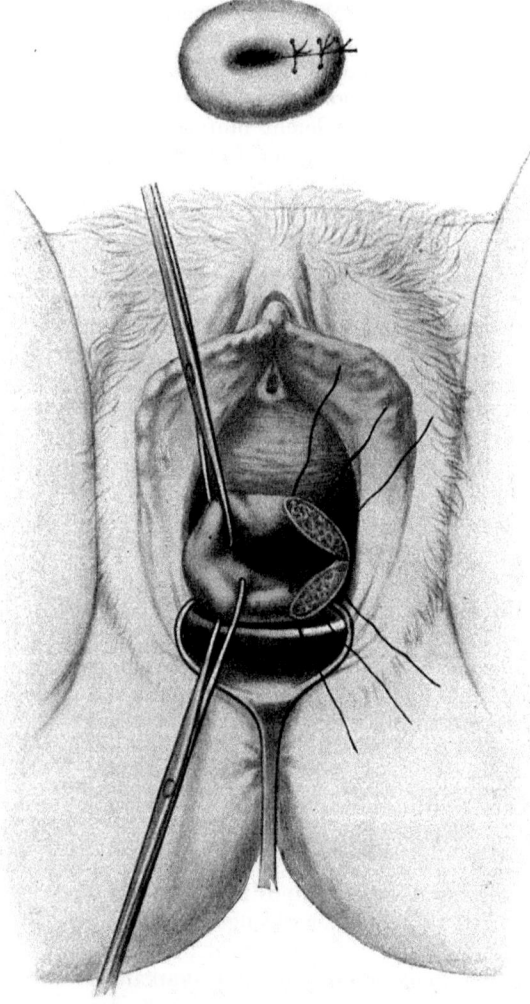

Abb. 107. Emmetsche Operation: Vernähung der angefrischten Rißränder. Oben: Portio nach Vollendung der Operation.

samkeit darauf zu legen ist, daß der Winkel in der Tiefe des Risses exakt herausgeschnitten wird. Zusammennähen der angefrischten

Flächen durch einige Katgutnähte, so daß die normale Gestalt der Portio wieder hergestellt, der äußere Muttermund aber nicht zu eng wird (Abb. 107). Jodoformgazetampon für 5 Tage.

Wo chronische Hyperämie und gleichmäßige Verdickung des Collum uteri besonders in den Vordergrund treten, leistet eine konsequent durchgeführte Hydrotherapie die besten Dienste: Prießnitzsche Wickel, Sol- und Moorbäder.

Bei älteren Frauen kommt es vor, daß hinter einem zusammengeschrumpften Muttermund **blutiger Schleim oder geronnenes Blut** sich ansammelt, den Zervikalkanal spindelförmig ausweitet und wochenlang blutig gefärbten schleimigen oder rein blutigen Ausfluß verursacht. Sobald die Verengerung des äußeren Muttermundes beseitigt und der Retention Abfluß geschaffen wird, hört der Abgang auf und ein Zustand, der den Verdacht einer bösartigen Neubildung erregt hatte, ist mit einem Male beseitigt.

2. Die Metropathien des Uteruskörpers.
Die Metro-Endometritis corporis.
a) Die akute Metro-Endometritis.

Die akute Metro-Endometritis ist stets bakterieller Natur, i. e. Folge einer septischen oder gonorrhoischen Infektion. Erstere kommt im Puerperium, dann bei gynäkologischen Eingriffen, wie Dilatation des Muttermundes, Sondierung, Austastung, Ausschabung vor. Gonorrhoische Infektion kann spontan aszendieren, schließt sich aber meist ebenfalls an Geburt oder Abort und an ärztliche Eingriffe an. — Bei akuten Infektionskrankheiten tritt oft als Begleiterscheinung eine akute Endometritis auf.

Die Mukosa ist dabei geschwollen, blutreich, von Hämorrhagien durchsetzt. Das interstitielle Gewebe zeigt stellenweise dichte Rundzelleninfiltration; auch manche Drüsen sind voll Rundzellen. Kokken findet man nur in den oberflächlichsten Schichten. Das Epithel stößt sich streckenweise ab, das Sekret wird dadurch trüb und enthält neben Zelltrümmern Reste von Drüsenschläuchen. — Im Myometrium sind die Blut- und Lymphgefäße erweitert und besteht seröse Durchtränkung, sowie Leukozytenanhäufung. Selten kommt es durch Bakterienembolie zu Nekrose und Zerfall eines Wandstückes: Metritis dissecans.

Es besteht bei mäßigem Fieber eine beträchtliche Pulsbeschleunigung. Die Frau klagt über Schmerz in der Tiefe des Beckens; Blasenbeschwerden und perimetrische Symptome treten hinzu. — Der Uterus ist vergrößert, weich, empfindlich. Es geht ein wäßriger, getrübter Ausfluß, der oft blutig gefärbt ist, ab. —

Bei schwerer Allgemeininfektion tritt das lokale Krankheitsbild in den Hintergrund.

Längere Bettruhe mit strenger Diät und Anwendung von feuchter Wärme werden, wenn die Erkrankung lokalisiert bleibt, nach Wochen Heilung bringen.

b) Die chronische Endometritis und Metritis oder die) Metropathia corporis.

Die Veränderung, die wir unter der Bezeichnung „chronische Endometritis und Metritis corporis" (Metro-Endometritis) zusammenfassen, sind nur zum geringen Teil wirklich entzündlicher Natur, größtenteils tragen sie den Charakter der Hypertrophie, der Atrophie oder der Degeneration. — Während die entzündlichen Endometritiden stets auf Infektion beruhen, ist die Entstehung der hypertrophischen und degenerativen Formen auf Störungen im Ablaufe der biologischen Vorgänge der Menstruation und des Puerperium und diese wiederum auf Störungen der inneren Sekretion in den Ovarien und anderwärts zurückzuführen. Sie werden als Metropathien bezeichnet.

Die Vorgänge, die sich bei der Menstruation in der Schleimhaut abspielen, wurden auf Seite 30 genauer beschrieben. Im wesentlichen bestehen sie in einer allmonatlichen Mauserung der Schleimhaut, die von den Ovarien aus reguliert wird. — Gewisse, uns nicht näher bekannte Einflüsse innersekretorischer oder nervöser Natur sind imstande, funktionelle Störungen der Eierstocktätigkeit bezüglich Follikelreifung, Eiaustritt, Corpus luteum-Bildung zu veranlassen, die sich im Endometrium widerspiegeln: Aufbau und Abbau der Schleimhaut geraten in Unordnung. Der Aufbau kann übertriebene Grade erreichen oder der Abbau mangelhaft sein; in beiden Fällen folgt Hypertrophie der Mukosa. Bei mangelhafter Wucherung oder zu starkem Zerfall entsteht Atrophie. Beides ist Folge von überstürzter bzw. verzögerter Follikel- und Eireifung. Aufbau und Abbau können auch zeitliche Unregelmäßigkeiten aufweisen, so daß Inkongruenz mit den Menstruationsphasen, z. B. in der postmenstruellen Zeit Hypertrophie und Sekretion, in der prämenstruellen aber Atrophie gefunden wird. Sie können ferner zu Entartungszuständen im Stroma oder an den Drüsen führen; es zeigt dann das Stroma hyalin entartetes Bindegewebe und die Drüsen wandeln sich in Zystchen um.

Tatsächlich beobachtet man solche Störungen besonders häufig beim Beginn und beim Ausklingen der Ovarialtätigkeit, d. h. in den Entwicklungs- und Verwelkungsjahren. Darin haben wir wahrscheinlich den Grund zu suchen, weshalb zu jenen Zeiten mit

Die Metropathien. (Die Metro-Endometritis.)

einer beinahe an Regelmäßigkeit grenzenden Häufigkeit atypische Menstruationsblutungen vorkommen. Aber auch zu allen anderen Zeiten sollen uns endometritische Erkrankungen daran mahnen, daß ihnen Störungen der Funktionen in den Eierstöcken oder andern innersekretorischen Drüsen oder schließlich des Nervensystems zugrunde liegen können. —
In noch auffälligerer Weise als bei der Menstruation macht die Schleimhaut Wucherung, Zerfall und Regeneration durch im Puerperium. Auch ihre Störungen hinterlassen endometritische Veränderungen.

Wenn schon den Störungen der menstruellen sowohl wie der puerperalen Vorgänge gewöhnlich mangelhafte Funktion der endokrinen Drüsen oder des Nervensystems zugrunde liegen, so spielen doch auch bakterielle Einflüsse eine Rolle. Die Lockerung der Gewebe, die Erweiterung des Muttermundes, heraushängende Blut- und Gewebsfetzen, der Zerfall des Endometrium erleichtern den Organismen den Zutritt und die Ansiedelung. Es kommt zu mangelhafter Abstoßung, Entartungszuständen, krankhafter Regeneration der Schleimhaut. Die schuldigen Keime verschwinden, die endometritischen Veränderungen bleiben. So manche Endometritis stammt aus dem Wochenbett oder von einer Menstruation her. Wenn sie nicht noch häufiger vorkommen, so ist das wohl natürlichen Schutzkräften zu verdanken. Wo diese größtenteils wegfallen, wie in der senilen Gebärmutter, haben die Bakterien leichtes Spiel; daher erklärt sich die Häufigkeit der Endometritis senilis. In gleicher Weise vermögen die natürlichen Abwehrkräfte nicht aufzukommen gegen jene ärztlichen Eingriffe, die mit Verletzungen der Schleimhaut verbunden sind, wie Sondierung, Ausschabung, Erweiterung des Muttermundes mit Quellstiften, Anwendung von Intrauterinpessarien usw. Deshalb sind diese in der Ätiologie der Metropathien nicht in letzte Linie zu setzen.

Als Erreger kommen die Gonokokken vor allen anderen Keimen in Betracht. Selbst dort, wo der Urologe in den Tripperfäden keine Gonokokken mehr zu finden vermag, können schwierig nachweisbare Degenerationsformen mitspielen. Es beteiligen sich aber bei der Infektion nicht selten auch Streptokokken, pyogene Kokken, Bacterium coli, Saprophyten.

Gewiß kann der normale Ablauf der Schleimhautabstoßung und die Regeneration nach Geburt und Abort sowohl wie bei der Menstruation noch durch anderweitige Umstände beeinträchtigt werden, so durch mangelhafte Retraktion und Rückbildung des Myometrium, insbesondere seiner Gefäße (Subinvolution), dann durch Retroflexion, durch Neubildungen; ferner durch geschlechtliche Exzesse, Masturbation, ungenügende geschlechtliche Befried'gung. Alle diese Momente spielen deshalb eine Rolle in der Ätiologie der Metropathie.

Besonderer Erwähnung bedarf noch die Tuberkulose. In der Hälfte aller Fälle von Genitaltuberkulose geht die Infektion von den meist zuerst erkrankten Tuben auf den Uterus über und erzeugt eine typische Endometritis. Wenn man bedenkt, daß 15 % der an Tuberkulose verstorbenen Frauen Genitaltuberkulose zeigen, so begreift man die Wichtigkeit der Tuberkulose in der Ätiologie der Endometritis.

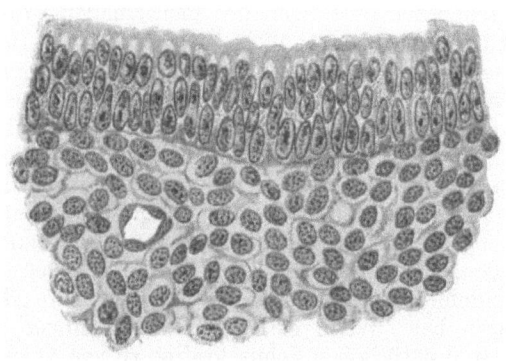

Abb. 108. Scheinbare Mehrschichtigkeit des Epithels bei Endometritis. (Vergr. 400.)

Pathologische Anatomie. Die entzündlichen Formen kennzeichnen sich durch Rundzellenanhäufungen, die in streifigen Feldern oder herdweise längs den Gefäßen und Drüsen angeordnet sind; da und dort sieht man auch Rundzellenherde subepithelial gelegen. Das eine Mal läßt die Verteilung der Rundzellen auf Invasion von der Oberfläche, das andere Mal von der Basis der Schleimhaut aus schließen. Neben den Rundzellen sind häufig auch die durch ihre kennzeichnende Färbung mit Methylgrün-Pyronin und die Radsternstruktur ihrer Kerne erkennbaren Plasmazellen im Gewebe zerstreut zu finden, was von vielen Autoren als pathognomonisch für Entzündung angesehen wird. Im übrigen kann dabei die Schleimhaut durchaus normal entwickelt sein, aber ebensowohl verschiedene Grade der Hypertrophie oder der Atrophie aufweisen.

Die nicht entzündlichen Formen zeigen mit der periodischen Entwicklung der Mukosa in Widerspruch stehende Wucherung aller oder einzelner Elemente oder Atrophie oder Degeneration derselben. Die Wucherung steigert sich manchmal in gewaltiger Weise; die frische Schleimhaut sieht dann hirnartig oder schwammig aus (fungöse Endometritis), so daß man an Malignität glauben möchte. Oft ist die Schleimhaut dabei unregelmäßig verdickt, höckerig, wie mit Polypen besetzt.

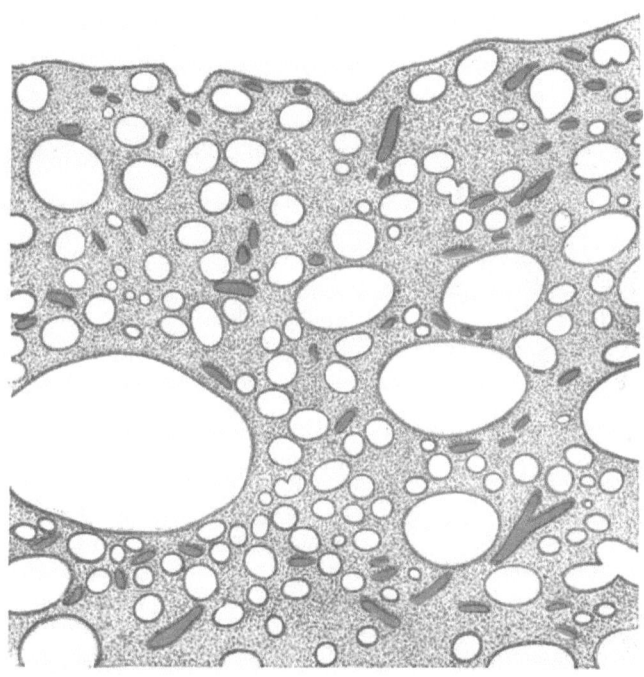

Abb. 109. Endometritis cystica. (Vergr. 40.)

Die mikroskopischen Bilder gleichen ganz denen, die wir in der prämenstruellen Zeit anzutreffen pflegen (s. Abb. 14). Vor allem fällt die starke Wucherung der Drüsen auf. Mitunter ist sie geradezu ins Groteske gesteigert. Die Epithelien können stellenweise so dicht zusammengedrängt sein, daß die Kerne, die weniger zusammendrückbar sind als die Zelleiber, aus der Reihe treten und Mehrschichtigkeit des Epithels vorgetäuscht wird (Abb. 108). Die Epithelien zeigen oft auch unregelmäßige Entwicklung, so daß im gleichen Drüsenschlauch streckenweise ganz hohe und ganz niedrige vorkommen. In seltenen Fällen wuchern die Drüsen tief zwischen die Muskulatur, ja bis gegen das Peritoneum hinein und geben ihr ein adenomatöses Aussehen. Nicht so selten kommt es durch Strangulation zu Sekretstauung und zu zystöser Erweiterung der Drüsen: Endometritis cystica (Abb. 109). Die Bläschen sind manchmal schon makroskopisch deutlich sichtbar (s. Abb. 110).

Andere Male ist besonders das Zwischengewebe stark vermehrt, was zur Endometritis interstitialis (Abb. 111) führt.

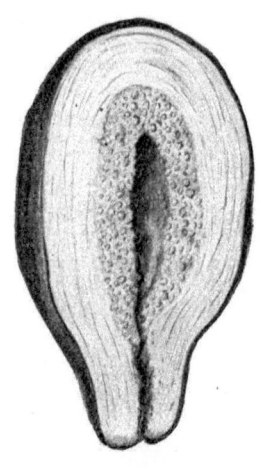

Abb. 110. Endometritis cystica (makrosk.).

Die Stromazellen sind dabei zum Teil vergrößert wie im prämenstruellen Stadium. In den Interzellularräumen hat sich ein feinkörniges Exsudat gebildet, das als Ödem oder seltener als Fibrin erscheint und wesentlich zur Verdickung der Schleimhaut beiträgt. Erweiterte Blutgefäße durchziehen das Gewebe. Da und dort sind Rundzellenhäufchen zu sehen. Die Drüsen sind nicht zu entsprechender Entwicklung gekommen oder zystös entartet.

Allfällige Polypen zeigen die Zusammensetzung des Mutterbodens. Sie stellen lokale Wucherungen dar und bilden sich auch ohne Hypertrophie der übrigen Mukosa. Sie gehen fast alle von der Basalis aus und stülpen im weiteren Wachstum die darüberliegenden Schichten vor sich her. Haben sie einmal eine gewisse Prominenz erreicht, so helfen Uteruskontraktionen mit, den Stiel mechanisch auszuziehen. Deshalb kommen sie namentlich in den Tubenecken vor, wo durch die besondere Anordnung der Muskulatur zentripetal gerichtete Kontraktionen leicht ausgelöst werden. Meist überwiegt in ihnen das glanduläre Gewebe, und häufig sind die Drüsen erweitert oder zystös entartet. Seltener haben sie mehr bindegewebigen Bau und spärliche Drüsen. Durch Kompression des Stieles entsteht oft Stauung in den Polypen und als Folge Blutung ins Gewebe und nach außen. Hier und da zeigen sie oberflächliche Defekte infolge Stauung sowohl wie mechanischer Insulte und daraus entstandene Geschwüre. Ganz alte Polypen sind mitunter mit Plattenepithel bedeckt oder gar epidermisiert. Bösartige Degeneration kommt selten vor.

Bei der atrophierenden Endometritis jenseits der Menopause (Endometritis senilis) besteht die Schleimhaut nur aus der

Basalis. Die Muskularis reicht da und dort fast bis an die Epitheldecke heran (Abb. 112). Der Drüsenapparat weist kümmerliche

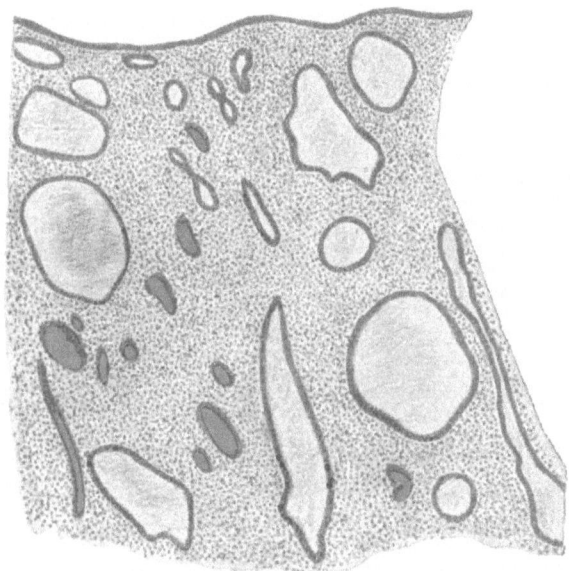

Abb. 111. Endometritis interstitialis et cystica, mit fungösem Aussehen.

Entwicklung auf; die einzelnen Drüsenschläuche sind unregelmäßig und tragen oft mangelhaft ausgewachsenes Epithel. Im Epithel der Oberfläche sieht man häufig kleine Defekte oder

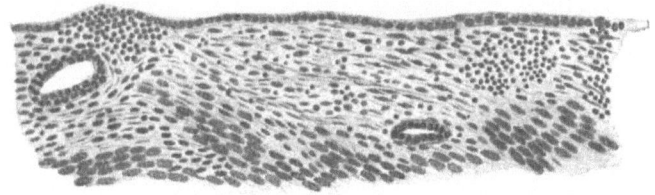

Abb. 112. Endometritis senilis mit Geschwürsbildung. (Vergr. 120.)

eiternde Geschwürchen. Das Stroma zeigt stellenweise festeres, fibrilläres Bindegewebe, doch nirgends eigentliches Narbengewebe.

Ein Gemisch von Entzündung und gestörter Abstoßung und Regeneration stellt die Endometritis post abortum dar.

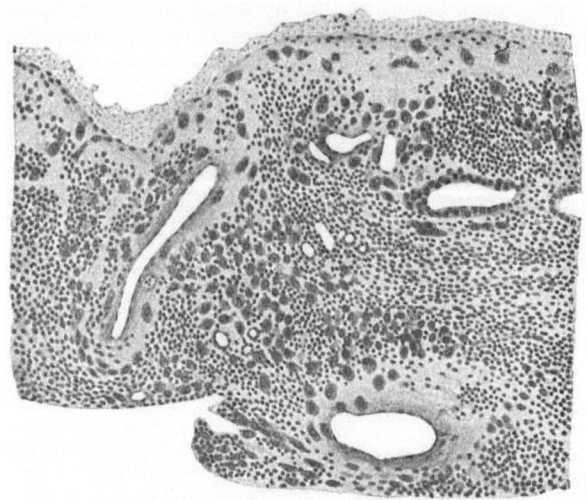

Abb. 113. Endometritis post abortum: Synzytiale Zellen im Stroma. (Nach Hofmeier.)

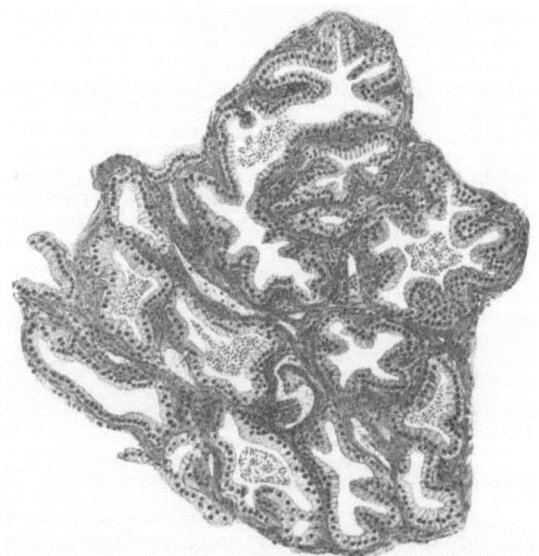

Abb. 114. Endometritis post abortum (Vergr. 100): Schwangerschaftsdrüsen.

Die Metropathien. (Die Metro-Endometritis.)

Zwischen Partien normaler Schleimhaut finden sich Deziduainseln oder einzelne mangelhaft zurückgebildete Deziduazellen. Andere Male durchsetzen synzytiale Elemente, vereinzelt oder zuhauf, unter Rundzellen eingebettet, die Schleimhaut (Abb. 113) oder man stößt da und dort auf Reste hyalin entarteter Chorionzotten. Oder es sind stellenweise die Drüsen mangelhaft zurückgebildet; ihr Bau erinnert an die erste Schwangerschaftszeit (Abb. 114), die Schläuche stoßen eng aneinander, ihre Wandungen treiben papillenartige Vorsprünge mit Büscheln hoher palissadenartiger Epithelien, deren Kerne ausgesprochen basal liegen, oder die Drüsenschläuche sind erweitert und ihre Epithelien so gequollen, daß sie eher breit als hoch erscheinen; zwischen und in den Drüsenschläuchen liegen Leukozyten. Dabei kommt es nicht zur Epithelisierung; die Schleimhaut bleibt wund. —

Die Beteiligung des Myometrium äußert sich unter dem Bilde, das man früher mit dem Namen der chronischen Metritis bezeichnete. Die ganze Uteruswand ist verdickt, bald mehr das Muskel-, bald mehr das Bindegewebe hypertrophiert. War Schwangerschaft vorausgegangen, so handelt es sich um Subinvolution. Anfänglich wird dabei die Muskelhypertrophie stets überwiegen; mit der Zeit jedoch kann das Muskelgewebe großenteils durch Bindegewebe ersetzt werden. Wie die Veränderungen der Schleimhaut, so können auch diese Zustände des Myometrium durch funktionelle Störungen der Eierstöcke bedingt sein. Sicher beobachtet man sie aber auch zusammen mit habitueller Blutkongestion, welche durch Masturbation und andere Exzesse, ferner durch Okklusivpessare, Intrauterinstifte, Neubildungen, Stauungen im Pfortadersystem hervorgerufen sein kann; wahrscheinlich geht hierbei der Weg ebenfalls über die Eierstöcke. Neben einfacher Hypertrophie findet man mikroskopisch mitunter Gefäßdegeneration, da und dort auch Rundzelleninfiltration.

Symptome. Das Krankheitsbild der chronischen Metropathie ist oft durch Komplikationen, wie Lageveränderungen, Neubildungen, Adnexleiden, getrübt. Die konstantesten Symptome sind Menstruationsstörungen und Ausfluß; Kreuzweh und nervöse Erscheinungen begleiten sie häufig.

Die Menstruation ist meist verstärkt. Es gehen dabei kleine Blutgerinnsel ab. Bei stärkerer Wucherung der Schleimhaut oder Polypenbildung besteht unregelmäßige Blutung oder andauernder blutiger Abfluß. Wenn aber auch im allgemeinen die Stärke der Blutung dem Grade der Schleimhautwucherung entspricht, so fehlen doch hier und da gerade bei fungöser Endometritis mit höchstgradiger Hypertrophie der Mukosa stärkere Blutungen, während sie umgekehrt bei atrophischer Schleimhaut sehr hartnäckig sein können. Wir sind noch weit davon entfernt, über die Ursachen der Blutungen bei Endometritis und besonders ihre anatomischen Grundlagen ganz aufgeklärt zu sein. — Die Metropathien ovariellen Ursprungs zeichnen sich meist aus durch Unregelmäßigkeit der Menstruation: zeitweise Amenorrhöen wechseln mit zu häufig eintretenden Blutungen; das eine Mal sind sie ganz schwach, das andere Mal übertrieben stark. Bei sehr alten Formen besonders solchen gonorrhoischer Natur, kann die Menstruation äußerst spärlich werden oder ganz aufhören. Dysmenorrhöe ist häufig, doch keineswegs regelmäßig vorhanden.

Der Ausfluß ist dünnschleimig, oft trüb-wässerig oder geradezu eiterig, meist nicht profus, manchmal sogar spärlich und nur vor oder nach der Periode etwas vermehrt.

Kreuzweh ist ein ziemlich regelmäßiger Begleiter der Metropathie. Häufig gesellen sich noch Schwere im Leib, Druckgefühl, wehenartige Schmerzen, Urindrang hinzu. In den meisten Fällen steigern sich die Beschwerden über die Zeit der Menstruation; hier und da jedoch nehmen sie gerade über jene Zeit ab. Manche Frauen klagen auch über Mittelschmerz.

Das Allgemeinbefinden wird durch die Metropathie, besonders wenn die Affektion gonorrhoischer Natur ist, deutlich in Mitleidenschaft gezogen. Die Frauen magern ab, werden blaß, fühlen sich matt und niedergeschlagen. In späteren Stadien, nachdem eine Art Angewöhnung an den Krankheitszustand eingetreten ist, bieten diese Kranken oft ein sehr gesundes Aussehen, das zu ihren beständigen Klagen in auffallendem Widerspruch steht; psychoneurotische Symptome beherrschen jetzt das Krankheitsbild.

Metropathie hat häufig Sterilität im Gefolge oder sie führt bei eingetretener Schwangerschaft zu Abort. Die Ursache kann in mangelhafter Bildung der Dezidua und ungenügender Einbettung des Eichens in der kranken Schleimhaut liegen; gewiß ist sie aber oft auf Erkrankungen der Adnexe, die ja nicht selten das Grundübel darstellen, zurückzuführen.

Diagnose. Die Metropathie kann nur aus dem gynäkologischen Befunde erkannt werden. Bei der Spiegeluntersuchung finden wir den Ausfluß aus dem Muttermunde vermehrt. Stammt er aus dem Zervikalkanal oder aus der Uterushöhle? Zervikalschleim ist im allgemeinen viel zäher als Uterussekret. Aber es gibt Ausnahmen, und durch die Vermengung beider wird die Unterscheidung im Spiegel erschwert. Wo die bekannten Symptome der Cervicitis (Erosion, Eversion, Ovula Nabothi, Polypen, zäher, glasiger Schleim) fehlen, spricht ein vermehrter Ausfluß für Erkrankung der Körperschleimhaut, besonders dann, wenn die obenerwähnten Veränderungen der Menstruation bestehen. Selbstverständlich findet sich auch nicht selten Endometritis corporis neben Endometritis cervicalis. Man erlebt es dann, daß nach Heilung der angegebenen Symptome der Cervicitis der Ausfluß bestehen bleibt, und damit ist der Hinweis gegeben, daß er aus dem Cavum stammt. Bei der Sondierung, wenn man sie aus irgendeinem Grunde wirklich für nötig hält, zeigt sich, daß die Sonde leicht ins Cavum hineingleitet, weil der innere Muttermund etwas erweitert ist. Die Uterushöhle erscheint ebenfalls geräumig. Wo starke Wucherungen bestehen, kann es gelingen, mit der Sonde die weiche, dicke Polsterung der Innenfläche wahrzunehmen. Ohne Verletzung der Mukosa wird es dabei nie abgehen; deshalb müssen die nötigen Desinfektionsmaßregeln nicht außer acht gelassen werden: Sondierung nur mit steriler Sonde, durchs Spekulum, nach guter Reinigung der Muttermundsgegend.

Bei der bimanuellen Untersuchung findet man den Uterus in der Regel etwas vergrößert und empfindlich, öfters locker, erschlafft. Die Prüfung der Empfindlichkeit wird häufig beeinträchtigt durch gleichzeitig bestehende Adnexitis oder Entzündung der Ligg. sacro-uterina oder Perimetritis. Differentialdiagnostisch kommen am häufigsten Schwangerschaft, Myom maligne Neubildung in Frage. Schwangerschaft ist ja stets, wenn man nur daran denkt, durch den Verlauf auszuschließen. Ein kleines submuköses Myom entpuppt sich manchmal erst nach Monaten, ja Jahren, als Ursache der auf bloße Endometritis zurückgeführten Erscheinungen; das erscheint begreiflich, wenn für die Endometritis sowohl wie für die Entstehung des Myom die gleiche Störung der Ovarialtätigkeit oder anderer innersekretorischer Vorgänge verantwortlich gemacht werden. Maligne Neubildung täuscht in ihren Anfängen leicht einfache Endometritis mit profusem Ausfluß oder blutigem Abgang vor. Diese Tatsache ist um so bedeutungsvoller, als gerade im Karzinomalter, um die Klimax herum, mit einer fast an Regelmäßigkeit grenzenden Häufigkeit endometritische Prozesse auftreten, die mit blutigem Ausfluß oder stärkeren Blutungen einhergehen und darüber leicht eine beginnende Neubildung übersehen werden kann.

Völlig sicheren Aufschluß über die Beschaffenheit der Uterusschleimhaut bringt uns erst die mikroskopische Untersuchung der ausgeschabten Schleimhaut. Diese wird bei Endometritis entweder wirkliche Entzündungserscheinungen oder dann Inkongruenz des Schleimhautbefundes mit der menstruellen Phase, krankhaft gesteigerte Wucherung oder Atrophie oder Degeneration der ganzen Schleimhaut oder einzelner Bestandteile, manchmal auch beides zugleich, erweisen.

Therapie. Wenn die Diagnose „Metropathie" gestellt ist, liegt es nahe, an eine Abrasio zu denken, indem wir hoffen, daß nach Entfernung der kranken Schleimhaut die große Regenerationskraft der Basalis eine gesunde nachsprossen lasse. Leider sehen wir uns in dieser Hoffnung nicht selten getäuscht; wir schaben aus, und über kurz oder lang stellen sich die früheren Symptome wieder ein. Die Zahl unserer Mißerfolge reduziert sich sofort bedeutend, wenn wir uns angewöhnen, nur bei **atypischen Blutungen** auszuschaben. Atypisch sind alle jene blutigen Abgänge, die interkurrent zwischen den Menstruationen sich zeigen. Die Menstruationen selbst werden erst dann atypisch, wenn sie gegenüber früher verlängert und verstärkt und unregelmäßig sind, der Blutverlust in Störungen des Allgemeinbefindens zum Ausdruck kommt und das Menstruationsblut größere Gerinnsel enthält. Noch viel sicherer werden wir gehen, wenn wir der Ausschabung eine **Austastung** der Uterushöhle (s. S. 19) vorausschicken, um uns durch das Fingergefühl vom Zustand der Schleimhaut ein klareres Bild zu machen und namentlich allfällige Polypen nicht zu übersehen.

Wir wissen aus Erfahrung, wie prompt die Ausschabung Blutungen stillt, die durch zurückgebliebene Eireste nach Geburt oder Abort veranlaßt sind. Die Eireste hatten sich teilweise gelöst; an den betreffenden Stellen bestand also eine Wunde; zudem verhinderten sie die völlige Retraktion der Uteruswand und die Regeneration der Schleimhaut. Etwas Ähnliches haben wir bei der chronisch hyperplasierenden Endometritis. Auch hier handelt es sich um eine Art Dezidua, die der Uterus nicht los wird. Infolge mangelhafter Abstoßung bei der Menstruation wird die Blutung stärker und kommt sie länger nicht zum Stehen. — Wenn wir die hypertrophische Schleimhaut auskratzen, so muß der Erfolg der gleiche sein wie bei einer Ausräumung nach Abort, d. h. eine der Abstoßung verfallene Schicht wird entfernt, und aus der zurückgebliebenen Basalis regeneriert sich mit einiger Wahrscheinlichkeit eine gesunde Mukosa.

Die Abrasio darf nie in ambulanter Behandlung, sondern stets nur klinisch, am besten im Krankenhause, ausgeführt werden. Nur so sind Mißgeschicke oder Überraschungen bei dem Eingriffe auszuschalten. Stets muß eine genaue Abtastung uns über Lage des Uterus und allfällige Komplikationen völlig aufgeklärt haben. Jede floride Entzündung der Beckenorgane kontraindiziert den Eingriff (s. die Ausnahme S. 322). Ausführung der Abrasio s. S. 18.

Die nächste Menstruation kann zur normalen Zeit eintreten, mitunter erscheint sie aber etwas verspätet, oder sie bleibt einmal ganz aus, wenn die Ausschabung kurz vor der Periode ausgeführt wurde. Der wohltätige Einfluß des Eingriffes macht sich öfters erst bei der 2.—3. Periode bemerkbar, wenn auch die ursächlichen Momente, d. h. die Störungen der inneren Sekretion und des Nervensystems, wieder verschwunden sind.

Wir erleben es durchaus nicht selten, daß die ausgeschabte Schleimhaut nicht hypertrophisch, sondern durchaus normal entwickelt oder sogar atrophisch ist, daß aber die Blutung nach der Ausschabung trotzdem dauernd sistiert. In solchen Fällen liegt die Ursache der Blutungen nicht in der Schleimhaut selbst, sondern meist im Myometrium, vielleicht auch im Nervensystem. Es fällt dann bei der Ausschabung auf, daß die Wandungen des Uterus ungemein schlaff, seine Höhle auffallend weit erscheint. Gelingt es nun, durch den kräftigen mechanischen Reiz der Ausschabung und eine nachfolgende tüchtige Kauterisation mit Jodtinktur den Uterus zu fester Kontraktion zu bringen, so ist damit der Anstoß zu einem normalen Tonus des Uterus gegeben. Erleben wir doch ähnliches, wenn eine Erschlaffungsretroflexion durch eine Ausschabung, ebenfalls wegen Wiederherstellung des normalen Gewebstonus, dauernd geheilt wird.

Der Erfolg wird dort ausbleiben, wo ein Myom im Myometrium sitzt, wenigstens wenn es nahe der Schleimhaut liegt oder im Wachsen begriffen ist, oder solche Größe zeigt, daß die Uterushöhle bei der Ausschabung sich nicht maximal zusammenziehen kann.

Ein dauernder Erfolg der Ausschabung bleibt ebenfalls aus, wenn die Mukosa nach der Ausschabung außerstande ist, sich zu regenerieren und zu epithelisieren. Dies trifft nicht selten zu bei der atrophischen Mukosa der klimakterischen Zeit. Die Blutungen beruhen dann meist auf Epitheldefekten und oberflächlichen Erosionen, die ihrerseits Folge der verminderten Lebensfrische und Abwehrkraft gegen Mikroorganismen und andere Schädlichkeiten sind. Einer solchen alternden Schleimhaut gelingt es oft nicht wieder, die Wundfläche nach einer Ausschabung zu decken und sich besser zu epithelisieren, als dies vorher der Fall war. Zudem ist sie bei den mangelhaften Abwehreinrichtungen der Greisinnen erneuten Schädlichkeiten immer wieder ausgesetzt.

Die Ausschabung wird auch dort voraussichtlich ihren Zweck nicht erfüllen, wo die zurückbleibende Basalis der Schleimhaut erkrankt ist, insbesondere Entzündungsherdchen in ihr liegen. Denn an gründliche Desinfektion der tiefsten Schichten durch Ausschabung und einmalige Ätzung ist nicht zu denken.

Vor allem bleibt der Erfolg aus in jenen so zahlreichen Fällen, wo die Metropathie auf fortbestehenden Funktionsstörungen der Ovarien beruhen. Dies ist besonders bei den klimakterischen Blutungen der Fall und deshalb feiert bei ihnen die Strahlentherapie Triumphe. —
Gleichen heilenden Einfluß auf den Ausfluß, wie auf die Blutungen, dürfen wir von der Ausschabung nicht erwarten. Die Menge des abgesonderten Sekretes hängt nicht einzig von der Entwicklung der Drüsen ab. Bei Endometritis fungosa sezerniert der enorm entwickelte Drüsenkörper häufig nur ganz spärlichen Schleim; umgekehrt kann bei ganz dünner oder atrophischer Schleimhaut ein profuser Ausfluß bestehen. Die Tätigkeit der Uterusdrüsen untersteht uns noch unbekannten innersekretorischen Einflüssen, in erster Linie vom Ovarium her. Tatsächlich bringt denn auch die Ausschabung gemeiniglich keine Heilung des Ausflusses.

Überhaupt ist es höchst zweifelhaft, ob wir gegen die oben angegebenen Veränderungen des Endometrium mit lokaler Behandlung etwas auszurichten vermögen. — Man hat schon in verschiedenster Richtung auf die erkrankte Uterusschleimhaut einzuwirken versucht; aber gerade der Umstand, daß immer eine Methode der anderen weichen mußte, zeigt, wie wenig befriedigend die damit erreichten Erfolge waren. Sie gingen im Grunde alle darauf aus, die Schleimhaut zu ätzen und zu desinfizieren. Zuerst brachte man die dazu verwendeten Medikamente in Form von festen Stiften (Crayons) in die Uterushöhle ein: Dumont-Palliersche Chlorzinkstifte, die oft tiefgehende Verätzungen mit nachfolgender Verödung der Uterushöhle oder Atresie des Muttermundes anrichteten; oder Höllensteinstifte, die sofort in eine Schichte geronnenen Eiweißes eingehüllt und dadurch unwirksam gemacht wurden. — Andere empfahlen das Einführen von medikamentösen Salben mittels eines pistolenartigen Instrumentes. — Von Braun wurde eine eigene Spritze mit langem gekrümmtem Ansatzrohr zur Einspritzung der Medikamente in flüssiger Form eingeführt. — Playfair gab die nach ihm benannte biegsame Sonde an, die an ihrem rauhen Ende mit Watte umwickelt und mit dem Medikament getränkt als Pinsel ins Cavum eingeführt wurde. — Menge verwendet dazu lange elastische Hartgummistäbchen und empfiehlt, sich in der Sprechstunde eine Anzahl solcher mit Watte umwickelter Stäbchen in einem hohen, mit 40%iger Formalinlösung gefüllten Glastopf zur intrauterinen Behandlung bereit zu halten.

Alle diese Methoden sind mit der Gefahr verbunden, bei versteckten peri- oder parametritischen Prozessen die Entzün-

Die Metropathien. (Die Metro-Endometritis.)

dung neu anzuregen oder weiter auszubreiten; auch Verletzungen, frische Infektion usw. sind nicht immer mit Sicherheit zu vermeiden. Bei dem beständigen menstruellen Wandel der M. cosa uteri muß die Wirkung zudem wechseln. An eine sog. Umstimmung der Schleimhaut glauben wir ja auch nicht mehr. Endlich haben die wiederholten eingreifenden Manipulationen recht oft nachteilige Folgen auf die Psyche der Frau. — Aus all diesen Gründen werden sie immer seltener geübt und besitzen wohl bald nur noch historisches Interesse.

Wiederholte intrauterine Behandlungen können dagegen im Sinne einer Massage in der Weise wohltätig wirken, daß durch ihren Reiz Kontraktion der Muskularis bewirkt, der Tonus der Wandung gestärkt und der Ab- und Aufbau in ihr befördert wird. Sie dürfen aber nur gegen Erschlaffung der Muskelwand zu diesem Zwecke angewendet werden. In solchen Fällen ist auch der Muttermund jeweilen nachgiebig, die Einführung eines Mengeschen Stäbchens ohne Gewaltanstrengung leicht ausführbar und bei einiger Sorgfalt ungefährlich. — Als Medikament verwendet man am zweckmäßigsten ein Mittel, das nur leicht ätzt, dessen Wirkung aber in die Tiefe geht, z. B. Jodtinktur, $50-90\%$igen Alkohol, 30%iges Formalin. — Vorbedingung ist, daß entzündliche Erscheinungen im Peri- und Parametrium und an den Adnexen ausgeschlossen seien und daß der Muttermund volle Erschlaffung und leichte Durchgängigkeit zeige.

Die lokale Behandlung kann ersetzt werden durch hydrotherapeutische Maßnahmen, wie regelmäßige Bäder, mit und ohne Zusatz von Meersalz, Sole, Moor und vor allem durch warme Wickel rings um die Beckengegend, jeweilen nachts appliziert. Dem Allgemeinbefinden muß ebenfalls Aufmerksamkeit geschenkt, dem Ruhebedürfnis in weitgehendem Maße nachgegeben, die Ernährung gefördert werden.

Wenn psychoneurotische Erscheinungen in den Vordergrund treten, ist es unbedingt ratsam, von lokaler gynäkologischer Behandlung abzusehen, die Aufmerksamkeit der Kranken vom Unterleib abzulenken und das Nervensystem selbst zum Zielpunkt der Behandlung zu machen. Die Wege der Psychotherapie sind mannigfach und schwierig; nicht jeder versteht sie zu wandeln; manchmal strauchelt auch der beste Psychiater.

Hypertrophia uteri.

Eine gleichmäßige Vergrößerung des Uterus durch Zunahme aller seiner Elemente kommt vor infolge venöser Stauung bei Herz-Lungen-Leberkrankheiten. In seltenen Fällen beobachtet man aus unbekannter Ursache eine starke Vergrößerung des Uterus, die auf Hypertrophie der Muskelfasern, aber besonders starke Vermehrung des Bindegewebes und chronisches Ödem zurückzuführen ist und als diffuses Myom bezeichnet wird.

Häufiger ist die lokalisierte Hypertrophie der Cervix, insbesondere der Portio vaginalis. Sie kann viele Zentimeter lang werden und penisartig bis in den Introitus reichen. Dabei ist recht oft die eine Lippe, meist die vordere, vorwiegend oder ausschließlich betroffen, so daß der Muttermund ganz auf der hinteren oder der vorderen Seite liegt. In der Regel handelt es sich um Nullipare. Die Ursache kann in fortgesetzten Reizen, z. B. durch habituelle Masturbation, liegen. Gewiß können aber auch besondere hydrostatische Verhältnisse des Gewebsdruckes diese abnorme Gestaltung, die Auswalzung der Portio in diese lange, dünne Form, bedingen.

Symptome macht diese Verlängerung erst, wenn sie bis in den Hiatus genitalis reicht. Dann verursacht sie Vorfallbeschwerden. In der Regel besteht auch etwas Ausfluß.

Bei der Digitaluntersuchung wird man diesen Zapfen leicht als verlängerte Portio erkennen.

Bestehen Beschwerden, so hilft die Amputation der verlängerten Portio. Man amputiert nach Schröder (S. 189) oder zirkulär.

Atrophia uteri.

Die Atrophie als Bildungshemmung wird S. 345 besprochen.

Bei schweren Allgemeinleiden: Chlorose, Lues, Diabetes, Nephritis, Morphinismus, Adipositas, nach langen Eiterungen ist Atrophia uteri beobachtet worden.

Die Laktationsatrophie ist eine sehr häufige Erscheinung; sie kommt ungefähr bei 50% aller länger stillenden Frauen vor.

Auch nach schweren Puerperalerkrankungen wird der Uterus oft stark atrophisch.

Die Atrophia senilis tritt meist erst in den 60er Jahren ein; manchmal bleibt sie überhaupt aus. In einer Minderzahl atrophiert aber der Uterus gleich bei der Menopause; dies ist gewöhnlich auch der Fall, wenn sie abnorm früh sich einstellt.

Ursache der Atrophie ist in all diesen Fällen das Sistieren der Ovarialtätigkeit, sei es weil der Eivorrat erschöpft, oder das Ovarialgewebe durch Krankheitsprozesse zugrunde gegangen sei, oder die Ovarialtätigkeit sonst eingestellt wird, wie während der Laktationszeit und schweren Allgemeinleiden.

Heftige Entzündung des Uterus mit Gewebszerstörung (Metritis dissecans) oder eine gar zu tief greifende Ausschabung des Endometrium kann ebenfalls Atrophie zur Folge haben.

Die Diagnose ist allein durch die Untersuchung zu stellen. Oft fällt schon die Schrumpfung der äußeren Genitalien und der Scheide, die an der Atrophie auch teilnehmen, auf. Die Portio ist klein, der Uterus kann verschieden sich anfüllen. Das eine Mal ist er hart, rundlich oder zwetschgenförmig: konzentrische Atrophie, das andere Mal ist er im Gegenteil schlaff, so weich, daß er kaum getastet werden kann und erst nach erfolgter Kontraktion als dünnwandiger Sack gefühlt wird: exzentrische Atrophie. Die Sondierung darf wegen Perforationsgefahr nur sehr vorsichtig vorgenommen werden.

Wo die Beseitigung der Atrophie wünschbar ist, wird man sie nur durch Anregung der Ovarialtätigkeit erreichen. Dabei spielt nicht örtliche Behandlung, sondern die Hebung des Allgemeinzustandes die Hauptrolle. Laktationsatrophie bleibt nach dem Absetzen oft monatelang bestehen.

C. Die Neubildungen des Uterus.

1. Fibro-Myome.

Die Fibro-Myome sind die häufigsten Neubildungen des Uterus. Sie entstehen während der Geschlechtsreife, bei Verheirateten wie Ledigen, bei Nulliparen wie nach Geburten. Etwa 40% aller über 40 Jahre alten Frauen tragen Myome im Uterus mit sich herum. Recht oft findet man in derselben Familie mehrere weibliche Glieder, die an Myom leiden. Bei Negerinnen und Mulattinnen sind sie besonders häufig. — Inwieweit krankhafte Einflüsse von den Ovarien aus bei der Entstehung der Myome mitwirken, ist noch nicht entschieden. Aber fast regelmäßig findet man bei Myom Vergrößerung der Eierstöcke und starke Entwicklung der interstitiellen Drüse.

Pathologische Anatomie (Abb. 115). Sie sitzen viel seltener in der Cervix als im Corpus uteri. Oft sind sie vereinzelt, häufiger zu mehreren vorhanden; das Uterusgewebe kann in zahlreichen Myomen fast vollständig aufgehen (Uterus myomatosus). Ihr Umfang schwankt zwischen Tumoren von winziger Größe bis zu solchen, welche die Bauchhöhle ganz ausfüllen. Ist ihre Form für gewöhnlich kugelig, so gibt es auch abgeflachte und unregelmäßig gelappte Myome. Meist sind sie recht derb, ja hart; selten trifft man ganz weiche Geschwülste. Aus glatten Muskelzellen und faserigem Bindegewebe bestehend, hängt ihre Härte vom Gehalte an letzterem ab. Wahrscheinlich gehen sie auch histiogenetisch aus dem Bindegewebe hervor.

Die Myome lassen sich leicht aus der Uteruswand ausschälen, weil die konzentrisch um den Tumor angeordneten Muskel- und Bindegewebsfasern eine Art von Kapsel bilden, mit der sie nur lose verbunden sind. Nur die an der hinteren Wand des Uterus und den Tubenecken vorkommenden Adenomyome gehen diffus ins Uterusgewebe über. Sie enthalten Drüsen, und zwar häufig zystisch erweiterte, in ihrem Innern eingeschlossen, die vielleicht vom Wolffschen Körper und Ausführungsgang abstammen,

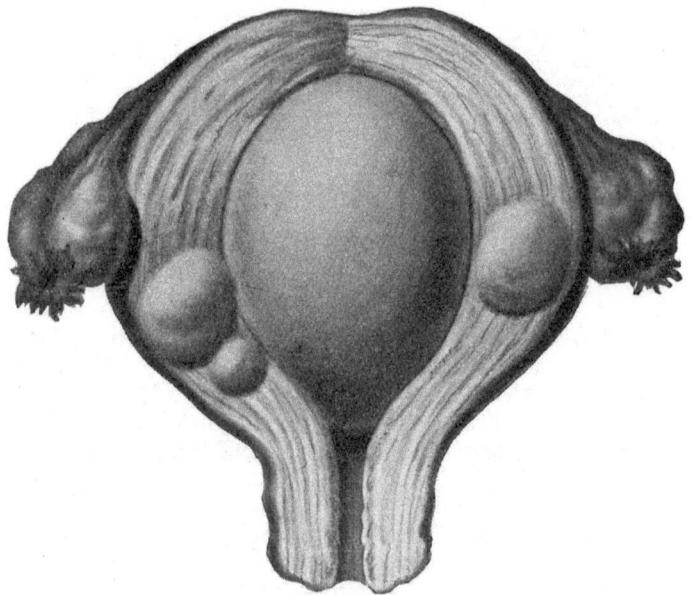

Abb. 115. Uterusmyome: ein großes submuköses, kleinere interstitielle. (Züricher Frauenklinik.)

wahrscheinlicher aber aus Schleimdrüsen entstehen, die unter chronischem Reiz in die Muskularis eingewachsen sind und sie selbst zur Wucherung veranlassen. Bei Betrachtung der Abb. 116, wo abgeschnürte Drüsenfundi tief in der Muskularis liegen, wird diese Entstehungsweise verständlich.

Die Myome enthalten im Innern nur sehr kleine Blutgefäße, während an der Oberfläche oft recht dicke Venen verlaufen. An Lymphgefäßen sind sie manchmal ungemein reich; mitunter erweitern sie sich zu großen Zysten (s. unten).

Sie sitzen dabei als **interstitielle** oder **intramurale Myome** in der Uteruswand, oder wachsen gegen das Cavum uteri zu und wölben die Schleimhaut als **submuköse Myome** vor, oder aber sie nehmen ihre Wachstumsrichtung mehr gegen das Peritonaeum zu und bekommen **subperitonaealen (subserösen) Sitz**. Seitlich und tiefer am Uterus sitzende Myome wachsen zwischen beide Blätter des Lig. latum hinein und werden zu **intraligamentären Tumoren**. Sowohl die submukösen wie die subserösen Myome können so weit aus der Uteruswand heraustreten, daß sie gestielte **fibröse Polypen** darstellen. Ihr Stiel, der immer einen Fortsatz des Myomgewebes und die meist nur kleinen Gefäße enthält, kann so dünn ausgezogen sein, daß er leicht zerreißt. Die submukösen Polypen werden dann geboren; subseröse nekrotisieren oder gehen mit dem Peritonaeum Adhäsionen ein und werden durch diese weiter ernährt oder resorbiert.

Kleinere Myome können den Uterus durch ihre Schwere verlagern; hochsitzende begünstigen z. B. Retroflexio uteri. Ein submuköses Myom des Fundus führt mitunter zu Inversio uteri. Große Geschwülste verdrängen den Uterus nach der entgegen-

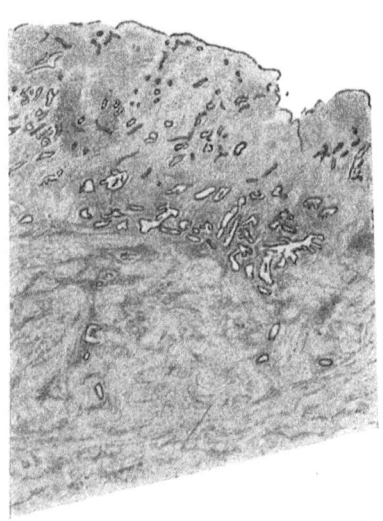

Abb. 116. Tiefe Einwucherung der Drüsen in die Muskularis; macht die Entstehung von Adenomyomen verständlich.

gesetzten Richtung; sitzen sie tief, so elevieren sie ihn. Meist wird der Uterus in seiner Form verändert, mitunter so bedeutend, daß man ihn selbst am herausgeschnittenen Tumor geradezu suchen muß und der Ausgangspunkt der Geschwülste schwierig zu bestimmen ist. — Die **Muskulatur** des Uterus **hypertrophiert** besonders bei interstitiellen Myomen; bei rasch wachsenden sieht die Uteruswand deshalb oft so aus wie in der Schwangerschaft (Abb. 115). — Auf die **Mukosa** haben subseröse Myome sehr wenig oder gar keinen Einfluß; interstitielle und besonders submuköse Myome dagegen bedingen **Hypertrophie**; über einem stark sich vorwölbenden Tumor dagegen **atrophiert** die Schleimhaut infolge der Spannung häufig, so daß sie an verschiedenen Stellen sehr ungleich sein kann.

Auch die Ovarien und Tuben zeigen oft Verlagerung und Veränderungen: beide sind manchmal ungemein stark in die Länge gezogen; die Eierstöcke nehmen an Größe zu; die Eireifung in ihnen ist gestört, durch Wucherung der Theca int. entstehen zahlreiche Follikelzysten, die wohl als interstitielle Drüsenbestandteile zu deuten sind.

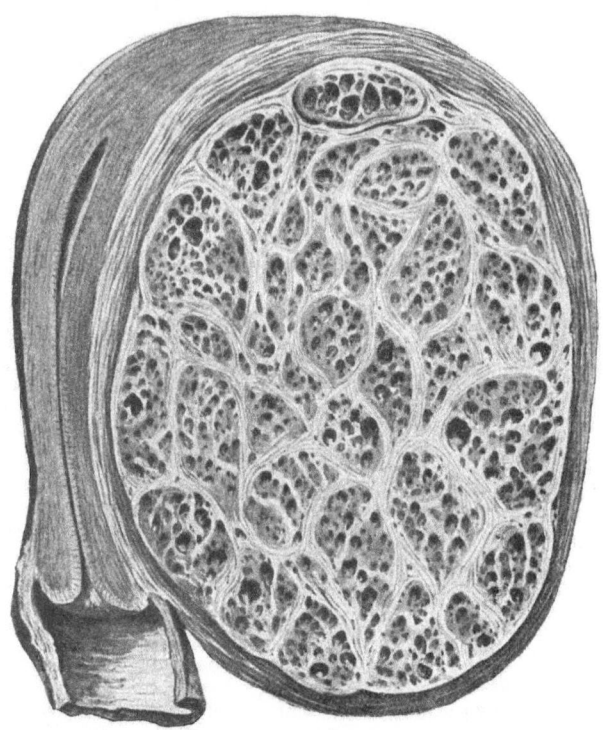

Abb. 117. Fibromyoma teleangiectodes. (Nach Hofmeier.)

Die Blase erleidet ebenfalls Verlagerung und Verziehung durch tiefer sitzende größere Myome. Selbst Ureterenkompression mit ihren Folgen kommt vor. — Durch Druck auf die Beckenvenen kann Ödem und Thrombose entstehen; sehr große Tumoren können wegen Druck auf die Bauchgefäße auch das Herz beeinflussen, fettige und braune Entartung des Herzmuskels veranlassen. —

Alle Kongestivzustände der Genitalien, also die Menstruation und die Schwangerschaft, bedingen eine **Vergrößerung der Myome**; in erster Linie durch seröse Durchtränkung, dann auch durch aktives Wachstum. Exzesse im geschlechtlichen Verkehr und Masturbation können in dieser Hinsicht ebenfalls schädlich wirken. — Mit dem Erlöschen der Ovarialtätigkeit **schrumpfen und verkleinern** sie sich gewöhnlich; doch nicht immer. —

Myome der Cervix sind gegenüber den Korpusmyomen selten (kaum 8%). In der Regel entwickeln sie sich ins Beckenbindegewebe hinein und elevieren den Uterus. Seltener wachsen sie gegen die Scheide zu und erscheinen in einer Muttermundslippe. —

Strukturveränderungen der Myome. Ausnahmsweise entwickeln sich die Gefäße in einem Myom derart stark, daß es von förmlichen Blutlakunen durchsetzt ist und als **Myoma cavernosum** oder **teleangiectodes** bezeichnet werden muß (s. Abb. 117). — Wenn die Lymphgefäße sich zystisch erweitern, so entstehen **lymphangiektotische Myome** unter der Form von **Fibrozysten** (s. unten).

Nekrose eines Myoms kann durch Resorption der zerfallenden Elemente Erscheinungen chronischer Vergiftung machen.

Sklerose der Myome besteht in bindegewebiger Entartung, nachdem die Muskelzellen hyalin degeneriert, nekrotisiert und zerfallen sind; oft findet man dabei im Zentrum nekrotische Herde mit weißlichem breiigem Inhalt. — Daran schließt sich häufig **Verkalkung** an. Verkalkte Myome können, wenn sie submukös sitzen, abgestoßen und als sogenannte „Uterussteine" geboren werden.

Fettige Degeneration und infolge davon Verkleinerung oder Schwund von Myomen wird besonders im Wochenbett beobachtet. Sie tritt meist an einzelnen umschriebenen Stellen auf und kennzeichnet sich durch deutlich gelbe Verfärbung. Manchmal bilden sich auf diese Art mit gelbem Fett angefüllte Hohlräume.

Ödematöse Durchtränkung der Myome tritt in der Schwangerschaft, in geringerem Grade auch vor der Menstruation ein; dabei werden die Tumoren größer und weicher.

Myxomatöse Entartung wandelt das Myom ganz oder teilweise in eine gelatinöse Masse um, in deren Innerem mit gelblichem, grünlichem, rötlichem Serum angefüllte Zysten ohne Epithelauskleidung liegen. Solche Myome wachsen rasch und bilden oft sehr große Tumoren.

Kystofibrome (Fibrozysten) entstehen durch lokalisierte ödematöse, myxomatöse, fettige, hyaline Entartung, sowie Nekrose infolge Gefäßobliteration. Die Zysten sind oft nur klein und multipel, oft nehmen sie aber beträchtliche Dimensionen an. Ihre Innenfläche ist unregelmäßig, buchtig und entbehrt der Epithel-

bedeckung. — Die größten Fibrozysten stellen aber erweiterte
Lymphräume dar; sie besitzen ein Endothel und als Inhalt
Lymphe, welche nach der Entleerung gerinnt. — Andere mit
Zylinderepithel ausgekleidete kleine Zysten findet man in Adenomyomen
(s. oben); sie sind entweder aus Utrikulardrüsen oder aus
Resten des Wolffschen Körpers oder Ganges hervorgegangen und
enthalten ebenfalls klare, gerinnbare Flüssigkeit.

Maligne Entartung in Sarkom kommt in etwa $2^0/_0$ vor. —
Karzinomatöse Degeneration ist sehr selten und kann nur
bei Adenomyomen vom Drüsenepithel aus entstehen oder durch
Einwucherung von der Mucosa uteri oder endlich durch Metastase
auf embolischem Wege möglich sein. Das gleichzeitige Vorkommen
von Myom und Karzinom im gleichen Uterus gehört nicht
zu den großen Seltenheiten. — Als Raritäten sind Myochondrome
und -osteome beschrieben worden.

Entzündung, Vereiterung, Verjauchung der Myome
sind von größter praktischer Wichtigkeit. Stets sind sie durch
Infektion verursacht. Die Keime können bei tief herabragenden
Myomen von der Scheide her spontan eindringen; häufiger aber
bahnt ihnen ein intrauteriner Eingriff den Weg; die Sondierung
und Ausschabung stehen in dieser Hinsicht in besonders
schlechtem Rufe. Es muß jedoch auch die Möglichkeit
einer Infektion auf dem Blutwege, oder bei Darmverwachsung
direkt vom Darme aus zugegeben werden. — Bleibt es bei Vereiterung
und Obliteration der Kapsel, so nekrotisiert das Myom,
es löst sich und wird geboren; der ganze Vorgang kann ohne Gefährdung
des Lebens ablaufen und zur Radikalheilung führen.
Man beobachtet dies ab und zu im Wochenbett. Kommt es aber
nicht rechtzeitig zur Ausstoßung des Myom, so treten schwere
septische Zustände ein. —

Symptome. Blutungen, Ausfluß, Schmerz sind die konstantesten
Erscheinungen bei Myomen; doch stößt man gar
oft bei gynäkologischen Untersuchungen oder an der Leiche auf
subseröse oder interstitielle Myome von beträchtlicher Größe,
die durchaus keine Symptome gemacht hatten. Sehr große
Geschwülste — bis zu 70 kg schwere sind beobachtet worden —
verursachen durch Raumbeschränkung Beschwerden.

Blutungen begleiten immer submuköse, meist auch interstitielle,
selten dagegen subseröse Myome. Das Blut entstammt
der veränderten Schleimhaut; es ist flüssig oder mit Gerinnseln
untermengt. Die Blutungen treten zunächst als verstärkte und
verlängerte Menstruation auf. Wenn die Geschwulst rascher
und mehr ins Cavum hinein wächst, so beginnen unregelmäßige
Metrorrhagien. Sie sind Folge einer Saugwirkung und deshalb

Stauung am tiefsten Pol, weil das Myom „Geburtsobjekt" geworden ist. Das Allgemeinbefinden wird bald angegriffen; es bilden sich alle Zeichen der Anämie aus; die Hautfarbe wird wachsbleich, das Hämoglobin kann auf 30% und noch tiefer sinken; dabei bleibt der Panniculus adiposus meist gut erhalten. Jahrelange Blutungen können aber **fettige und braune Entartung des Herzmuskels und Dilatation zur Folge haben**. Die Hoffnung, daß das Klimakterium zur gewohnten Zeit eintrete und die Blutungen aufhören, wird gar oft getäuscht und die Menopause um 5—10 Jahre hinausgeschoben.

Der **Ausfluß** ist in der Regel bei submukösen und interstitiellen Myomen, entsprechend den Blutungen, vermehrt. Hier und da wird er so profus und dabei wässerig, daß man berechtigt ist von **Hydrorrhöe** zu sprechen.

Schmerz fehlt sehr häufig. Wo er vorhanden ist, kann er herrühren von **peritonitischen Reizungen**, die zu Adhäsionsbildung führen; sehr selten verursacht eine **Stieldrehung** bei subserösen Polypen oder die **Torsion des Uterus samt der Blase und den Adnexen** durch einen größeren Tumor die Schmerzen. Meistens rühren sie von **Kontraktionen der Uterusmuskulatur** her, die, wie in der Schwangerschaft, durch eigenes Wachstum, sowie durch die Vergrößerung des in ihr sitzenden Myom von Zeit zu Zeit ihre Schichtung ändern muß. Kongestivzustände lösen sie aus und vermehren sie; deshalb treten sie bei der Menstruation als **Dysmenorrhöe**, ferner nach dem geschlechtlichen Verkehr, nach Anstrengungen, Erkältungen auf. **Die Kontraktionen sind imstande, ein Myom zur Wanderung zu veranlassen, insbesondere interstitielle Tumoren aus der Wand herauszudrängen und zu submukösen oder subserösen zu machen.**

Kompressionserscheinungen sind bei allen größeren, besonders bei tiefsitzenden und intraligamentär entwickelten Myomen zu erwarten. Druck auf die Nerven gibt zu **Neuralgien** (Ischias) oder **Schwerbeweglichkeit der Beine**, Kompression der Venen zu **Ödemen der Beine und Genitalien**, zu **Hämorrhoiden**, **Thrombose in Schenkel- und Beckenvenen**, ja zu Herzstörungen Anlaß. Eine gewöhnliche Erscheinung ist der Druck auf die Blase; er macht sich durch **Urindrang** oder **Behinderung der Urinentleerung** bemerkbar. Druck auf einen oder beide Ureteren hat Nierenbeckenerweiterung, Pyelitis, Nierenstörungen zur Folge. Kompression des Mastdarms verursacht Obstipation, ausnahmsweise Verschluß und Ileus. — Alle diese Erscheinungen können sich bei der menstruellen Kongestion steigern.

Mitunter bildet sich bei Myomen **Aszites**.

Psychoneurotische Symptome werden besonders durch kleinere Tumoren, welche die Arbeitsfähigkeit und den Lebensgenuß beeinträchtigen, ausgelöst.

Verlauf und Prognose. Die Myome sind gutartige Geschwülste. Eine große Zahl bleibt unbemerkt; eine weitere Anzahl macht keine oder nur wenig Beschwerden. Viele Fibromknoten bleiben klein, andere vergrößern sich sehr langsam im Laufe vieler Jahre; wieder andere geraten auf einmal in rapides Wachstum. Wenn die beschriebenen Symptome, welche doch in erster Linie mit dem Wachstum der Myome in Zusammenhang stehen, einmal eingesetzt haben, so werden sie meist nicht mehr rückgängig; gerade zu der Zeit, wo die Menopause gewöhnlich einzutreten pflegt, machen sie sich durchschnittlich am bedenklichsten bemerkbar und dauern bis tief in die 50er Jahre hinein. **Je früher ein rascheres Wachstum des Myom beginnt, um so eher kann man sich auf schwere Symptome gefaßt machen.** — Ist die Frau nicht schon früher einem interkurrenten Leiden erlegen, so können die Blutungen gegen die 60er Jahre endlich sistieren und die Geschwulst zu schrumpfen beginnen. — Wächst sie erst nach der Menopause weiter, so muß man an bösartige Entartung denken. — Weiche und zystische Myome wachsen im allgemeinen schneller. In der Schwangerschaft ist gewöhnlich rasche Zunahme durch ödematöse Auflockerung zu beobachten; im Wochenbett nehmen sie dann wieder ab, setzen jedoch nach der Involution ihre langsame Entwicklung fort. — Vereiterung und Verjauchung sind immer schlimme Ereignisse; ohne rechtzeitigen Eingriff kann nur Ausstoßung der Geschwulst oder Durchbruch in Blase, Darm, durch die Bauchdecken Rettung bringen. — Spontane Ausheilung der Myome ist möglich durch Ausstoßung, Abdrehung und Schrumpfung eines subserösen Polypen, Nekrose, Sklerosierung, Verkalkung, Vereiterung, fettige Entartung im Wochenbett, Schrumpfung nach der Menopause. — Tod kann eintreten an Kachexie, Verblutung, Nierenaffektionen, Herzentartung, rezidivierender Peritonitis, Lungenembolie bei Thrombose, Sepsis bei Vereiterung.

Sterile Frauen und alte Virgines leiden relativ häufig an Myom; verheiratete erst von der Zeit an, wo sie nicht mehr konzipieren. Sicher erschweren anderseits Myome, besonders submuköse, die Konzeption. Bei Eintritt von Schwangerschaft erfolgt häufig, durchaus nicht regelmäßig, Abort. Größere Tumoren können Lageanomalien des Kindes verursachen. Unter der Geburt bedingen sie oft Wehenschwäche. Tiefsitzende Myome ziehen sich unter den Wehen meist zurück und wandern ins große Becken hinauf; nur in der Beckenhöhle eingeklemmte geben dem Kind den Durchtritt nicht frei, bedingen Gebärunmöglichkeit und erheischen die Exstirpation des Uterus samt Tumor wie in dem Falle, von dem das in Abb. 118 dargestellte Präparat stammt. Sitzt die Plazenta auf einem Myom, so kann wegen mangelhafter Deziduabildung Einwachsen der Chorionzotten ins Myomgewebe und damit Adhärenz der Plazenta entstehen. Störungen der Plazentaausstoßung kommen auch sonst dabei vor. Im Wochenbett können sie nekrotisieren oder vereitern; oft schwinden sie auch durch fettige Entartung mehr oder weniger vollständig; seltener nehmen sie im Gegenteil rasch zu.

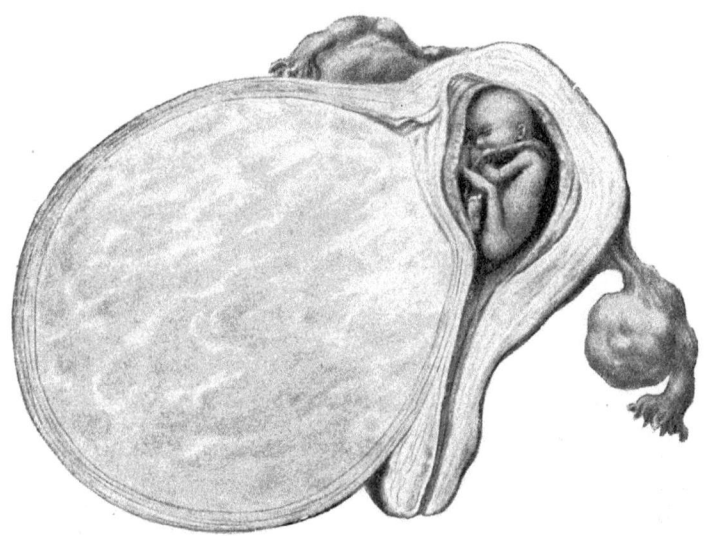

Abb. 118. Gravidität bei tiefsitzendem Myoma uteri.
(Züricher Frauenklinik.)

Diagnose. Selbst ganz kleine subseröse, besonders dem Fundus und der vorderen Wand aufsitzende Myome entgehen dem untersuchenden Finger nicht. Kugelige, scharf sich abhebende, harte Tumörchen, welche in die Oberfläche des Uterus mehr weniger tief eingelassen sind oder ihr gestielt aufsitzen, können fast nur Myome sein. — Interstitielle und submuköse Myome sind, solange sie Kirschgröße nicht erreicht haben, schwerlich der Palpation zugänglich. Verstärkte, unregelmäßige menstruelle oder interkurrente Blutungen bei etwas vergrößertem Uterus müssen Verdacht auf Myom erregen, namentlich wenn die gewöhnlich gegen Blutungen angewendeten Mittel, insbesondere die Abrasio mucosae, ohne Erfolg geblieben sind. Fühlt man an einer Stelle mit der Kürette die Uteruswand etwas derber und höckerig vorragen, gelingt es auch zu konstatieren, daß das Corpus uteri auf jener Seite etwas massiger und härter ist, zeigt die mikroskopische Untersuchung in der Tiefe der ausgeschabten Schleimhaut starke Bindegewebsfibrillen, so wird das Vorhandensein eines kleinen Myoms sehr wahrscheinlich. Bei der Palpation ist auf die vermehrte Konsistenz des Myom gegenüber den anderen Teilen des Uterus das Hauptgewicht zu legen. —

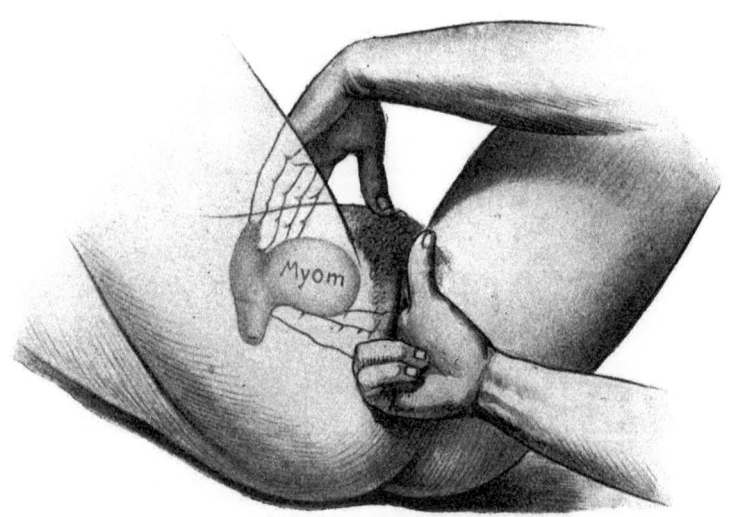

Abb. 119. Ein Myom der vorderen Wand kann für das anteflektierte Corpus uteri gehalten werden.

Ein Myom von etwa Eigröße der vorderen Wand (Abb. 119) kann für den stark anteflektierten, ein tief sitzendes der hinteren Wand für den retroflektierten Körper des Uterus gehalten werden. — Am retroflektierten Uterus kann ein Myom bis zu Eigröße sowohl an der vorderen wie an der hinteren Wand leicht bei der Palpation unerkannt bleiben; deshalb ist der Uterus zur genauen Untersuchung stets nach vorn zu bringen. — Nicht selten wird durch ein Myom im Fundus Retroflexion begünstigt und die Aufrechthaltung mittels Ring erschwert oder unmöglich gemacht. — Bei durch chronische Metropathie oder Subinvolution vergrößertem Uterus kann eine lokalisierte vermehrte

Konsistenz ein Myom vortäuschen und nur mehrfache Untersuchung zu verschiedenen Zeiten Klarheit bringen. —

Das Myom sei größer geworden und fange an, das Becken mehr oder weniger auszufüllen. Ist jetzt die Form des Uterus nicht verändert, so daß der Tumor nur den vergrößerten Uterus darzustellen scheint, so muß in erster Linie Gravidität ausgeschlossen werden. Sitzt der Tumor so, daß die Gestalt der Gebärmutter verändert wird, so ist er leichter zu palpieren und durch seine derbere Konsistenz abzugrenzen. Tiefer sitzende Myome der hinteren oder seitlichen Wand heben den Uterus in die Höhe und nach vorn; die Portio vaginalis kann dabei, hoch über der Schamfuge gelegen, kaum zu erreichen sein. Kontraktionen des Uterus (Konsistenzwechsel) sprechen fast ganz sicher für Schwangerschaft. Bei toter Frucht kann die Diagnose sehr erschwert sein, weil der Uterus dann oft hart wird wie ein Myom. Vor Verwechslung mit Adnextumoren schützt hauptsächlich die rundliche Form, die glatte Oberfläche, die harte, gleichmäßige Konsistenz, die innige Verbindung mit dem Uterus, das Tasten des betreffenden Ovarium. Noch aber ist Verwechslung mit altem Exsudat oder Hämatozele denkbar; aber auch diese sind nicht so gleichmäßig rundlich begrenzt, überdies müßte die Anamnese einen Anhaltspunkt geben. —

Der Tumor, aus einem oder mehreren Myomen bestehend, sei mit oder ohne den Uterus teilweise oder ganz ins große Becken hinaufgestiegen. Jetzt gibt die Konfiguration und die Konsistenz gewöhnlich von vornherein die Entscheidung. Der Ausschluß von Schwangerschaft macht in der Regel keine Schwierigkeit. Bei Zystofibrom ist Unterscheidung von Ovarialzyste oft fast unmöglich; denn letztere kann innig mit dem Uterus verwachsen sein, ihn ähnlich wie ein Myom verlagern, ja seine Höhle verlängern, auch Uteringeräusch und Blutungen sind dabei mitunter vorhanden. Selbst das Herunterziehen des Uterus mittels Kugelzange (Abb. 159) kann bei sehr fester Verwachsung eines Ovarialtumors im Stiche lassen. Was stets für Myom spricht, das ist das Auffinden eines Myomknotens an anderer Stelle des Uterus. — Karzinomknollen des Peritonaeum, des Netzes, der Beckendrüsen können für gestielte Myome gehalten werden. —

Schwangerschaft neben Myom ist oft ungemein schwierig zu erkennen; umgekehrt werden die Myome durch die Schwangerschaft auch manchmal so stark aufgelockert, verlagert, abgeplattet, beweglich, daß sie kaum mehr abzutasten sind oder für Kindsteile genommen werden. —

Ein submuköses Myom ragt tief ins Cavum hinein, berührt die Gegend des Muttermundes, es erregt Wehen, die Cervix

verstreicht allmählich und im Verlaufe längerer Zeit öffnet sich das
Orifizium, so daß der untersuchende Finger auf die Geschwulst
stößt und nach und nach ihr unterer Pol in die Scheide hineinragt.
Es zeigt im Spekulum unebene, rote Oberfläche und sehr häufig
leicht blutende, mißfarben belegte Stellen. Dabei muß an Inversion
gedacht werden. Der Umstand, daß der Fundus uteri getastet
werden kann und daß man mit der Sonde am Tumor vorbei tief
in die Uterushöhle hinaufkommt, schließt sie aus.

Einen **intrauterinen Polypen** wird man bei der Sondierung oder bei der wegen Blutungen ausgeführten Ausschabung
oder nach starker Dilatation, mit dem Finger feststellen.

Plötzliches rapides Wachstum eines Myom deutet, namentlich
in Verbindung mit überhandnehmender Kachexie, auf **maligne
Degeneration**. Schüttelfrost und Fieber, Empfindlichkeit und
Aufweichung sind Zeichen der **Vereiterung**. —

Therapie. Zufällig entdeckte Myome, die keinerlei Beschwerden machen, brauchen auch nicht behandelt zu werden. Den
Anlaß zur Behandlung geben Blutungen, rasch fortschreitendes
Wachstum, Störungen der Nachbarorgane, Schmerzen, in seltenen
Fällen auch hinzugetretene Schwangerschaft. Alter, Allgemeinbefinden, soziale Stellung der Trägerin, Sitz und Größe der Geschwulst beeinflussen unser Vorgehen. Wächst die Geschwulst
nur langsam, sind die Blutungen gering oder mäßig stark und
bestehen sonst keine weiteren Symptome, so kommt es in erster
Linie auf das Alter der Patienten an, ob wir dagegen vorgehen
oder zuwarten. Frauen in der Klimax gelangen unter solchen Umständen häufig durch symptomatische Behandlung in die Zeit der
Menopause hinein und dadurch kann Schrumpfung der Geschwulst eintreten. — Je länger aber die Trägerin eines solchen
Tumors von der Zeit der Klimax noch absteht, um so wahrscheinlicher werden jene Fährlichkeiten eintreten, welche eine Behandlung erheischen. Zwei- bis dreimal im Jahre wiederholte Untersuchungen können uns darüber auf dem Laufenden halten.

Die erste Stelle nimmt gegenwärtig in der Behandlung der
Symptome der Myome die **Röntgenbestrahlung** ein. Zu betonen ist aber, daß nur in einem gut eingerichteten Institut und
nur unter der Leitung eines erfahrenen Röntgenologen auf gute
Erfolge gerechnet werden kann.

Die Bestrahlung ist indiziert, wenn unter den Erscheinungen,
die das Myom macht, die Blutungen in den Vordergrund treten. —
Kontraindiziert ist sie bei Schwangerschaft und Verdacht auf
Malignität. — Wo Raumbeschränkung, Entzündung, Vereiterung,
Nekrose der Neubildung oder sehr profuse Blutung rasche Hilfe
erheischen, muß an Stelle der Bestrahlung die operative Entfernung

des Tumors treten. Wenn Adnextumoren oder andere Zustände eine Eröffnung der Bauchhöhle nötig machen, so wird man auch nicht an Bestrahlung denken, sondern die Neubildung mitfortnehmen. Submuköse Myome oder Polypen werden nicht bestrahlt, sondern entfernt. Jüngere Frauen mit Myomen, die einer Enukleation ohne tiefere Verletzung der Uteruswand zugängig sind, dürfen der Bestrahlung nicht ausgesetzt werden, weil die Tiefenbestrahlung die Eifollikel zerstört, also die Bestrahlung einer Kastration gleichkommt.

Was die Technik der Bestrahlung angeht, so bedient man sich vorwiegend der Felderbestrahlung. Die Unterbauchgegend wird dabei in 6—9 Felder eingeteilt und jedes Feld mittels harter Strahlen einzeln bestrahlt. Auf diese Weise wird die Haut geschont, gleichzeitig aber recht viele Strahlen in die Tiefe geschickt, da sich die Strahlen infolge der Dispersion in der Tiefe überkreuzen. — Die Bestrahlungen werden auf 2—3 aufeinanderfolgende Tage verlegt. Sind alle Felder bestrahlt, so folgt eine Pause von 3 Wochen, in der die Haut sich wieder erholen kann. In dieser Weise wird weiterbestrahlt, bis vollständige Amenorrhöe eingetreten ist, was im allgemeinen nach 2—3 Bestrahlungsserien der Fall sein soll. In neuerer Zeit wird mit je 2 Feldern vorn und vom Rücken her oder gar mit je einem Großfeld vorn und hinten gegen die Ovarien vorgegangen und in einer Sitzung das Absterben der Follikel erreicht.

Mit Hautverbrennungen hat man immer noch zu rechnen, wenn sie auch bei guter Technik und Vorsicht auf ein Minimum zu beschränken sind. — Die Behandlung erfordert oft längere Zeit und kostet viel Geld.

Die günstige Einwirkung auf die Blutungen ist ziemlich zuverläßlich; es kommen auch Versager vor, doch nur dort, wo zu kleine, sog. verzettelte, Dosen in verschiedenen Serien angewendet werden. Eine Schrumpfung der Geschwulst tritt häufig ein; mit Sicherheit darf man nicht darauf rechnen.

Die operative Entfernung der Myome. Die operative Entfernung der Myome ist in allen Fällen auszuführen, wo nach dem oben Gesagten die Bestrahlung nicht paßt und ein Eingriff doch angezeigt erscheint.

Myome können auf vaginalem oder abdominalem Wege entfernt werden; die Entscheidung gibt neben der Vorliebe des Operateurs die Größe und der Sitz der Geschwulst. Im allgemeinen wird immer mehr die abdominale Methode bevorzugt.

Bei submukösen Polypen durchtrennt man den Stiel. Hängt der Polyp aus dem Muttermund heraus und ist der Stiel dünn, so wird er einfach abgedreht oder abgeschert; der zurückbleibende Stumpf schrumpft dann zusammen. Bei dickerem Stiel durchtrennt man die Myomkapsel nahe dem Stiel und schält den Tumor aus, weil die umgestülpte Uteruswand im Stiel enthalten sein könnte. Die Blutung ist gering und wird durch Jodoformgaze-Tampons gestillt. — Hat der Polyp den Muttermund nur zum geringsten Teil passiert, so zieht man ihn mittels einer festen Zange völlig heraus und spaltet im Notfall den Muttermund bei verstrichener Portio beiderseits. Wiederum ist dann bei der Abtrennung an Inversion zu denken. — Große Polypen, die noch

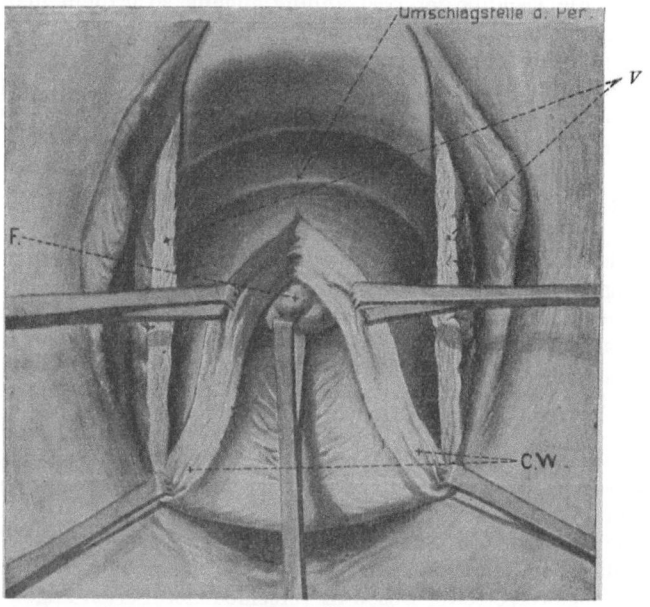

Abb. 120. Enukleation submuköser Fibrome nach Spaltung der Cervix bis in den Uterus.
F Fibrom. V Durchschnittene Scheidenwand. CW Cervixwand.
(Aus Hofmeier, Lehrb. d. Gynäkol., 17. Aufl.).

im Cavum uteri sitzen und sich nicht herunterziehen lassen, kann man zerstückeln: Anfassen mit fester Zange und Exzision des gefaßten Stückes mit starker Schere; hierauf Zusammenfassen der leicht blutenden Wundfläche und abermalige Exzision, bis schließlich der Rest ausgeschält und extrahiert werden kann. — Leichter geht es, wenn man das vordere Scheidengewölbe quer ablöst, die Blase zurückschiebt und dann die vordere Uteruswand median nach Bedarf aufschneidet und aufklappt, wie Abb. 120 es zeigt. Nach Entfernung des Myoms folgt wieder

Vernähung. Auf letztere Weise kommt man auch breitbasig aufsitzenden Myomen bei; kleinere kann man dabei nach Inzision der Kapsel in toto enukleieren, größere müssen zerstückelt werden. — Tief sitzende Zervikalmyome, die sich ins parametrane Zellgewebe hinein oder auch subserös gegen den Douglas entwickelt haben, sind ebenfalls von unten her angreifbar, indem man sie nach Abtrennung des Scheidengewölbes und eventuell nach Eröffnung des Douglas enukleiert, oder, wenn sie gestielt sind, abschneidet und den Stumpf übernäht.

Enukleation von der Bauchhöhle aus wird dann gemacht, wenn nach Eröffnung der Bauchhöhle die gänzliche Entfernung des Uterus sich als zu gefährlich erweisen würde; sie ist sodann die Operation der Wahl, wenn man wegen der Fortpflanzung Gewicht darauf legt, den Uterus zu erhalten, also bei jüngeren Frauen mit sonst gesunden Genitalien. Die Operation ist einfach: ausgiebige Inzision der hervorragendsten Stelle, Ausschälung unter festem Anfassen und Hervorziehen mittels starker Zange. Die Blutstillung geschieht durch Abklemmung und Unterbindung oder wird durch bloße Vernähung des Geschwulstbettes in einer oder mehreren Etagen besorgt. Wurde dabei das Cavum uteri eröffnet, so wird es einfach vernäht, eventuell nach der Scheide drainiert. Die Gefahr bei Enukleation ist aber zum mindesten ebenso groß wie bei Entfernung des ganzen Uterus. — Gestielte subseröse Myome (Polypen) werden abgeschnitten und der Stiel vernäht. —

Myomotomie mit teilweiser oder totaler Mitentfernung des Uterus wird dort gemacht, wo wegen Größe, Sitz oder Vielzahl der Geschwülste der Uterus nicht erhalten werden kann, oder wo es auf seine Erhaltung nicht ankommt. Sie kann wiederum auf vaginalem oder auf abdominalem Wege ausgeführt werden. Die Entscheidung wird beeinflußt durch die Größe des Tumors, durch die Weite der Scheide und die Vorliebe des Operateurs für die eine oder die andere Methode. Ist der Tumor nicht über faustgroß, so kann die Exstirpatio uteri vaginalis gemacht werden. Größere Tumoren, selbst bis zu Nabelhöhle reichende, lassen sich während der Operation durch Enukleation eines oder mehrerer Myome, eventuell nach vorheriger Spaltung des Uterus in der Medianlinie vorn oder hinten beginnend, zerkleinern, bis man sie vorziehen kann. Statt dieser allgemein schwierigen vaginalen Operationen führt man heutzutage die Laparo-Myomotomie aus, und zwar

a) Die supravaginale Amputation: Tuben und Ligg. lata werden beiderseits abgebunden und durchtrennt bis gegen die Gegend des inneren Muttermundes herab. Will man die Ovarien mit entfernen, so müssen die Ligaturen natürlich außen von ihnen angelegt werden; bei Frauen im Geschlechtsalter tut man im allgemeinen aber gut, wenigstens ein Ovarium zurückzulassen. Dann wird das Peritonaeum vorn, einige Zentimeter oberhalb des Blasenfundus, quer durchtrennt, so daß der Schnitt in die Stümpfe der Ligg. lata beiderseits ausläuft, und die Blase samt dem Peritonaeum bis in die Gegend des inneren Muttermundes abgeschält. Auch auf der hinteren Seite wird das Peritonaeum auf entsprechender Höhe zirkulär durchtrennt und etwas zurückgestreift. Hierauf folgt die Umstechung und Abbindung der seitlichen Uteruskanten in der Gegend des inneren Muttermundes und damit zugleich der Arteriae uterinae. Sind diese Ligaturen gut angelegt, so darf jetzt dreist amputiert werden; die Blutung ist gleich Null; durch einige Nähte werden vordere und hintere Uterus- bzw. Zervikalwand vereinigt, der Stumpf sorgfältig mit dem vorderen Peritonaeallappen übernäht und ebenso der Spalt in den Ligg. lata durch sero-seröse Nähte geschlossen. — Bei intraligamentärem Sitz des Tumors muß das entfaltete Lig. latum gespalten und das Myom aus dem Bindegewebe ausgeschält werden, bevor die Unterbindung der betreffenden Uterina und die Amputation auf der Höhe des inneren Muttermundes möglich ist. Das Geschwulstbett ist hernach zu vernähen.

b) Die Totalexstirpation. Sie ist angezeigt bei bösartiger Degeneration und bei infiziertem Myom; viele Operateure bevorzugen sie überhaupt, besonders auch weil Karzinom der zurückgelassenen Cervix vorkommt. Nach Auslösung des Uterus bis an die Scheidengewölbe werden diese eröffnet, in kleineren Partien abgebunden, vernäht und darüber das Peritonaeum geschlossen oder offen gelassen. — Man kann auch von vornherein, nachdem der ganze Tumor nach vorn über die Schamfuge gewälzt worden ist, auf eine von unten durch einen Assistenten ins hintere Scheidengewölbe vorgeschobene Zange von der Bauchhöhle her einschneiden, dann die Portio durch diese Öffnung des hinteren Scheidengewölbes nach der Bauchhöhle zu hervorziehen, hierauf das Scheidengewölbe umschneiden, vorn die Blase zurückstreifen und erst jetzt an die Abbindung der seitlichen Verbindungen des Uterus, von unten her beginnend, übergehen.

Zweckmäßig ist es, sowohl bei der supravag. Amputation als bei der Totalexstirpation gleich im Beginn größere Myomknoten die bei der Operation hinderlich sind, zu enukleieren.

Die *Prognose* der Myomotomie wird wesentlich beeinflußt durch die Blutbeschaffenheit der Patientin. Ein Hämoglobingehalt unter 30% macht die Narkose sowie die Operation in hohem Grade gefährlich, besonders wenn dabei der Leukozytengehalt des

Blutes auch gering ist, was auf Insuffizienz der blutbildenden Organe hinweist. —

In vereinzelten Fällen wird man sowohl auf die Bestrahlung wie auf die Operation verzichten und sich mit der **symptomatischen Behandlung** begnügen müssen.

Es gibt recht große Tumoren, von denen die Trägerinnen gar nichts wissen. Zufällig hat man bei einer gynäkologischen Untersuchung, oder bei der Palpation eines schwangeren Leibes, oder beim Reiben des Uterus in der Nachgeburtszeit einen Myomknoten entdeckt, von dem bisher niemand eine Ahnung hatte und der auch nachher ganz symptomlos bleibt. Nur wer Angst hat, es möchte ihm eine Behandlungsgelegenheit entgehen, wird in einem solchen Falle operieren oder bestrahlen. — Es gibt auch Frauen, welche allfällige Beschwerden bei symptomatischer Behandlung so gut ertragen, daß sie niemals dazu zu bringen wären, ihre Messerscheu zu überwinden oder zur Bestrahlung sich herbeizulassen. Stehen sie in der Nähe des Klimakterium, so hoffen sie von Monat zu Monat auf die Menopause und auf Schrumpfung der Geschwulst und wissen Bekannte zu nennen, „die auch ohne Behandlung über die Abänderung hinweggekommen sind".

Am häufigsten werden wir wegen Blutungen in Anspruch genommen. Da erfreut sich das Ergotin immer noch eines gewissen Rufes. Vor 50 Jahren war man auf dieses Mittel angewiesen und machte hier und da erfolgreiche Kuren damit. Man stellt sich vor, daß durch Kontraktionen der Uteruswand die Verbindung mit dem Myom sich lockere und infolge davon seine Gefäßversorgung und Ernährung leide. Man injiziert jeden zweiten bis dritten Tag 1 g einer käuflichen Ergotinlösung subkutan. Die Einspritzung schmerzt etwas und hinterläßt für einige Tage eine Verhärtung; es gibt auch Frauen, die nach kurzer Zeit Vergiftungserscheinungen — Kribbeln an Fingern und Beinen — bekommen. Statt der Injektionen kann man Ergotinpillen zu 0,1 verschreiben und täglich bis 6 Stück nehmen lassen. — Die Wirkung ist bei weitem keine zuverlässige, häufig bleibt sie ganz aus. Es müssen gegen 50 Einspritzungen gemacht werden, bevor ein deutlicher Erfolg erwartet werden darf. — Die anderen Hämostatika, wie Hydrastis, Stypticin, Erystyptikum wirken ebensowenig zuverlässig.

Mit der **Abrasio mucosae** erlebt man bei kleineren, nicht ins Cavum vorragenden Tumoren manchmal recht gute Erfolge, wenn die Schleimhaut wirklich hypertrophisch oder polypös gewuchert ist. Der Erfolg bleibt aber aus, wenn das Cavum uteri zu weit, durch hereinragende Tumoren deformiert und seine Wandung so gesteift ist, daß nach dem Eingriff die erwartete Verkleinerung durch Retraktion nicht zustande kommt. Dabei besteht auch die Gefahr der Infektion und Vereiterung, und zwar ist sie um so größer, je weiter und unregelmäßiger die Uterushöhle ist und je weniger sie sich nach der Ausschabung zusammenzieht. — Ihre Wirkung erstreckt sich häufig auch nur auf eine gewisse Zeit.

Solbäder haben insofern öfters einen guten Einfluß, als die Schmerzen gelindert werden können und der allgemeine Kräftezustand sich bessert. Hingegen geht der Gewinn dabei nicht selten durch Verstärkung der Blutungen wieder verloren.

Gegen die Schmerzen wirken sonst am besten Ruhe, heiße Umschläge, mäßige Lebensweise, Enthaltung vom Geschlechtsverkehr, Regelung des Stuhlganges.

2. Carcinoma uteri.

Krebs ist beim Weibe fast doppelt so häufig wie beim Manne und annähernd ein Drittel der Krebse beim Weibe stellen die Uteruskrebse. In Deutschland sterben jährlich etwa 23 000 Frauen daran; eine Zunahme ist nicht festzustellen.

a) Carcinoma cervicis s. colli.

Es tritt selten vor dem 20., selten auch nach dem 60. Jahre auf; am meisten gefährdet sind die Frauen zwischen dem 40. und 50., dann vom 50.—60. und 30.—40. Jahre. Die Vererbung spielt nur eine geringe Rolle. Armut und Elend, sowie reicher Kindersegen scheinen einigermaßen dazu zu veranlagen. Daß der Krebs bei chronischen Katarrhen und auf Erosionen eher ansetze als auf gesunder Schleimhaut, ist nicht nachzuweisen. — Negerinnen, welche so häufig Myome zeigen, erkranken seltener an Krebs als Weiße. — Wir unterscheiden nach dem Ausgangspunkt:

1. **Das Kankroid der Portio vaginalis** (Abb. 121 u. 122). Es geht vom Plattenepithel des Scheidenteils, häufiger von der hinteren Lippe aus, beginnt als kleine papilläre Wucherung oder unter der Form eines papillären Geschwürs oder einer warzenartigen, lebhaft roten Erhabenheit und wächst ziemlich rasch zu einem die Scheidengewölbe mehr oder weniger ausfüllenden **pilz- oder blumenkohlartigen Knollen** heran.

2. Manchmal tritt schon Zerfall ein, wenn die Neubildung kaum über die Oberfläche vorragt; es entsteht so ein Geschwür, das mit einer Erosion verwechselt werden könnte (s. unten). — Bald ergreift es die Scheidenschleimhaut, selten diejenige des Zervikalkanals und relativ spät die Parametrien. —

3. **Karzinom der Zervikalschleimhaut** (Abb. 123). Es geht von den Epithelien der Zervikalschleimhaut oder als Adeno-

karzinom von ihren Drüsen aus. Es wuchert auf Kosten der Zervikalwandungen, höhlt den Zervikalkanal aus, füllt ihn mit fungösen Krebsmassen an bis es zerfällt, abbröckelt und die Zervikalhöhle als weiten dünnwandigen Raum zurückläßt. Dabei kann der Saum des Muttermundes längere Zeit unversehrt bleiben. Hier und da wuchern aber die Krebsmassen polypenartig aus dem Muttermund heraus und füllen die Scheidengewölbe mehr oder weniger an. Die Wandung des ausgebohrten Zervikalkanals wird bald durchbrochen und die Neubildung geht aufs Parametrium und das Korpus über. Andere Male verstopfen die Krebswucherungen den inneren Muttermund und es kommt zur Bildung einer Hämatometra, wie in Abb. 124.

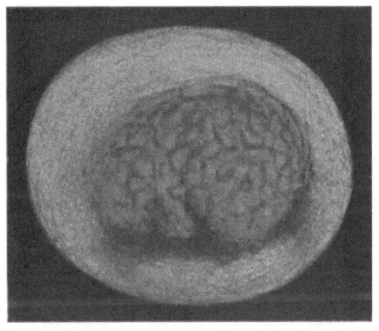

Abb. 121. Kankroid der vorderen Muttermundslippe.

4. Zentrales knotenförmiges Karzinom (Abbildung 125). Herde, von den tiefen Drüsen ausgehend, konfluieren, bilden harte Knoten in der Wand der Cervix, brechen durch und ulzerieren. —

Sind diese drei Formen auch im Beginn deutlich zu unterscheiden, so gehen sie doch bald ineinander über, so daß sehr oft schon bei der ersten Beobachtung der Ausgangspunkt der Neubildung nicht mehr zu erkennen ist. Ihr Karzinomgewebe ist kurzlebig; rasch tritt Zerfall ein, Saprophyten und andere Keime setzen sich an, es folgen Zersetzung und Jauchung, die unter blutig gefärbter, fleischwasserähnlicher Absonderung und zeitweisen Hämorrhagien bis zum Ende andauern.

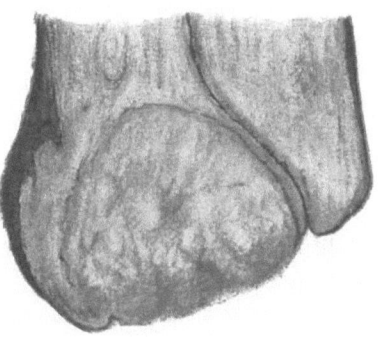

Abb. 122. Kankroid der vorderen Muttermundslippe: Längsschnitt.

5. Die skirrhöse Form. In den Lymphspalten vordringende dünne Krebsstränge verdicken und verhärten die vordere oder

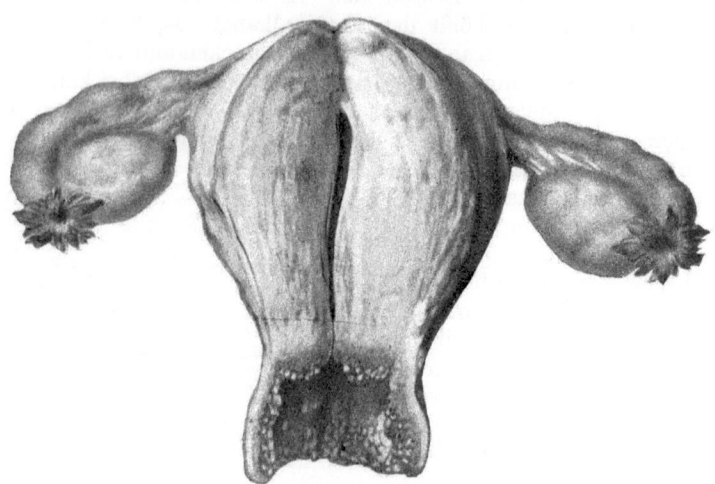

Abb. 123. Karzinom der Zervikalschleimhaut mit Zerfall der Zervikalwandung (Züricher Frauenklinik).

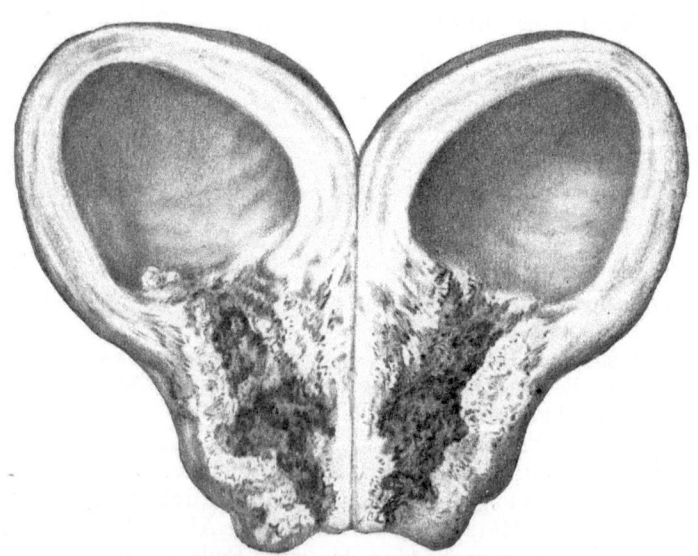

Abb. 124. Verschluß des inneren Muttermundes durch Krebswucherungen: Hämatometra (Path. Inst. Zürich).

meist die hintere Muttermundslippe höckerig und widerstehen hartnäckig dem Zerfall. Diese Form kann äußerst schleichend verlaufen.

Die Lymphdrüsen (Hypogastricae, Sacrales, Lumbales, Iliacae s. Abb. 70) werden durchschnittlich später angegriffen als bei Karzinomen anderer Körperstellen; auch kommen Metastasen fast nur in sehr vorgeschrittenen Stadien der Neubildung vor; hingegen gibt es hier und da regionäre Metastasen als isolierte Knoten in der Umgebung der Cervix, besonders im Lig. latum. — Bei Annäherung ans Peritonaeum bildet dieses abkapselnde Pseudomembranen, dadurch wird ein Durchbruch in die Bauchhöhle vermieden.

In vorgeschrittenen Stadien erscheint das ganze Becken ausgefüllt von brettharten Tumormassen, in welche die Organe unbeweglich eingebacken sind; gegen die Scheide öffnet sich eine zerklüftete Jauchehöhle. Die hintere Blasenwand, häufig auch der Mastdarm, werden angefressen; es entstehen Fisteln. Mitunter erreicht der Krebs verwachsene Darmschlingen, es kommt zur Perforation und nun entleert neben Blase und Mastdarm noch der Dünndarm seinen Inhalt in diese scheußliche Scheidenkloake.

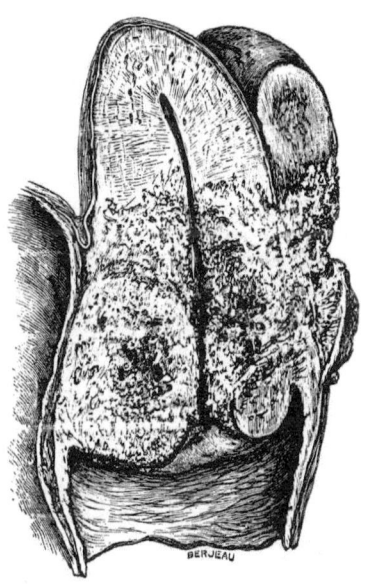

Abb. 125. Weit vorgeschrittenes im Anfang zentrales Carcinoma cervicis mit Übergang auf Scheide, Parametrium, Corpus uteri. An der hinteren Uteruswand ist das Ovarium adhärent und bereits auch schon von der Neubildung ergriffen.

Durch Umwachsung der Ureteren entsteht Hydronephrose, Niereneiterung, bei Doppelseitigkeit Urämie. —

Wenn auch der Krebs nur selten vom Collum aufs Korpus übergeht, so findet man doch etwa isolierte Krebsknoten in letzterem. Häufig besteht rundzellige Infiltration des Endometrium, oft auch Hypertrophie der Muskularis, also Metro-Endometritis.

Symptome. — Die Anfangsstadien des Krebses verlaufen bedauerlicherweise gar oft symptomlos, so daß man die

Neubildung nicht selten bei den ersten Erscheinungen schon in voller Blüte oder im Zerfall und bereits auf die Nachbarschaft übergegangen findet. — Häufig tritt allerdings als Folge der begleitenden Metro-Endometritis **schleimiger Ausfluß und verstärkte oder länger dauernde oder anteponierende Menstruation** auf. Aber erst mit dem **Zerfall** der Neubildung stellen sich **unregelmäßige Blutungen, fleischwasserähnlicher und später jauchiger Ausfluß** ein. Eine körperliche Anstrengung, besonders aber der Beischlaf gibt hier und da den ersten Anlaß zu Blutabgang. **Den größten Verdacht auf Collumkrebs muß eine Blutung bei einer Frau jenseits der Menopause erregen.** Bei Frauen im Klimakterium, bei denen die Periode bereits anfing seltener zu werden, erscheinen wieder regelmäßige, dann häufigere oder kontinuierliche Blutabgänge. — In vorgeschritteneren Graden der Ulzeration tritt an Stelle der Blutungen ein fleischwasserähnlicher, oft graulich mißfarbener und mit kleinen Bröckeln nekrotischen Gewebes untermengter Ausfluß, der einen widerlich faden oder nach Jauchung stinkenden Geruch annimmt und Erytheme an den äußeren Genitalien und deren Umgebung verursacht.

Schmerz tritt bei Krebs selten schon frühzeitig auf; zum Gegenstand der Klage wird er in der Regel erst dann, wenn die **Neubildung, auf die Umgebung, besonders das Parametrium, übergegangen ist und Nerven von der Neubildung ergriffen werden oder durch die begleitende Infektion Neuritis entsteht.**

Jetzt beginnt auch das **Allgemeinbefinden** zu leiden; die Frau verliert ihre gesunde Farbe; der trotz der Blutungen noch gut erhaltene Pannikulus fängt an zu schwinden; der Appetit nimmt ab, Erbrechen und Obstipation gesellen sich hinzu, Trockenheit im Hals und Durstgefühl stellen sich ein. Die Schmerzen werden allmählich stärker, nur Morphium vermag sie zu mildern und Schlaf zu bringen. Der Schmerz sitzt im Unterleibe und strahlt nach Lenden, Kreuz und Beinen aus, ist kribbelnd brennend, reißend, schießend; bald unerträglich heftig und kontinuierlich. — Kommt noch Durchbruch in Blase, Mastdarm, Dünndarm hinzu, so bildet sich ein Erbarmen erregender Zustand aus; um so mehr als durchaus geistige Klarheit bestehen bleibt. Wochen- und monatelang kann die Kranke nur mit Hilfe unglaublicher Morphiumdosen ihr Dasein fristen. — Mitunter ändert sich plötzlich von einem Tag zum anderen das Bild: die Kranke wird apathisch, die lauten Klagen verstummen, eine leichte Somnolenz tritt ein. Man kann diese Änderung häufig auf chronische Urämie, veranlaßt durch Kompression der Ureteren und Nierenaffektion, zurückführen; gewiß macht sich in diesem Zustande auch die allmähliche Blutvergiftung durch Resorption und wohl ebenso der Einfluß des Morphium auf das Sensorium bemerkbar. Einem langsam, durch zunehmende Kompression sich ausbildenden Verschluß der Ureteren geht meist ein Stadium der Polyurie mit etwas Eiweißgehalt von 2—3 Tagen Dauer voraus, und unter abwechselnd großen und sehr kleinen täglichen Urinmengen (intermittierender Verschluß) bildet sich langsam völlige Anurie aus. Akut auftretende Anurie kann 10—12 Tage und länger vertragen werden, bevor der Tod eintritt; mitunter erfolgt nach mehreren Tagen wieder Durchbruch des Urins und vorübergehende Besserung. — Selten stirbt die Kranke an Verblutung oder allgemeiner Karzinose, selten auch an Peritonitis, Pleuritis, Pneumonie; etwas häufiger an Lungenembolie von den phlebitischen Herden im Becken aus. Gegen septische Infektion scheinen die Patientinnen immunisiert zu sein.

Befund und Diagnose. — Bei atypischen Blutungen, bei rötlich gefärbtem, oder gar fleischwasserähnlichem und jauchigem Ausfluß ist es Pflicht des Arztes, eine sofortige Untersuchung vorzunehmen und dabei in erster Linie auf Karzinom zu fahnden.

In vorgeschrittenen Fällen trifft man stets Gewebsneubildung und Zerfall kombiniert und da ist die Diagnose leicht zu stellen. Wenn die Cervix knollig verdickt, verhärtet und ulzeriert, im infiltrierten Parametrium wie eingemauert erscheint, wenn das Scheidengewölbe eine steifwandige Jauchehöhle mit unregelmäßig buchtiger, leicht blutender Innenfläche bildet, dabei die Kranke ausgesprochene Kachexie zeigt, so liegt die Diagnose auf der Hand. Auch deutlich ausgebildete Blumenkohlgewächse der Portio sind nicht zu verkennen und das Vorkommen einer rein gutartigen Form so zweifelhaft, daß man gut tut, gleich von vornherein die Diagnose auf Karzinom zu stellen. — Bei der Fahndung auf Karzinom muß bei intakter Portio stets der untersuchende Finger in den Cervixkanal eindringen, um ein hinter dem Muttermund verstecktes Zervikalkarzinom zu entdecken. Findet man ihn mit leicht zerdrückbaren polypösen Massen angefüllt (Abb. 123) oder stark ausgeweitet und die Innenfläche seiner verdünnten Wandungen höckerig weich und leicht blutend, so erkenne man dreist auf Karzinom.

Schwieriger ist die Erkennung, solange das Karzinom nicht als deutliche Neubildung über die Fläche hervorragt, sondern als Knoten in der Tiefe der Zervikalwand sitzt oder sie mit unregelmäßiger Begrenzung infiltriert ohne zu ulzerieren; schwierig auch dann, wenn das begrenzt infiltrierte

Gewebe vorweg zerfällt und nur ein oberflächliches Geschwür bleibt. In solchen Fällen haben wir auf folgende Merkmale zu achten:

Die krebsige Neubildung ist nicht wie ein Myom rundlich und abgekapselt; zwischen ihr und dem gesunden Gewebe liegt **eine diffuse, entzündlich infiltrierte Zone.** Ihre Konsistenz ist **derber, unelastischer** als die eines Myom, ihr Rand oft **kantig,** und worauf besonderes Gewicht zu legen ist: sie ist **spröde;** es gelingt leicht mit der Fingerspitze oder mit einer Sonde **zerstörend ins Gewebe einzudringen,** mit der Kürette oder dem Fingernagel kleine **Bröckel abzukratzen;** eine eingesetzte Hakenzange reißt beim Anziehen aus. — Auch beim **karzinomatösen Geschwür ist die Sprödigkeit des Grundes,** der sich abbröckeln und zermalmen läßt und in den eine Sonde leicht eingebohrt werden kann, von ausschlaggebender Bedeutung. Seine **Ränder** sind überdies **scharf,** stellenweise gezackt, nicht stark gewulstet aber **induriert;** sein Grund gelbgrau, feingekörnt, oft zerfetzt, **leicht blutend.**

Wo, bei Berücksichtigung dieser Merkmale, Zweifel bestehen, handelt es sich in der Regel **nicht** um Karzinom.

Differentialdiagnose. Verdächtig können **Hypertrophien der Portio mit Durchsetzung des Gewebes von zahlreichen Ovula Nabothi** (Schleimretention in den Drüsen) erscheinen, besonders wenn durch alte Narben oder über die Oberfläche vorragende Ovula Nabothi die Portio eine unebene, knollige und sehr derbe Beschaffenheit aufweist. Aber sie ist dabei mit glatter Schleimhaut bedeckt, durch welche oft die Follikel durchscheinen; sie bietet elastische Konsistenz und läßt die Sonde nicht einbohren noch mittels des Fingernagels Bröckel von der Oberfläche abkratzen. — Bei **papillären oder follikulären Erosionen** fehlen indurierte Ränder; sie umgeben meist gleichmäßig den Muttermund, besitzen eine glänzende und hochrote Oberfläche, die allerdings oft auch leicht blutet, aber nicht abbröckelt beim Kratzen. — **Dekubitusgeschwüre** bei Prolaps lassen den Muttermund meist frei; sie zeigen am Rande einen Narbensaum, ihr Grund ist fein granuliert, aber nicht induriert. — **Druckusuren,** durch Pessarien verursacht, sind länglich, fast immer sitzen sie in den seitlichen Scheidengewölben und heilen rasch nach Entfernung des Pessars. — **Diphtheritisch oder kruppös belegte** oder nach Ätzungen zurückbleibende Geschwüre sind fetzig und zeigen keinen infiltrierten Grund. — **Tuberkulöse Ulzera** liegen zirkulär um den Muttermund, besitzen scharfe, aber oft unterminierte Ränder; ihr Grund ist gelblich, feingekörnt, höckerig. Fast ausnahmslos werden tuberkulöse Erkrankungen anderer Organe oder miliare Knötchen in der Umgebung oder Tuberkulose an Uterus, Tuben, Ovarien, Peritonaeum die Zweifel lösen helfen. — **Spitze Kondylome** können zur Seltenheit papillomatöse Tumoren auch an der Portio bilden; doch fehlt dabei die infiltrierte, leicht zerstörbare Basis; zudem wird man ihresgleichen an der Vulva und in der Vagina finden. — **Ulcera syphilitica** kommen zur Seltenheit an der Portio vor und können sich in den Zervikalkanal hinein erstrecken. Wenn sie nicht multipel und wenn neben dem Geschwür nicht ulzerierte Papeln oder Gummata zu sehen sind, so kann die Differentialdiagnose sehr schwierig sein und erst die mikroskopische Untersuchung oder die Behandlung oder die Wassermannsche Reaktion sichere Entscheidung bringen. — **Cervixmyome** zeigen beim Zerfall nie die spröde, bröckelige Konsistenz wie Karzinome und sind rundlicher, regelmäßiger und schärfer begrenzt. — **Eitrige Vaginitis vetularum** mit Verengerung der Scheide und buchtiger, rigider Beschaffenheit der Gewölbe sieht manchmal verdächtig aus; doch spricht der geringe Zerfall bei so diffuser Ausbreitung der Affektion gegen Krebs. —

Überall da, wo die Diagnose nicht mit genügender Sicherheit zu stellen ist, muß das Mikroskop zu Hilfe genommen werden; sich auf den weiteren Verlauf verlassen zu wollen, wäre böse Pflichtvergessenheit. Zu dem Zwecke wird aus der verdächtigen Stelle ein Stückchen exzidiert. Man stellt die Portio im Rinnenspekulum ein, setzt in der Nähe der betreffenden Stelle eine Kugelzange ins gesunde Gewebe ein, zieht sie in den Introitus herab und schneidet mit Schere oder Messer einen Keil heraus, dessen Basis zur Hälfte Neubildung, zur anderen Hälfte gesundes Gewebe enthält. Die Blutung wird durch Umstechung oder feste Tamponade mit Jodoformgaze gestillt. —

Das mikroskopische Bild zeigt gewöhnlich ein **Plattenepithelkarzinom** (Abb. 126), auch wenn die Neubildung von der Cervixschleimhaut ausgeht, indem sich ihr Epithel vorerst metaplasierte. Krebsperlen findet man selten. Bei **Drüsenkarzinom** oder **malignem Adenom** können die Alveolen von bloß einer Schichte Epithel ausgekleidet sein. Viel häufiger jedoch findet sich das Epithel in den Drüsen zwei-, dreischichtig (drüsige, adenoide, glanduläre Form). Mitunter zeigt in ganz ausgefüllten Alveolen das Zentrum der Epithelmasse Entartung. —

Ist die Diagnose auf Karzinom gestellt, so kommt es darauf an zu entscheiden, ob die Neubildung auf die Cervix beschränkt oder bereits auf die Nachbarschaft übergegangen sei. Über den Zustand der Scheide gibt die Untersuchung mit Finger und durch Spekulum bestimmten Aufschluß; schwieriger ist die Ausbreitung auf Parametrium und Drüsen festzustellen. Eine beschränkte Beweglichkeit des Uterus bei der bimanuellen Untersuchung, noch mehr beim Herabziehen der Cervix mittels Hakenzange, weist auf Elastizitätsverlust der Bänder wegen karzinomatöser oder doch entzündlicher Infiltration. Freilich kann es sich dabei um alte Entzündungen, aber ebensowohl um Ausläufer der die Neubildung umgebenden entzünd-

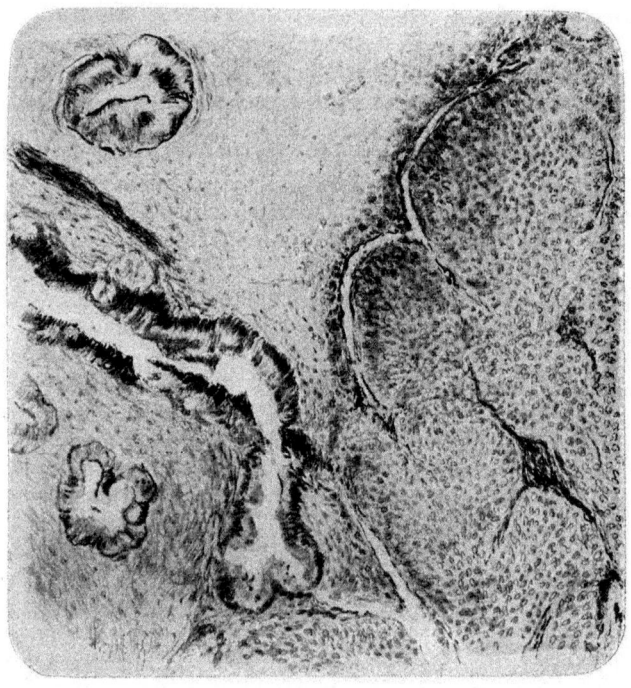

Abb. 126. Plattenepithelkrebs des Halsteiles des Fruchthalters. Im oberen Teile der Abbildung normale Cervixdrüsen.

lichen Zone handeln. Knollige Verdickungen im Verlaufe der Bänder bei der Untersuchung per rectum sprechen für schon erfolgte bösartige Infiltration; bei erst entzündlicher Schwellung fühlen sie sich gleichmäßig verdickt, derb, schmerzhaft an. — Nur selten wird man an der hinteren oder seitlichen Beckenwand mit Sicherheit ergriffene Drüsen tasten können. — Auch der Zustand des Uteruskörpers und der Adnexe muß festgestellt werden.

Ob sie von der Neubildung bereits ergriffen sind, ist meist schwierig zu entscheiden, besitzt aber auch nicht die große Wichtigkeit wie der Übergang auf Scheide und Parametrium, weil diese Metastasen bei der Operation leicht mitgenommen werden können.

Prognose. Da die Drüsen bei Cervixkarzinom relativ spät ergriffen werden und Metastasen ziemlich selten vorkommen, so sind die Aussichten auf Radikalheilung besser als bei vielen anderen Karzinomen. Vorbedingung einer guten Prognose ist aber auch hier frühzeitige Behandlung. Leider eignet sich die Mehrzahl der Krebsfälle, welche wir zur Untersuchung bekommen, schon nicht mehr für eine Radikaloperation. Die Hauptschuld liegt eben daran, daß die Cervixkrebse im Anfang symptomlos verlaufen, hierauf lange Zeit bloß atypische Blutungen machen, denen die Frauen, weil sie meist in der auch sonst so häufig mit unregelmäßiger Menstruation verbundenen Abänderungszeit auftreten, nicht genügende Wichtigkeit beimessen. Um so strenger ist es Pflicht des Arztes, bei atypischen Blutungen örtlich zu untersuchen, und zwar sogleich, trotz der Blutung und auch dort, wo allenfalls andere verdächtige Erscheinungen wieder aufgehört haben. Pflicht des Arztes ist es aber auch, sofort ein sicheres Untersuchungsresultat zu gewinnen, und wo ihm dies nicht gelingt, ohne Zögern einen Kollegen beizuziehen oder die Patientin ihm zuzuweisen. Bei richtigem Vorgehen wird nur sehr selten eine Frau die Untersuchung verweigern; im Notfall darf ihr der Verdacht auf Krebs eröffnet werden.

Therapie. Von einer frühzeitigen Totalexstirpation des Uterus ist in einem gewissen Prozentsatze dauernde Heilung zu erhoffen. Die Ausführung der Operation per vaginam ist leicht und gibt höchstens $6-8\%$ Todesfälle, insofern die Neubildung auf den Uterus beschränkt ist, d. h. die Scheidengewölbe frei und normal dehnbar sind, der Uterus volle Beweglichkeit zeigt, namentlich bis in den Introitus vaginae herabgezogen werden kann. —

Ausführung. Exkochleation (s. unten), wo starker Zerfall besteht, und Desinfektion. Hervorziehen des Restes der Portio und Umschneidung letzterer behufs Abtrennung der Scheidengewölbe. Stumpfes Zurückschieben der Blase und Eröffnung des vesiko-uterinen Raumes. Spaltung des Douglas. Umstechung und Abtrennung der seitlichen Verbindungen der Cervix im Beckenboden. Hervorholen des Fundus uteri vorn oder hinten. Abbinden und Absetzen der Tuben der Ligg. rotunda und des Restes der Ligg. lata (gesunde Eierstöcke können zurückgelassen werden). Nach definitiver Blutstillung werden die Stümpfe beiderseits an die Scheidengewölbe fixiert und Peritonaealsack samt Scheidenwunde offen gelassen, allenfalls durch Einlegen eines Gazestreifens drainiert. Die Ligaturen stoßen sich im Verlaufe einiger Wochen ab.

In der Überzeugung, daß stets auch die Parametrien, sowie die Beckendrüsen mitentfernt werden müssen, um sich vor Rezidiv möglichst zu schützen, wird von vielen Gynäkologen der **abdominale Weg** eingeschlagen. Manche von ihnen lassen sich auch durch den Übergang der Neubildung auf die Umgebung nicht abschrecken und exstirpieren Scheide, Parametrien und übriges Beckengewebe, wenn sie ergriffen sind, präparieren die Ureteren aus karzinomatösem Gewebe frei, suchen alle Drüsen des Beckens ab und schneiden sie heraus (**Wertheimsche Operation**). Diese Methode hat ihre nur um weniges besseren Dauererfolge mit der viel größeren Gefährlichkeit des Eingriffes zu erkaufen. —

Die Strahlenbehandlung. Die unsicheren Dauererfolge der Operation, noch mehr aber die große Zahl der nicht radikal operierbaren Fälle, erweitern das Gebiet der Strahlenbehandlung des Krebses immer mehr. Durch Einlegen von Radium oder Mesothorium enthaltenden, vernickelten Metallkapseln, mitten in den Karzinomherd, wird die Einwirkung eine möglichst direkte. Es sind Mengen von mindestens 50 mg Radium nötig, um eine Wirkung zu erzielen. Die Karzinomzellen werden durch die Strahlen leichter und intensiver angegriffen und vernichtet als die gesunden Elemente. Die Haut kann durch geeignete Filter in weitgehendem Maße geschützt werden. Von größeren Dosen darf man bei vermehrten Schutzvorrichtungen im allgemeinen intensivere Wirkungen erwarten. Die Anwendung geschieht 1 mal wöchentlich und dauert 12—24 Stunden.

Nun zeigt aber die Erfahrung, daß Radium nur in einem Umkreis von 3 cm die Zellen wirklich abzutöten vermag. Die Wirkung ist überdies eine ungleichmäßige, indem sie mit dem Abstand sehr rasch abnimmt: die Zellen im Umkreis von 1 cm nekrotisieren in relativ kurzer Zeit, während auf 2—3 cm Entfernung die gleiche Wirkung viel später eintritt. Auch wenn die Radiummenge größer oder die Einwirkungszeit länger ist, wird die Nekrose der Zellen nur um so intensiver, erstreckt sich aber, wenigstens bei den Radiummengen, die heutzutage zur Verfügung stehen, nicht weiter als auf einen Umkreis von 3 cm. Dabei kommen überdies die Nachbargewebe in Gefahr, so daß so große, intensive Dosen und so lange Einwirkungszeiten nur dann ohne Schädigungen der Nachbarorgane angewendet werden dürfen, wenn sie mitten in einem Karzinomherd von annähernd 3 cm Radius eingelegt werden können, was aber durch angepaßte Form der Kapsel erreicht wird.

Weiter reicht die Wirkung der Röntgenstrahlen. Diese bringen die Karzinomzellen nur langsam zum Absterben, aber die Einwirkung ist eine einheitliche. Die Strahlenquelle ist eine so intensive, daß man auf größere Entfernung einwirken kann und dadurch eine gleichmäßige Streuung der Strahlen durch den ganzen Beckenraum entsteht. — Aus diesen Gründen stehen bei uns gegenwärtig in der Behandlung der Karzinome die Röntgenstrahlen in ihrer Wirkung über dem Radium. Weit vorgeschrittene, operativ gar nicht mehr angreifbare Karzinome bessern sich so, daß weder subjektiv noch objektiv irgendwelche Karzinomerscheinungen zurückbleiben. — Leider sind aber die Dauererfolge nicht so tröstlich. Einzelne tieferliegende Krebsnester scheinen der Behandlung doch sehr oft zu entgehen, so daß über kurz oder lang Rezidiv eintritt. Durch weitere Verbesserungen der Methode, namentlich mit Bezug auf den Schutz der gesunden Gewebe und die Dosierung verspricht aber die kombinierte Mesothorium-Röntgenbestrahlung in der Behandlung des Cervixkrebses eine wichtige Rolle zu übernehmen. Auf alle Fälle werden die eingreifenden, gefährlichen operativen Verfahren (Wertheimsche Operation) in den Hintergrund gedrängt. Grundsätzlich wird es richtig sein, bei operabeln Fällen die ungefährlichere vaginale Uterusexstirpation auszuführen und hernach den Karzinomkeimen durch Bestrahlung auf den Leib zu rücken. Auf diese Weise erreicht man in etwa 20 % dauernde Heilung. —

Das an der Freiburger Klinik ausgearbeitete Verfahren bei der Bestrahlung läßt sich nach Opitz kurz so darstellen: In Anwendung kommt die Coolidge- oder Müller-Siederöhre mit einer Spannung entsprechend 38 cm paralleler Funkenstrecke, sekundäre Belastung $2^1/_2$ Milliampère, Filterung 1 mm Cu. Fokushautabstand 50 cm. Fortlaufende Messung der Dosis mit der Friedrichschen Graphitiontoquantimeterkammer auf der Hautoberfläche und in der Scheide bzw. im Rektum. Feldgröße mindestens 15×15, meist 20×20 qcm. Außerhalb des Bestrahlungsfeldes wird die Haut der Kranken sorgfältig mit Bleiblech bzw. Bleigummi abgedeckt. Der Harn wird mit Dauerkatheter entleert, um eine längere Ruhelage zu ermöglichen. Die Kranke wird auf dem Gaußschen Tische bequem und fest mit Hilfe von Kissen gelagert. Sorgfältige Einstellung des Zentralstrahles auf den Krankheitsherd bzw. auf die Mitte zwischen den Ovarien. — Neuerdings wird gleichzeitig mit 2 Röhren vom Bauch und Rücken aus bestrahlt, um die Dauer der Bestrahlung herabzusetzen. Es erfordert die Verabreichung der Karzinomdosis gewöhnlich 3—4 Sitzungen von mehreren Stunden an 2 aufeinanderfolgenden Tagen.

Wo aus irgendeinem Grunde nicht bestrahlt werden kann, löffelt man die zerfallenden Krebsmassen am besten möglichst vollständig aus (Excochleatio) und appliziert darauf das Glüheisen. Dies hat selbstverständlich nur dann Sinn und Erfolg, wenn bröckelnde, zerdrückbare Krebswucherungen, die Blutung und Absonderung verursachen, in größeren Massen vorhanden sind. Es wäre ein Fehler, in einem harten, wenig blutenden Knoten oder in einer starrwandigen Jauchehöhle ohne fungöse Wucherungen herumzukratzen oder -zubrennen. Auch Fistelbildung, sowie zu großer Kräfteverfall kontraindizieren den Eingriff.

Die *Ausführung* geht so: in Narkose macht man die Neubildung, über deren Ausbreitung man sich vorher durch bimanuelle Tastung orientiert hat, im Rinnenspiegel gut ansichtig; ein allfällig gesunder Rest der Portio wird angehackt und angezogen. Dann kratzt man mit großem, flachem Löffel oder mit Kürette sämtliche bröckeligen Wucherungen möglichst vollständig, d. h. bis das Instrument auf festes, knisterndes Gewebe gelangt, aus; vor Blase, Mastdarm, Bauchfell hat man sich beständig in acht zu nehmen. Einzelne anhängende Gewebsfetzen oder Brücken schneidet man mit der Schere ab. Die ziemlich stark blutende Wundfläche wird kalt abgespült, abgetupft und nun mit dem Kugelbrenner des Paquelin oder mit glühendem Eisen energisch und wiederholt bearbeitet. Gegen das Heißwerden der Spekula schützt der kalte Wasserstrahl; noch besser ist es, nasse Wattebäusche oder Kompressen unter sie zu legen, oder hölzerne Spiegel zu benutzen. Zum Schluß wird die ausgebrannte Höhle mit Jodoformgaze fest ausgestopft. Nach einigen Tagen entfernt man den Tampon und verordnet antiseptische Spülungen. Am 8.—10. Tage kann die Kranke das Bett verlassen.

Ähnlich wie das Ferrum candens wirkt ein auf die Wundfläche während 3—5 Minuten aufgedrückter, in 50%iger Chlorzinklösung getränkter, aber ausgedrückter Wattebausch. Die Ätzung geht dabei etwas tiefer als beim Glühen; Liegenlassen eines solchen Tampons hätte unkontrollierbare Zerstörungen ins gesunde Gewebe hinein zur Folge.

Einige Tage nach der Exkochleation mit Verschorfung des Grundes beginnt Eiterung und Granulation; nach Wochen ist die Höhle zusammengeschrumpft und vernarbt, so daß Blutung und Absonderung aufhören; die Patientin erholt sich. Doch nach abermals Wochen oder Monaten beginnt das alte Leid wieder; jetzt treten häufig die Schmerzen des nach innen wuchernden Krebses in den Vordergrund, während Blutung und Jauchung längere Zeit ausbleiben können. — Ausnahmsweise nur folgt dem

Eingriffe Allgemeininfektion und die Kranke geht an Sepsis zugrunde; oder eine sich vorbereitende Fistel bricht durch. — Gegen die Schmerzen wirken im Anfang heiße Umschläge in Form von Kataplasmen oder Prießnitz recht wohltätig. Auch Aspirin, Phenazetin, Analgesin usw. vermögen jetzt die Schmerzen noch zu mildern. Bald aber muß man zu Opiaten greifen. Dabei ist wohl zu bedenken, daß der Tod oft lange auf sich warten läßt und nur stets steigende Dosen den Schmerz zu dämpfen vermögen; man sei deshalb anfänglich möglichst zurückhaltend damit. Nun gilt es, durch taktvolle psychische Beeinflussung der armen Frau ihren Zustand erträglich zu machen, sie durch Hoffnungen darüber hinwegzutäuschen, bis Umnachtung des Bewußtseins das übrige tut.

Wo gegen Blutung oder Jauchung eine Exkochleation nicht in Frage kommt (s. oben), haben Spülungen oft guten Erfolg, wenn man dem Wasser Kalium hypermanganicum (einige Kristalle auf 1 l Wasser), Lysol ($^1/_2$ %), Alsol, Alkohol, Liquor ferri sesquichl. usw. beifügt. Noch wirksamer ist die austrocknende Behandlung durch wiederholtes Einlegen von Jodoformgaze oder Tampons, die mit Jodoformtannin, Bortannin, Dermatol, Airol usw. bestreut, oder in Alcohol absol. getränkt, oder von Gazesäckchen, welche mit den angegebenen Pulvern gefüllt sind. Auch Bepudern mit Kalomel beschränkt die Jauchung und Blutung. — Parenchymatöse Injektionen von Methylenblau oder Alcohol absol. ins Krebsgewebe sind schmerzhaft und leisten nicht mehr als eine Excochleatio. Alle bisher empfohlenen Sera haben versagt.

b) Carcinoma corporis uteri.

Carcinoma corporis ist beinahe 10 mal seltener als Collumkrebs. Es bevorzugt das Alter zwischen 50 und 60 Jahren; vor dem 35. Jahre kommt es fast nicht vor; relativ häufig findet man es bei Nulliparen.

Pathologische Anatomie. Das Carcinoma corporis geht immer von der Schleimhaut aus und kann entweder diffus die ganze Mukosa ergreifen (Abb. 127) oder mehr einen umschriebenen Tumor bilden (Abb. 128) oder zum Polypen auswachsen; seltener dringt es tumorartig in die Muskularis ein und wölbt sich auf der Außenfläche des Uterus buckelig vor. Bei Annäherung ans Peritonaeum entsteht adhäsive Peritonitis und Abkapselung. Hier und da setzt sich die Neubildung auf die Cervix fort. Die Beckendrüsen werden noch später ergriffen als beim Cervixkarzinom; leichter erkranken die Tuben und Ovarien; weiter entfernte Metastasen sind selten.

Mikroskopisches Bild (Abb. 129). Schläuche, mehr oder weniger angefüllt mit zylindrischen, oft auch polyedrischen Epithelzellen sind durch dünne, bindegewebige Septa voneinander geschieden. Manchmal hat man es mehr mit adenomartigen Formen zu tun: enorme Wucherung und Vermehrung von Drüsenschläuchen mit einschichtigem Epithel, ganz wie bei der fungösen Endometritis. Bei der Durchmusterung zahlreicher Präparate findet man aber doch schließlich einzelne Drüsen, in welchen die Epithelien zwei- oder mehrschichtig liegen, woraus der Karzinomcharakter hervorgeht. — Als Seltenheiten sind Plattenepithelkrebse des Corpus uteri beschrieben worden.

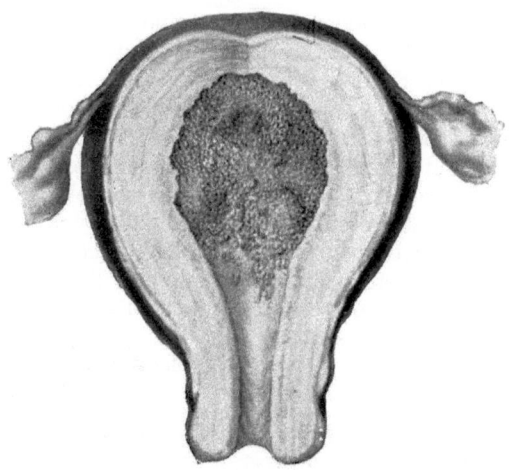

Abb. 127. Carcinoma corporis uteri, diffuse Wucherung der Schleimhaut. (Züricher Frauenklinik.)

Symptome. Ausfluß, Blutung, später Jauchung, Schmerzen. — Ein heller, wässeriger, fad riechender Ausfluß bildet oft das Initialsymptom, dann zeigen sich mehr oder weniger profuse Blutungen, mitunter in regelmäßigen Abständen, so daß man an Wiedereintritt der Menstruation denkt. Zwischen den Blutungen dauert ein rötlicher Ausfluß an, der mit der Zeit übelriechend wird. — Die Schmerzen treten selten im Beginn, meist erst im späteren Verlaufe ein und steigern sich nach und nach zu unerträglicher Stärke. Häufig zeigen sie sich in Anfällen, manchmal periodisch zu bestimmten Tageszeiten; hier und da setzen sie längere Zeit aus.

Diagnose. Findet man bei einer Frau, die zwischen den Menses oder jenseits der Menopause blutet, die Cervix unversehrt, so kann es sich um Endometritis, intrauterinen Polyp, submuköses Myom, aber auch um bösartige Neubildung des Corpus uteri handeln. In all diesen Fällen fühlt man den Uterus wenig vergrößert, meist von regelmäßiger Gestalt, oft an einzelnen Stellen

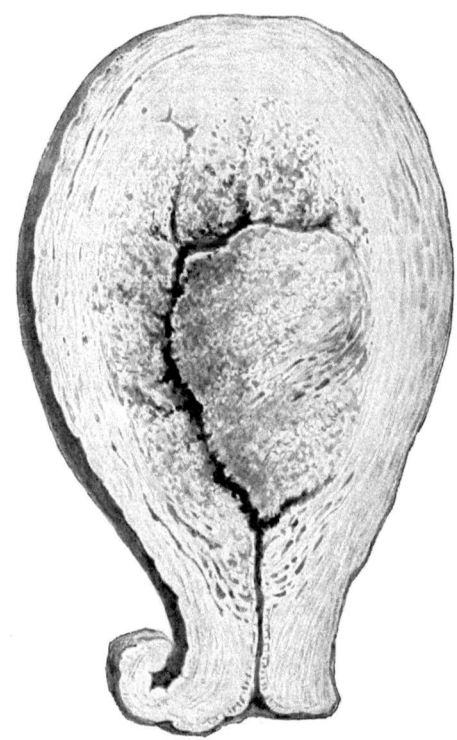

Abb. 128. Adeno-Carcinoma corporis uteri.
(Aus Hofmeier, Lehrb. d. Gynäkol., 17. Aufl.).

etwas weicher und empfindlich, auch tastet ein Geübter bei der Sondierung Unebenheiten auf der Innenfläche. Klarheit bringt erst eine Probeausschabung: es kommen bei Krebs reichliche, weißlichgraue, hirnähnliche Massen heraus. — In vorgerückteren Stadien kann man gewöhnlich durch den klaffenden Zervikalkanal in den vergrößerten weichen Uterus eindringen und mit dem

Finger einzelne Bröckel der Neubildung abkratzen. Mitunter werden solche auch spontan ausgestoßen.

Prognose. Wird rechtzeitig der Uterus entfernt, so sind die Aussichten auf dauernde Heilung besser als bei Carcinoma colli. Dementsprechend ist auch der Verlauf, wenn nicht operiert wird, durchschnittlich langsamer als bei letzterem;

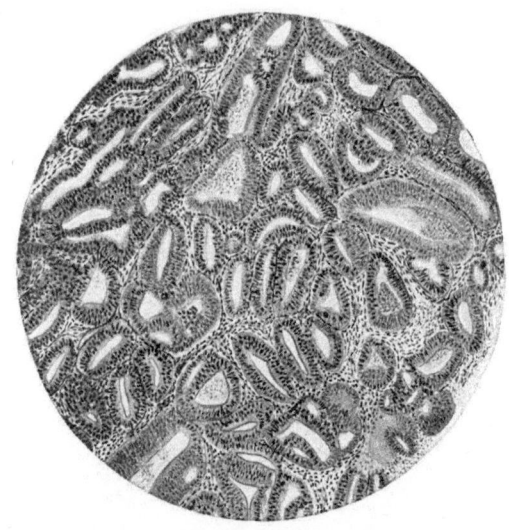

Abb. 129. Adeno-Carcinoma corporis uteri, stark gewucherte Drüsenschläuche, dünne Septa dazwischen; an manchen Stellen zwei- und dreischichtiges Epithel.

die Frauen sterben dann an Kachexie oder Peritonitis infolge Durchbruchs; sie können auch einer heftigen Blutung direkt erliegen oder an Embolie oder Darmverschluß durch peritonitische Verwachsungen zugrunde gehen.

Therapie. Sobald die Diagnose gestellt ist, wird der Uterus entfernt. In der Regel genügt eine vaginale Exstirpation.

3. Sarcoma uteri.

a) Sarcoma cervicis.

Das Sarkom der Cervix ist sehr selten. Es geht von der Zervikalschleimhaut aus und beginnt in der Nähe des Muttermundes als polypöse Wucherung, die weicher und morscher ist als ein gewöhnlicher Schleimpolyp. Rasch wächst es zu einem **traubenförmigen** Tumor heran, welcher gestielt aus dem Orifizium heraushängt, aus leicht abgeplatteten, erbsengroßen, rundlichen Wucherungen besteht und bald die ganze Scheide ausfüllt. Hier und da findet sich Knorpel- oder Muskelgewebe in der Neubildung. Metastasen in Lunge, Beckendrüsen, Parametrium sind häufig. — Die Affektion kann schon im **jugendlichen Alter** auftreten. — Die Prognose ist ganz schlecht.

b) Sarcoma corporis.

Man unterscheidet das Sarkom der Uteruswand und das Sarkom der Schleimhaut. Beide sind selten. Sie kommen in jedem Alter vor; Schleimhautsarkome sind schon mehrmals bei Kindern beobachtet worden.

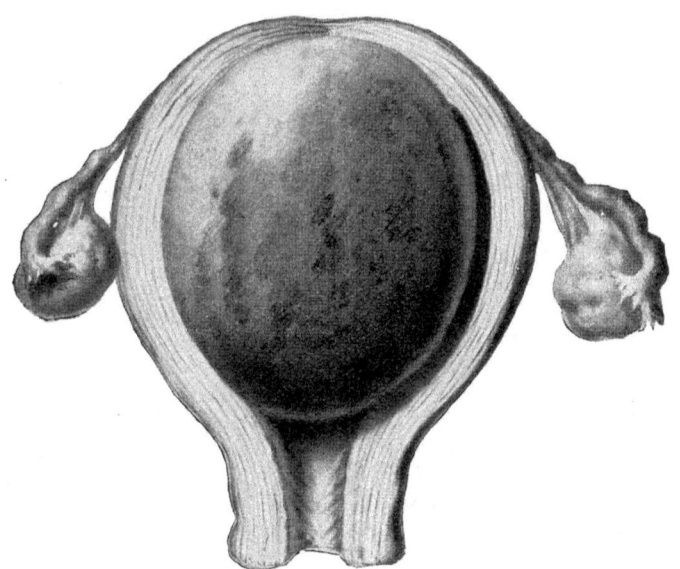

Abb. 130. Myosarcoma uteri. (Züricher Frauenklinik.)

1. **Das Sarkom der Uteruswand** (Abb. 130) ist die häufigere Form und darf als Myosarkom bezeichnet werden, weil es meist eine sarkomatöse Entartung eines Myom darstellt. Nur selten entsteht es primär in der Uteruswand. Oft beginnt die Entartung eines Myom herdweise im Innern und ist am Präparat makroskopisch an der weißen Farbe und der weichen, markigen

Konsistenz zu erkennen. Zystische oder myxomatöse Degeneration solcher Sarkome kommt mitunter vor. Metastasen in Lunge, Leber, Peritonaeum, Vagina, Wirbelsäule sind beobachtet worden. Mikroskopisch sieht man Haufen größerer oder kleinerer, runder oder spindelförmiger Zellen mit neugebildeten Gefäßchen durch dünne Züge Bindegewebe voneinander geschieden. —

Symptome. Anfänglich bestehen die gleichen Symptome wie bei Myom. Mit der sarkomatösen Entartung fängt der Tumor rascher zu wachsen an; zugleich wird er weicher und bietet Pseudofluktuation. Die monatlichen Blutungen werden stärker; hatten sie mit der Klimax aufgehört, so treten sie wieder auf. Der Zerfall der Neubildung geht mit reichlichem, bald übelriechendem Ausfluß von rötlicher Färbung einher; öfters sind ihm größere Bröckel abgestoßener Geschwulstmassen von markigem Aussehen beigemengt. Bald stellen sich Schmerzen und Kachexie ein und steigern sich rasch; erstere zeigen oft periodische Paroxysmen. Mitunter tritt der Tumor im Muttermund zum Vorschein.

Diagnose. Rasches Wachstum, Wiedereintritt von Blutung und Ausfluß, Auftreten von Schmerz und Jauchung bei einem myomatösen Uterus jenseits der Menopause, in Verbindung mit fortschreitendem Zerfall der Kräfte und Abmagerung deuten auf sarkomatöse Entartung. Gesichert kann die Diagnose nur werden durch mikroskopische Untersuchung abgegangener oder abgekratzter Bröckel oder Polypen. —

Die *Prognose* ist schlecht; auch nach Entfernung des Uterus folgt in der Regel bald Rezidiv. Nur bei beschränkter und genau lokalisierter Entartung eines Myom ist Aussicht auf dauernde Heilung vorhanden. Das Wachstum eines Sarkom kann sehr rasch gehen; es sind aber sarkomatöse Tumoren des Uterus auch schon jahrelang herumgetragen worden. Freilich ist es jeweilen schwierig, zu sagen, wann die bösartige Degeneration eines Myom eingetreten sei.

2. Das Schleimhautsarkom kommt in Polypenform vor oder ergreift die Schleimhaut diffus wie das Karzinom. Die Polypen widerstehen dem Zerfalle oft sehr lange und unterscheiden sich im Aussehen und den Symptomen wenig von unschuldigen Schleimpolypen: Grund genug, jeden entfernten Uteruspolypen auf Malignität zu untersuchen. — Bei der diffusen Form ist der Uterus um das 3—4fache vergrößert, weich, oft elastisch, seine Oberfläche glatt, seine Gestalt erhalten. Auf dem Wanddurchschnitt sieht man außen die Muskularis stark hypertrophiert, da und dort die Neubildung in sie eingewuchert. Die sarkomatös gewucherte Schleimhaut erreicht stellenweise eine Dicke von 4—5 cm; sie zeigt graue Färbung, ist markig, hirn-

ähnlich; ihre Oberfläche unregelmäßig höckerig. Die Uterushöhle ist erweitert und enthält zerfallende Bröckel der Neubildung; die Tubenmündungen sind überwuchert. Manchmal wird auch der innere Muttermund dadurch verschlossen und bildet sich eine Hämatometra, deren Inhalt fungöse Massen der Neubildung beigemischt sind. Andere Male klafft im Gegenteil der Muttermund weit und läßt die Massen in die Scheide herabhängen. —

Symptome und Diagnose. Blutung, Ausfluß, Schmerz, Kachexie kennzeichnen das Krankheitsbild. Der Ausfluß ist wässerig, meist rötlich gefärbt, bald jauchig. Blutungen bleiben oft längere Zeit aus. Bildet sich Hämatometra, so hören beide auf. Schmerzen treten meist erst spät auf, anfangs in Paroxysmen, dann fortdauernd. — Der Uterus ist um das 3—4fache vergrößert, von normaler Gestalt, oft ohne Formunregelmäßigkeiten, dabei weich wie in der Schwangerschaft oder elastisch. Bei weitem Muttermund fühlt der eingeführte Finger die fungösen Massen. Die Entscheidung bringt die mikroskopische Untersuchung eines mit dem Finger oder der Kürette herausgeholten Bröckels; doch bietet die Unterscheidung von interstitieller Endometritis manchmal Schwierigkeiten. Annähernd gleiche Größe und Färbbarkeit der Zellen spricht für einen gutartigen Prozeß; starke Größenunterschiede, zahlreiche Kernteilungsfiguren, mangelnde Färbbarkeit einzelner Gewebspartien für Sarkom. —

Prognose. Die Kachexie schreitet langsam vor; denn die Krankheit dauert durchschnittlich 3—4 Jahre. Metastasen sind nicht häufig und treten meist in der Lunge auf. Tod erfolgt an Marasmus, Sepsis, selten an Metastasen oder an Darmverschluß, wenn das Peritonaeum und die Därme ergriffen werden. —

Therapie. Durch frühzeitige Operation kann ungefähr das nämliche erreicht werden, wie bei Carcinoma corporis uteri. — Da die Empfindlichkeit der Sarkomzellen gegenüber Röntgenstrahlen viel größer ist als bei Karzinomzellen, erzielt die Bestrahlung recht gute Erfolge.

4. Das Chorionepitheliom.

Das Chorionepitheliom entwickelt sich nach Abortus, besonders wenn Blasenmole bestanden hatte, mitunter auch nach normal verlaufener Schwangerschaft, sehr selten in der Tube nach Tubarschwangerschaft. Es entsteht aus zurückgebliebenen Resten des Chorionepithels, und zwar sowohl der Langhansschen Schicht wie namentlich des Synzytium, weshalb

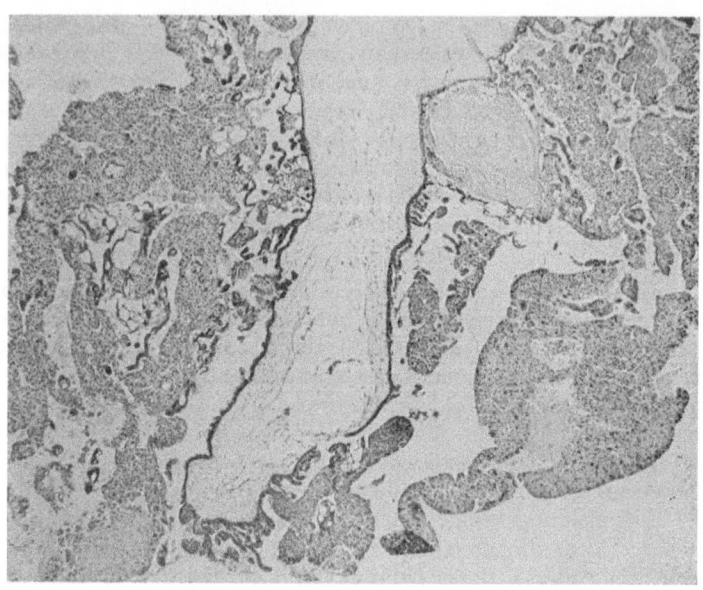

Abb. 131. Chorionepitheliom. Im Zentrum eine hydropisch entartete Chorionzotte; von ihrem Epithel ausgehend die Neubildung, teils in Zottengestalt, teils als ausgedehnte Zellwucherungen.

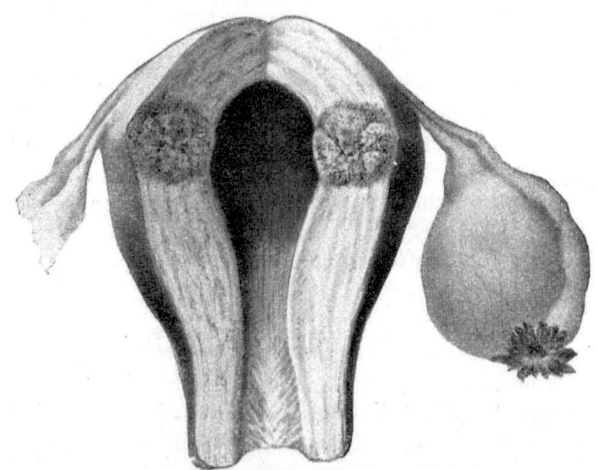

Abb. 132. Chorionepitheliom: Wandknoten, von dem das mikroskopische Präparat (Abb. 131) stammt; kleine Corpus-luteum-Zyste.

es oft auch Synzytioma genannt wird[1]). Histologisch besteht es demnach zum Teil aus rundlichen oder ovoiden Zellen mit deutlicher Zellmembran und schönem Kern; zum Teil aus Protoplasmahaufen, welche unregelmäßig zerstreute Kerne, aber keine Zellgrenzen wahrnehmen lassen und da und dort Vakuolen oder rote und weiße Blutkörperchen in sich schließen (Abb. 131). Manchmal überwiegen die Langhansschen Zellen, häufiger aber das Synzytium. **Wir haben hier die merkwürdige Tatsache, daß fötales Gewebe auf mütterlichem Boden sich implantiert und zu einer das mütterliche Gewebe destruierenden, metastasierenden Neubildung heranwuchert.**

Makroskopisch stellt das Chorionepitheliom einfache oder multiple erbsen- bis nußgroße Knollen dar, welche der Schleimhaut aufsitzen, sich langsam in die Fläche ausbreiten, sehr rasch aber zerstörend in die Muskelwand eindringen (Abb. 132), bis unter das Peritonaeum treten, ja es durchlöchern. Die Neubildung besitzt grauliche Farbe, erscheint aber durch Blutergüsse meist rot oder blau oder gelblich und ist weich, zerdrückbar. Sie bildet Metastasen in der Uteruswand, der Vagina, den Ligg. lata, den Eierstöcken und besonders in den Lungen, seltener in der Leber, dem Diaphragma, den Nieren, dem Darm. —

Symptome. Das Hauptsymptom bilden Blutungen, welche ein bis mehrere Monate, in seltenen Fällen erst 1—2 oder mehr Jahre nach Abortus oder Geburt bald plötzlich und profus, bald zunächst nur als blutig gefärbter Ausfluß auftreten. Ausschabung hilft nur vorübergehend. Nach kurzer Zeit kommt es zu **jauchigem Ausfluß und Kachexie**. In etwa 90% treten Metastasen, besonders in den Lungen auf. Die Neubildung wächst sehr rasch und führt durchschnittlich in 6—8 Monaten zum Tode an Kachexie, Sepsis, Metastasen. —

Diagnose. Stets muß man bei hartnäckigen Blutungen nach Abortus oder Geburt, besonders wenn eine Blasenmole ausgestoßen worden war, nicht bloß an Eireste, sondern auch an Chorionepitheliom denken. Wächst der Uterus, zeigt er an einzelnen Stellen weichere Konsistenz, so ist die Sache verdächtig. Oft bleibt der Muttermund so weit klaffend, daß man mit einem Finger eindringen und die Uterushöhle austasten kann. Eine Abrasio mit genauer mikroskopischer Untersuchung des Ausgeschabten bringt Klarheit. Mitunter besteht das Geschabsel scheinbar nur aus Fibrinmassen (**fibrinöser oder Plazentarpolyp**), so daß die zelligen Bestand-

---

[1]) Ich habe im Arch. f. Gyn. 1888 als Erster den Charakter der eigenartigen Neubildung richtig erkannt und den Namen „Deciduoma malignum" oder „Sarcoma deciduo-cellulare", die ihr Sänger gegeben hatte, durch die Bezeichnung „Epithelioma" ersetzt.

teile schwierig zu finden sind. Nicht selten unterstützen Metastasen in der Scheide die Diagnose.

Prognose und Therapie. Das Chorionepitheliom ist als **sehr bösartige Neubildung** zu betrachten und sofort die **Exstirpatio uteri** auszuführen. Ausnahmsweise blieb nach bloßer Ausschabung eine Weiterentwicklung der Neubildung aus; doch darf man sich nicht darauf verlassen; denn der mikroskopische Befund gibt keine Anhaltspunkte für die Gut- oder Bösartigkeit einer synzytialen Wucherung. Man tut besser, durch schleunige Ausschaltung einer Metastase zuvorzukommen. — Manche stellen sich gar auf den extremen Standpunkt, daß schon nach jeder Blasenmole aus Furcht vor Aufpfropfung von Chorionepithelien der Uterus exstirpiert werden soll. Damit gehen sie zu weit; denn in der Mehrzahl der Fälle bleibt nach Blasenmole Chorionepitheliom aus.

V. Die Erkrankungen der Eileiter.

Anatomische Vorbemerkungen.

Zu den Adnexen (Anhänge) des Uterus rechnen wir Eileiter und Eierstöcke mit Ligg. lata und rotunda. Ihre topographische Lage zeigt Abb. 133. Wir schauen in Beckenhochlagerung, nach Entfernung der Därme, von oben ins Becken hinein. Hinter der Schamfuge liegt der Apex vesicae mit der **Plica transversa vesicae**; vor dem Kreuzbein und Promontorium das Rektum, als Fortsetzung des S Romanum; rechts auf der Darmbeinschaufel der Blinddarm. — Den Uterus, der hier ausnahmsweise nicht nach rechts neigt, sieht man in Verkürzung von oben und hinten; vom Fundus verlaufen beiderseits die **Ligg. rotunda** im Bogen nach den Leistenkanälen; in der Tiefe sieht man von der Gegend des inneren Muttermundes die **Ligg. sacro-uterina** in den Plicae semilunares Douglasii, den Mastdarm umfassend, gegen das Kreuzbein ziehen; sie umgrenzen den Eingang in den **Douglasschen Raum** im engeren Sinne. Der Verlauf der Ureteren ist angedeutet.

Abb. 134 zeigt Uterus mit Adnexen, herausgeschnitten, mit **entfalteten Ligg. lata** und horizontal ausgebreiteten Tuben, von hinten betrachtet. Links ist die Arterienversorgung, rechts das Parovarium mit den Resten des Wolffschen Ganges dargestellt. — Die von der Hypogastrica abzweigende **Art. uterina** überbrückt in einem Bogen am seitlichen vorderen Scheidengewölbe den Ureter und zieht in stark geschlängeltem Verlauf zwischen beiden Blättern des Lig. latum längs der Kante des Uterus gegen den Tubenwinkel hinauf. Die im Lig. infundibulo-pelvicum verlaufende **Art. spermatica int. sive ovarica** nimmt ihre Richtung ebenfalls gegen den Tubenwinkel zu; ein Ast zieht zwischen Tube und Ovarium durch, ein anderer unten ums Ovarium herum. Im

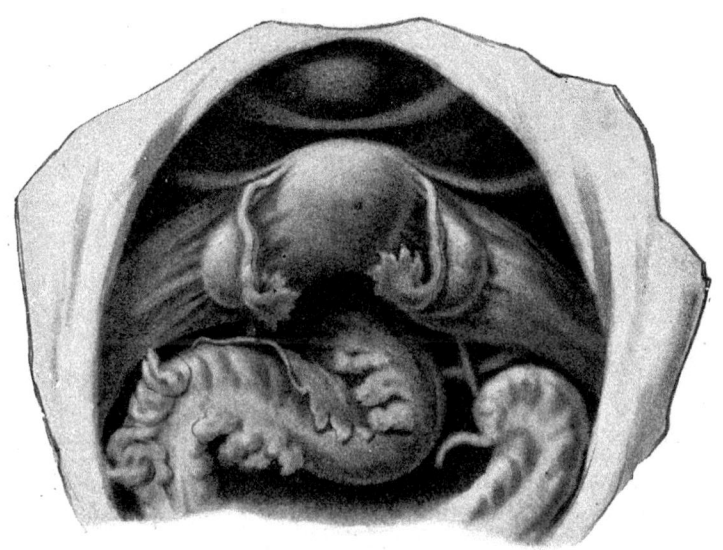

Abb. 133. Beckenorgane von oben gesehen.

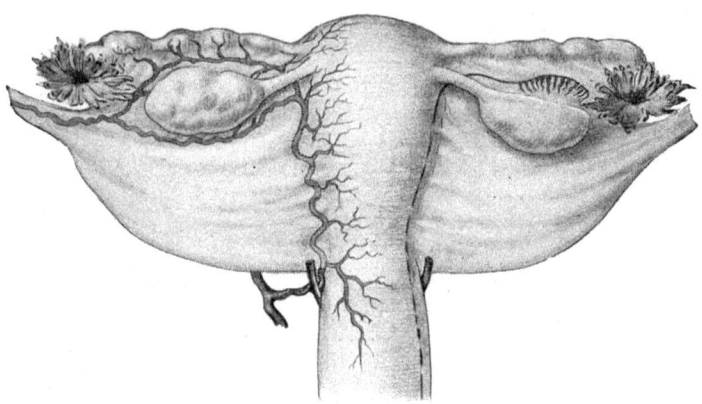

Abb. 134. Uterus mit entfalteten Adnexen. Links Arterienversorgung, rechts Reste des Urnierensystems eingezeichnet.

Tubenwinkel vereinigen sich diese Äste mit der Uterina. Auf solche Weise entsteht ein gemeinsamer Arterienbogen, von dem aus der Uterus bis zur Mittellinie versorgt wird, so daß eine mediane Spaltung des Uterus ohne wesentliche Blutung möglich ist.

Über das Parovarium s. unten S. 250.

Die Eileiter (Tubae Fallopiae, Ovidukte) zeigen beim Fötus 6—7 korkzieherartige Windungen; beim Neugeborenen sind nur noch ihrer 4 erhalten und diese verstreichen gegen die Pubertät zu mit dem Wachstum des Beckenraumes immer mehr. Die Tube der geschlechtsreifen Frau besitzt nur an ihrem Endstücke eine starke Abbiegung nach hinten und unten, welche den Eierstock in einem Bogen umfaßt (s. Abb. 133). Sie stellt eine dünnwandige muskulöse Röhre dar, welche in der oberen Umschlagfalte des Lig. latum verläuft. Der uterinwärts von der Abbiegung liegende Teil heißt Pars isthmica; der nach außen liegende Pars abdominalis oder Ampulla tubae. Ihre Gesamtlänge beträgt 10—12 cm; sie kann aber bedeutend gedehnt werden, wie z. B. beim Wachstum einer Zyste im Lig. latum (s. Abb. 157). Auch erweiterungsfähig ist sie in hohem Grade bei Ansammlung von Flüssigkeit in ihrem Innern (Saktosalpinx).

Ihre Lichtung ist am engsten, solange sie in der Uteruswand verläuft, d. h. in der Pars interstitialis; hier dringt nur eine feine Sonde durch. Gegen das Abdominalende zu wird sie immer weiter, so daß sie in der Ampulle 7—9 mm im Durchmesser beträgt; an der Ausmündung verengt sie sich wieder auf etwa 2 mm.

Infundibulum (Trichter) oder Morsus Diaboli oder Pavillon nennt man die von den Fransen oder Fimbrien umkränzte Mündung der Tube. Die Fimbrien sind meist an den Rändern gezackt, tragen an der Innenfläche Schleimhaut, an der Außenfläche Peritonaealüberzug. Eine derselben ist besonders stark entwickelt und verläuft nach dem Hilus des Ovariums zu; sie wird Fimbria ovarica genannt. Sehr häufig hängen am Infundibulum kleine, mit klarer Flüssigkeit gefüllte dünngestielte Zystchen sog. Endhydatiden.

Die Schleimhaut der Tube zeigt in der Ampulle eine sehr reiche, auf dem Querschnitt baumförmig verzweigte Längsfaltung, welche das weite Lumen beinahe ausfüllt (Abb. 135). In der Pars isthmica ist die Längsfaltung viel weniger stark ausgesprochen; die einzelnen Falten niedrig (Abb. 134). — Flimmerndes Zylinderepithel bedeckt in der Geschlechtsreife die Schleimhaut. —

Die Eierstöcke sind beim Neugeborenen länglich und derart abgeplattet, daß sie auf dem Querschnitt dreikantig erscheinen. Mit der Pubertät werden sie mehr ovoid, bleiben aber noch abgeplattet. Form, Größe und Oberfläche wechseln stark. Im

Durchschnitt messen sie 4 : 2 : 1,5 cm. Im Alter schrumpfen sie, werden hart und walzenförmig. Das normale Ovarium ist durchaus beweglich, kehrt aber immer an seinen Platz zurück. Oft zeigt es bei Druck etwas Empfindlichkeit. Vor der Ovulationszeit ist seine Oberfläche glatt; die vernarbten Corpora lutea verleihen ihm in der Zeit der Geschlechtsreife ein unregelmäßiges, oft zerklüftetes Aussehen. — Seine Farbe ist matt-weiß.

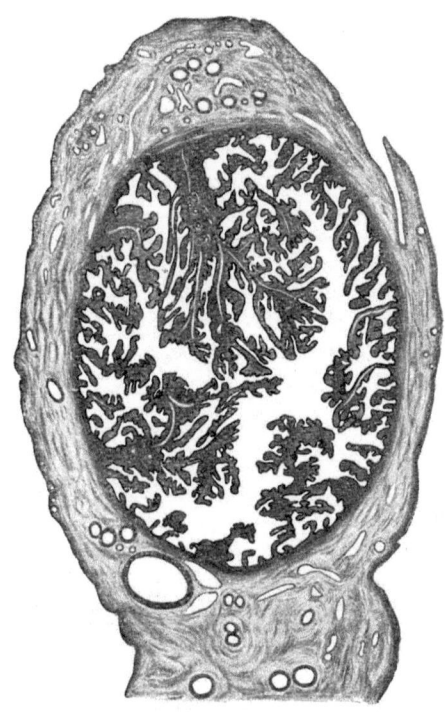

Abb. 135. Querschnitt durch die Ampulle der Tube.

Das Ovarium liegt am inneren Rande des M. psoas, unterhalb der Linea innominata. Das linke findet man gewöhnlich etwas weiter vorn als das rechte. — In dieser Lage wird es erhalten einerseits durch das aus dem Tubenwinkel kommende, 2—3 cm lange, am näheren, dünn auslaufenden Pole des Eierstockes inserierende Lig. ovarii, anderseits durch das Lig. infundibulopelvicum, s. Lig. suspensorium ovarii. Letzteres ist eine

Bauchfellfalte, welche die Vasa spermatica, s. ovarica zwischen Tubenende und Eierstock ins Lig. latum hineingeleitet (Abb. 134). Die Eierstöcke sind bei einem Einblick ins Becken nicht sichtbar (Abb. 133). Durch die rechtwinklige Abbiegung der Pars abdominalis tubae nach hinten zu legt sich eine Falte des Lig. latum wie ein Vorhang über das Ovarium hin, so daß es in eine Tasche zu liegen kommt, in welche die Eier bei der Ovulation wie in eine Art Behälter (Bursa ovarica bei Tieren) treten. Der kapillare Raum zwischen Eierstock und anliegender Taschenwand, in welchen auch die Fimbria ovarica mit ihrem Flimmerepithel reicht, weist ihnen den Weg nach dem Tubentrichter. — Der

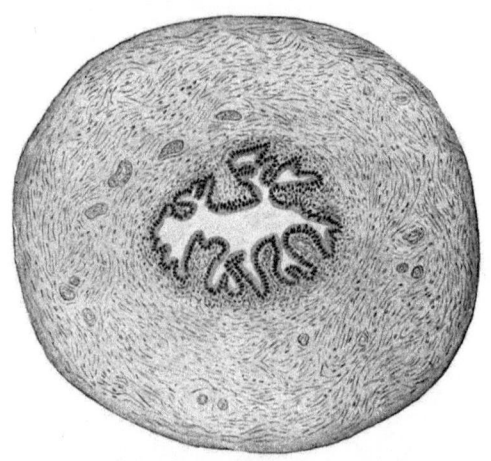

Abb. 136. Querschnitt durch die Pars isthmica tubae.
Die Wandung ist dicker, das Lumen kleiner, die Längsfaltung der Schleimhaut viel weniger stark ausgebildet als in der Pars abdom.

Eierstock ragt frei, bloß von seinem Keimepithel bedeckt, in diese Tasche hinein. Nur die nächste Umgebung des Hilus erhält vom hinteren Blatte des Lig. latum einen manschettenartigen Überzug. Dieses Mesovarium, durch welches aus der Spermatica und der Uterina stammende Blutgefäße und Nerven des Sympathikus ins Ovarium einlaufen, hilft auch zur Befestigung des Organs. Die Grenze dieser Peritonaealbedeckung ist an jedem Eierstock als weißer, leicht zackiger Saum, Farrésche Linie, zu sehen (s. Abb. 137).

Im Mesovarium liegt, als Rest des Wolffschen Körpers, das Parovarium (Nebeneierstock, Rosenmüllersches Organ),

Abb. 134. Es besteht aus einem zum Eileiter parallel laufenden Gang, in welchen vom Hilus ovarii aus 12—15 feine Kanäle (der

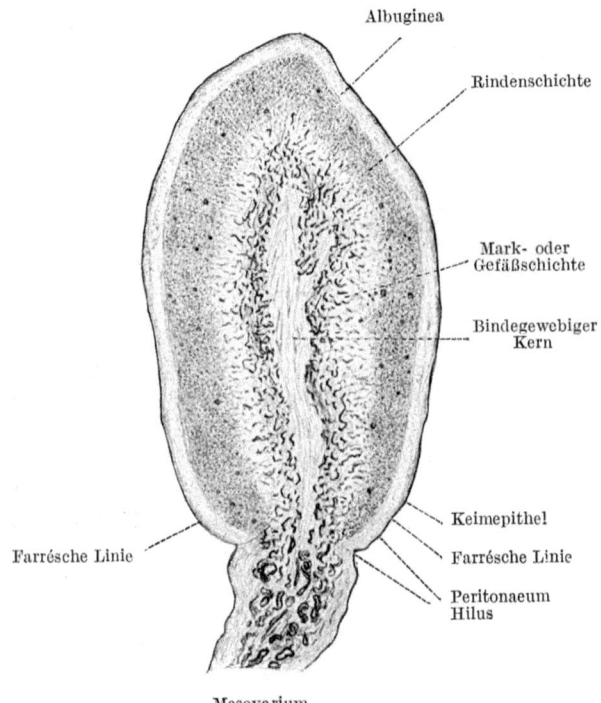

Abb. 137. Durchschnitt durch das Ovarium einer 20jährigen Nullipara, ohne reifende Follikel.

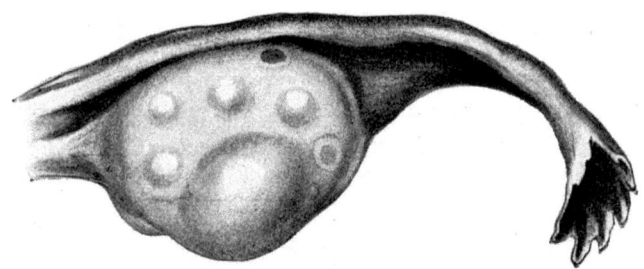

Abb. 138. Springfertiger Graafscher Follikel; daneben 4 heranreifende. (Nach Fraenkel.)

Rest des Wolffschen Körpers) einmünden. Der Ausführungsgang, der Wolffsche (Gartnersche) Gang oder Urnierengang, ist oft noch auf der Höhe des inneren Muttermundes neben der Cervix zu finden; Überbleibsel davon trifft man auch submukös in der Scheide bis zum Introitus an. Aus ihnen entstehen meist die Scheidenzysten.

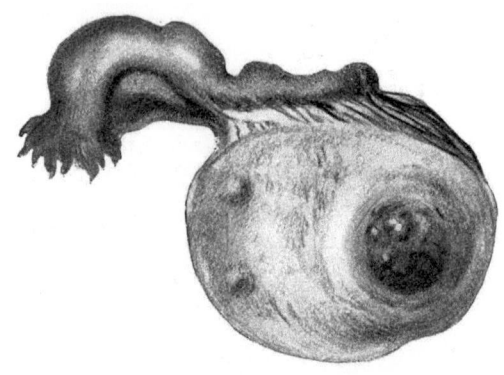

Abb. 139. Corpus luteum auf der Höhe seiner Entwicklung. (Nach Fraenkel.)

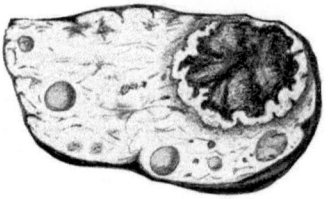

Abb. 140. Corpus luteum auf einem Durchschnitt, etwa 2 Tage nach dem Follikelsprung.

Auf einem Durchschnitt durch den Eierstock (Abb. 137) sehen wir, daß er aufgebaut ist aus der Mark- oder Gefäßschichte mit einem zentralen bindegewebigen Kern, und der Rindenschicht, über welche sich die dicke Albuginea legt. Die Markschicht ist eine Fortsetzung des Bindegewebes des Mesosalpinx und führt dem Ovarium durch eine Lücke in der Rindenschichte, den Hilus ovarii, Gefäße und Nerven zu. Die Rindenschichte, welche etwa die Hälfte der ganzen Dicke einnimmt, besteht aus einem derben, netzartig aufgebauten Stroma, in dessen Maschen Follikel von verschiedenem Entwicklungsgrade eingebettet sind. Das Stroma, beim Neugeborenen nur spärlich zwischen den Follikelanlagen angeordnet, nimmt schon beim heranwachsenden Mädchen stark zu, vermehrt sich im geschlechtsreifen Alter durch den Verbrauch der Follikel immer mehr und überwuchert im Greisenalter den Follikelapparat vollständig. Dementsprechend besteht beim

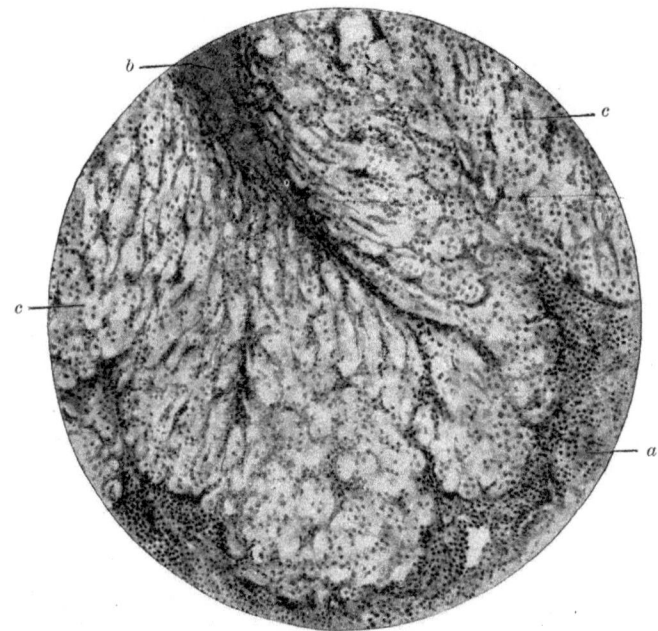

Abb. 141. Gekräuselte Membran aus Granulosa-luteinzellen.
a) Theca interna mit ihren in die Luteinmembran eindringenden Gewebesprossen. b) Ein keilartiger Blutfibrinrest vom Zentrum des Corp. lut. c) Luteinmembran mit ihren charakteristischen Zellen.

Neugeborenen noch keine Albuginea, während sich im Geschlechtsalter und später durch Verdichtung des subepithelialen Bindegewebes eine immer dickere weiße Hülle bildet.

In der Rindenschicht liegen beim neugeborenen Mädchen 50—100 000 und mehr Eifollikelanlagen, d. h. Eizellen mit wenigen anliegenden Follikelepithelzellen. Bei der Reifung eines Follikels vermehrt sich das Epithel zu einem vollständigen Belag, der Membrana granulosa, und Liquor folliculi wird abgesondert. An einer Stelle wuchern die Granulosazellen zu einem Haufen, dem Cumulus proligerus, s. oophorus, heran. In seinem Zentrum liegt die Eizelle. Durch Wachstum und Vermehrung des Liquor folliculi wird der Follikel vor dem Platzen zu einer Blase von 1—2 cm Durchmesser (Abb. 138). — Aus dem geplatzten Follikel entwickelt sich das Corpus luteum

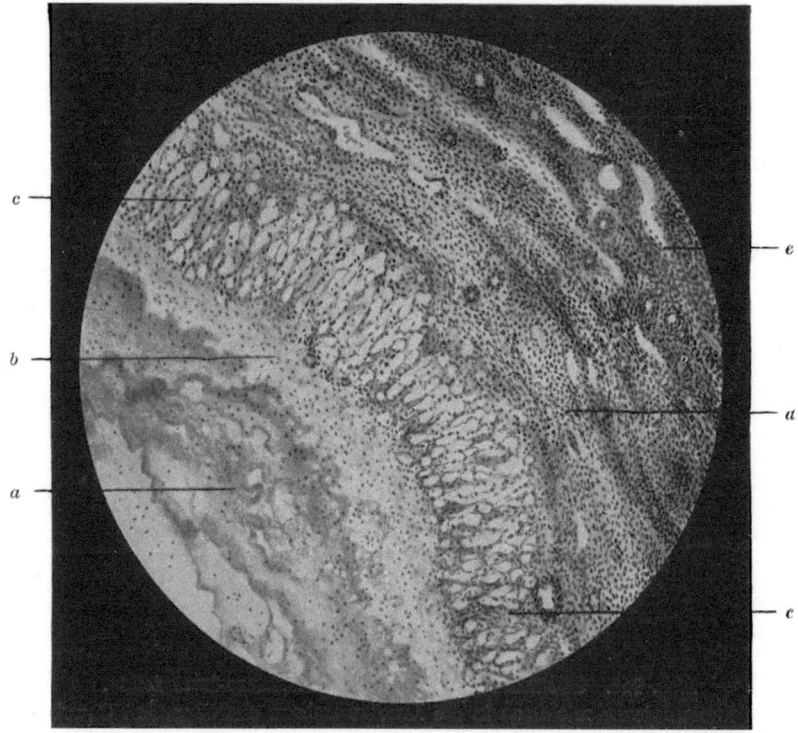

Abb. 142. Wand eines atretischen Follikels aus dem Ovarium einer nicht graviden 32 jährigen Frau. Thekaluteinzellen.
a Geronnener Liquor folliculi, b retikuläres lockeres Bindegewebe (noch unfertig), c Theca interna, in eine Thekalutein-Zellenschicht umgewandelt, d Theca externa, e Stroma ovarii.

(Abb. 139): um einen zentralen Blutkern herum wuchern die Follikelepithelien sowie die Zellen der Theca folliculi interna zu einer dicken Membran heran (Abb. 140), deren Zellen wegen ihres gelben Farbstoffes Luteinzellen heißen. Von der Peripherie her wachsen Bindegewebssprossen mit Gefäßen zwischen die Luteinzellen hinein, so daß der Bau einer innersekretorischen Drüse entsteht. Auch vom zentralen Blutkern aus wachsen keilartig Bindegewebszüge in die Luteinschichte hinein, wie Abb. 141 zeigt. Bei der Rückbildung des Corpus luteum verdrängt das Bindegewebe immer mehr die zelligen Elemente, bis nach einigen Wochen nur noch Narbengewebe bleibt, d. h. ein Corpus albicans sich gebildet hat. Bei Eintritt von Schwangerschaft ist die Wucherung des Corpus luteum eine viel intensivere, aber der Bau der gleiche.

Von den Hunderttausenden von Primärfollikeln, die intrauterin angelegt wurden, gelangen während der Geschlechtsreife monatlich

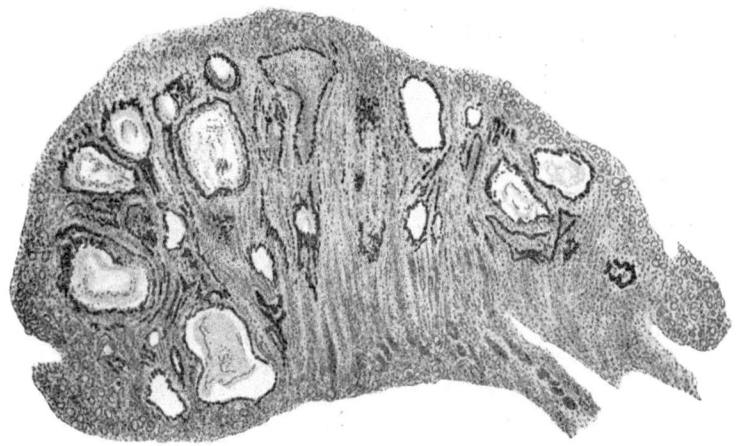

Abb. 143. Ovarium eines 3monatigen Mädchens.
Zahlreiche in „Atresie" begriffene Follikel, von Thekaluteinzellen (schwarz) eingerahmt, die Sudanreaktion geben und als interstitielle Eierstocksdrüse aufgefaßt werden.

einer bis zwei zur Ausreifung und zur Dehiszenz. Die große Mehrzahl bildet sich schon in den letzten Monaten des intrauterinen Lebens, dann beim Neugeborenen und Kind, in geringerem Grade auch während der Geschlechtsreife und wieder in besonderem Maße in der zweiten Hälfte der Schwangerschaft zur sog. interstitiellen Eierstocksdrüse um. Dabei beteiligt sich namentlich die Theca interna folliculi. Ihre Zellen geraten in Wucherung; Ei und Granulosa gehen zugrunde und werden aufgelöst; der ganze Follikel wächst zu einer kleinen Zyste aus, deren Wandung aus einer mehrschichtigen Lage der gewucherten Thekazellen besteht (Abb. 142); wegen ihrer Ähnlichkeit mit den Luteinzellen des Corpus luteum bezeichnet man sie als Thekaluteinzellen.

Indem ein reiches Netz von Kapillaren sie durchsetzt, entsteht
der Bau einer endokrinen Drüse. Die von ihr abgesonderten
Stoffe geben bei Sudanfärbung die rot-braune Lipoidreaktion
(in Abb. 143 schwarz gehalten). Sie besitzt aber ebenfalls nur eine
beschränkte Lebensdauer; nachwachsende Follikel engen sie ein,
ihre Zellen zerfallen und werden durch eingewuchertes Stroma-
gewebe verdrängt. So wechselt der Bau des Eierstockes beständig;
es ist wahrscheinlich, daß dieser Wandel periodisch, in regelmäßig
sich wiederholenden Zeitabschnitten vor sich geht.

Wenn auch die enge anatomische Verbindung der Uterus-
anhänge es mit sich bringt, daß sie von Entzündung sehr häufig
zusammen ergriffen werden und es deshalb begründet erscheint,
den Begriff „Adnexitis" aufrecht zu erhalten, so rechtfertigt
anderseits das Vorkommen isolierter Salpingitis und Oophoritis
eine gesonderte Besprechung dieser Krankheiten.

A. Die Entzündung der Eileiter. Salpingitis.

Ätiologie. Noch weniger als bei der Metro - Endometritis
geht es an, bei der Salpingitis die Entzündung der Schleimhaut
von derjenigen der Wandung scharf trennen und gesondert be-
sprechen zu wollen. Auch hier nimmt die Entzündung meist
ihren Anfang in der Schleimhaut und kann vorwiegend auf
sie beschränkt bleiben; aber fast immer werden sehr bald Muskularis und Peritonaeum mehr oder weniger stark mitgriffen. — Infektion bildet die Hauptätiologie; es ist überhaupt fraglich, ob
nichtinfektiöse Formen angenommen werden dürfen.

Die Keime finden in der Regel vom Uterus her längs der
Schleimhaut Zugang; nur die Tuberkelbazillen nehmen meist den
umgekehrten Weg, indem sie vom tuberkulös erkrankten Peritoneum durch das Ostium abdominale in die Tube eindringen
oder — und dies ist der gewöhnliche Fall — auf dem Blutwege
von einem anderen tuberkulösen Herde des Körpers oder auch
von kleinen Wunden der Scheide oder des Uterus aus in die Kapillaren der Tube gelangen und von dort in die Mukosa ausgeschieden werden. In seltenen Fällen breitet sich die Infektion durch die
Lymphbahnen (septische Infektion), bei anderen Allgemeinerkrankungen (z. B. akuten Exanthemen) auch durch die Blut-
bahnen fort; endlich kann eine Keimeinwanderung aus Nachbar-
organen, besonders Därmen, durch Vermittlung von Adhäsionen
stattfinden.

Wohl in $^3/_4$ aller Fälle ist der Gonokokkus als Krankheits-
erreger anzuschuldigen. Bei septischen Infektionen nach Geburt

oder Abort, dann nach chirurgischen Eingriffen oder kleinen Manipulationen (Sondierung, Dilatation) oder bei Abszeßbildung anderwärts, ferner bei Carcinoma corporis, auch bei Myomen, können Streptokokken oder Staphylokokken den Weg zur Tube finden. An dritter Stelle ist wohl der Tuberkelbazillus als Erreger zu finden. Von verklebten Därmen oder Darmabszessen (Perityphlitis) aus wandert das Bacterium coli ein. Ausnahmsweise hat man auch Pneumokokken (ohne Pneumonie) oder Influenzabazillen in entzündeten Tuben entdeckt; ebenso den Strahlenpilz (Actinomyces) und Saprophyten. — Im angesammelten Tubeneiter findet man in wohl der Hälfte der Fälle keine Keime mehr.

Pathologische Anatomie. Meist ist Salpingitis doppelseitig, so zwar, daß kurz nach der Erkrankung der einen Seite auch diejenige der anderen folgt. — Als Regel wird die Schleimhaut zuerst ergriffen (Endosalpingitis, Salpingitis catarrhalis). Die Epithelien verlieren ihre Flimmerhaare und stoßen sich stellenweise ab. Die Schleimhaut erscheint gerötet und sezerniert ein eitriges Sekret. Ihre durch kleinzellige Infiltration verdickten Falten beginnen einzuschmelzen; es kommt zu Verklebung der epithellosen Stellen und dadurch zur Bildung abgeschlossener Hohlräume, welche sich mit Flüssigkeit füllen und wie Retentionszysten oder wie Follikel aussehen (Salpingitis pseudofollicularis). —

Die Mitbeteiligung der Tubenwand zeigt sich an der Verdickung, stärkeren Schlängelung und Injektion (Salpingitis interstitialis) und häufig an peritonaealen Verklebungen mit der Umgebung. Anfänglich hypertrophieren die Elemente der Wandung, besonders die Muskularis; nach und nach tritt aber an die Stelle der Muskelzellen Bindegewebe. Manchmal finden sich, und zwar besonders am uterinen Ende der Tube knotenförmige, harte, bis haselnußgroße, aus Bindegewebe bestehende Verdickungen in der Tubenwand (Salpingitis nodosa).

Kann die Schleimhaut aus den ersten Stadien der katarrhalischen Entzündung sich wieder erholen, so kommt nach so tiefgreifenden Zerstörungen eine Ausheilung nur durch eine Art von Sklerosierung zustande: die Muskularis schwindet, an ihre Stelle tritt faseriges Bindegewebe; die Tube stellt schließlich nur noch einen dünnen, harten Strang, ihre Schleimhaut eine zarte Schicht mit glatter Oberfläche dar; in seltenen Fällen obliteriert das Lumen mehr oder weniger vollständig.

Häufiger jedoch kommt es am abdominalen Ende, wo die Entzündung mit Vorliebe sitzt, zu abkapselnden Verwachsungen. Die Fransen verkleben mit der Umgebung, d. h. mit

Ovarium oder Beckenwand, Uterus, Lig. latum, Darm. Viel häufiger jedoch stülpen sich die Fimbrien ringsherum gegen die Tubenöffnung nabelartig ein und verkleben unter sich mit ihren äußeren, d. h. peritonaealen Flächen. Dieser Mechanismus ist aus der verschiedenen Dehnbarkeit der Schleimhaut und der Wandung der Ampulle zu erklären. Das Ostium abdominale tubae bildet einen ziemlich wenig nachgiebigen Ring, an dem die Fransen sich ansetzen. Wenn nun in der Ampulle der abgesonderte Eiter sich an-

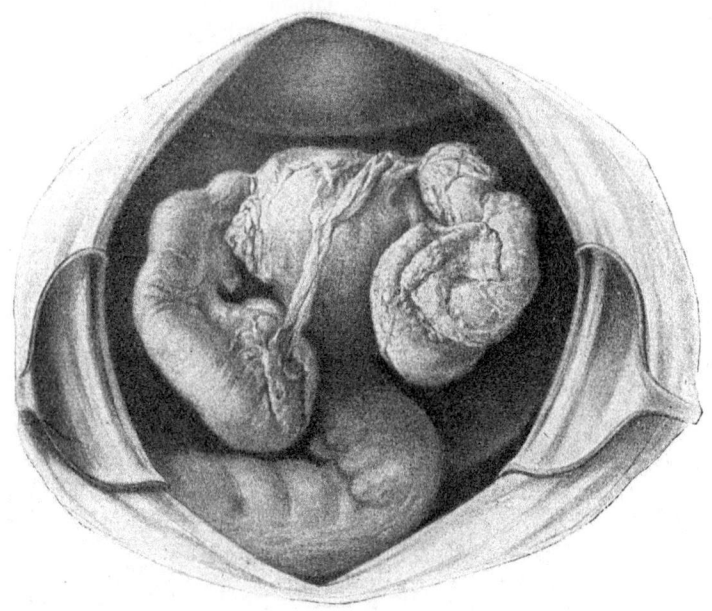

Abb. 144. Doppelseitiger Pyosalpinx; rechts Tubo-Ovarialabszeß.
Die Säcke sind aus ihren Adhäsionen gelöst und etwas aus dem Douglas herausgehoben, die Därme zurückgenommen.

sammelt, so gibt das Peritonaeum leicht nach, während die durch die Entzündung verdickte und spröde Schleimhaut sich nicht dehnen läßt; das muß unvermeidlich eine Einwärtskrempelung der Fransen zur Folge haben, weil sie nach innen von Schleimhaut, nach außen von Peritonaeum überzogen sind. In dieser Lage verkleben sie und durch weitere Dehnung entsteht an der Stelle, wo das Orifizium gesessen hatte, eine radspeichen- oder rosettenartige Figur. Dadurch wird ein schützender Abschluß gegen die Bauchhöhle geschaffen. Die Folge ist aber eine Stauung der ins Innere der Tube abgesonderten Flüssigkeit; und da regelmäßig durch Schwellung der Schleimhaut oder Obliteration auch ein Verschluß des engen Ostium uterinum zustande kommt, entsteht ein abgeschlossener Sack, in welchem das Sekret sich ansammelt (Saktosalpinx). Ist der retinierte Inhalt Eiter, so spricht man von Pyosalpinx; ist er mehr seröser Natur von Hydrosalpinx; ist er blutig von Hämatosalpinx.

1. Die Pyosalpinxsäcke (Abb. 144) sind oft nur klein; selten werden sie faustgroß; ausnahmsweise hat man aber kindskopfgroße beobachtet. Meist zeigen sie Keulengestalt mit dem dickeren Teil am Abdominalende und erstreckt sich die Erweiterung nur auf die Ampulle; doch wird mitunter die ganze Tube in einen unregelmäßig gewundenen wurstförmigen Sack umgewandelt. Die Säcke sind gewöhnlich doppelseitig; ist nur eine Seite ergriffen, so ist es häufiger die linke und bei Doppelseitigkeit übertrifft der linke Pyosalpinx meist den rechten an Größe.

Der Inhalt ist bei gonorrhoischem Ursprung dünnflüssiger bis rahmartiger, gelblich-grüner Eiter. Gonokokken sind nur in etwa $1/4$ der Fälle noch auffindbar, um so eher, je jünger die Affektion ist. Bei tuberkulösem Pyosalpinx trifft man zähen, käsigen, atheromartigen, gelblichen Eiter. Die Tuberkelbazillen sind in den Knötchen der Wand nachweisbar. Im Eiter selbst sind sie so spärlich, daß man sie unter dem Mikroskop gewöhnlich nicht findet, wennschon Impfung auf Meerschweinchen positiv ausfällt. — Die Wandungen verdünnen sich mit zunehmendem Wachstum des Sackes in unregelmäßiger Weise; dafür bedecken sie sich bald mit Pseudomembranen und gehen mit der Umgebung reichlich Verwachsungen ein. Oft wird es deshalb ungemein schwierig, aus einem „Adnextumor" nach Ablösung der Därme und Ausschälung des Ovarium den Pyosalpinx zu isolieren. Nicht so selten hat der Eiter die Wandung der Tube an einer oder mehreren Stellen durchbrochen und sitzt nun zwischen den Schwarten und verlöteten Organen.

Es kann Ruptur in die freie Bauchhöhle erfolgen — ein glücklicherweise seltenes Ereignis. Andere Male kommt Durchbruch in ein verwachsenes Organ: Dünndarm, Mastdarm, Blase oder auch durch die Bauchdecken zustande. Ausnahmsweise tritt Stieldrehung ein. Ob ein Pyosalpinx ein oder mehrere Male in die Uterushöhle durchbrechen, bzw. sich durch das Ostium uterinum entleeren, also Pyosalpinx profluens bestehen kann, ist fraglich. Die Beobachtungen, welche dies dartun sollten, sind nicht einwandfrei.

2. Hydrosalpinx (Abb. 145) ist seltener als Pyosalpinx. Der Inhalt ist serös; oft nur wenig getrübt, stark eiweißhaltig,

mit Leukozyten und Epithel mehr oder weniger durchsetzt. Ein Hydrosalpinx entsteht entweder aus einem alten Pyosalpinx durch Zerfall des Eiters nach Aufhören der entzündlichen Erscheinungen, oder er bildet sich, wenn eine Tube bei nur leicht katarrhalisch entzündeter Schleimhaut verschlossen worden ist. Gewiß sind doppelseitige Hydrosalpinxsäcke hier und da Folge einer **tuberkulösen Salpingitis, die in der Kindheit bestand und ausheilte.** — Die Geschwulst kann bis kindskopf-

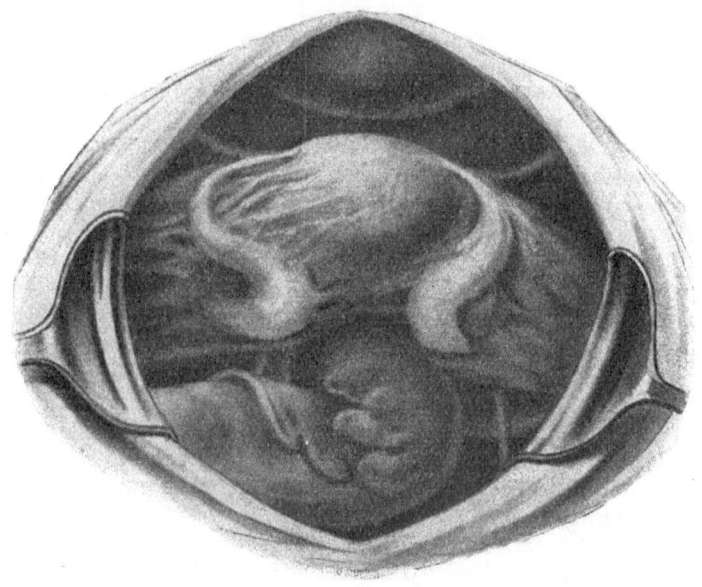

Abb. 145. Doppelseitiger Hydrosalpinx einer 25jährigen Frau, die in ihrem zweiten Lebensjahr eine abszedierende Pelveoperitonitis durchgemacht hatte. Starke Verwachsungen der **S**-förmig verlaufenden wurstartigen Säcke.

groß werden. Verwachsungen mit der Umgebung sind meist vorhanden. Durch die starke Dehnung ohne bedeutende entzündliche Infiltration werden Mukosa und Muskularis verdünnt und atrophisch; das Epithel verliert die Flimmern und geht mit der Zeit zugrunde; die Falten der Schleimhaut, auch die Windungen der Tube verstreichen; das Organ wird bis mehr oder weniger nahe an den Uterus heran darmähnlich. — Hier und da bleibt das Ostium uterinum offen, und von Zeit zu Zeit entleert sich der Inhalt durch den Uterus nach außen (**Hydrops tubae**

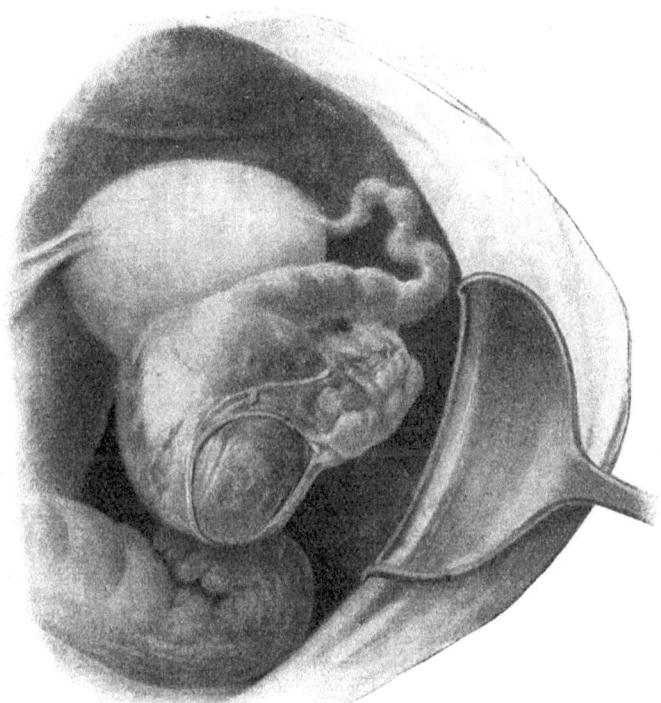

Abb. 146. Hämatosalpinx nach Tubarabort. Der mit dem Eierstock verwachsene Sack liegt im Douglas und ist mit der Hinterwand des Uterus verwachsen.

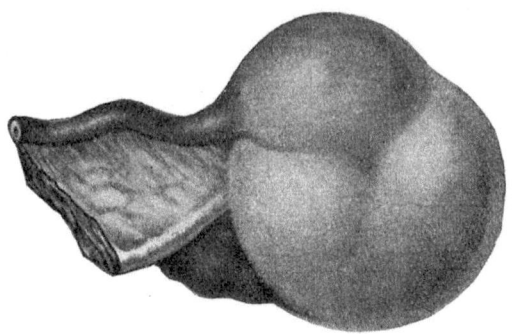

Abb. 147. Tubo-Ovarialzyste, die erweiterte Ampulle der Tube sitzt der Ovarialzyste auf.

profluens); manchmal gelingt es, die Entleerung durch bimanuellen Druck zu bewirken. Ruptur tritt selten ein; sie wird wegen der Sterilität des Inhaltes gut vertragen und danach kann die Tube zu einem dünnen, soliden Strang zusammenschrumpfen. — Heilung durch Resorption des Inhaltes ist möglich. Bei Infektion wird der Inhalt eitrig; bei Stieldrehung blutig.

3. Hämatosalpinx bildet sich bei Stieltorsion der Tube, Gefäßerkrankungen ihrer Schleimhaut, akutem Katarrh, wie er bei Cholera, Typhus, Scharlach, Masern, Pocken vorkommt. Atresien im Genitalrohr führen nicht selten zu Ansammlung von Menstrualblut in der Tube (s. S. 352). Am allerhäufigsten gibt aber Tubarschwangerschaft Anlaß dazu (Abb. 146). Die Ausdehnung der Tube ist selten über kinderfaustgroß. Das Blut liegt entweder geronnen der Wandung an, oder es ist flüssig, sieht schokoladeähnlich aus. Die Sackwandung ist verdünnt und häufig mit der Umgebung verwachsen.

4. Tubo-Ovarialzysten (Abb. 147) entstehen dann, wenn ein Saktosalpinx mit einer Ovarialzyste verwächst und die Zwischenwand durchbrochen wird, oder wenn an einer Stelle des Ovarium, welche die Fimbrien überwachsen hatten, aus einem geborstenen Follikel eine Zyste sich bildet. Die Zyste kann bis kindskopfgroß werden; ihr Inhalt ist meist hell, serös. Eine Einschnürung markiert die Grenze zwischen Tube und Ovarium. Adhäsionen umhüllen gewöhnlich die Geschwulst. Bei Vereiterung entsteht ein Tubo-Ovarialabszeß.

Die Saktosalpinxtumoren fallen öfters nach hinten, legen sich ans Lig. latum an und verwachsen mit diesem und mit den Douglasschen Falten. Noch häufiger sinken sie tief in den Douglasschen Raum hinab, legen sich der hinteren seitlichen Fläche des Uterus an und verkleben mit ihr. Sehr selten gleiten sie über das Lig. latum hinüber auf die vordere Seite oder verwachsen mit dem Fundus uteri oder in der Fossa iliaca mit der Beckenwand. Selten auch drängt sich der Tumor zwischen beide Blätter des Lig. latum hinein nach dem Beckenboden zu. —

Symptome. In akut einsetzenden schweren Fällen oder bei heftigen Exazerbationen werden die Erscheinungen der Salpingitis durch die begleitende Metro-Endometritis oder Pelveoperitonitis verdeckt; eine genaue Untersuchung ist dann wegen der Schmerzhaftigkeit nicht möglich. Aber auch nach Ablauf des akuten Stadiums und bei mehr chronisch verlaufenden Fällen bieten die Symptome nichts Kennzeichnendes. Die Haupterscheinungen sind Schmerz, Störungen der Menstruation, Sterilität.

In der Regel treten die Beschwerden allmählich zunehmend ein. Die Frauen klagen über einen stechenden, bohrenden Schmerz in einer oder beiden Seiten des Leibes mit Ausstrahlung nach allen Richtungen; er steigert sich bei Anstrengung, geschlechtlichen Aufregungen, oft beim Stuhlgang. Er tritt meist in Anfällen mit krampfartigem Charakter auf; wahrscheinlich handelt es sich dabei um Tubenwehen. Häufig bedeutet solch ein Anfall eine Verschlimmerung des Leidens; oder er leitet ein Rezidiv nach scheinbarer Heilung ein. In anderen Fällen tritt er fast regelmäßig zu bestimmten Tageszeiten, besonders nachts, auf (Colica scortarum). Es darf der Grad der anatomischen Veränderungen nicht nach der Intensität des Schmerzes beurteilt werden. Einfache Salpingitis catarrhalis ohne palpable Veränderungen kann die heftigsten Schmerzanfälle verursachen, während mitunter große Pyosalpinxsäcke außerordentlich wenig Beschwerden machen; dies letztere gilt namentlich für die tuberkulöse Gattung.

Die Menstruation ist meist verstärkt, oft unregelmäßig anteponierend, und von Schmerzen begleitet, die vorher einsetzen und selten mit dem Eintritt der Blutung sistieren, vielmehr über die ganze Dauer der Menstruation anhalten. Mitunter bringt indes die Periode einen Nachlaß der Beschwerden.

Dyspeptische Erscheinungen, Auftreibung des Leibes, Verstopfung, Appetitlosigkeit, ferner Harnbeschwerden gesellen sich häufig hinzu. Das Allgemeinbefinden wird angegriffen; die Frauen werden mager und blaß, verlieren den Lebensmut und die Arbeitslust. Nur sehr akutes Einsetzen oder heftige Rezidive machen Fieber.

Sterilität muß bei Salpingitis als Regel betrachtet werden. Auch in leichten Fällen erleiden die Epithelien Veränderungen, welche der Wanderung des Eichens hinderlich sind. Indessen kann ausnahmsweise selbst nach sehr schwerer akuter Tubenentzündung völlige Ausheilung und Fortpflanzungsfähigkeit erfolgen. Da häufig ein Wochenbett nach Abort oder Geburt den Anlaß zur Infektion der Tube gibt, so begegnet man bei Salpingitis oft Einkindersterilität oder Sterilität nach Abort. Umgekehrt erlebt man es, daß eine Frau, welche wegen Salpingitis steril war, nach vielen Jahren endlich konzipiert, weil unterdessen die Eileiter wieder gesund und funktionsfähig geworden sind.

Diagnose. Die Anamnese ist für die Stellung der Diagnose von entschiedenem Werte. Häufig schlossen sich die Beschwerden an eine Geburt oder einen Abort an, in deren Gefolge leichtes Fieber, oft im späten Wochenbett, aufgetreten war. Oder sie begannen bald nach der Heirat, nachdem Brennen in den äußeren Genitalien, Ausfluß, Blasen-

beschwerden vorausgegangen waren. Von Wichtigkeit ist auch die
Angabe, daß das Leiden in mehreren, allmählich sich stei-
gernden Schüben auftrat und erst mit der Zeit dauernde
Beschwerden sich ausbildeten.

Die bimanuelle Untersuchung kann nur zu einer Zeit relativer Ruhe deutlichere Resultate geben. Während akuter Stadien
hindert die begleitende Pelveoperitonitis eine genauere Palpation.
Man sei unter solchen Umständen auch mit einer Narkosenunter-
suchung zurückhaltend, um derbes Drücken und stärkere Zer-
rungen zu vermeiden; denn sonst könnte ein Abszeß zum Bersten
gebracht, oder doch Eiter aus der offenen Tube in die Bauchhöhle ausgepreßt werden.

Im chronischen Stadium fühlt man die verdickte Tube
als federkiel- bis fingerdicken Strang von ungleicher Konsistenz;
häufig zeigt sie verschiedene Knoten (Salpingitis nodosa).
Recht oft verläuft die verdickte Tube gegen den Douglas zu und
ist dort oder an der Hinterwand des Uterus adhärent.

Deutliche Anschwellung und besondere Empfindlichkeit gegen
das Abdominalende zu deuten auf Saktosalpinx. Pyosalpinxsäcke
sind fast nie frei beweglich; sie bieten harte Konsistenz, solange
sie klein sind; aber auch Säcke von Birngröße fluktuieren nicht
deutlich wegen ihrer dicken Wandung und der aufge-
lagerten Schwarten; nur große Eiteransammlungen bieten,
wenigstens an einzelnen Stellen, Fluktuation. — Kleinere Tumoren
besitzen Keulenform, größere sind mehr kugelig. In einzelnen
Fällen kann das Ovarium an seiner vermehrten Konsistenz erkannt werden; in der Regel ist es aber so innig mit dem Pyosalpinx zusammengebacken, daß eine gesonderte Palpation nicht
angeht. Durch einen größeren einseitigen Tumor kann der Uterus
nach der entgegengesetzten Seite verdrängt sein; doppelseitige
elevieren ihn etwas. Haben sich beiderseits Säcke auf die Rückseite
des Uterus gelagert und sind sie dort verlötet, so fühlt man zwischen
beiden Tumoren eine mehr oder weniger breite charakteristische
Furche. — Einen wichtigen Anhaltspunkt für die Diagnose gibt
uns die Palpation des Stiels, d. h. des uterinen Endes der Tube:
es beteiligt sich fast nie an der Sackbildung, hingegen zeigt es
immer eine derbe Verdickung. Allerdings ist es oft wegen der
Verwachsungen und Auflagerungen nicht mit Bestimmtheit zu
tasten. Es gibt nicht so selten Adnextumoren, welche selbst an
der Leiche kaum aus ihren Verwachsungen mit Netz, Darm,
Uterus, parietalem Peritonaeum herauszupräparieren sind; diese
soll man nicht an der Lebenden genau deuten wollen. Doppelseitigkeit spricht im Zweifel für Pyosalpinx. Jedes peritonitische Exsudat, welches beiderseits am Uterus sitzt,

sehr hartnäckig ist oder rezidiviert, enthält wahrscheinlich als Kern einen eitrigen Adnextumor, der dann erst nach Abnahme des Exsudates als solcher sich entpuppt.

Gleichzeitige Tuberkulose des Peritonaeum, des Darmes, der Lungen usw. spricht für tuberkulöse Natur des Pyosalpinx, mit einiger Wahrscheinlichkeit auch Amenorrhöe sowie relativ geringe Schmerzhaftigkeit der Tumoren. Bestehen keine solchen Anhaltspunkte, so darf man Gonorrhöe als Ursache annehmen. Auf septischen Ursprung deutet das Auftreten nach Geburt oder Abort mit leichtem Fieber im Wochenbett, wenn schon auch hier der Gonokokkus sehr häufig der eigentliche Sünder ist.

Die Unterscheidung zwischen Pyosalpinx und Perityphlitis kann unüberwindlichen Schwierigkeiten begegnen. Gewöhnlich werden zwar entzündliche Tumoren, welche man bimanuell tasten kann, von den Genitalien ausgehen; doch langt ausnahmsweise ein entzündlicher Processus vermiformis bis tief in den Douglas herab, kann dort adhärent und in Exsudatmassen eingehüllt sein. Gar nicht selten geht ja auch die Entzündung vom Wurmfortsatz auf die Tube oder umgekehrt über oder besteht Appendizitis neben Salpingitis.

Zur Unterscheidung eines Hydrosalpinx von einem Pyosalpinx kann man beiziehen: geringere Schmerzhaftigkeit, im allgemeinen größere Beweglichkeit, bedeutendere Größe, längere Form, eventuell die Ausdrückbarkeit des Inhaltes nach dem Uterus zu, langes Bestehen ohne fieberhafte Exazerbationen, schleichende Entwicklung. —

Prognose. Akute Salpingitis, selbst schwerer Art, kann bei richtiger Pflege vollständig ausheilen. Chronische Fälle, auch leichterer Art, heischen sehr lange Zeit und zweckmäßigste Behandlung, wenn sie ausheilen sollen. Da äußere Umstände, besonders aber das Eheleben, die erforderliche Schonung und Pflege meist unmöglich machen, so kommt es in der Regel erst nach Jahren oder gar nie mehr zur Wiederherstellung der Fortpflanzungsmöglichkeit. — Jede stärkere Tubenentzündung gefährdet durch heftigere Exazerbationen, sowie durch Bildung von Saktosalpinx die Gesundheit. Kleinere Pyosalpinxsäcke können wahrscheinlich durch Eindickung und Resorption ihres Inhaltes nach Jahren verschwinden; größere nach spontanem Durchbruch zusammenschrumpfen.

Therapie. Bei frischer Erkrankung oder Rezidiv mit akutem Charakter ist absolute Bettruhe erforderlich; auf den Leib kommt bei Fieber eine Eisblase, sonst ein Heißwasserumschlag; daneben sorgt man für regelmäßige Stuhlentleerung, verordnet eine reizlose Diät und verbietet jede geschlechtliche Aufregung. Gegen sehr heftige Schmerzen gestattet man Aspirin oder Opiumsuppositorien à 3—5 cg. Die Untersuchung wird aufs allernotwendigste beschränkt; denn selbst geringer Druck hat oft Verschlimmerung mit Anstieg der Temperatur und Vermehrung der Schmerzen zur Folge. Nach 2—4 Wochen wird das akute Stadium vorbei sein.

Auch im chronischen Stadium führt längere Bettruhe in Verbindung mit hydropathischen Umschlägen, Regulierung des Stuhlgangs, Scheidenspülungen, wenn Saktosalpinx nicht besteht, am ehesten zur Besserung. Da die Patientinnen während der langen Heilungsdauer nicht beständig an die strengen Vorschriften sich halten können, erneute Schädlichkeiten, namentlich gonorrhoische Reinfektion fast unvermeidlich sind, so dauert der halb invalide Zustand solcher Frauen in der Regel viele Jahre lang. Durch eine gewisse Angewöhnung an die Einwirkung der Gonokokken und anderer Keime, durch Abschwächung und allmähliche Ausrottung der Organismen kommt es schließlich doch zur fast völligen Ausheilung; es bleiben nur Verwachsungen zurück.

Vor jeder vielgeschäftigen lokalen Behandlung ist zu warnen; Tampons in der Scheide z. B., Skarifikationen, Massage sind von zweifelhaftem Werte und wirken oft direkt schädlich. Noch zurückhaltender muß man mit jedem intrauterinen Eingriffe sein; an intrauterine Ätzungen, Spülungen, Einspritzungen usw., schließen sich häufig akute Verschlimmerungen an. Nur wo zugleich eine hypertrophierende Endometritis besteht und diese als Quelle der Tubeninfektion betrachtet werden muß, wirkt bei Abwesenheit von Reizerscheinungen und von Saktosalpinx eine vorsichtige Ausschabung nach vorausgeschickter Dilatation oft ausgezeichnet günstig auf die Salpingitis. —

Gute Wirkung erzielt man mitunter mit der subkutanen Injektion von Milch- oder Terpentinpräparaten: Aolan in einer Tube von 10 ccm ist sterile Milch; Terpichin besteht aus 15 Ol. terebinth. rectif., 0,5 Chinin, 0,5 Anaesthesin, 84 Ol. olivar, jeden 4.—5. Tag 10 ccm einzuspritzen. Ähnlich wirken Injektionen von 10 ccm Eigenblut.

Kommt man mit dieser palliativen Behandlung an kein Ziel, dauern heftige Beschwerden immer fort, so darf man der Frau die Exstirpation der entzündeten Tuben vorschlagen. Eine genaue Bestimmung, unter welchen Umständen und nach wie langer Zeit eine Operation indiziert sei, ist nicht leicht zu geben. Soziale Verhältnisse dürfen hier mitsprechen. Eine Frau, welche gezwungen ist, durch ihrer Hände Arbeit die Familie durchzu-

Die Entzündung der Eileiter. Salpingitis.

bringen, wird uns früher zur Operation drängen und geneigt machen als eine reiche Dame, welcher alle Mittel zu Gebote stehen, auch ohne Operation schließlich geheilt zu werden. Wo Saktosalpinx vorhanden ist, bleibt in der Regel der einzige Weg zur Heilung die Operation. Auf die in seltenen Fällen eintretende spontane Schrumpfung kleiner Säcke darf man nicht sicher rechnen. Freilich gilt auch hier das vorhin über die Salpingitis ohne Sackbildung und über die soziale Stellung der Kranken Gesagte.

Von größter Wichtigkeit für ihre Prognose ist der Zeitpunkt der Operation.

Wo möglich soll à froid, d. h. nach Ablauf akuter Schübe und Ausschaltung der die Eiterung bewirkenden Keime operiert werden; nur wenn ein Eiterherd in die Bauchhöhle durchzubrechen droht oder bereits durchgebrochen ist, muß, um eine allgemeine Peritonitis zu verhüten, sofort eingegriffen werden.

Wenn das Leiden schon monate- oder jahrelang ohne Fieber bestanden hatte, auch das Provokationsverfahren mittels Hitze oder Belastung erfolglos geblieben war, so ist höchstwahrscheinlich ein virulenter Entzündungszustand nicht mehr vorhanden. Noch sichereren und bedeutend rascheren Aufschluß kann uns die Bestimmung der Blutkörperchen-Senkungsgeschwindigkeit geben, die proportional ist der Heftigkeit einer noch bestehenden Entzündung. Bei Blutsenkung innerhalb einer Stunde sind noch virulente Keime vorhanden; bei langsamerer Senkung der Blutkörperchen dürfen wir beruhigt operieren.

Die typische Operation bei Salpingitis ist die Salpingektomie, d. h. die Entfernung der einen oder beider erkrankten Tuben. Wenn auch die Ovarien wegen starker Verwachsungen oder Veränderungen mit entfernt werden müssen, so spricht man von Salpingo-Ovarektomie. — Die Operation kann auf vaginalem oder auf abdominellem Wege ausgeführt werden. Die Laparatomie bietet auf alle Fälle besseren Einblick und gewährt dadurch größere Sicherheit.

Nur stark gegen die Scheide sich vordrängende Tumoren darf man von unten angreifen. Dabei kann die Lösung der Verwachsungen Schwierigkeiten bereiten; namentlich läuft man Gefahr, bei Darmadhäsionen den Darm oder doch seine Serosa zu verletzen; auch die Blutstillung kann Verlegenheiten bringen. Jedoch entleeren sich allfällig eröffnete Eitersäcke leichter nach der Scheide zu und kann besser drainiert werden; auf diese Weise ist es dann möglich, die oft gefährliche Auslösung des Sackes zu umgehen.

Bei der abdominellen Operation handelt es sich zuerst um die Auslösung der Tube und meist auch des Eierstockes aus den zahlreichen Verwachsungen. Häufig wird dabei der Tubensack oder ein in Adhäsionen sitzender Eiterherd platzen. Man hat also von vornherein das umgebende Peritonaeum vor dem ausfließenden Eiter durch Kompressen zu schützen. Glücklicherweise ist der Eiter in der Hälfte der Fälle steril und ungefährlich. Ist der Tumor frei, so wird er abgebunden und das Adhäsionsbett mit Peritonaeum übernäht oder allenfalls nach der Scheide drainiert.

Da hierbei der Uterus, also der ursprüngliche Infektionsherd, zurückbleibt und in fast der Hälfte der Fälle die Beschwerden durch Fortdauer der Entzündung weiter bestehen, ist eine radikalere Operation vorzuziehen, **indem man den Uterus mitentfernt.** Es schafft dies auch viel bessere Abflußverhältnisse.

Überall, wo es, ohne den Zweck der Operation zu beeinträchtigen, angeht, soll eine Verstümmelung der Geschlechtsorgane vermieden, namentlich aber die Möglichkeit der Fortpflanzung erhalten werden. In diesem Sinne kann ein deutlich gegen die Scheide sich vordrängender Eitersack an der prominentesten Stelle punktiert oder mit dem Fränkelschen Inzisionstrokart (s. Abb. 161) eröffnet werden; darauf folgt Erweiterung der gemachten Öffnung und gute Drainage. Sind nicht noch andere Entzündungsherde weiter oben vorhanden, so kann das Leiden durch völlige Schrumpfung des Sackes zur radikalen Ausheilung kommen. — Bei abdominellen Operationen kann man sich auf bloß teilweise Amputation der Ovarien oder Resektion der Tube beschränken; es kann, wenn der übrige Teil der Tube gesund ist, das aus Verwachsungen gelöste oder das amputierte Tubenende über das Ovarium genäht werden (Salpingorrhaphie); man kann auch eine künstliche Öffnung der Tube anlegen und sie in der Nähe des Ovarium fixieren (Salpingostomie) oder einen Saktosalpinx breit inzidieren, desinfizieren und das Ovarium in die Inzisionsöffnung einnähen.

B. Die Neubildungen der Eileiter.

Neoplasmen an den Tuben sind selten.

Knollige Verdickungen der Schleimhaut oder Verklebung einzelner Falten derselben, auch deziduale Wucherungen nach Tubarabort können als Polypen imponieren.

Fibromyome und Adenomyome wurden wenig über 10 Fälle von Ei- bis Kindskopfgröße beschrieben. Selten sind auch Enchondrome (Abb. 161).

Kleine Zystchen verschiedener Herkunft sieht man hier und da an der Oberfläche der Tube. Sehr häufig sind die aus der embryonalen Entwicklung stammenden **Morgagnischen Endhydatiden.** Bei fetten Frauen hat man schon kleine lipomatöse Geschwülste unter dem Peritonaeum beobachtet. All diese Bildungen sind ohne praktische Bedeutung.

Gutartige Papillome entwickeln sich als große Rarität bei chronischer Endosalpingitis bis zu apfelgroßen weichen Tumoren; sie sondern eine klebrige Flüssigkeit ab, welche meist durch das uterine Ostium abfließt; gelangt sie in die Bauchhöhle, so bildet sich Aszites; sie können auch zur Bildung von Saktosalpinx Anlaß geben.

Von **Sarkom** sind etwa 6, von primärem **Karzinom** etwa 30 Fälle bekannt geworden. In neuerer Zeit ist man auch auf vereinzelte Fälle von **Chorionepitheliom** in der Tube gestoßen.

Tubengeschwülste entdeckt man durch die Untersuchung; in der Regel wird es aber sehr schwierig sein, sie als solche zu deuten. Endgültigen Aufschluß bringt fast immer erst die Operation. Man denke sich z. B., zu welchen Täuschungen der Befund eines Falles, wie ihn Abb. 145 zeigt, Anlaß geben kann.

C. Die Krankheiten der Ligamenta rotunda.

Die Ligg. rotunda sind bei Atrophie des Uterus ebenfalls **atrophisch;** nach Geburten findet man sie oft in bleibender **Hypertrophie.**

Fibromyome oder **Fibromyxome** sind selten; sie sitzen häufiger rechts, entweder im abdominalen Teile des Ligamentes oder im Leistenkanal und den großen Schamlippen und erreichen nur selten beträchtliche Größe.

Zystische Tumoren, entweder Flüssigkeitsansammlungen im Innern des Bandes (**Hydrocele** oder Hydrops lig. rotundi) oder im verschlossenen Processus vaginalis peritonaei (Hydrocele muliebris, s. S. 69) sind auch seltene Vorkommnisse.

Bei allen Tumoren am vorderen Ende der großen Schamlippen muß an Entstehung aus den Ligg. rotunda gedacht werden. Die Unterscheidung von Hernien bildet die Hauptschwierigkeit. — Oft wird erst die Operation Klarheit bringen.

VI. Die Erkrankungen der Eierstöcke.

(Anatomische Vorbemerkungen S. 248.)

A. Die Entzündung der Eierstöcke (Oophoritis).

Ätiologie. An eine Entzündung der Tube schließt sich häufig eine solche des Ovarium an, deshalb bildet die Salpingitis das wichtigste ätiologische Moment für Oophoritis. Sie kann auch, wie die Salpingitis, Folge **septischer Infektion** nach Geburt oder Abort (besonders kriminellem) oder unreinen operativen Eingriffen an den Genitalien sein. — **Akute Infektionskrankheiten**, besonders die akuten Exantheme gehen hier und da mit Oophoritis einher. In der Kindheit überstandene Fälle dieser Art, die vielleicht übersehen worden waren, können wahrscheinlich zu dauernden Schädigungen der Eierstöcke und in der Folge zu Entwicklungshemmungen der Genitalien in den Pubertätsjahren führen. — **Exzesse in Venere**, geschlechtliche Überreizung, **Masturbation** haben manchmal Oophoritis im Gefolge. — **Vergiftungen** mit Phosphor, Arsen, Quecksilber usw., die zu Unterleibshyperämie führen, bewirken eine Blutüberfüllung auch in den Ovarien.

Pathologische Anatomie. Unsere anatomischen Kenntnisse der Oophoritis sind noch lückenhaft. Häufig beginnt die Entzündung als Perioophoritis und schreitet von der Oberfläche in die Tiefe; bei septischer Infektion durch die Lymph- oder Blutwege kann jedoch die Noxe im Innern deponiert werden und der Prozeß dort beginnen.

Je nachdem mehr der Follikelapparat oder das interstitielle Gewebe befallen ist, unterscheidet man eine **parenchymatöse oder follikuläre** und eine **interstitielle Form**. — Bei der parenchymatösen Oophoritis trübt sich der Liquor folliculi, die Follikelepithelien degenerieren körnig und verfetten; auch das Ei zerfällt, der ganze Follikel schrumpft zusammen und an seine Stelle tritt narbiges Bindegewebe; auf diese Weise können eine mehr oder weniger große Zahl oder sämtliche Follikel zugrunde gehen. Das Ovarium ist dabei nur wenig vergrößert.

In anderen Fällen wandeln sich die Follikel in kleine Zystchen um, so daß das Ovarium von einer großen Zahl stecknadelkopf- bis haselnußgroßer mit klarem Inhalt gefüllter Zystchen durchsetzt ist; **kleinzystische Degeneration**. Mitunter verschmelzen mehrere der kleinen Säckchen zu einer größeren Zyste oder eines derselben entwickelt sich auf Kosten der übrigen zu Faustgröße und darüber. Wir sprechen dann von **Hydrops folliculi**. — Kleinere derartige Zysten findet man nicht selten schon bei Kindern und Neugeborenen; meist handelt es sich dabei wohl um Thekaluteinzysten (s. S. 255).

Bei der interstitiellen Oophoritis besteht im Beginn kleinzellige Infiltration des Stroma ovarii; später tritt durch Vermehrung des faserigen Bindegewebes Sklerosierung ein. Hierbei können die Follikel durch Kompression zugrunde gehen und das ganze Organ zu einem kleinen harten Körper zusammenschrumpfen.

Sind bei der einen oder anderen Form eitererregende Keime beteiligt, so kommt es zu Abszeßbildung. Die Infektion und Eiterung beginnt fast immer in einem frisch geplatzten Follikel oder einem Corpus luteum. Die Eiteransammlungen können nur ganz klein bleiben oder aber Faustgröße und darüber erreichen. Diese Ovarialabszesse verhalten sich im großen und ganzen so wie Pyosalpinxsäcke; starke pelveoperitonitische Entzündungen und Verwachsungen begleiten sie. Der Verlauf ist jedoch protrahierter, weil das Ovarialgewebe langsam einschmilzt. Hartnäckiges intermittierendes Fieber ist dabei charakteristisch.

Symptome. Das klinische Bild der Oophoritis ist ein recht unbestimmtes.

Bei akutem Einsetzen sind die Symptome meist verdeckt durch die begleitende Sepsis oder Salpingitis oder Perimetritis. Die vaginale Untersuchung ergibt nur eine hochgradige Empfindlichkeit und Resistenz der seitlichen Scheidengewölbe; erst wenn das akute Stadium vorbei ist, kann es gelingen, die Vergrößerung und besondere Druckempfindlichkeit des Ovarium festzustellen.

Auch bei der chronischen Oophoritis ist das Hauptsymptom ein Schmerz in der Seite, oder meist beiderseits, der vermehrt wird durch lebhafte Bewegung, Anstrengung, mechanische Insulte, harten Stuhlgang, geschlechtlichen Verkehr; er steigert sich bei der Menstruation, und zwar hauptsächlich vor dem Blutaustritt. Die Periode ist verstärkt, oft unregelmäßig anteponierend. Nervöse und neurasthenische Beschwerden gesellen sich in der Regel hinzu; gewiß handelt es sich häufig nur um solche, wo der Praktiker aus Verlegenheit Oophoritis diagnostiziert.

Befund. Das vergrößerte Ovarium kann, leichter als sonst, als rundlicher, praller, empfindlicher Tumor mit glatter Oberfläche bimanuell durchgefühlt und erkannt werden; besonders, wenn es der allein ergriffene Teil ist. Selten erreicht es mehr als das Vierfache seiner normalen Größe; außer es habe sich ein Abszeß oder eine Zyste in ihm gebildet. Sehr oft besteht aber nicht isolierte Oophoritis, sondern Ovarium, Tube, Lig. latum sind zu einer entzündlichen Geschwulst verlötet, so daß man die Affektion als „Adnexitis" zu bezeichnen hat. —

Prognose. Akute Oophoritis kann ganz ausheilen und, falls nicht Abszeßbildung auftrat, das Ovarium auch wieder zu voller Funktionsfähigkeit zurückkehren. Häufiger jedoch geht sie in die chronische Form über. Dann kommt es zu Funktionsstörungen und die Beschwerden können in mehr weniger hohem Grade bis zur Menopause andauern.

Therapie. Die Behandlung ist ähnlich wie bei der Salpingitis, Am besten ist es, gleich im Beginn die Kranke für einige Wochen ins Bett zu bannen und beständig fort hydropathische Wickel um die Beckengegend machen zu lassen. Daneben muß bei reizloser Kost für regelmäßige Stuhlentleerung gesorgt werden. Manchmal wirken heiße Scheidenspülungen mit Wasser von 50°C günstig. — Die von manchen beliebte Lokalbehandlung mit Ichthyoltampons, Skarifikationen, Ätzungen hat häufig nicht den erwarteten Erfolg; zu funktionellen Nervenstörungen geneigten Personen schadet sie aber durch die oft wiederholten Eingriffe. — Besondere körperliche Schonung, am besten Bettruhe, ist über die Menstruation anzuordnen. — Badekuren unterstützen die Heilung. Frauen, welche jahraus jahrein sich pflegen können, bringen sich über die Beschwerden leicht hinweg: schlechtere Zeiten wechseln mit besseren ab; doch im ganzen ist der Zustand erträglich. Übler daran sind solche, welche sich mit ihrer Hände Arbeit durchzubringen haben; bei diesen wird man sich eher zur operativen Entfernung der Ovarien entschließen. — Ovarialabszesse müssen vom Scheidengewölbe aus eröffnet und drainiert oder vom Abdomen aus ausgeschält werden.

B. Bluterguß in die Eierstöcke (Haematoma ovarii).

Blutergüsse können stattfinden in die Follikel (zirkumskripte) oder ins Stroma (diffuse); sie erreichen selten mehr als Nußgröße, mitunter ist aber das Eierstockgewebe völlig durchblutet (s. Abb. 148) und bilden sich große Hämatome oder Blutzysten und beim Platzen derselben gefährliche intraperitonaeale Blutergüsse. — Sie können Folge sein einer Ablösung des Corpus luteum von der Follikelwand; man kann mitunter das ganze Corpus luteum in der Bauchhöhle finden. Meist ist aber ihre Entstehung auf Gefäßentartung, vielleicht zusammen mit Kongestion, zurückzuführen. Geschlechtliche Überreizung, Überanstrengungen, besonders Ausschreitungen oder Erkältung während der Menstruation können den Anstoß geben, oder entzündliche Kongestion, wie man sie bei akuten Infektionskrankheiten, dann bei Phosphor-, Arsen-, Quecksilber-Vergiftungen beobachtet, ferner Skorbut, Verbrennungen oder venöse Stase bei Herz-, Leber-, Lungenleiden, selbst bei Neugeborenen (durch Asphyxie verursacht), führen dazu.

Die veranlassende Affektion tritt im Krankheitsbilde in der Regel dermaßen in den Vordergrund, daß das lokale Leiden leicht übersehen wird. —

Charakteristische Symptome gibt es nicht. Die Frauen klagen allerdings über plötzlichen Schmerz in der Seite. Aber nur wenn man Gelegenheit hatte, kurz vorher das Ovarium zu tasten und jetzt die plötzliche Zunahme seiner Größe ohne heftige ent-

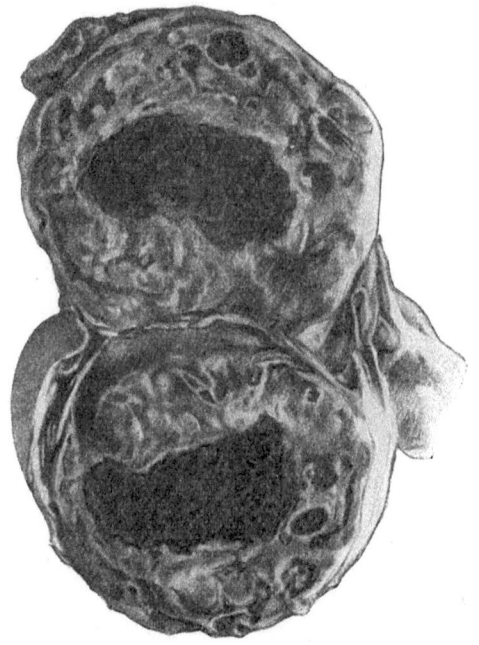

Abb. 148. Haematoma ovarii auf dem Durchschnitt. (Frauenklinik Zürich.) Das Ovarium gut faustgroß; im Zentrum ein größerer, ringsum zahlreiche kleinere Blutergüsse.

zündliche Erscheinungen feststellt, kann eine Ovarialapoplexie vermutet werden. — Bettruhe, Eisblase oder Wickel bringen bald Erleichterung. Die völlige Resorption kann aber Wochen in Anspruch nehmen. Große Beschwerden geben zu operativer Entfernung des durchbluteten Eierstockes Anlaß.

C. Die Neubildungen der Eierstöcke (Ovarialtumoren).

1. Zystische Tumoren.

Man unterscheidet:

a) **Follikularzysten** (Hydrops folliculi) und **Zysten des Corpus luteum**. Sie sind aus schon bestehenden Hohlräumen hervorgegangen und stets einkammerig.

b) **Zystome, Zystadenome** verdanken ihre Entstehung Epithelwucherung und stellen wirkliche Neubildungen dar.

c) **Dermoidzysten.** Sie haben sich (wie die soliden Teratome, s. unten) aus dem Ei gebildet.

d) **Parovarialzysten.** Sie verdanken ihre Entstehung den Resten des Wolffschen Körpers, i. e. dem Parovarium.

a) Follikelzysten oder Hydrops folliculi und Zysten des Corpus luteum.

So bezeichnet man die aus Graafschen Follikeln hervorgegangenen Zysten, wenn sie die Größe des normalen Ovarium

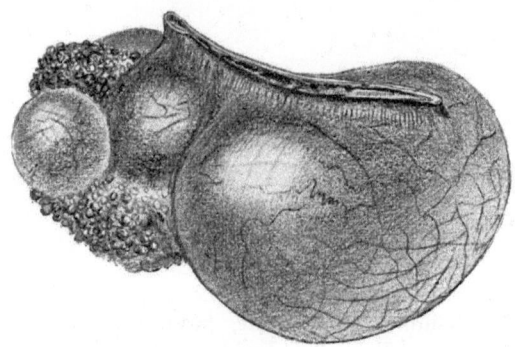

Abb. 149. Follikelzysten (Hydrops folliculi), daneben noch ein Oberflächenpapillom. (Nach H. Kelly.)

übertreffen (Abb. 149); sie können bis zu Mannskopfgröße wachsen, bleiben aber meist auf Faustgröße. Sie stellen rundliche, gewöhnlich frei in die Bauchhöhle hereinragende Geschwülste dar, welchen der erhaltene Rest des Eierstockes ansitzt. Ihr Inhalt ist eine helle wässerige Flüssigkeit, selten wird er durch Blutergüsse dunkler gefärbt; ihre Wandung ist dünn, trägt auf der Innenfläche bei kleinen Tumoren mehrschichtiges, bei größeren einschichtiges oder gar kein Epithel und zeigt hier und da kleine warzenartige Auswüchse. Sitzen mehrere solche Zysten in einem Eierstock, so können sie mehrkammerige Tumoren vortäuschen. Möglicherweise entstehen sie dadurch, daß bei chronisch entzündlicher Verdickung des peripheren Stroma oder Auflagerungen die Ruptur eines reifen Follikels ausbleibt und die Absonderung von Liquor folliculi fortdauert; in diesem Sinne hat man es also mit Retentionszysten zu tun. Wahrscheinlicher aber entwickeln sie sich aus jenen Follikeln mit Wucherung der Thekazellen und Vermehrung des Liquor, wie man sie oft in den Eierstöcken antrifft und die ein Entwicklungsstadium der interstitiellen Eierstocksdrüse darstellen.

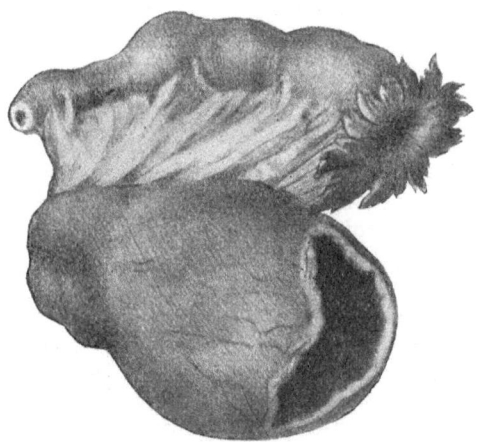

Abb. 150. Corpus luteum-Zyste eröffnet.

Die Zysten des Corpus luteum sehen den vorigen ähnlich (Abb. 150); nur werden sie selten über eigroß. Ihr Inhalt ist öfter rotbraun oder gelblich und mehr dicklich. Ihre Wandung, derber, fleischiger als bei Follikularzysten, besteht aus einer inneren faltigen, durch Luteinzellen gelblich gefärbten Schichte und einer bindegewebigen äußeren Hülle. —

Diese beiden Geschwulstarten machen wenig Beschwerden; hier und da sind sie mit Menstruationsstörungen verbunden. Sie bei der Tastung richtig zu deuten, d. h. von anderen Zystenarten zu unterscheiden, ist meist unmöglich. Es kommt vor, daß sie während der Untersuchung platzen; das deutet dann mit ziemlicher Bestimmtheit auf ihre Natur hin. — Werden sie bei der Laparatomie als solche erkannt, so soll wo möglich nicht das ganze Ovarium exstirpiert, sondern nur der kranke Teil desselben reseziert werden. Sind viele kleine Zysten da, so können sie einzeln angestochen werden. Dies wird besonders dann empfehlenswert sein, wenn die Entartung in beiden Eierstöcken besteht und der Frau die Möglichkeit, noch Kinder zu bekommen, nicht ganz genommen werden soll.

b) Zystome s. Zystadenome.

Sie bilden die Großzahl der Ovarialzysten; ihr Vorkommen beschränkt sich nicht auf das geschlechtsreife Alter, auch nach der Menopause, ja bis ins hohe Greisenalter hinein werden sie nicht gar selten beobachtet; selbst bei Kindern vom 2. Altersjahre bis zur Pubertät wachsen sie hier und da. Erblichkeit ist nicht nachgewiesen. — Wir unterscheiden zwei Formen:

1. **Das Cystoma pseudomucinosum glandulare.** Es nimmt seinen Ursprung aus dem Epithel der Eierstocksoberfläche, also dem ursprünglichen Keimepithel, oder dem aus diesem hervorgegangenen Epithel der Primärfollikel oder der „Pflügerschen Schläuche". Durch Einstülpung ins Stroma hinein und Abschnürung bildet sich eine Epithelhöhle, welche sich infolge weiterer Epithelwucherung und Absonderung in ihr Inneres zur Zyste ausdehnt. Neue Einstülpung des Zystenepithels in der Zystenwand (evertierendes Wachstum) führt zur Bildung von Tochterzysten, so daß mit der Zeit ein ganzes Konglomerat von Zysten entsteht, welches von einer gemeinsamen Stromahülle umgeben ist und auf der äußeren Fläche das Eierstockepithel trägt: Multilokuläres Zystom. Viele der Zysten fließen zusammen, so daß bei etwelcher Größe des Tumors gewöhnlich eine Zyste die Hauptmasse bildet und die übrigen ihr aufsitzen. Je älter der Tumor, um so mehr Zysten sind im allgemeinen in einem Raum aufgegangen; doch kann man auch auf alte Zystome stoßen, welche aus einer Unzahl ungefähr gleichgroßer Zystchen bestehen. An jüngeren Geschwülsten ragen gewöhnlich die Tochterzysten auf der Oberfläche bucklig hervor; an älteren ist dies weniger mehr der Fall, hingegen trifft man bei diesen oft an der Innenfläche eine große Zahl kleiner Tochterzysten, wie unsere Abb. 151 es zeigt.

Das Zystom besitzt eine atlasglänzende, bläuliche Oberfläche; es ist prall gespannt, im ganzen kugelig, doch trifft man häufig auch alte Tumoren, welche durch tiefe Einziehungen und Furchen ihre Zusammensetzung aus mehreren größeren Zysten erkennen lassen, wie in Abb. 152.

Das Cystoma pseudomucinosum glandulare bildet die größten Eierstocksgeschwülste. Es hat als Inhalt eine kolloide, schleimige oder gallertartige Flüssigkeit, welche häufig mit der Zeit dünnflüssig, serös wird und sehr eiweißreich ist. Das

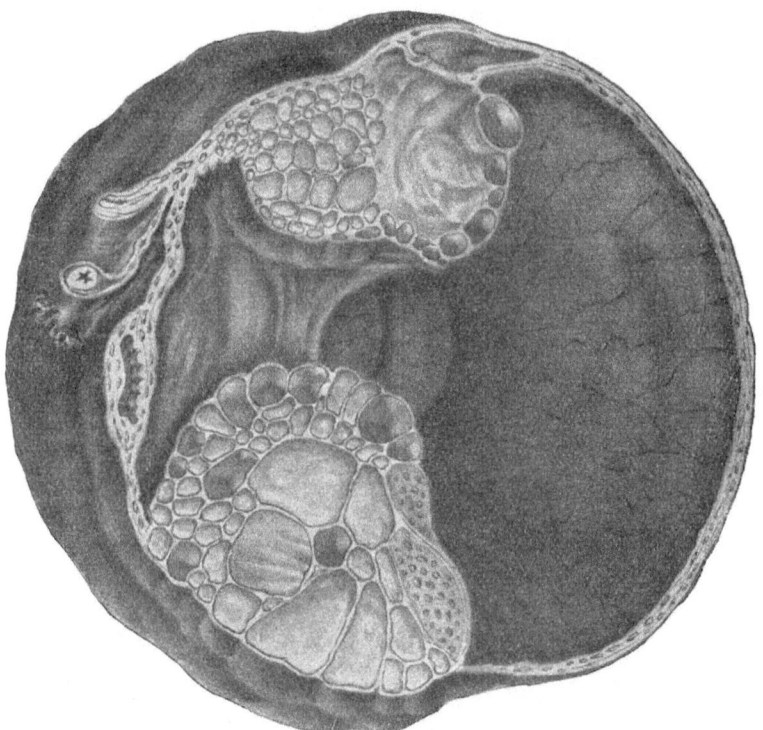

Abb. 151. Pseudomuzinöses Ovarialzystom, auf dem Durchschnitt. Rechts ein größerer Zystenraum; links konglomerierte Tochterzellen mit dickem glasigem Inhalt. Links oben der durchtrennte Stiel.

spezifische Gewicht beträgt 1020—1030. Die Farbe derselben wechselt vom graulichen, hellgelben grünlichen zum braunen und schwarzen, je nach dem Gehalte an Blutfarbstoff; ein grünlich schillernder Ton an der Oberfläche der stehenden Flüssigkeit rührt von Cholestearinkristallen her. Ihr hauptsächlichster Bestandteil ist Pseudomuzin, daher die Bezeichnung Cystoma pseudomucinosum. Das Pseudomuzin wird zum Unterschied

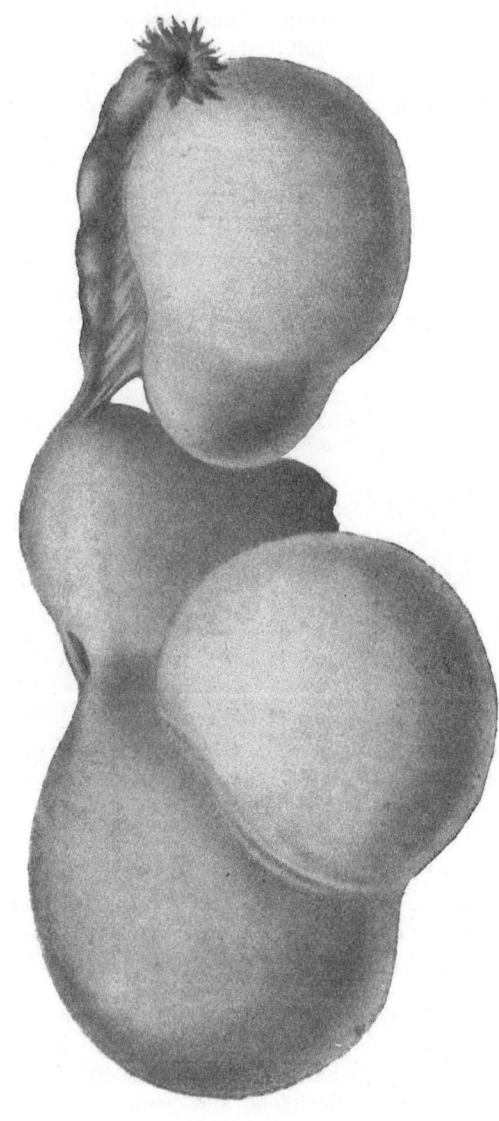

Abb. 152. Doppelseitige pseudomuzinöse Ovarialzystome, einkammerig geworden.

von Muzin durch Essigsäure nicht gefällt. Beim Kochen mit Mineralsäuren zerfällt es in Eiweiß und Kohlehydrat; es stellt also ein Glykoproteid dar. Mikroskopisch findet man Blutkörperchen, Zellbestandteile, Cholestearin, Fett im Zysteninhalt.

2. Das Cystoma serosum papillare. Es erreicht nur mäßige Größe und ist oft doppelseitig. Sein Inhalt, dessen Eiweißgehalt wechselt, ist serös, klar oder wenig getrübt. Das Kennzeichnende aber ist, daß die meist mit Flimmerepithel bekleidete Innenfläche der Zyste papilläre Auswüchse (invertierendes Wachstum) treibt, welche oft nur vereinzelt stehen (Abb. 153), oft aber in dicht aneinander liegenden vielfach verzweigten Sprossungen das Innere der Zyste zum größten Teil ausfüllen (Abb. 154). Die einzelnen Papillen bestehen aus einem bindegewebigen, oft Kalkeinlagerungen enthaltenden Gerüste mit Gefäßschlingen und einem Zylinderepithelbelag. — Diese Auswüchse haben Neigung zum Übergang in bösartige Papillome. Auch durchbrechen sie nicht selten die Wandung des Zystom und wuchern bösartig an der Oberfläche des Ovarium oder in die Umgebung weiter.

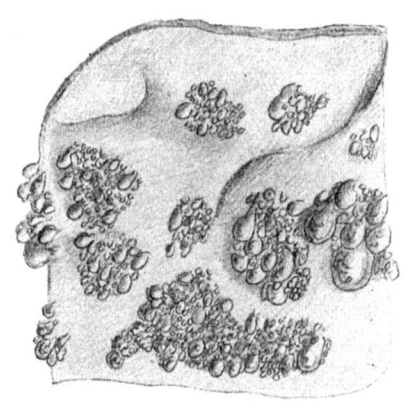

Abb. 153. Stück der Innenfläche eines papillären Ovarialzystoms. (Nach Ribbert.) Kleinere und größere papilläre Erhebungen bedecken die Innenfläche.

Eigentliche Papillome können auch von der Oberfläche des Ovarium ausgehen und frei in die Bauchhöhle hineinragende verzweigte Tumoren bilden, ähnlich wie nach dem Durchbruche eines papillären Zystoms. Es kann der ganze Eierstock nach und nach in solch einem Papillom aufgehen (Abb. 155), oder aber die Neubildung nur auf eine Stelle der Oberfläche beschränkt bleiben (Abb. 149). Solche Tumoren sind gewöhnlich beidseitig und Aszites begleitet sie. Entarten die Papillen myxomatös oder hydropisch, so bilden sich kleine durchscheinende Bläschen und das Ganze bekommt das Aussehen einer Traubenmole.

c) Dermoidzysten.

Die Dermoide des Ovarium sind Produkte einer krankhaften Entwicklung einer Eizelle; sie stellen die zystische Form der Embryome dar (die Teratome bilden die solide Form). Sie enthalten form- und regellos durcheinander Bestandteile aller drei Keimblätter: Haut, Haare, Zähne, Knochen, Muskeln, Nerven,

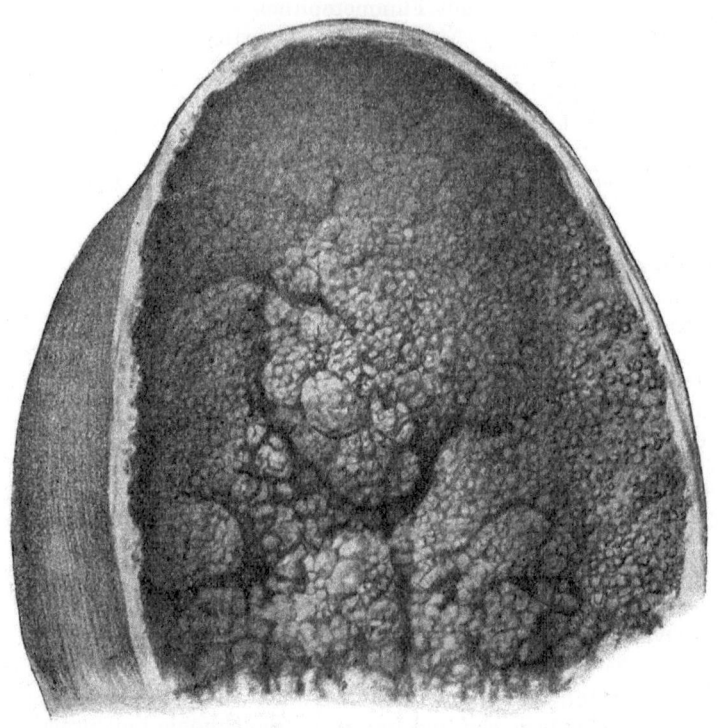

Abb. 154. Papilläres (seröses) Ovarialzystom auf dem Durchschnitt.

Teile des Darms und seiner Drüsen. Sie kommen in jedem Alter, vorzüglich jedoch in der Geschlechtsreife vor, bilden aber bloß 4—5% der Ovarialtumoren. Doppelseitige Entwicklung besteht in etwa 20% der Fälle. Ihre Größe schwankt zwischen der einer Orange und eines Kindskopfes; durch Kombination mit Zystadenomen können sie beträchtlich größer werden. Sie sind einkammerig, doch können durch Verschmelzung mehrerer Dermoide in einem Eierstocke auch mehrkammerige Zysten entstehen. Sie sehen matter aus als Zystome und zeigen oft gelbliche oder bräunliche Farbe. Ihre Hülle bildet einen bindegewebigen Balg; ihr Inhalt besteht aus einem gelben Fett, welches von Talgdrüsen abgesondert wird, bei Körpertemperatur meist flüssig ist und nach der Entleerung sofort zu einer grützigen Masse erstarrt. Auf der Innenfläche der sonst glatten Zystenwand sitzt an einer Stelle ein hereinragender fleischiger Zapfen, an welchem ein Haarknäuel haftet. Lose Haare, bis zu 1 Meter lang, zu einem Knäuel zusammen-

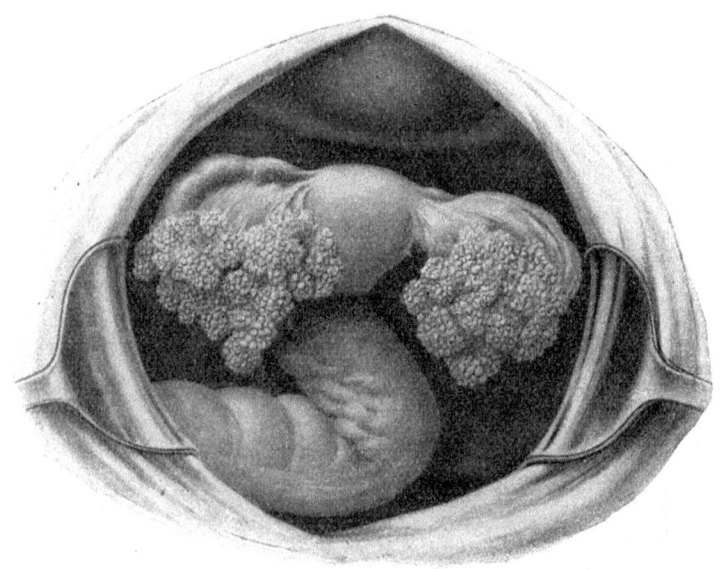

Abb. 155. Doppelseitiges Papilloma ovarii.

geballt, meist von heller Farbe (auch bei Negerinnen), sind dem Inhalt beigemengt. Daneben findet man Andeutungen an die Schädelkapsel, Nervenelemente, glatte wie quergestreifte Muskelfasern wirr durcheinander und regelmäßig Zähne, oft in großer Zahl, bis 100 und mehr, welche in Bindegewebe oder Knochen stecken.

Es gibt Zysten, welche aus Dermoid und aus proliferierenden Zystomen zusammengesetzt sind, meist so, daß eine Tasche von der einen, eine anliegende von der anderen Art ist; seltener besteht die Wand einer Zyste hier aus dermoidalem, dort aus adenoidem

Gewebe, was wohl durch gänzliche Verschmelzung von Zysten mit ursprünglich verschiedenem Charakter erklärlich ist. Auch eigentliche **Embryome** kommen im Eierstock vor (s. Abb. 156).

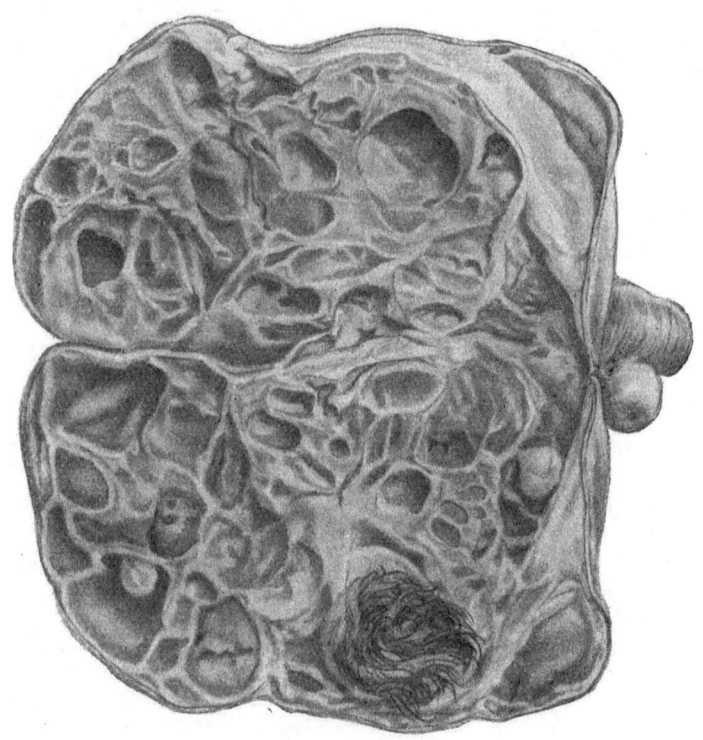

Abb. 156. Embryom des Ovarium mit Dermoid. (Züricher Frauenklinik.)

d) Parovarialzysten.

Sie bilden etwa 11% der Eierstockgeschwülste; bei Kindern sah man sie noch nie. Sie entwickeln sich aus dem Parovarium und liegen deshalb zwischen beiden Blättern des Lig. latum (Abb. 157). Ihre Gestalt ist **kugelig**, sie übersteigen selten Kindskopfgröße und sind fast durchweg **einkammerig**. Ihre Wand ist dünn, enthält zuweilen Muskelfasern und trägt nach innen ein Zylinderepithel, welches meist flimmert. Die Innenfläche ist glatt; indessen zeigen manche warzenförmige, ausnahmsweise auch ausgeprägt papilläre Wucherungen. Während der Inhalt gewöhnlich **wasserhell** ist, kein Pseudomuzin oder

Albumin enthält, weist er bei diesen papillären Formen etwas schleimige Trübung und Eiweißgehalt auf; auch beobachtet man dabei hier und da Neigung zu maligner Entartung.

Der Stiel eines Ovarialtumor wird gebildet aus dem Lig. ovarii, dem nach der seitlichen Beckenwand verlaufenden Lig. suspensorium s. infundibulo-pelvicum und hauptsächlich aus dem Eierstocksteile des Lig. latum, dem Mesovarium. Er kann äußerst kurz, aber auch bis zu 15 cm lang sein; seine Dicke hängt von dem Hypertrophiegrade des Lig. latum ab. Mitunter sitzt auf der hinteren Seite des Stiels ein Rest des Ovarium. Die oft lang aus-

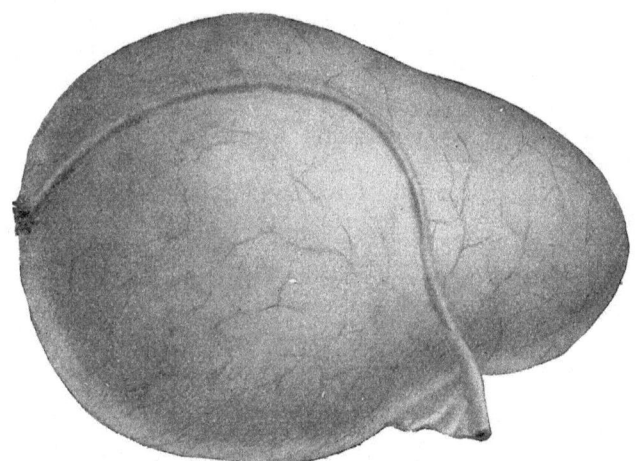

Abb. 157. Parovarialzyste mit lang ausgezogener Tube.
(Züricher Frauenklinik.)

gezogene Tube liegt vorn oder hinten dem Tumor an. — Durchs Lig. suspensorium kommt die Arteria spermatica, vom Uterus her die uterina zum Tumor; die Venen sind stark erweitert. —

Kleine Tumoren liegen gewöhnlich im Douglas. Mit der Vergrößerung entwachsen sie dem Becken und steigen in den Bauchraum hinauf, wo sie sich der vorderen Bauchwand anlegen. Der Uterus bleibt im Becken unter und hinter der Geschwulst, oft torquiert, retroflektiert; nur selten liegt er vor dem Tumor, so z. B. wenn er durch Myom oder Gravidität vergrößert ist; selten prolabiert er durch den Druck der Geschwulst. — Die Blase ist auf der vorderen Fläche oft in die Länge gezogen. Mitunter besteht Kompression eines Ureter.

Der Tumor kann zwischen beide Blätter des Lig. latum hineinwachsen, **intraligamentär** werden. Er gelangt dann im Parametrium auf den Beckenboden, kann sich an der hinteren Beckenwand retroperitonaeal weiter entwickeln, rechts hinter dem Blinddarm, links ins Mesokolon hinein, in seltenen Fällen bis gegen die Nieren hinauf vordringen, oder er kann unter dem vorderen Blatt des Lig. latum sowie der peritonaealen Bedeckung der Blase hervor direkt unter den Bauchdecken zum Vorschein kommen. Häufig nimmt nur ein Teil des Tumor diese Wege. Solche Geschwülste sind dann nicht gestielt. Ein extraperitonaealer Tumor kann aber durch starke Dehnung seiner peritonaealen Bedeckung sich doch stielen, das Peritonaeum zu seinem Mesenterium machen und intraperitonaeal werden. — Intraligamentären Tumoren liegt der Uterus gewöhnlich innig an; zudem ist er nach der anderen Seite hinübergedrängt, oft eleviert. Die Vaskularisation ist dabei eine sehr starke.

Dermoide sind fast nie intraligamentär und liegen häufig vor dem Uterus.

Da die Parovarialzysten stets intraligamentär sich entwickeln, liegen sie dem Uterus gewöhnlich innig an; indessen kommt es gerade bei ihnen oft vor, daß das Lig. latum durch die Zyste stielartig ausgezogen wird und der Tumor gegenüber dem Uterus eine ziemlich große Beweglichkeit erhält. — Die Tube schmiegt sich der Zyste an und wird durch ihr Wachstum oft enorm in die Länge gezogen (Abb. 157); auch das dem Tumor meist anliegende Ovarium erfährt manchmal so starke Abplattung und Dehnung, daß es zur Zystenwand zu gehören scheint. —

Symptome. Ovarialzysten machen in der Regel erst Symptome, wenn sie in die Bauchhöhle hinaufgetreten sind und durch ihre Größe Auftreibung des Leibes bedingen. Mitunter bestehen schon früher Beschwerden, die aber durchaus nichts Charakteristisches an sich haben. Nicht so selten erregen erst die unten beschriebenen Komplikationen die Aufmerksamkeit der Patientin. — Intraligamentär entwickelte oder im Becken fixierte Geschwülste dagegen verursachen durch Raumbeschränkung in der Regel frühzeitige Beschwerden ähnlicher Natur wie Tumoren von beträchtlicher Größe und schwerem Gewicht: Varizen und Ödeme der Beine, der Schamlippen und Bauchdecken, auch mitunter Aszites; durch Kompression eines Ureter entsteht oft Pyelitis und Pyelo-Nephritis; hartnäckige Obstipation, ausnahmsweise Darmokklusion, schwere Verdauungsstörungen können auftreten; bei sehr großer Ausdehnung des Leibes üben Dyspnoe, Kompression der großen Gefäßstämme, erhöhter intraabdomineller Druck, begleitende Nierenaffektionen usw. üblen Einfluß aufs Herz aus.

Die Menstruation ist sehr oft nicht gestört; in einer Minderzahl ist sie verstärkt oder abgeschwächt oder unregelmäßig oder mit Schmerzen verbunden. Bei doppelseitigen Zystomen sowie bei hochgradiger Kachexie kann sie ganz ausbleiben. Nicht selten schwellen die Brüste etwas an, werden empfindlich und sondern ein wenig Milch ab. Die Konzeptionsfähigkeit leidet; doch sind Fälle von Schwangerschaft bei Ovarialzystom nicht selten (s. unten). —

Spontanheilung kommt ausnahmsweise durch Schwund der Zyste nach Ruptur oder Stieldrehung vor.

Regel ist sonst, daß ein Zystom unaufhaltsam, wenn auch häufig sehr langsam, weiter wächst und durch Beengung der Atmung, hochgradige Verdauungsstörungen, sowie durch die ungeheure Last und den großen Säfteverlust infolge der starken Absonderung eiweißhaltiger Flüssigkeit in sein Inneres zu stets zunehmender Abmagerung und zuletzt zum Tode an Erschöpfung führt. Häufiger noch gehen die Kranken zugrunde an Urämie, an Kreislaufstörungen

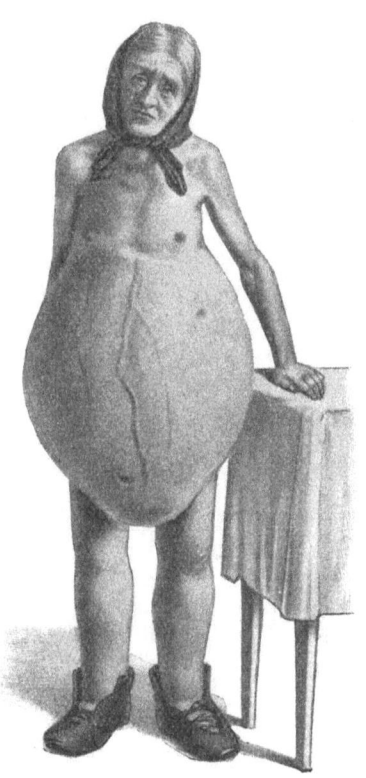

Abb. 158. Große Ovarialzyste.

und ihren Folgen (pleuritische, perikarditische Ergüsse, Lungenödeme infolge Herzschwäche) oder an einer Komplikation. Heutzutage wird allerdings so frühzeitig operiert, daß eigentlich kachektische Zustände infolge von Ovarialzystomen gar nicht mehr zur Beobachtung kommen und selbst Todesfälle durch Komplikationen zu den Seltenheiten gehören. Fälle, wie der auf Abb. 158 dargestellte, werden in Kulturländern kaum mehr gesehen. —

Bezüglich der **Dauer der Krankheit** kann etwas Bestimmtes nicht angegeben werden. Manche Zystome führen, auch ohne Komplikationen, infolge raschen Wachstums schon in kurzer Zeit, z. B. innerhalb 2 Jahren, zum Tode; für gewöhnlich ist jedoch der Verlauf ein langwieriger. Vor der operativen Zeit sah man oft Frauen, welche ihre Zysten während 10—20 und mehr Jahren alle Paar Monate punktieren ließen und sich dabei relativ wohl befanden.

Befund und Diagnose. 1. **Beckentumoren**, d. h. **kleine Geschwülste.** Man fühlt einen mehr oder weniger regelmäßig rundlichen, nicht empfindlichen, prall-elastischen glatten Tumor, welcher oft neben dem Uterus, meist hinter ihm, selten einmal vor ihm liegt. — Dermoide sind weniger prall-elastisch, besitzen mehr derbteigige Konsistenz, lassen oft harte Stellen erkennen und liegen häufig vor dem Uterus. — Parovarialzysten sind regelmäßig kugelig, liegen gewöhnlich dem Uterus innig an, besitzen dünne, schlaffe Wandung, bieten auffallend deutliche Fluktuation und lassen oft neben sich das Ovarium tasten.

Eine entzündliche Tubengeschwulst ist in der Regel länglich oder keulenförmig, durch derberen Stiel mit dem Uterus verbunden, meist fixiert, empfindlich, häufig doppelseitig (siehe Abb. 144) und zudem in verschiedenen schmerzhaften Schüben entstanden. — Tubarschwangerschaft ist bei lebendem Ei viel weicher, nach dem Tode der Frucht von unregelmäßiger Konsistenz; Vergrößerung und Auflockerung des Uterus, Ausbleiben der Regel, in kurzen Unterbrüchen auftretende Blutungen, Abgang einer Dezidua, einseitige wehenartige Schmerzen, Zeichen innerer Blutung sprechen für sie (s. Abb. 146). — Gestielte oder intraligamentäre Myome sind härter und haben das Ovarium neben sich. — Mit dem Uterus innig verwachsene kleine Ovarialtumoren können mit adhärenter Retroflexio uteri verwechselt werden. Es kommt darauf an, den Tumor sorgfältig durch seine Konsistenz und allfällige Furchen vom Fundus uteri abzugrenzen; im Notfall kann die Sondierung Aufschluß bringen. — Bei Retroflexio uteri gravidi muß die Anamnese und die Feststellung der Schwangerschaft überhaupt Klarheit bringen.

2. **Abdominelle**, d. h. **größere Geschwülste.** Nur bei mageren Frauen ist der obere Umriß des Tumor schon dem Auge wahrnehmbar. Bei Zugreifen muß die Geschwulstwandung getastet werden können; der Tumor steigt aus dem Becken auf oder liegt auf dem Eingang desselben und kann von einer Seite zur anderen und ebenso nach oben verschoben werden, so daß man mit den Fingern zwischen ihm und der Schamfuge

einzudringen vermag. Er besitzt rundliche Gestalt, zeigt Fluktuation und wenn er genügend groß, nicht zu vielkammerig und sein Inhalt nicht zu dick ist, beim Anschlagen Wellenschlag.
— Die Perkussion gibt Dämpfung auf der Kuppe des Tumor, während die abschüssigen Seitenpartien meist tympanitisch tönen.
— Bei der Auskultation hört man ausnahmsweise Uteringeräusch. — Per vaginam tastet man den unteren Pol der Geschwulst mehr oder weniger tief in den Beckeneingang herein ragend. Der Uterus läßt sich in der Regel abtasten, wenn es gelingt

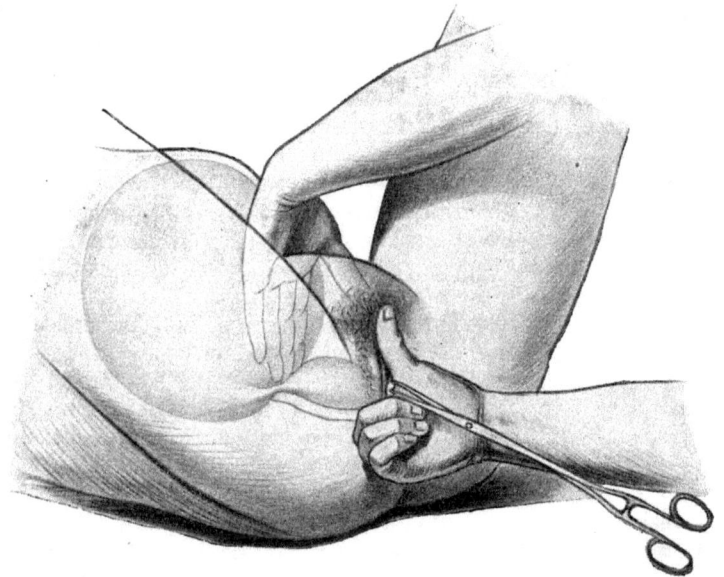

Abb. 159. Tastung des Stieles einer Ovarialzyste vom Rektum aus, unter Anziehen des Uterus.

zwischen der Schamfuge und dem Tumor einzudringen; sonst zieht man ihn mittels einer in die Portio eingehakten Kugelzange nach unten und sucht ihn vom Rektum aus zu umgreifen und sein Verhältnis zur Geschwulst festzustellen (Abb. 159); diese Untersuchung wird dadurch erleichtert, daß ein Assistent den Tumor nach oben drängt und so die bimanuelle Tastung und den Einfluß dieser Dislokation auf den Uterus festzustellen ermöglicht. Dies geht jedoch nicht an bei Tumoren, welche wegen vollständiger Ausfüllung des Bauchraums Verschiebungen nicht mehr gestatten.

Große Tumoren können verwechselt werden mit **Phantomgeschwülsten**, wie sie Gasauftreibung in verwachsenen Därmen, Fettanhäufung in den Bauchdecken oder im Netz, Kotansammlungen, partielle Kontrakturen der Bauchmuskeln gelegentlich vortäuschen. Untersuchung in Narkose wird fast immer aufklären. — Bei jedem Bauchtumor muß, ganz unabhängig von den Angaben der Frau und den persönlichen Verhältnissen derselben, **Schwangerschaft ausgeschlossen werden**. Die Unterscheidung von Ovarialtumor kann Schwierigkeiten machen bei hochgradigem **Hydramnion** oder **Blasenmole**, manchmal auch bei **abgestorbenem Kind**. Der Irrtum ist da, wenn man bei der bimanuellen Tastung die hypertrophierte, derbere Cervix für den ganzen nicht graviden Uterus hält, also das Hegarsche Schwangerschaftszeichen außer acht läßt: der rundliche Uterus gravidus muß dann als Ovarialtumor imponieren. Anziehen der Portio und Tastung per rectum wird im Zweifelsfalle Aufklärung bringen. — (Ovarialtumor in der Schwangerschaft siehe unten bei Komplikationen.) — **Weiche oder zystische Myome** des Uterus werden am besten durch genaue Tastung vom Rektum aus nach Herabziehen der Portio von Ovarialzysten unterschieden. Kleinere Myomknoten am Uterus und Verlängerung des Cavum sprechen für Myome. — **Hydronephrose** bleibt einseitig, bis der Tumor den Leib ganz ausgefüllt; vor ihm liegt das Kolon; ausschlaggebend ist wiederum sein Verhältnis zum Uterus. — Bei **Aszites** ist der Bauch mehr in die Breite gedehnt, die Fluktuation oberflächlicher; es bestehen häufig Ödeme der Beine und äußeren Geschlechtsteile und als Ursache wird ein Herz-, Leber-, Nierenleiden, bösartiger Tumor usw. gefunden. Den Ausschlag gibt die Perkussion: bei Aszites Dämpfung in den abschüssigen Partien und Tympanie auf der Höhe, sowie Schallwechsel bei Seitenlage, wenigstens solange die Flüssigkeit nicht die ganze Bauchhöhle völlig ausfüllt; eine Zystenwand kann nicht getastet werden; der Uterus steht tief und ist freier beweglich als bei entsprechend großen Zysten. Schwierig wird die Entscheidung, wenn der Aszites abgesackt ist und einen begrenzten fluktuierenden Tumor bildet. Seine Grenze ist indes stets etwas diffus, eine Zystenwand kann nicht ganz deutlich getastet werden; da und dort sind härtere Knoten, namentlich im hinteren Scheidengewölbe knollige Verdickungen zu fühlen; denn häufig liegt Tuberkulose oder Karzinose des Peritonaeum zugrunde. —

Bleiben Zweifel in der Diagnose bestehen, so kann eine **Probepunktion** gemacht werden; doch auch daraus wird man nicht immer bestimmten Aufschluß bekommen trotz mikroskopischer und chemischer Untersuchung der gewonnenen Flüssigkeit. Ist der Inhalt sehr dick und zähflüssig, so fließt er nicht durch die Kanüle heraus. —

Die Probeinzision hat ihre Berechtigung, wenn nach Erschöpfung aller diagnostischen Mittel immer noch Zweifel bleiben und es darauf ankommt, den richtigen Zeitpunkt einer operativen Heilung nicht zu versäumen. Selbstverständlich muß alles für eine allfällige Exstirpation der Geschwulst vorbereitet werden; doch soll dabei der feste Entschluß gefaßt sein, nicht mit Lösen von Verwachsungen, Inzision einer Zyste usw. — die Exstirpation zu beginnen, um erst nachher die Unoperierbarkeit einzusehen. —

Komplikationen der Ovarialtumoren.

1. **Verwachsungen.** Viele Ovarialtumoren bleiben gänzlich frei; die meisten jedoch gehen auf die Dauer Verwachsungen ein mit Netz, Bauchwand, Darm, seltener mit Uterus, Blase oder gar mit Leber und Milz. Stieldrehung, Reibung, starke Raumbeschränkung geben besonders Anlaß dazu. Sie bilden sich langsam; die lokale Peritonitis, welche dazu führt, verläuft gewöhnlich schleichend und meist ohne auffallende Schmerzen. — Sie bei der Untersuchung zu erkennen, ist in der Regel nicht möglich, weil es sich dabei fast immer um größere Geschwülste handelt, deren Beweglichkeit ohnehin beschränkt ist.

2. **Aszites.** Eine geringe Menge ist sehr oft vorhanden. Größere Ergüsse bilden sich häufig bei papillären Tumoren und maligner Degeneration.

3. **Blutungen** in die Wand oder ins Innere können nach mechanischen Insulten, Punktion, besonders nach Stieltorsion entstehen. Sie sind nur durch die Punktion als solche zu erkennen.

4. **Entzündung und Vereiterung** ist stets Folge von Infektion. Sie kann erfolgen gelegentlich einer Punktion oder Stieldrehung, oder von einer Salpingitis, oder vom Darm aus durch Vermittelung von Adhäsionen. Am häufigsten tritt sie im Wochenbett auf als Folge septischer Infektion, seltener im Anschluß an Typhus, Influenza usw. Unter stürmischen Erscheinungen, häufiger aber unter dem Bilde einer schleichenden Sepsis verwandelt sich der Inhalt der Zyste in Eiter, welcher öfters spezifische Keime enthält, andere Male aber völlig steril ist.

5. **Stieldrehung,** ein ziemlich häufiges Vorkommen, wird begünstigt durch langen Stiel, mittlere Größe der Geschwulst, schlaffe Bauchdecken, d. h. Momente, welche Rollbeweglichkeit des

Tumors ermöglichen. Veranlassung dazu geben rasches Hinaufsteigen aus dem Becken in die Bauchhöhle, brüske Anstrengungen der Bauchpresse, starke Dislokationen bei der Untersuchung, rasches Wachstum oder plötzliche Entleerung einer zweiten Geschwulst, z. B. des graviden Uterus oder eines anderseitigen Zystom usw. Meist handelt es sich nur um 1—2 malige Drehung; es ist aber schon bis 10 malige beobachtet worden; mitunter wird auch der Uterus von der Torsion miterfaßt, wenn sie mehrfach oder der Stiel kurz ist. Die Drehung kann plötzlich oder allmählich erfolgen und findet gewöhnlich in der Richtung nach dem Nabel zu statt.

Schon 1- oder $^1/_2$ malige Torsion hat Kreislaufstörungen im Stiel zur Folge; es entsteht venöse Stase: blaurote Verfärbung, Ödem, Hämorrhagien in den Stiel, in die Wand und ins Innere der Zyste, Läsionen des Oberflächenepithels und Adhäsionsbildung. Bei hochgradiger Torsion wird die Blutzufuhr im Stiel ganz abgeschnitten, ja es kann zu völliger Abdrehung des Stiels kommen, so daß der Tumor frei in der Bauchhöhle liegt; er atrophiert mitunter, in der Regel jedoch wird er auf dem Wege zahlreicher Adhäsionen weiter ernährt. Dadurch, daß eine adhärente Darmschlinge mit aufgerollt, oder der Darm unter dem Stiel oder Adhäsionssträngen eingeklemmt wird, kann Ileus entstehen. Bei sehr langsam sich ausbildender Torsion tritt hier und da durch Ernährungsstörungen fettige Entartung, Verkalkung, Atrophie und dadurch Spontanheilung ein. In seltenen Fällen wird das Bild der Torsion durch starke Ausziehung des Stiels vorgetäuscht.

Langsame Stieldrehung macht keine charakteristischen Symptome. Erfolgt sie akut, so verursacht sie die Erscheinungen einer Peritonitis mit heftigen Schmerzen, die an Gallenstein- oder Nierenkoliken erinnern, mit Erbrechen, Auftreibung des Leibes, mäßigem Fieber. Nach einigen Tagen tritt Beruhigung ein, der Meteorismus läßt nach und nun kann man den empfindlichen Tumor, von dem bisher vielleicht niemand eine Ahnung hatte, tasten. Häufig folgt nach einiger Zeit ein zweiter Anfall und so mehrere nacheinander. Meist findet eine Blutung ins Innere der Geschwulst statt; sie kann so bedeutend sein, daß hochgradige Anämie oder gar Verblutung eintritt. Jede Torsion hinterläßt Adhäsionen.

6. Ruptur entsteht meist infolge degenerativer Vorgänge in der Zystenwand oder rapider Zunahme des Inhaltes, z. B. infolge von venöser Stauung im Stiel oder intrazystärer Blutung (bei Torsion); mechanische Insulte können den Anstoß dazu geben, selten sind sie die alleinige Ursache. Eine irgendwie erhebliche Blutung erfolgt dabei nicht. Da der Inhalt bloß ausnahmsweise

septische Keime enthält, so wird der Durchbruch regelmäßig gut vertragen; er macht nur geringe Erscheinungen; manchmal fühlt aber die Frau einen plötzlichen Schmerz „als ob etwas geborsten sei". Der Erguß wird rasch resorbiert und oft unter stark vermehrten Urin- und Schweißmengen ausgeschieden. Unter Umständen kann die Sekretion des Zysteninhaltes in die Bauchhöhle fortdauern oder der ergossene Inhalt in der unten beschriebenen Weise zur Bildung von diffusem Myxom Veranlassung geben. Es kann auch die Zyste schrumpfen und verschwinden. — Selten erfolgt Durchbruch in den Magen, den Darm, durch die Bauchdecken, in die Scheide, die Blase, oder auf zwei Seiten. Es gehen dann stets leichte peritonitische Symptome voraus, welche zu Adhäsionen führen. Bei Darmdurchbruch tritt oft sekundär Infektion der Zyste ein.

7. **Maligne Degeneration.** Mitunter trifft man in der Zystenwand besonders aussehende Stellen, welche sich bei der mikroskopischen Untersuchung als Karzinombildungen entpuppen. Besonders verdächtig sind stets die papillären Zystome, wenn die papillären Massen die Wand durchwuchern und frei in die Bauchhöhle hinauswachsen; man sieht dann, wie sie auf dem benachbarten Peritonaeum der Därme, der Bauchwand, des Netzes Implantationen erzeugen; auch bildet sich gewöhnlich Aszites. Obschon in der Regel diese metastatischen Wucherungen nach Entfernung des Tumors verschwinden, so sind sie doch immer etwas verdächtig und Fälle, wo sich bösartige Bildungen daraus entwickelten, oft genug vorgekommen. — Wenn sehr zäher, gallertiger Inhalt einer Zyste durch Ruptur oder bei der Operation in die Bauchhöhle gelangt, so beobachtet man hier und da, daß diese Schleimmassen nicht resorbiert, sondern durch Pseudomembranen abgekapselt werden, lange Zeit so liegen bleiben, oder von den in ihnen eingeschlossenen Epithelien aus auf dem Peritonaeum zu diffusen myxomatösen Tumoren (Pseudomyxoma peritonei) heranwachsen. — Bei tuberkulöser Peritonitis kann Tuberkulose auch auf einem Zystom sich ansetzen. — Die Häufigkeit der bösartigen Degeneration der Ovarialtumoren wird auf 15—20% angegeben. Bildung von Aszites, Schmerzen infolge stärkerer Adhäsionen, rasch zunehmendes Wachstum und bald Zerfall der Kräfte deuten auf maligne Entartung. Die operative Entfernung des Tumors ist in vorgerückteren Stadien meist wegen der Verwachsungen erschwert; dabei kann man doch auf gegen 20% Radikalheilungen hoffen.

8. **Komplikation mäßig großer Ovarialtumoren mit Schwangerschaft** ist nicht selten. Die Zyste wächst dann oft in beschleunigtem Tempo. Gerne tritt Stieltorsion, einerseits

wegen Verlagerung durch den sich vergrößernden oder den durch
die Geburt plötzlich kleiner werdenden Uterus, anderseits wegen
der Auflockerung und längeren Ausziehung des Stiels, ein. Tiefliegende Zysten, welche nicht nach oben auszuweichen vermögen,
können unter der Geburt bersten. Im Wochenbette erfolgt gerne Vereiterung von Zystomen. — Die Zyste ihrerseits
verursacht in etwa 23% Unterbrechung der Schwangerschaft — wohl wegen Lageveränderung, Zerrung, Adhäsionen des
Uterus oder infolge von Komplikationen von seiten der Zyste. —
Schwangerschaft, Geburt und Wochenbett können auch ganz normalen Verlauf nehmen. Wegen der genannten Vorkommnisse
bildet Gravidität aber doch eine Indikation zur Operation.
Ihre Gefahr ist dabei nicht erhöht. In etwa 20% folgt ihr allerdings Unterbrechung der Schwangerschaft. — Kurz vor oder
während der Geburt wird eine Zyste, welche ein Geburtshindernis
bildet, punktiert. Genügt dies nicht, so kann auch die Ovariotomie oder, wenn dies nicht geht, der Kaiserschnitt oder beide
zugleich ausgeführt werden.

Therapie. Heilung bringt nur die Exstirpation der Zyste,
i. e. die Ovariotomie. Sie ist wegen der Gefahr der Komplikationen indiziert, sobald man den Ovarialtumor erkannt hat.
Um jedoch dem Mißbrauche der Operation einen Riegel zu schieben,
sollte als Indikation ein Mindestmaß von Gänseeigröße
gefordert werden. Das Alter der Kranken spricht nicht mit,
auch Verwachsung nicht. Ruptur, Entzündung und Vereiterung, Stieldrehung, Blutungen in die Zyste, auch die
Koexistenz von anderen Tumoren, z. B. von Uterusmyomen
oder von Schwangerschaft (s. oben) indizieren eine beschleunigte
Operation. Bei maligner Entartung soll operiert werden, wenn
das Allgemeinbefinden nicht zu schlecht ist, keine Metastasen
bestehen und der Tumor vollständig entfernt werden kann, was
allerdings meist erst nach Eröffnung der Bauchhöhle zu entscheiden möglich ist. — Schwere Allgemeinleiden, Lungen-
und Herzaffektionen, Krankheiten der Nieren und der Leber usw.
bilden, wie für die Laparatomie überhaupt, so auch für die Ovariotomie, Kontraindikationen.

Die *Ausführung* ist bei gut gestielten und nicht verwachsenen Zysten einfach. 1. Inzision in der Linea alba oder nach
Pfannenstiel. 2. Punktion oder Inzision des Tumors zur Entleerung des Inhaltes (bei mehrkammerigen Zysten müssen die Abteilungen einzeln eröffnet werden). Fassen der Wandung mit
flachen Zangen und allmähliches Vorziehen der Geschwulst.
3. Abbindung, Abtragung und Versorgung des Stiels. 4. Besich-

Die Neubildungen der Eierstöcke (Ovarialtumoren).

tigung, eventuell Behandlung, bzw. Exstirpation des anderen Ovarium; Toilette und Verschluß der Bauchhöhle.

Verwachsungen, solange sie frisch sind, löst man sorgfältig. Alte Bänder werden im allgemeinen zwischen doppelten Ligaturen durchtrennt. Ausgedehnt verlötetes Netz wird am besten abgebunden und reseziert. Unlösbare Darmadhäsionen werden in einiger Entfernung vom Darm durchtrennt. Bei der geringsten Verletzung der Serosa soll der Defekt mit Peritonaeum übernäht werden; an sehr fest verwachsenen Stellen läßt man die oberflächliche Schicht der Zystenwand auf dem Darm sitzen. Bei Blasenadhäsionen muß sorgfältig Verletzung der leicht zerreißlichen Blasenwand vermieden werden. — Ist ein größerer Teil der Zyste wegen allzufester Verwachsung mit Darm oder Blase durchaus nicht herauszulösen, so wird er nach Resektion des beweglichen Teils in die Bauchwunde eingenäht, d. h. durch eine Nahtreihe mit dem Peritonaeum, durch eine andere mit der Haut vereinigt. Der zurückbleibende Zystenrest, mit Jodoformgaze ausgestopft, schrumpft und schließt sich langsam durch Eiterung und Granulation.

Bei intraligamentären nicht gestielten Tumoren wird das am meisten vorgewölbte Blatt des Lig. latum inzidiert und nun die Zyste sorgfältig unter genauer Blutstillung herausgeschält, die entstandene Höhle des Ligamentes durch Vernähung, wenn nötig nach vorheriger Resektion, geschlossen.

Operateure, welche eine Vorliebe für vaginale Operationen haben, exstirpieren auch Ovarialzysten von der Scheide aus. Bei kleineren, nicht verwachsenen, tief herabhängenden Tumoren besitzt die Methode den Vorteil eines geringeren Eingriffes. Nach Inzision des vorderen oder hinteren Scheidengewölbes wird die Zyste gefaßt, entleert, herausgezogen und abgetragen; hierauf die Wunde vernäht. —

Vor der Verallgemeinerung der Ovariotomie ist die Punktion die gewöhnliche Behandlung gewesen. Es war nur ein palliatives Mittel und mußte bei Wiederfüllung der Zyste wiederholt werden, bis die Frau an Erschöpfung oder Komplikation zugrunde ging. Der Rekord wurde erreicht mit einer 664 maligen Punktion in 7 Jahren. — Auch jetzt noch wird man die Punktion anwenden, wenn die große Spannung im Abdomen eine Verkleinerung der Zyste verlangt und eine sofortige Exstirpation nicht angeht, sei es wegen einer schweren akuten Erkrankung oder wegen eines chronischen Leidens, das in kurzer Zeit zum Tode führen wird, sei es wegen einer bis ans Ende vorgerückten Schwangerschaft. — Sie muß stets unter streng antiseptischen Kautelen ausgeführt werden. Man wählt eine

Stelle unterhalb des Nabels, ungefähr in der Mittellinie, wo die Perkussion völlig leeren Schall gibt. An der Punktionsstelle bildet sich eine leichte Adhäsion.

2. Solide Geschwülste der Eierstöcke.

Sie bilden nur etwa $5^0/_0$ aller Ovarialtumoren.

a) Fibromyoma ovarii.

Fibromyome sind selten. Gewöhnlich handelt es sich dabei mehr um **fibröse Entartung des Stroma**, indem dasselbe so stark wuchert, daß das ganze Organ in einem fibrösen Tumor aufgeht. Meist erreicht er nicht mehr als Faustgröße; doch sind auch schon mannskopfgroße und bei zystischer Entartung enorm große Geschwülste beobachtet worden. Intraligamentäre Entwicklung ist sehr selten. Oft besteht dabei Aszites. — Eine besondere Art stellen die **fibrös entarteten Corpora lutea** dar. Sie bilden warzenförmige, zuweilen gestielte Knoten von Erbsengröße an der Oberfläche des Ovarium; sind aber ohne klinische Bedeutung.

b) Sarcoma ovarii.

Die **Sarkome** bilden die Mehrzahl der soliden Eierstocksgeschwülste. Sie kommen mitunter doppelseitig vor und sind schon öfters im Kindesalter beobachtet worden. Der Tumor erreicht Mannskopfgröße und darüber; er ist ziemlich derb, prall-elastisch, wenn zystische Erweichung eintritt. Seine Oberfläche ist glatt; doch können sarkomatöse Wucherungen die Albuginea durchbrechen. Fast immer erzeugt er Aszites und nach einer gewissen Zeit starke Verwachsungen. Er vergrößert sich rasch. Öfters ist ein Sarkom mit Myom oder Zystadenom kombiniert. — Ist ein Ovarialtumor festgestellt, so spricht für Sarkom: **Rasches Wachstum, Aszites, Beidseitigkeit, frühzeitige Abmagerung, kindliches Alter**. — Schleunige Exstirpation kann Heilung bringen. Da das Sarkom meist längere Zeit ohne Adhäsionen bleibt, ist eine frühzeitige Operation in der Regel leicht; sobald aber Adhäsionen entstanden sind, wachsen die Schwierigkeiten und bald wird die Exstirpation unmöglich. Dann hilft manchmal Röntgenbestrahlung.

Periheliome nennt man Neubildungen, welche vom perivaskulären Bindegewebe, **Endotheliome** solche, welche vom Endothel der Blut- und Lymphräume ausgehen. Sie sind als Raritäten im Eierstocke beobachtet worden.

c) Carcinoma ovarii.

Karzinom kommt genuin im Ovarium vor, und zwar primär oder als Metastase; häufiger jedoch tritt es als Degeneration von ursprünglich gutartigen Zysten auf. Das genuine Karzinom geht vom Keim- oder vom Follikelepithel aus. Es wird am häufigsten nach der Menopause, doch mitunter auch früher, ja im Kindesalter beobachtet. Die Neubildung erreicht bis Kindskopfgröße und tritt in der Regel doppelseitig auf; sie stellt entweder einen rundlichen Tumor mit glatter Oberfläche dar, oder aber

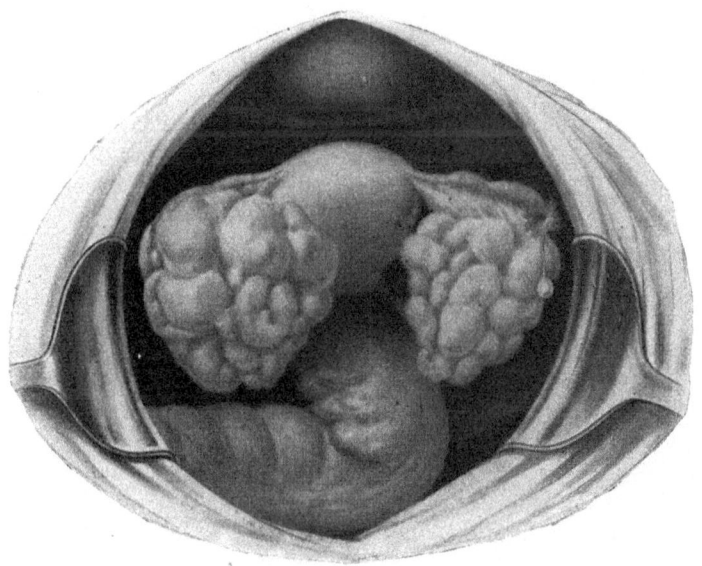

Abb. 160. Knolliges Karzinom beider Eierstöcke. (Züricher Frauenklinik.)

ihre Form ist unregelmäßig knollig oder lappig (Abb. 160); sie sieht braunrot aus und zeigt auf dem Durchschnitte weißliche Farbe, oft Blut- und Erweichungsherde; ihre Konsistenz ist hart, bei Erweichung im Innern dagegen elastisch.

Aszites bei relativ kleinen, knolligen, harten Tumoren, in beiden Ovarialgegenden, Zessieren der Menses, Schmerzen und zunehmende Kachexie lassen öfters die Diagnose mit großer Wahrscheinlichkeit stellen. Zur Bestätigung finden sich häufig im Douglas leistenartige, derbe Knollen, i. e. Implantationen auf dem Peritonaeum. —

Karzinomatöse Degeneration ist ziemlich häufig bei papillären, selten bei glandulären Zystomen. Markiges Aussehen kennzeichnet die degenerierten Stellen. In der Regel erfolgen rasch ausgiebige Verwachsungen; es bildet sich Aszites; die Menstruation zessiert; früh wird das benachbarte Peritonaeum ergriffen. Metastasen in Uterus, Leber, Milz, Darm sind ziemlich selten. Bald treten Schmerzen und damit auch rasch zunehmende Kachexie ein.

An Radikalheilung ist dort, wo die Diagnose gestellt werden kann, wegen Verwachsungen und Übergang auf die Umgebung in der Regel nicht mehr zu denken.

d) Teratoma ovarii.

Das Teratom (Abb. 156), gleich dem Dermoid aus der Eizelle entstanden, bildet eine solide Geschwulst mit kleinen Hohlräumen im Innern. Es enthält, regellos durcheinander gemengt, Gewebe aus allen drei Keimblättern. Seine Größe kann ganz beträchtlich werden. Die meisten Autoren sehen es als eine bösartige Neubildung an. Die richtige Diagnose kann erst nach der Exstirpation gestellt werden.

D. Lageveränderung der Eierstöcke.

1. Hernien.

Sehr selten verirren sich Ovarien in Bruchsäcke, am häufigsten noch in Inguinalhernien. In den meisten als angeborene Ovarialhernien aufgefaßten Fällen erwies sich das vermeintliche Ovarium bei der mikroskopischen Untersuchung als Hoden bei Hermaphroditismus. Liegt ein Eierstock in einem Bruchsacke, so verwächst er bald und erleidet häufig zystische oder maligne Degeneration. — Symptome treten nur als unbestimmter spannender Schmerz in der Leiste auf, welcher bei mechanischen Insulten und bei der Menstruation sich steigert. — Die Diagnose stützt sich auf den Befund eines rundlichen, nußgroßen, empfindlichen Tumors im Inguinalkanal oder im vorderen Drittel der großen Schamlippe, welcher bei der Menstruation anschwillt und bei Bewegungen des oft nach der betreffenden Seite gezogenen Uterus sich mitbewegt, während auf der gleichen Seite ein Ovarium nicht zu tasten ist. — Therapie: Bewegliche Hernien können durch Bruchband zurückgehalten, nicht reponierbare durch eine hohle Pelotte vor Druck geschützt werden. Vorzuziehen ist die Exstirpation des Ovarium. Wo großes Gewicht auf Erhaltung des

Eierstockes gelegt wird, kann, falls Degeneration ausgeschlossen ist, nach Erweiterung der Bruchpforte die Reposition versucht und hernach die Pforte vernäht werden.

2. Senkung der Eierstöcke (Descensus ovariorum).

Man versteht darunter die Senkung eines oder beider Eierstöcke in die Tiefe des Douglas. Diese Lageveränderung findet sich häufig bei Retroflexio uteri und gleicht sich nach der Aufrichtung des Uterus wieder aus. Andere Male fallen die Ovarien, mit Vorliebe das linke für sich allein, in den Douglas. — Die Ursache liegt in Erschlaffung ihrer Bänder oder in Vermehrung ihres Gewichtes: kleine Ovarialtumoren liegen ja regelmäßig dort. — Fehlen entzündliche Erscheinungen, so sind gewöhnlich auch keine Beschwerden vorhanden; indessen sieht man doch mitunter nervöse und neuralgische Symptome nach Beseitigung eines Deszensus eines ganz gesunden Eierstockes dauernd verschwinden. Befindet sich das Ovarium in entzündlichem Zustande, ist es verwachsen und vielleicht sekundär auch noch der Uterus retroflektiert, so können Schmerzen bei der Defäkation, beim Koitus, mitunter bei jeder Anstrengung, ja beim Gehen und Stehen, sowie Dysmenorrhöe die Verlagerung zu einem höchst lästigen Leiden machen.

Bei der Untersuchung tastet der Finger den kleinen Tumor hinter dem Uterus; ist er beweglich, so entgleitet er gerne und kommt vielleicht nicht gleich wieder aufs Scheidengewölbe zurück; meist kann er leicht zwischen dem tastenden Finger und der Beckenwand und bei dünnen Bauchdecken bimanuell gefangen, seine Verbindung mit dem Uterus geprüft, und dadurch eine Verwechslung mit pendulierendem Myom, beweglichem Tubarsack oder gar dem retroflektierten Corpus uteri ausgeschlossen werden. Zu entscheiden bleibt dann noch, ob eine beginnende Neubildung im Ovarium vorliege. — Bei Adhärenz und Exsudatbildung sind die genaueren Verhältnisse oft erst nach Schwund des Exsudates festzustellen.

Fehlen Beschwerden, so wird man das gesenkte Ovarium ruhig liegen lassen. Andernfalls kann man versuchen, einen beweglichen Eierstock durch Einlegen eines Ringes zu heben; dabei wird allerdings oftmals auch ein weicher Gummiring wegen Druck nicht vertragen. Dann hat hier und da folgendes Vorgehen Erfolg. In Knieellenbogenlage entfaltet man die Scheide, indem man mit zwei Fingern oder einer Spekulumplatte den Damm zurückzieht, bis die Vagina sich mit Luft gefüllt hat; dann legt man einen Jodoformgazetampon ins Scheidengewölbe und läßt die Frau noch einige Zeit in Seitenlage zubringen. Wenn man dies einige Male je nach 2—3 Tagen wiederholt hat, so kann dauernde Besserung eintreten. Wichtig ist die Regulierung des Stuhlganges, die Beschränkung des ehelichen Verkehrs, die Vermeidung langen Stehens usw. — Bleiben die Beschwerden trotzdem groß und sind sie nicht auf neurasthenische und hysterische Anlage zurückzuführen, so kommt die operative Entfernung des Ovarium in Frage. Handelt es sich um erkrankte Eierstöcke, so wird man sich leicht dazu entschließen. Bewegliche und nicht stark verwachsene Ovarien greift man von der Scheide aus an. Will man die Kastration umgehen, so kann man, nach eventueller Resektion degenerierter Partien, eine Annähung an normaler Stelle vornehmen; dies natürlich nur von obenher.

Der Zustand und die Tätigkeit der Genitalien sowie des Gesamtorganismus hängt in weitgehendem Maße von der Funktion (inneren Sekretion) der Eierstöcke ab. Indessen stehen die Ovarien auch ihrerseits unter dem Einflusse anderer innerer Sekretionen, sowie des Gesamtorganismus und insbesondere des Nervensystems. Die gelungenen Eierstockstransplantationen sind kein Beweis des Gegenteils; denn eine Einheilung transplantierter Gewebsstücke ist ohne Wiederherstellung von Nervenverbindungen undenkbar.

Die Eierstöcke sind denn auch nicht als selbständige Zentren, in denen die von ihnen ausgehenden Reizstoffe autochthon entstehen, sondern eher als wichtige Knotenpunkte in einem reichen System verschiedenster Kräfte aufzufassen. Ihre eigenen inneren Sekrete entfalten nur in der Zusammenarbeit mit anderen ihre Wirkung.

Über die Störungen der inneren Sekretion der Eierstöcke und ihre Folgen auf die Tätigkeit der übrigen Geschlechtsorgane und des Gesamtorganismus, sowie über die anatomischen Veränderungen, die ihnen zugrunde liegen sollen, sind die Ansichten noch so sehr geteilt, daß an dieser Stelle am besten gar nichts darüber erwähnt wird.

VII. Die Entzündung des Beckenbindegewebes Parametritis (Pelveocellulitis).
Anatomische Vorbemerkungen.

Die Beckenhöhle wird nach unten durch den Beckenboden abgeschlossen. Dieser besteht zur Hauptsache aus dem Levator ani, Diaphragma pelvis, Muskellagen, welche von der vorderen und seitlichen Beckenwand (genauer von einer Sehne, welche beiderseits 2 cm von der Mitte der Schamfuge entfernt beginnt und über den Musculus obturator internus hinweg nach der Spina ischii verläuft) entspringen und konvergierend, girlandenartig nach dem unteren Teile des Kreuzbeins und dem Steißbein verlaufen. Der Levator ani ist außen und innen von Faszien überzogen, die Fascia pelvis interna und externa heißen. — Der Peritonaealsack liegt dem Levator ani nicht unmittelbar auf, sondern es bleibt zwischen ihnen ein Raum bestehen, welcher durch lockeres Bindegewebe ausgefüllt ist; dies ist das subseröse Beckenbindegewebe (s. Abb. 69). In ihm verlaufen die Verzweigungen der Blut- und Lymphgefäße, in ihm liegen die Ureteren, die Nervenganglien und Nervenfasern. In ihm steckt auch die Cervix uteri mit ihrer Portio supravaginalis (Abb. 68). — Das die Cervix umgebende Beckenbindegewebe, welches sich seitlich und nach oben zu zwischen die beiden Blätter des Lig. latum hinein fortsetzt, heißt Parametrium. Es geht nach vorn ins Bindegewebe um die Blase, nach hinten, längs den Ligg. sacro-uterina, ins paraproktale und retroperitonaeale Gewebe über und steht nach allen Seiten mit dem subserösen Bindegewebe des Beckens in Verbindung (vgl. S. 133); demnach vorn mit dem Retziusschen Raum zwischen Blase und Symphyse, hinten mit dem retroperitonaealen Gewebe der hinteren Körperwand, seitlich mit dem Bindegewebe auf den Darmbeinschaufeln. Ferner hat es Verbindung längs dem Lig. rotundum mit dem Gewebe des Leistenkanals bis in die Schamlippe, längs den großen Schenkelgefäßen unter dem Schenkelbogen durch mit dem Bindegewebe des Oberschenkels, durch die Apertura ischiadica major in Begleit der Vasa glutaea mit der Glutäalgegend.

a) Parametritis acuta.

Ätiologie. Entzündungen des Beckenbindegewebes sind immer infektiöser Natur. Streptokokken, Staphylokokken, seltener Gonokokken, auch Bacterium coli, Aktinomyces, Diphtheriebazillen dringen ins Gewebe ein und entfalten hier ihren entzündungserregenden Einfluß. Am häufigsten gibt Gelegenheit zur Infektion Geburt oder Abortus, insbesondere bei kriminellen Eingriffen; außerhalb des Puerperium sind es unter mangelhaften Kautelen ausgeführte Operationen an Uterus, Scheide, äußeren Genitalien, unsorgfältige Sondierung, unreine Dilatation, die Schleimhaut verletzende Untersuchung, mit Läsionen verbundene Kohabitation oder Masturbation usw., welche zu Parametritis führen. Parametritis ist ausnahmsweise auch fortgeleitet von Salpingitis, Paratyphlitis, Karies der Wirbelsäule usw. aus. — Die sog. **Parametritis posterior** (s. unten), eine chronische Entzündung des Bindegewebes in den Douglasschen Falten, also um die Ligg. sacrouterina herum ist meist eine Fortsetzung von Metritis coli oder Paraproktitis, wird auch häufig durch Masturbation angeregt.

Pathologische Anatomie. Wie anderwärts im Körper, kann die Phlegmone im Beckenbindegewebe **diffus** sich ausbreiten oder **rasch sich begrenzen.** Bei bösartiger Infektion, besonders im Wochenbett, wo das Gewebe stark aufgelockert ist, dehnt sich die Entzündung schnell über einen großen Teil des Beckenbindegewebes aus, seine Maschen und Lymphräume füllen sich mit Organismen, die dasselbe durchziehenden Venen entzünden sich, ihre Thromben zerfallen;. in kurzer Zeit ist der ganze Körper mit Infektionsstoffen überschwemmt und die Frau stirbt an **Sepsis.** — In der Mehrzahl der Fälle beschränkt sich die Entzündung aufs Parametrium. Es bildet sich zunächst ein entzündliches Ödem des lockeren Bindegewebes, seine Maschen werden erfüllt von serösem oder gelatinösem, mit Fibrin durchsetztem, oft etwas rötlichem Exsudat, so daß eine ziemlich derbe, aber eindrückbare Resistenz entsteht. In der Regel tritt auch das benachbarte Peritonaeum etwas in Mitleidenschaft: es bildet sich ein kleines seröses Exsudat im Douglas.

Diese Entzündung kann in wenigen Tagen **rückgängig werden** und spurlos oder mit Hinterlassung leichter Schwielen verschwinden. Meist jedoch bleibt das Exsudat eine Zeitlang bestehen, wird härter und als **umschriebener Tumor** tastbar. Es kann sich in verschiedenen Schüben, den Bahnen des Beckenbindegewebes folgend, in die Umgebung **ausbreiten,** bis alle Infektionserreger abgestorben sind; erst jetzt bleibt es beschränkt und nach einiger Zeit beginnt allmählich die **Resorption:** es wird härter, gewinnt die Konsistenz von Knorpel und schrumpft zusammen. Relativ häufig jedoch tritt **Vereiterung und Durchbruch** in ein anliegendes Hohlorgan oder nach außen ein.

Das Exsudat beginnt in der Regel an einer Seite der Cervix. In seltenen Fällen ist es gleich doppelseitig. Bei Vergrößerung dringt es zwischen beide Blätter des Lig. latum ein, drängt sie auseinander bis an die Tube heran und bildet nun einen großen intraligamentären Tumor. Seitlich gelangt es an die Beckenwand, der es sich innig anlegt. Von hier klettert es auf die Darmbeinschaufel und erscheint oberhalb des Lig. Poupartii. Weiter langt es hinten um das Scheidengewölbe herum, umfaßt, den Douglas einengend oder nach oben drängend, den Mastdarm und legt sich dem Kreuzbein an. Nach vorn breitet es sich zu beiden Seiten der Blase aus, erreicht unter dem Peritonaeum des vesiko-uterinen Raumes die andere Seite, setzt sich längs dem Lig. rotundum in den Leistenkanal und längs der Scheide und dem Mastdarm nach unten hin fort, so daß nicht nur der Uterus und die Scheidengewölbe, sondern zuletzt auch die Blase und der Mastdarm förmlich eingemauert erscheinen.

Einseitige Exsudate verdrängen stets den Uterus nach der entgegengesetzten Seite. Bei der Schrumpfung ziehen sie ihn nach ihrer Seite herüber und fixieren ihn dort.

Das Exsudat wird nach oben stets durch die entfalteten Blätter des Lig. latum und weiterhin durch das abgehobene und emporgedrängte Peritonaeum rundlich und scharf, doch häufig mit unregelmäßiger Form begrenzt; nach unten zu zeigt es diffusere Konturen, oft allmählich auslaufende Fortsätze der Scheide und dem Mastdarm entlang.

In seltenen Fällen nimmt das Exsudat seinen Ursprung nicht neben der Cervix, sondern beginnt erst in einiger Entfernung von ihr im Lig. latum oder gar auf der Darmbeinschaufel, man spricht dann von **hochliegender Parametritis**.

Symptome. Der Ausbruch ist von **Fieber** und **Schmerz** begleitet. Letzterer sitzt im Becken auf der entsprechenden Seite, wird bei Druck vermehrt und strahlt nach dem Kreuz und den Beinen aus. Bei puerperaler Parametritis kann er sehr geringfügig bleiben oder fehlen; wahrscheinlich weil die Spannung infolge der Auflockerung des Gewebes weniger stark ist. Breitet sich die Entzündung auf die Darmbeinschaufeln aus, so wird das betreffende Bein wegen Reizung des Psoas flektiert gehalten.

In seltenen Fällen wird eine Parametritis in wenigen Tagen rückgängig: das Fieber geht vorüber, das Exsudat verschwindet. Bei sehr akutem Verlaufe geht das Exsudat sofort in Eiterung über: das Fieber bleibt hoch, das Allgemeinbefinden gerät in starke Mitbeteiligung; am 10.–12. Tage der Erkrankung tritt Durchbruch des Eiters, gewöhnlich nach dem Mastdarm oder der Scheide, ein, das Fieber fällt und unter langsamer Erholung schrumpft das Exsudat.

Sehr oft ist der Verlauf so, daß das Fieber wenige Tage nach dem Beginn abnimmt, doch **leicht erhöhte Temperaturen mit abendlichen Anstiegen** noch längere Zeit bestehen bleiben und erst nach und nach die definitive, aber langsam vor sich gehende Schrumpfung des Exsudates durch definitiven Fieberabfall eingeleitet wird. — Erfolgt nach dem Fieberabfall ein erneuter Anstieg auf einige Tage, so deutet dies **auf Fortschreiten der Entzündung**. — Bleibt es hoch oder stellen sich während längerer Zeit allabendlich starke Steigerungen ein, so darf man auf Eiterung schließen. Noch wahrscheinlicher wird sie, wenn blasses Aussehen, starke Abmagerung, Tröckne der Zunge, vermehrte Schmerzen hinzukommen. Nicht immer kann die Abszeßbildung durch die Palpation erkannt werden: denn oft handelt es sich nur um disseminierte kleine Eiterherde. Größere Ansammlungen machen sich durch Weichheit und Empfindlichkeit an der Durchbruchstelle bemerkbar.

Bei Durchbruch nach außen wölbt sich die Haut an der betreffenden Stelle vor, sie rötet sich, wird schmerzhaft und fluktuiert. —

Durchbruch in den Mastdarm ist am häufigsten; er wird durch Tenesmus und Abgang großer Massen von Schleim aus dem After angekündigt und an Entleerung blutig-eitriger Stühle erkannt. Ähnlich gehen dem Blasendurchbruch Zeichen von Zystitis voraus. Perforation in die Scheide oder den Uterus machen keine besonderen Symptome. — Hier und da wird der Eiterabgang übersehen und kann nur aus dem plötzlichen Fieberabfall auf Durchbruch geschlossen werden.

Hochsitzende Exsudate brechen mit Vorliebe oberhalb des Lig. Pouparti durch. Seltener ist der Durchbruch durch das Foramen ischiadicum oder obturatorium oder längs des Lig. rotundum durch den Leistenkanal und die große Schamlippe, noch seltener am Damm oder Oberschenkel.

Oft folgt nach dem Durchbruch vollständige Heilung in kurzer Zeit. Andere Male hört der Eiterabgang nur allmählich, nach mehreren Wochen, auf. Mitunter bleibt eine Fistel, aus welcher beständig oder von Zeit zu Zeit etwas Eiter sich entleert, lange Zeit bestehen; die Frau kommt enorm herunter, es kann schließlich Tod an Erschöpfung oder an amyloider Entartung der inneren Organe eintreten. — Durchbruch ins Peritonaeum ist selten und stets von tödlicher Peritonitis gefolgt.

Diagnose. Unter Fieber und Schmerzen hat sich nach Geburt oder Abort oder im Anschluß an einen Eingriff eine Geschwulst gebildet, welche im kleinen Becken liegt oder aus ihm aufsteigt, empfindlich und ganz unbeweglich ist. Sie liegt der Cervix innig an; ist sie größer, so schmiegt sie sich dem ganzen Uterus an, umfaßt ihn vorn und hinten etwas und drängt ihn nach der entgegengesetzten Seite. Seitlich scheint sie in die Beckenwand überzugehen, so innig legt sie sich ihr an. Nach unten verjüngt sie sich und läuft öfters diffus aus; das Rektum umklammert sie und engt es mitunter stark ein, was besonders deutlich bei der Rektaluntersuchung festzustellen ist; ihre obere Umgrenzung dagegen, durch das Peritonaeum gebildet, ist rundlich und wird während der Schrumpfung knollig. —

Verwechseln könnte man ein solches Exsudat mit einem intraligamentär entwickelten Ovarialkarzinom, einer allerdings sehr seltenen Affektion; die Anamnese, eventuell der weitere Verlauf würden Aufscnluß bringen. In gleicher Weise wäre ein vom Collum ausgehendes Karzinom auszuschließen. — Ein perimetritisches Exsudat verläuft nach oben zu diffus zwischen die Därme hinein, während seine untere Umgrenzung als Ausguß des unteren Peritonaealraumes scharf und rundlich begrenzt ist. — Gegenüber dem Hämatom des Lig. latum, einem Bluterguß zwischen beide Blätter des Lig. latum und oft auch ins angrenzende Beckenbindegewebe, ist die Parametritis durch das Fieber, das weniger rasche Auftreten der Geschwulst, das Fehlen der Zeichen innerer Blutung gekennzeichnet.

Prognose. Sobald sich bei septischer Infektion ein umschriebenes Exsudat gebildet hat, ist die unmittelbare Lebensgefahr vorüber. Allerdings kann ein vereitertes Exsudat bei Durchbruch in die Bauchhöhle tödliche Peritonitis oder durch sehr langes Bestehen Tod an Erschöpfung oder amyloider Degeneration zur Folge haben, doch sind diese Ausgänge sehr selten. — Große Exsudate erfordern lange Zeit zur Ausheilung, und Stränge und Narben, welche den Uterus fixieren und verlagern, bleiben noch auf Jahre hinaus bestehen.

Therapie. Im akuten Stadium liegt die Kranke ruhig im Bett, bekommt eine Eisblase auf den Leib und wird auf flüssige Diät gesetzt; gegen allfällige heftige Schmerzen gibt man Opiumzäpfchen, subkutane Morphiuminjektionen, Pantopon usw. Sobald das akute Stadium vorbei ist oder Eiterung sich vorbereitet, soll die Eisblase durch feuchtwarme Umschläge ersetzt werden.

Wenn an einer Stelle Fluktuation eintritt und damit ein Abszeß durchzubrechen droht, so ist er zu eröffnen, sei es durch die Haut, sei es von der Scheide aus. Liegt der Abszeß noch ziemlich weit von der Haut oder der Scheidenwand entfernt, ist aber sicher Fluktuation und vielleicht durch Probepunktion die Anwesenheit von Eiter festgestellt, so muß praeparando inzidiert und in der Tiefe möglichst mit Finger und stumpfen Instrumenten vorgegangen werden; sobald man in der Nähe des Abszesses angelangt ist, so wird er mit einer Kornzange angestochen und die gesetzte Öffnung durch Spreizen der Branchen erweitert. Sehr empfehlenswert ist für solche Fälle der auf Abb. 161 abgebildete Fränkelsche Inzisionstroikart. Die eine Branche des scherenartigen Instrumentes stellt einen Troikart dar. Nach dem Einstich zieht man den Spieß zurück; fließt jetzt Eiter durch die Kanüle ab, so schlitzt man durch Spreizen der Branchen die Punktionsöffnung und führt einen Drain ein. Bei der Inzision von den Bauchdecken aus, parallel dem Lig. Pouparti, kommt man ohne Verletzung des Peritonaeum, welches durch das Exsudat stark nach oben gedrängt ist, leicht in die Tiefe und gelangt so

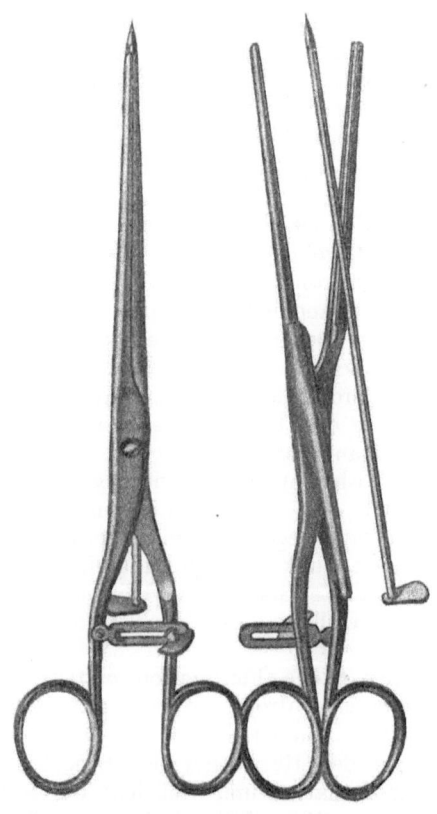

Abb. 161. Punktions-Inzisionsinstrument nach Fränkel.
Links zur Punktion geschlossen; rechts zum Schlitzen geöffnet, dabei der zurückgezogene Spieß.

zu Eiteransammlungen, welche von der Scheide aus nur mit der Gefahr böser Nebenverletzungen erreicht werden könnten. — Nach möglichst ausgiebiger Eröffnung wird die Abszeßhöhle, ohne vorherige Ausstülpung, mit möglichst dickem Gummirohr gut drainiert.

Die Entzündung des Beckenbindegewebes Parametritis.

Bricht ein Abszeß in Mastdarm oder Blase durch, so verhalte man sich einfach zuwartend, suche nicht etwa die Öffnung auf, um sie zu erweitern. Wahrscheinlich wird nach der Entleerung Ausheilung erfolgen. Bleibt jedoch eine Fistel bestehen, so muß der Eiterherd von einer anderen Seite her aufgesucht und drainiert werden; dies erfordert oftmals recht schwierige Operationen, bei denen leicht Nebenverletzungen entstehen. Gelingt es aber, so schließt sich die Fistel.

Kommt es nicht zur Vereiterung, so muß man die Resorption zu begünstigen suchen. Solange auch nur ganz geringe Temperatursteigerungen auftreten, bleibt Patientin im Bette liegen und macht hydropathische Umschläge oder Wickel. Daneben muß für gute Ernährung durch leichte Kost, regelmäßige Stuhlentleerung, gute Luft gesorgt werden. Lokale Behandlung oder auch nur öfter wiederholte Untersuchung ist durchaus nicht am Platze. Man muß es dazu bringen, daß auch Kranke, welche sonst an ein sehr tätiges Leben gewöhnt sind, nach und nach in Geduld sich fügen und die Bettruhe, verbunden mit Wickeln, als Hauptfaktoren der Behandlung schätzen lernen. — Erst wenn jede Fieberregung erloschen und das Exsudat völlig hart und unempfindlich geworden ist, darf die Kranke das Bett verlassen; aber auch jetzt noch spielt die Hydrotherapie die Hauptrolle. Die feucht-warmen Umschläge werden die Nacht hindurch fortgesetzt. Dazu lasse man täglich zu einer bestimmten Zeit ein Bad nehmen. Die Temperatur des Wassers betrage 28—30° R, die Dauer 10—20 Minuten; nach dem Bade folge Bettruhe mit heißem Wickel während 2 Stunden. Sitzbäder tun den Dienst nicht. Nach einigen Wochen füge man dem Bade Moor oder Meersalz oder Sole zu, beginne mit 1% Salzgehalt und steige langsam und regelmäßig mit jedem Bade bis auf 10%. — Die Resorption wird auch begünstigt durch heiße Scheidenspülungen: täglich werden 1—2mal etwa 2 Liter reines Wasser von 48—50° C in die Vagina einlaufen gelassen; natürlich im Liegen, auf der Bettschüssel. Damit das zurückfließende Wasser weniger brenne (in der Scheide selbst wird die hohe Temperatur nicht unangenehm empfunden), kann man die äußeren Genitalien und Umgebung einfetten oder einen großen Schwamm mit kaltem Wasser getränkt vorlegen; es gibt auch besondere Spekula, welche das rücklaufende Wasser ableiten. — Die Resorption kann ferner durch „Belastung" und „Lagerung" günstig beeinflußt werden. Zu dem Zweck führt man einen weichen Gummibeutel in die Scheide ein, füllt ihn mehr oder weniger stark mit Schrotkörnern oder Quecksilber und läßt ihn einige Stunden auf dem Exsudat lasten; dies wird täglich wiederholt. Ist eine Einwirkung von der

Scheide aus hierdurch nicht zu erreichen, weil das Exsudat so hoch liegt, so kann die Belastung auch von den Bauchdecken aus vorgenommen werden. Die Wirkung der Belastung kann durch eine Hochlagerung des Beckens noch verstärkt werden. — Für alte, verhärtete Exsudatreste kommt bimanuelle Massage oder Diathermie mit Vorteil in Anwendung. — Am weitesten führen jedoch Bäder an gut eingerichteten Kurorten, eventuell unter gleichzeitiger Vornahme der eben erwähnten Prozeduren. Dabei halte man sich an die Vorschriften des Kurarztes, welcher die beste Anwendungsweise der betreffenden Bäder und ihrer Unterstützungsmittel aus Erfahrung am richtigsten zu beurteilen weiß; Sol- und Moorbäder sind am wirksamsten. Doch bilden nicht die Bäder allein das heilende Agens bei solchen Kuren; die in psychischer und somatischer Hinsicht veränderte Lebensweise wirkt ebenso günstig auf das Allgemeinbefinden und damit auch auf das Zelleben und auf die Resorption alter Entzündungsreste. In hartnäckigen Fällen sind erst lange Kuren von Erfolg, und oft müssen sie mehrere Jahre nacheinander wiederholt werden.

b) Parametritis chronica atrophicans.

Einer besonderen Erwähnung bedarf die chronische schrumpfende Parametritis (Schultze). Sie tritt nur stellenweise im Beckenbindegewebe auf, führt zu Schrumpfung der betreffenden Partien, zu Strang- und Schwielenbildung. Mit Vorliebe wird das Bindegewebe ergriffen, welches als Ligg. sacrouterina in den Douglasschen Falten von der Cervix zum Kreuzbein verläuft (Abb. 68). Die Folge ist eine Schrumpfung dieser Bänder, so daß dadurch die Gegend des inneren Muttermundes nach hinten verzogen und dort fixiert wird und daraus eine scharfwinklige Anteflexion entsteht (s. S. 139). Man bezeichnet die Affektion als Parametritis posterior. Häufig kommt sie nicht vor. Es liegt ihr wohl Infektion zugrunde. Wahrscheinlich spielen die Obstipation, das Klistieren, die Masturbation eine wichtige Rolle beim Zustandekommen derselben.

Manchmal entsteht eine solche schrumpfende Parametritis bei tiefen Zervikalrissen. Sie bildet dann derbe Narbenstränge, welche vom Risse aus nach der seitlichen Beckenwand verlaufen, die Cervix nach der betreffenden Seite hinüberziehen und fixieren. Wenn auch oft diese Narben Reste kleiner parametritischer Exsudate darstellen, welche sich gleich im Anschlusse an die Zerreißung nach der Geburt gebildet hatten, so sieht man doch auch solche Schwielen erst im Laufe der Jahre, lange Zeit nach der Entstehung des Risses, entstehen. Vermutlich sind auch hier infektiöse Prozesse im Spiele, welche ihren Ursprung von kleinen Schleimhautverletzungen aus nehmen. Ein solcher tiefer Zervikalriß scheint einen Locus minoris resistentiae zu bilden. — Abgesehen von der Organverlagerung und -fixierung können derartige schrumpfende Stränge Anlaß geben zu Schmerzempfindungen, wohl auch zu Zirkulationsstörungen. —

Die oben angegebenen Mittel gegen hartnäckige Reste parametritischer Exsudate finden auch hier gute Anwendung. Tiefe Zervikalrisse, welche Schwielenbildung zur Folge gehabt haben und sie unterhalten, werden am besten genäht (S. 189) und die Schwiele dabei exzidiert.

Die Neubildungen im Beckenbindegewebe.

Diese Neubildungen liegen meist im Lig. latum und gehen aus vom Bindegewebe selbst und den darin verlaufenden Muskelfasern oder von Resten fötaler Organe. Die **Fibromyome** sind verhältnismäßig am häufigsten, weil von der Muscularis uteri Ausläufer in die Ligg. lata ausstrahlen. Sie sind oft von gestielten Uterusmyomen kaum zu unterscheiden. Sehr selten kommen Sarkome, Chondrosarkome, Lipome, Karzinome, vor. — Von Resten embryonaler Organe gehen aus Parovarialzysten (s. S. 282), Zysten der Gartnerschen (Wollfschen) Kanäle, Tumoren versprengter Urnierenreste, Dermoide.

Die Zysten der Gartnerschen Kanäle sind einkammerig, besitzen einschichtige Zylinderepithelauskleidung und serösen Inhalt. — Tumoren von Urnierenresten im Lig. latum sind bisher nur bei frühgeborenen Kindern angetroffen worden. —

Echinokokken des Beckenbindegewebes liegen meist zwischen Scheidengewölbe und Mastdarm und sind wahrscheinlich durch Auswanderung aus dem Mastdarme dahin gelangt; sie können auch von anderen Organen, z. B. vom Ovarium, ins Lig. latum hineinwachsen. Sie stellen runde, glatte, prall-elastische Geschwülste dar und entwickeln sich langsam bis zu Mannskopfgröße. — Sie verursachen Druckerscheinungen, vereitern nicht selten und brechen in benachbarte Hohlorgane durch. — Die Diagnose kann aus dem Hydatidenschwirren oder aus Hakenkränzen, welche bei einer Punktion oder nach dem Durchbruch abgehen, gestellt werden. — Durch Verschleppung von Säcken nach lebenswichtigen Organen und durch Vereiterung kann der Echinokokkus gefährlich werden. — Die Behandung besteht in **Ausschälung** der Blasen oder, wenn dies nicht gelingt, in **breiter Eröffnung und Drainage des Sackes**. Punktion ist wegen Vereiterungsgefahr nicht angebracht.

Aktinomykose im Beckenbindegewebe ist nur wenige Male beobachtet worden.

Retroperitoneale Tumoren gehen meist von der Wurzel des Mesenterium aus; sie können sehr große Ausdehnung annehmen, sind aber recht selten. Es sind Lipome, Myxolipome, Myxosarkome, Lymphangiome.

VIII. Die Entzündung des Beckenbauchfells, Pelveoperitonitis, Perimetritis.

Ätiologie. Bezüglich der Entstehungsweise der Perimetritis kann man **infektiöse** und **nicht infektiöse Formen** unterscheiden. Unter den infektiösen Formen steht mit Hinsicht auf Häufigkeit und praktische Wichtigkeit obenan die **durch Gonorrhöe** (s. S. 333) **verursachte Perimetritis**. Sie beginnt naturgemäß in der Umgebung der Tubenenden und bleibt auch oft auf jene Gegend beschränkt. Entweder lassen sich die Gonokokken direkt auf dem Peritonaeum nieder oder es fließt gonorrhoischer Eiter aus dem Tubenostium oder einem perforierten Saktosalpinx in die Bauchhöhle, oder die Entzündung setzt sich von einer Salpingitis auf das Peritonaeum fort. **Perimetritis infolge septischer Infektion** entsteht im Wochenbett, seltener als Folge operativer Eingriffe von der Scheide oder Bauchhöhle aus. Auch **Perityphlitis** und anderweitige Entzündungsherde können dazu führen. **Tuberkulose** (s. S. 324) des Peritonaeum verursacht ebenfalls Perimetritis. — Als nicht infektiöse Formen müssen wir Perimetritiden auffassen, welche bei Verletzung des Epithelbelages an einer Stelle des Beckenperitonaeum entstehen, wie dies oft der Fall ist **nach intraperitonealen Eingriffen**, bei **Vernähung zweier Peritonealflächen** (Ventrofixatio uteri, Darmnaht usw.), ferner bei **Stieldrehung** eines Tumors, bei **Metaplasien** (maligne Degeneration). Nicht mykotischer Art ist in der Regel endlich die Perimetritis, welche sich bildet bei **Aussickern von Blut** aus einem extrauterinen Schwangerschaftssacke.

Pathologische Anatomie. Die infektiöse Form verläuft mit **eitrig-fibrinösem Exsudat**, welches zwischen die Organe des kleinen Beckens abgesondert wird und dieselben verklebt; oder sie bildet flüssig-eitrige Ergüsse, die sich im Douglas oder an anderen Stellen abkapseln. Wird das kleine Becken durch verklebte Darmschlingen überdacht und von der Bauchhöhle abgeschlossen, so bleibt der Prozeß meist auf dasselbe beschränkt. Das Exsudat wird resorbiert oder bricht in den Darm, in Blase, Scheide, Uterus, nach außen, durch; es bleiben nur Verwachsungen zurück. Findet keine Abkapselung und Beschränkung aufs kleine Becken statt, so folgt allgemeine septische Peritonitis.

Die nicht infektiösen Formen sind „adhäsive" Peritonitiden; sie führen zu Adhäsionsbildung. Die Verwachsungen sind anfangs locker, werden aber nach einiger Zeit unlösbar; sie können nach und nach zu langen dünnen Strängen oder feinen zarten Membranen ausgezogen werden. Hier und da bilden sich in abgekapselten Räumen seröse Ergüsse (Hydrops saccatus). Das gleiche Bild kann auch nach ausgeheilter septischer Perimetritis zustande kommen.

Symptome und Verlauf. Akute Perimetritis, z. B. nach Geburt oder nach Platzen eines Pyosalpinx, macht stürmische Symptome, die oft allgemeine Peritonitis vermuten lassen: **Frost, Übelkeit, Erbrechen, hohes Fieber mit schlechtem Puls, Schmerz, Auftreibung des Leibes.** Eine genaue Tastung ist nicht möglich. — Nach einigen Tagen verlieren sich die stürmischen Symptome; man findet jetzt hinter dem Uterus, oft mehr nach einer Seite zu, ein nach unten rundlich begrenztes, zuerst noch weiches und sehr schmerzhaftes, später hartes und wenig empfindliches **Exsudat**; nach oben läuft es manchmal diffus zwischen die Därme hinein aus, andere Male zeigt es auch nach oben zu scharfe rundliche Umgrenzung. Im Laufe von Wochen und Monaten erfolgt **allmähliche Resorption.** — Wenn **Eiterung** eintritt, so bleibt das Fieber bestehen oder es kehrt wieder nach kurzem Unterbruch; es nimmt remittierenden Charakter an, mit den Exazerbationen treten hier und da leichte Fröste auf, Nachtschweiße kommen hinzu. Nach einiger Zeit stellt man Fluktuation fest und bald darauf folgt **Durchbruch**, meist in den Darm, doch schließt sich nicht wie bei Parametritis rasche Heilung an; viel häufiger bleibt längere Zeit eine **Fistel** bestehen; durch Eintritt von Darminhalt in die Abszeßhöhle kann sich ein **Kotabszeß** bilden und die Patientin enorm herunterkommen. Auch nach scheinbarer Ausheilung folgt manchmal noch nach Wochen und Monaten auf eine Noxe hin ein Rezidiv: wieder Eiterung und Fieber.

Die adhäsive Peritonitis verläuft viel gelinder; das Fieber ist gering, rasch vorübergehend, oder es fehlt ganz. Die Schmerzen sind nicht beträchtlich und von kurzer Dauer.

Ob durch die nach Perimetritis zurückbleibenden Verwachsungen Störungen veranlaßt werden, hängt von ihrer Lokalisation, ihrem Verlaufe, ihrer Ausdehnung und von Zufälligkeiten ab. Gewiß machen sie oftmals durchaus keine Beschwerden, während sie andere Male Schmerzen verursachen, die Funktion von Blase und Darm beeinträchtigen, Sterilität bedingen; häufig verlagern und fixieren sie die inneren Genitalien und können bei der Untersuchung deutlich als Stränge gefühlt werden. Manchmal hüllen sie Uterus und Adnexe ein, wie in Abb. 162.

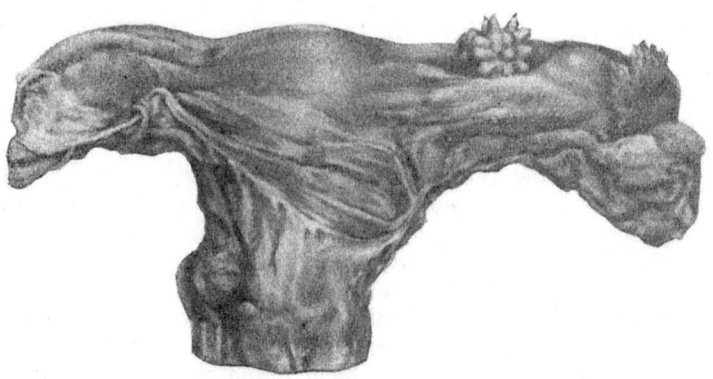

Abb. 162. Starke perimetritische Auflagerungen. In der rechten Tubenwand ein strahlenförmiges Chondrom. (Path. Inst. Zürich.)

Prognose. Die akute septische Perimetritis stärkeren Grades ist stets eine bedenkliche Erkrankung und oftmals wird man tagelang im Zweifel bleiben, ob die Peritonitis zur allgemeinen wird oder Abkapselung und Beschränkung aufs kleine Becken erfolgt.

Therapie. In akuten Fällen: Ruhige Bettlage, Eisblase, Opiumsuppositorien, strenge Diät bis das Fieber, der Schmerz und die Auftreibung nachlassen; dann vertausche man die Eisblase mit Prießnitzschen Umschlägen. In jenen, zum Glück seltenen Fällen, wo Lokalisierung der Entzündung auf das Becken nicht zustande kommt, sondern allgemeine Peritonitis droht, kann allenfalls eine sofortige Laparatomie mit ausgiebiger Drainage der Bauchhöhle noch Rettung bringen. Die Entscheidung, ob nur das Beckenperitonaeum beteiligt oder allgemeine Peritonitis unvermeidlich sei, macht wegen der Ähnlichkeit der Erscheinungen oft große Schwierigkeiten. Im allgemeinen gebe man die Hoffnung auf Beschränkung des Prozesses nicht zu rasch auf; sie tritt viel häufiger als z. B. bei Perityphlitis ein.

Hat sich nach dem Abfall der stürmischen Erscheinungen ein Exsudat gebildet, so beeile man sich mit der Eröffnung desselben, auch wenn Fluktuation festzustellen ist, nicht zu sehr; perimetritische Ergüsse resorbieren sich häufig vollständig und in der Regel ist das flüssige Exsudat im Vergleiche mit dem plastischen nur gering, so daß sich bei einer Punktion oder Inzision wenige Eßlöffel einer trüben, leicht eitrigen Absonderung entleeren, während die Hauptmasse des zurückbleibenden Tumor aus dicken Exsudatschwarten gebildet wird. Wenn das Fieber allerdings hoch bleibt und ein Abszeß deutlich festzustellen ist, so schneide man ein und drainiere. Ist eine größere Eiteransammlung nicht zu finden, so wird das fortdauernde Fieber wahrscheinlich durch mehrere kleine, nicht konfluierende Eiterherde verursacht; öfters gelingt es auch, einzelne solcher Herde zu tasten und durch Probepunktion festzustellen. Man erreicht sie am besten durch Resektion der Cervix oder durch totale Exstirpation des Uterus von unten; auf diese Weise wird ausgiebig für Abfluß gesorgt und kann bestens drainiert werden. — Eine Punktion und Erweiterung mit dem Fränkelschen Inzisionstroikart (Abb. 161) kann auch zum Ziele führen.

Um die zurückbleibenden Schwarten und Adhäsionen möglichst zu reduzieren, wendet man die unter „Parametritis" erwähnten Mittel an. — Verursachen alte Adhäsionen Beschwerden, so können sie durch Massage gedehnt werden. Das sicherste Mittel sie zu lösen, ist die Laparatomie; man darf diesen Weg jedoch nur einschlagen bei wirklich großen Beschwerden; dabei hat man keine Garantie, daß sich an Stelle der gelösten Adhäsionen nicht wieder neue bilden.

IX. Die Blutergüsse im Becken.

A. Haematocele retrouterina.

Hämatozele wird ein Bluterguß in den Bauchfellraum des Beckens genannt; da er regelmäßig hinter dem Uterus im Douglasschen, bzw. rekto-uterinen Raume, liegt, so bezeichnet man ihn als Haematocele retro-uterina. Nur ausnahmsweise, wenn der retro-uterine Raum durch Verwachsung des Uterus mit der hinteren Beckenwand obliteriert oder der Uterus stark retroflektiert ist, kann eine H. ante-uterina entstehen. —

Für die Ätiologie fällt fast ausschließlich in Betracht die **Tubarschwangerschaft**. Andere Ursachen sind verschwindend selten, zum Teil zweifelhaft. Man führt als solche an **Peritonitis haemorrhagica** bei akuten Infektionskrankheiten oder Verbrennungen, Blutung aus einem besonders blutreichen **Eifollikel**, **Salpingitis haemorrhagica, Zerreißung von Adhäsionen, maligne Neubildungen, Herzfehler**. Der wichtigen Rolle

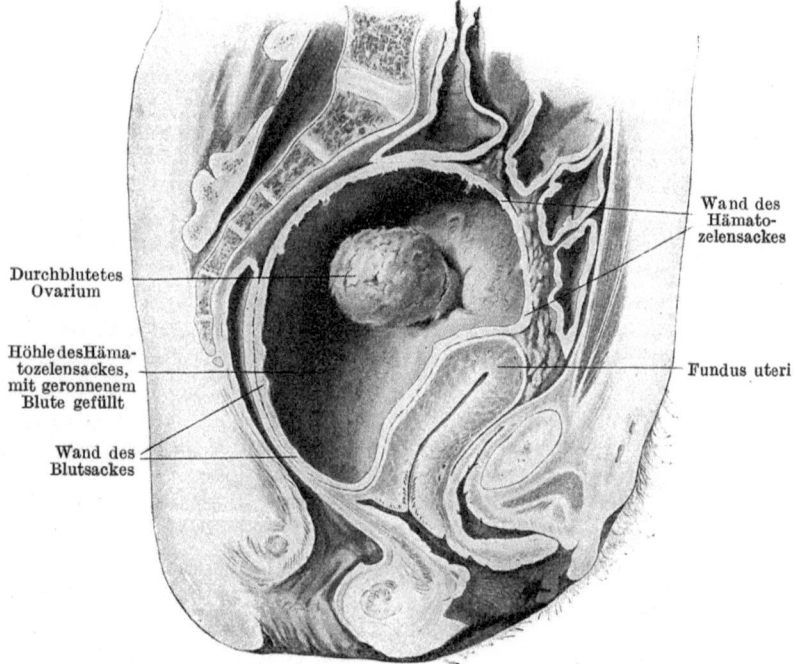

Abb. 163. Haematocele retrouterina — Tubarabort. (Nach Bumm.)

wegen, welche die Extrauterinschwangerschaft, insbesondere die Tubargravidität, in der Ätiologie der Hämatozele spielt, ist es gerechtfertigt, etwas näher auf diese Anomalie einzutreten.

Ein in der Tubarschleimhaut angesiedeltes Ei findet hier wesentlich ungünstigere Ernährungsverhältnisse als im Uterus. Die sich bildende Dezidua ist eine ungenügende; eine richtige Kapsularis kommt in der Regel gar nicht zustande. Die Plazentation ist deshalb eine mangelhafte. Gewöhnlich stirbt der Fötus wegen ungenügender Ernährung oder wegen Blutergüsse ins Plazentargewebe ab und es kommt in der Folge zu **Tubarabort.** Oder aber die Chorionzotten suchen in tieferen Schichten, d. h. in der Muskularis der Tube, nach besseren Blutquellen, sie wachsen in die Tubenwand hinein, durchwühlen und zerstören sie bis ans Peritonaeum heran: es erfolgt eine **Perforation oder Ruptur der Tube.**

Der **Tubarabort** ist 8—10 mal so häufig wie die Ruptur; er stellt aber auch den weniger bedenklichen Ausgang dar. Er tritt meist schon im 1., selten im 2. oder 3. Monat oder noch später ein. Die Ablösung des Eies geschieht meist langsam fortschreitend, unter Durchblutung desselben: es entsteht eine **Mole,** die im Verlaufe langer Zeit zur Resorption gelangen kann; nicht selten aber durch das Ostium abdominale ausgestoßen wird. Stets fließt dabei Blut in die Bauchhöhle hinaus. Ist die intraperitonaeale Hämorrhagie schwach, so bilden sich zunächst nur Niederschläge in der Umgebung des Tubenendes (**peritubare Hämatozele**). Nach und nach sammelt sich das Blut aber auch im Douglas an, es kommt zu einer Haematocele retro-uterina (Abb. 163). Da das Tubenende mitten in der Blutgeschwulst drin liegt, so sickert das Blut ins Zentrum derselben nach; an der Peripherie werden die älteren Gerinnungen nach und nach immer derber und begrenzen den Tumor durch eine feste fibrinöse Kapsel.

Die **Ruptur** der Tube, vorbereitet durch die Zotteneinwucherung in die Tubenwand, entsteht gewöhnlich infolge einer Blutung in den Eisack hinein. Bei der Perforation zerreißen Gefäße; es erfolgt eine Hämorrhagie in die Bauchhöhle. In seltenen Fällen öffnet sich der Eisack nach unten zu zwischen die beiden Blätter des Lig. latum hinein und es bildet sich ein **Haematoma lig. lati** (s. unten). — Eine Blutung in die freie Bauchhöhle hat, wenn sie profus ist, in wenigen Stunden den Tod der Frau im Gefolge. Waren Adhäsionen da, welche den Douglas überdachten, so daß das Blut von Anfang an in einem geschlossenen Sack gefangen ist, so bleibt die Hämorrhagie beschränkt. Das nämliche ist der Fall, wenn das Blut nur langsam aussickert, so daß sich abkapselnde Gerinnungen und fibrinöse Verklebungen bilden können; dies geschieht oft noch, nachdem das Blut schon hoch hinauf zwischen die Därme eingedrungen ist. Nachfolgende Schübe werden stets durch die Gerinnsel der vorausgegangenen Blutungen in der Ausdehnung behindert sein und, falls die Kapsel standhält, zum Stehen kommen. — Nach der Ruptur wird das Ei gewöhnlich durch die Perforationsstelle ausgestoßen und geht zugrunde, wenn es nicht schon vorher abgestorben war. Ausnahmsweise kann es in unversehrtem Zustande sich weiter entwickeln, aus dem Risse der Tube herauswachsen und so eine sekundäre

Bauchhöhlenschwangerschaft entstehen. Es kommt auch zur Seltenheit einmal vor, daß der Fötus aus den geborstenen Eihäuten in die Bauchhöhle austritt, dort teils durch die Nabelschnur, teils durch Adhäsionen, die er mit Därmen, Netz-, Bauchwand eingeht, weiter ernährt wird. In seltenen Fällen gedeiht die Tubarschwangerschaft über den 5. Monat hinaus, ja bis ans Ende. Dann stirbt der Fötus ab; das Ei kann sich zum Lithopädium umbilden; meist jedoch vereitert es und wird durch den Darm oder ein anderes Hohlorgan oder die Bauchdecken ausgestoßen, falls man nicht vorher operiert oder die Frau erliegt.

Symptome und Verlauf. Die Erscheinungen einer intraperitonaealen Beckenblutung sind, wenn die Hämorrhagie beträchtlich ist und rasch erfolgt, sehr charakteristisch. Die Frau fühlt plötzlich einen lebhaften Schmerz im Leibe und bald darauf folgen die Zeichen innerer Blutung: Blässe, Schwächegefühl, Ohnmacht, meist auch Übelkeit und Erbrechen, Druck auf Blase und Mastdarm, schlechter Puls. Es kann der Durchbruch wie ein Blitz aus heiterem Himmel erfolgen; doch sind sehr oft leichte Schmerz- und Schwächeanfälle vorausgegangen; die Affektion trifft in der Regel auch Frauen, welche schon früher an Unterleibsbeschwerden gelitten haben. — Der Tod an Verblutung kann in wenigen Stunden eintreten. Manchmal geht der erste Anfall glücklich vorüber; erst ein zweiter oder dritter rafft nach einer Erholung von Stunden oder Tagen die Frau hinweg. Meist jedoch kommt die Blutung noch rechtzeitig zum Stehen und es bleibt bei der Bildung einer Haematocele retro-uterina.

Bei kleineren Blutergüssen und bei schubweiser Entstehung der Hämatozele, wie sie namentlich bei protrahierten Tubaraborten sich bilden, sind die Erscheinungen entsprechend weniger stürmisch. In den nächsten Tagen tritt eine reaktive Pelviperitonitis ein, die Temperatur geht mäßig in die Höhe und der Leib treibt sich auf; die anfängliche Schmerzhaftigkeit läßt jedoch eher etwas nach und die Erholung des Allgemeinbefindens schreitet langsam fort.

Fast immer besteht, infolge Zerfalls der Dezidua, längere Zeit ein blutiger Ausfluß aus dem Uterus. Solange derselbe anhält, sind Nachschübe der inneren Blutung nicht ausgeschlossen: Plötzlich tritt, nachdem Patientin sich bereits zu erholen begann, wiederum vermehrte Blässe und Schwäche ein, die Schmerzen nehmen zu, der Tumor wächst. Die Kapsel der Blutgeschwulst wurde gesprengt und von neuem ergießt sich Blut in die Bauchhöhle. Erst dauerndes Versickern des blutigen Ausflusses, sowie deutliche Schrumpfung und knollige Verhärtung des Tumors künden definitiv den Übergang in Heilung an. — Nicht immer kann der Abgang einer Dezidua aus dem Uterus beobachtet werden, auch wenn es sich offenbar um Tubarschwangerschaft gehandelt hatte; entweder ist sie unter Blutgerinnseln unbeachtet geblieben, oder was häufig der Fall ist, sie zerfällt teilweise oder ganz, wird aufgelöst und geht in kleinsten Bruchstücken mit dem blutigen Ausflusse ab.

Ziemlich selten findet infolge von Druckusur ein **Durchbruch des Blutes in ein Hohlorgan** (Mastdarm, Scheide, Blase) statt; Abgang von schwarzem, flüssigem oder geronnenem Blut lassen ihn vermuten. — Häufiger kommt **Vereiterung und Verjauchung** vor, entweder im Anschluß an einen Durchbruch oder unabhängig davon, infolge von Infektion vom Darme aus oder nach Punktion, Inzision usw. Unter Schüttelfrost tritt hohes Fieber, vermehrter Schmerz, Auftreibung ein; meist schafft sich der Eiter oder die Jauche nach dem Mastdarm, seltener nach der Scheide oder der Blase einen Ausweg; bei Durchbruch in die freie Bauchhöhle erfolgt rasch tödliche Peritonitis.

Diagnose. Wenn bei einer Frau die Menstruation auch nur um wenige Tage sich verspätet hat und nun plötzlich unter heftigen Schmerzen und Übelkeit die Zeichen innerer Blutung eintreten, so ist sehr wahrscheinlich Perforation eines extrauterinen Schwangerschaftssackes erfolgt. Auszuschließen sind bloß noch akute Vergiftung und Perforativperitonitis. Da die Untersuchung oft im Stiche läßt, muß auf die Anamnese das größte Gewicht gelegt und der Bluterguß durch Punktion festgestellt werden.

Tritt die verspätete Menstruation als länger dauernde Blutung auf und setzen dann nach einiger Zeit Schmerz, Schwächegefühl, Erbrechen sein, so spricht dies für Tubarabort im Gegensatz zu Ruptur.

Eine abgehende Dezidua kann für einen uterinen Abortus gehalten werden und bei den anhaltenden Blutabgängen der Entschluß zu einer Ausschabung des Uterus reifen. Vor diesem verhängnisvollen Mißgriff schützt die Feststellung einer Hämatozele: eines im hinteren Scheidengewölbe rundlich sich vorwölbenden, den Uterus anteponierenden und elevierenden, oft mehr nach einer Seite liegenden Tumor. — Sehr mißlich ist auch die nicht so selten vorkommende und bei der Ähnlichkeit der Krankheitsbilder wohl verständliche Verwechselung mit Retroflexio uteri gravidi. Bleibt man im Zweifel, so muß in Narkose entschieden werden, ob der Uteruskörper vor dem Tumor zu tasten ist oder nicht. Die Untersuchung soll aber sorgfältig und schonend vorgenommen werden; der Tumor im Douglas darf nicht mit

Gewalt disloziert, der Uterus nicht sondiert oder mit der Kugelzange nach unten gezogen werden. Meist kann auch Punktion aufklären.

Alte Hämatozelen lassen sich gewöhnlich nur schwierig und hauptsächlich gestützt auf die Anamnese von perimetritischen Exsudaten unterscheiden.

Prognose. Bis ein weiterer Nachschub der Blutung ausgeschlossen und eine Schrumpfung der Hämatozele festzustellen ist, soll eine sichere Vorhersage nicht gegeben werden; weitere Blutung, Durchbruch in die Bauchhöhle, Vereiterung oder Verjauchung kann noch zum Tode führen. Die Zeit der Ausheilung stecke man recht weit und denke daran, daß die Frau noch jahrelang Reste der Hämatozele, Verwachsungen, Verlagerungen der Organe haben wird, welche ihr kein beschwerdefreies Dasein gestatten und wahrscheinlich Sterilität verursachen werden.

Therapie. Da einer Hämatozele fast immer eine Tubarschwangerschaft zugrunde liegt, so wird bei besorgniserregender Beckenblutung, falls die Umstände es irgendwie erlauben, sobald wie möglich die **Laparatomie und Exstirpation des blutenden Schwangerschaftssackes** gemacht. Auf diese Weise gelingt es etwa 85 % der Erkrankten zu retten, während beim Zuwarten ebenso viele zugrunde gehen.

Sind die Erscheinungen wenig alarmierend, deutet die Entstehung eines abgegrenzten Beckentumor und der Palpationsbefund einer Haematocele retro-uterina darauf hin, daß der Blutenguß ein langsam entstehender, abgekapselter und beschränkter ist, so kann man vorläufig mit **absoluter Bettruhe und Eisblase auf dem Leib** sich begnügen. Auf alle Fälle jedoch erfordert der Zustand **genaue und beständige Beobachtung.** Bei Verschlimmerung des Allgemeinbefindens oder Zunahme des Tumors mit Verdacht auf Fortdauer der inneren Blutung muß sofort operiert werden. Denselben Standpunkt hat man einzunehmen gegenüber später eintretenden Nachschüben. **Selten wird man es bereuen, laparatomiert, sehr viel häufiger zugewartet zu haben.**

Erst wenn die **Hämatozele nicht mehr wächst und härter wird, wenn die Schmerzen abnehmen und wenn der Blutabgang aus dem Uterus völlig aufgehört hat, ist man vor Nachschüben und Verblutung gesichert.**

Aber auch in solchen Fällen, wo die Blutung definitiv zum Stehen gekommen ist, wird es sich noch fragen, ob nicht doch operiert werden soll. Ist die Hämatozele groß, überragt sie das kleine Becken um mindestens Handbreite, so **rechtfertigt die sehr lange Heilungsdauer, die Gefahr des Durchbruches** und der Vereiterung durchaus den Bauchschnitt und die Ausräumung der Blutgeschwulst. Nach Inzision der glatten Kapsel wird das dunkle geronnene und flüssige Blut entfernt, von den Wandungen der Geschwulst die lockersten Fibrinniederschläge abgeschält, die Bauchhöhle geschlossen. — Ein stark nach der Scheide sich vorwölbender Tumor kann auch von unten her inzidiert, ausgeräumt und drainiert werden. — Kleinere Hämatozelen werden der Resorption überlassen. —

B. Haematoma pelvis (s. periuterinum).

Viel seltener als die intraperitonaeale Beckenblutung (Hämatozele) ist eine Blutung ins Beckenbindegewebe, also ein Haematoma pelvis. — Tubarabort oder -ruptur kann dazu führen; am häufigsten entsteht es im Anschluß an eine Geburt durch Zerreißung einer Vene im Parametrium; auch Verletzungen bei Operationen (Alexander-Adamsche Operation), ebenso Traumen, wie Fall auf einen scharfen Gegenstand, sogar roh ausgeführter Koitus waren gelegentlich Veranlassung dazu.

Die Hämatome gleichen in ihrer Ausbreitungsweise den parametritischen Exsudaten. Sie bilden Tumoren, welche zwischen beiden Blättern eines Lig. latum liegen und sich dem Uterus eng anschließen (Haematoma lig. lati). Nur ganz kleine Blutergüsse können eine Strecke weit vom Uterus abliegen. Mitunter umfassen sie die Cervix vorn oder hinten und breiten sich auf die andere Seite aus, so daß der Uterus ringsum davon umfangen ist (Haematoma periuterinum). Bei weiterer Ausbreitung steigen sie auf die Darmbeinschaufel, nach unten drängen sie, die Fascia pelvis durchbrechend, neben der Scheide und im Septum recto-vaginale bis gegen den Damm vor. Das ergossene Blut gerinnt sehr rasch, trocknet aus und wird mit der Zeit ganz hart. Vereiterung ist ziemlich selten.

Symptome. Unter sehr heftigen, bohrenden Schmerzen im Becken, unter Drucksymptomen und den Zeichen innerer Blutung entsteht im Verlaufe einiger Stunden eine Geschwulst. Fieber, Auftreibung, Erbrechen und andere peritonitische Erscheinungen fehlen; dagegen tritt regelmäßig blutiger Ausfluß aus dem Uterus hinzu. Bei der Untersuchung findet man auf einer Seite den Tumor, welcher sich zwischen Uterus und seitlicher Beckenwand hineindrängt. Nach oben zu ist er rundlich abgegrenzt, nach unten und den Seiten verläuft er unregelmäßig und zeigt oft Fortsätze längs der Scheide oder im Septum recto-vaginale. Seine Konsistenz ist anfänglich prallelastisch; später hart. — Kleine Hämatome liegen meist vom Uterus isoliert im Lig. latum. — Vereiterung kündigt sich durch wiedereintretende vermehrte Schmerzhaftigkeit an. —

Diagnose. Plötzliches Einsetzen der Symptome, rasche Entstehung der Geschwulst, kein Fieber sprechen für Bluterguß. Das Fehlen peritonitischer Erscheinungen, die rundliche, scharfe obere Begrenzung des Tumors, seine Ausläufer nach unten und sein Sitz seitlich am Uterus unterscheiden die Affektion von der Hämatozele.

Die *Prognose* ist gut. Verblutung fast ausgeschlossen; Vereiterung macht sie zweifelhaft.

Behandlung. Im Beginn absolute Bettruhe und Eisblase. Kleine Hämatome resorbieren sich unter hydropathischen Umschlägen ziemlich rasch. Bei größeren kommt die Ausräumung und Drainage von der Scheide oder Bauchhöhle aus in Frage; doch ist der Resorption mehr zuzumuten als bei Hämatozele. Bei Eiterung soll baldmöglichst breit eröffnet und drainiert werden.

X. Die Tuberkulose der weiblichen Geschlechtsteile.

Die Tuberkulose der weiblichen Genitalien (Abb. 164) ist keine seltene Erkrankung; man findet sie in gegen $2^0/_0$ aller weiblichen Leichen. Berücksichtigt man nur die an Tuberkulose überhaupt verstorbenen Frauen, so stellt sich die Zahl der Genitaltuberkulosen auf $15-20^0/_0$. — Im Kindes- und Greisenalter kommt sie nur ausnahmsweise vor. Während beim Manne infolge inniger Beziehungen zwischen Genital- und Harnorganen Tuberkulose beider Systeme die Regel bildet, ist bei der Frau ein Zusammentreffen beider Erkrankungen eine Ausnahme. — Die Tuben werden bei weitem am häufigsten befallen; dann folgen Corpus uteri, Ovarien, Vagina, Cervix uteri, Vulva. In $^2/_3$ der Fälle sind Tuben und Uterus zugleich, in $^1/_4$ die Tuben allein und in $^1/_8$ der Uterus allein erkrankt. Von allen chronischen Adnexerkrankungen sind mindestens $6^0/_0$ tuberkulöser Natur. Die Angaben darüber schwanken; die Genauigkeit, mit welcher das zu Gebote stehende Material makroskopisch und mikroskopisch untersucht wird und die Häufigkeit der Tuberkulose überhaupt in einer Gegend beeinflussen den Prozentsatz. Dann wird er in einer Großstadt mit ihrem großen Kontingent an gonorrhoischen Erkrankungen der Adnexe ein kleinerer sein als auf dem Lande.

Die Infektion erfolgt in der Regel auf dem Blutwege (metastatische Form). Die Bazillen werden dabei aus den Kapillaren ins Lumen der Organe ausgeschieden (Ausscheidungstuberkulose), greifen die Schleimhaut an und dringen von ihr aus zerstörend in tiefere Schichten. Der hämatogene Infektionsweg von Lunge, Bronchial- und Mesenterialdrüsen, Tonsillen, Knochen aus ist bei weitem der häufigste. Vom Darm aus ist eine Infektion auf dem Wege der Lymphbahnen ebenfalls möglich. Die Bazillen können aber auch direkt vom Peritonaeum auf die Tuben, Ovarien usw. übertreten: deszendierende Form; oder

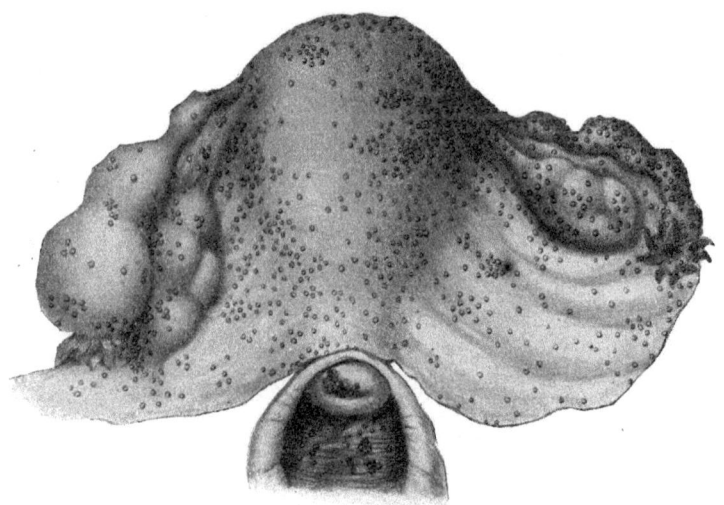

Abb. 164. Genitaltuberkulose. Aussaat in Vagina, auf Portio, auf Uterus, Tuben, Ovarien, Lig. latum; links Pyosalpinx.

aber die Bazillen finden ihren Weg durch die Scheide nach den inneren Genitalien: aszendierende Form. Letztere ist äußerst selten, aber doch sicher nachgewiesen. Es können die Bazillen durch unreinliche Manipulationen der Patientin selbst oder anderer in die Genitalien eingebracht werden; tuberkulöses Sputum, tuberkulöser Eiter, tuberkelbazillenhaltiger Stuhl können das Material liefern. Sicher nachgewiesen, aber auch nur in wenigen Fällen, ist die Infektion durch das Sperma aus einem tuberkulösen Hoden; wahrscheinlich kann sogar ausnahmsweise das Sperma eines Tuberkulösen mit gesunden Genitalien infizieren. — Mangelhafte Entwicklung der Genitalien prädisponiert bei tuberkulös Belasteten für die Infektion der Genitalien; das Wochenbett bietet die häufigste Infektionsgelegenheit. Daß auf dem Boden vorausgegangener Entzündungen gonorrhoischer oder septischer Art leichter Genitaltuberkulose entstehe, kann nicht nachgewiesen werden.

In etwa 90% aller Genitaltuberkulosen sind die Tuben beteiligt, so daß Tubentuberkulose beinahe gleichbedeutend ist mit Genitaltuberkulose. Fast immer ist die Erkrankung doppel-

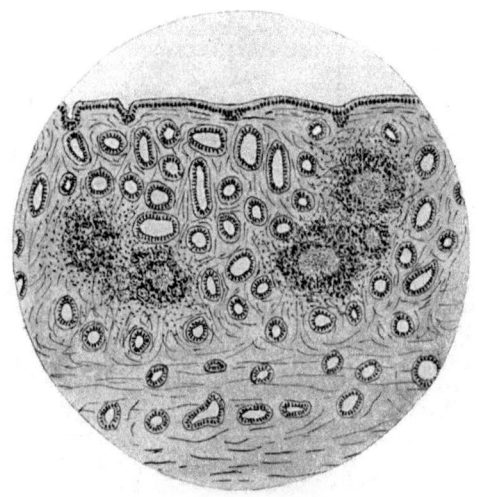

Abb. 165. Tuberkulose der Uterusschleimhaut. Anhäufung epitheloider Elemente mit Riesenzellen sind von kleinzelliger Infiltration umgeben; im Zentrum der miliaren Knötchen Zerfall und Verkäsung.

seitig, aber die eine Tube stärker ergriffen als die andere. Die Tuberkelknötchen entwickeln sich meist zunächst in der Schleimhaut, und zerstören diese; Muskularis und Peritonaealüberzug leiden weniger. Der durch Zerfall und Verkäsung der Knötchen gebildete Eiter sammelt sich im Tubenrohr an und drängt sich als käsiger Pfropf aus dem Ostium abdominale heraus, wenn es offen bleibt. In etwa der Hälfte der Fälle — seltener als bei entzündlicher Salpingitis — kommt es zum Verschluß und zur Bildung eines Pyosalpinx. Solange dieser klein ist, zeichnet er sich durch unregelmäßig bucklige Form, dicke Wandungen und derbe Konsistenz aus. Häufig werden aber gerade tuberkulöse Tubensäcke recht groß und ihre Wandungen entsprechend dünn ausgedehnt. Ihr Inhalt ist ein gelblich grauer Käsebrei; auf der Innenseite sieht man hanfkorngroße graugelbe Knötchen. Nicht selten aber unterscheidet sich der Pyosalpinx in nichts von einem entzündlichen, und nur der Impfversuch mit dem Inhalt, sowie die mikroskopische Untersuchung der Wandung vermag den Tuberkelnachweis zu erbringen.

In etwa der Hälfte aller Fälle geht die Tuberkulose von der Tube auf den Uterus über. In ungefähr 10% findet man isolierte Tuberkulose des Uterus. Wenn auch für gewöhnlich ein ähnlicher Infektionsmodus anzunehmen ist wie bei Tubentuberkulose, so spielt hier die Plazentarinfektion noch eine Rolle. Bei Tuberkulose in der Schwangerschaft können nämlich Bazillen in die Plazentarstelle verschleppt werden, dort in der Dezidua sich ansiedeln und nach der Geburt sitzen bleiben.

Fast immer beschränkt sie sich auf die Schleimhaut. Sie zeigt dann im Beginn zunächst kleinzellige Infiltration und Knötchenbildung mit Riesenzellen (Abb. 165); ihr makroskopisches Aussehen kann dabei ganz harmlos erscheinen. Erst spät erfolgen Verkäsung und Zerfall. Die befallenen Stellen erscheinen dann höckerig ulzeriert, mit bröckeligen Massen bedeckt; es kann in vorgeschrittenen Fällen die ganze Schleimhaut derart aussehen. Regelmäßig bildet der innere Muttermund eine Grenze nach unten; durch Obliteration desselben kann es zu Pyometrabildung kommen. — Nur selten wird auch die Muskularis angegriffen. — Ausnahmsweise setzt sich Tuberkulose auf einem Schleimpolypen an.

Auf das Ovarium geht die Tuberkulose viel seltener über als auf den Uterus. Am ehesten scheint sie sich auf einem Corpus luteum ansetzen zu können. In vielen Fällen vermag man sie nur mikroskopisch nachzuweisen. Meist beschränkt sie sich auf die Oberfläche; doch kann auch der ganze Eierstock durchsetzt sein und durch Verkäsung und Einschmelzung ein Ovarialabszeß entstehen. — Man hat auch schon auf Zystadenomen und Dermoidzysten Tuberkulose gefunden.

An der Cervix kann Tuberkulose unter der Form papillärer Wucherungen ein Sarkom oder Epitheliom vortäuschen, oder Geschwüre bilden oder in Knötchenform wachsen (Abb. 164).

Tuberkulose der Vagina ist selten; sie sitzt entweder hinter dem Scheideneingang oder im hinteren Scheidengewölbe; sie kommt häufiger im Kindesalter vor als die übrigen Formen der Genitaltuberkulose. Seltener zeigt sie sich unter dem Bilde kleiner Knötchen denn als konfluierende Geschwürchen mit scharfen Rändern und bröckeligem Grund.

An der Vulva tritt die Tuberkulose in Geschwürsform auf, mitunter auch bei Kindern. Meist sitzen die Geschwüre auf der inneren Seite der großen Schamlippen, aber auch auf den Nymphen und der Klitoris; dabei kommt es zu Ödem und elephantiastischen Hypertrophien der Umgebung. Die Geschwüre können in die Tiefe fressen und selbst zu Fistelbildung Anlaß geben und werden dann als Ulcus rodens (s. S. 65) bezeichnet. —

Genitaltuberkulose macht in der Regel so wenig Symptome, daß die Trägerin den Arzt gewöhnlich nicht wegen direkter Beschwerden, sondern wegen Blutarmut, Abmagerung, Menstruationsstörungen und häufig wegen Sterilität aufsucht. Wenn Schmerzen auftreten, so weichen sie regelmäßig einer zweckmäßigen Behandlung und zugleich hebt sich das Allgemeinbefinden. Wo dies nicht der Fall ist, wo Abmagerung, Schweiße, hektisches Fieber trotzdem andauern, da spukt wohl regelmäßig ein anderer tuberkulöser Herd irgendwo im Körper herum.

Die *Diagnose* kann mit Gewißheit nur aus dem mikroskopischen Nachweis von Knötchen mit Riesenzellen oder von Bazillen gestellt werden. Dies gilt für die tuberkulösen Erkrankungen der Vulva und Vagina sowohl wie für diejenigen der höheren Abschnitte der Geschlechtsteile. Die klinische Diagnose ist recht unzuverlässig; tuberkulöse Exsudate oder tuberkulöse Adnexgeschwülste unterscheiden sich bei der Palpation in nichts von gonorrhoischen oder septischen. Gleichzeitig bestehende Hypoplasie des Uterus spricht für tuberkulöse Natur der Erkrankung. — Sitzen Tuberkel auf der Hinterfläche des Uterus und im Douglas, so gelingt es hier und da, sie per vaginam oder per rectum zu tasten; allein Karzinose kann einen ähnlichen Befund geben. — Auf die Blutuntersuchung, d. h. den Leukozytengehalt darf man nicht bauen, weil gar zu oft auf tuberkulösen Herden auch saprische und septische Keime sich ansiedeln. — Die Tuberkulinreaktion gibt auch keine verläßlichen Resultate. Einreiben auf die Haut (Pirquet) und Applikation auf die Konjunktiva geben nur örtliche Reaktion und häufig auch dann, wenn sicher Tuberkulose nicht vorhanden ist. Auch bei subkutaner Injektion kann die Temperatur ansteigen und lokale Schmerzhaftigkeit eintreten, obschon Tuberkulose sicher fehlt. — Wichtiger ist die Erfahrung, daß tuberkulöse Adnexitis auf Heißkompressen- oder Diathermiebehandlung nicht besser, sondern oft schlimmer wird.

Bei der Häufigkeit des Überganges der Tuberkulose auf die Uterusschleimhaut kann in einer guten Zahl von Fällen eine Ausschabung mit nachfolgender mikroskopischer Untersuchung die Diagnose sichern. Allerdings muß eine Ausschabung sehr sorgfältig und schonend ausgeführt werden, um nicht Adhäsionen zu lösen und Eiterherde oder Pyosalpinxsäcke zu eröffnen. — Uterustuberkulose macht öfters atypische, stärkere Blutungen, die ohnedies eine Ausschabung nahelegen.

Stets muß auf Anamnese und Untersuchung des Gesamtkörpers großes Gewicht gelegt werden, indem durch vorausgegangene oder bestehende Tuberkulose anderer Organe die Diagnose eine Stütze erhält. —

Prognose. Auf die Genitalien beschränkte Tuberkulose kann ausheilen; ja klinische und anatomische Beobachtung lehrt uns, daß sie geradezu eine Neigung besitzt, in Heilung überzugehen. Kommt es nicht dazu, so zeigt sie einen äußerst chronischen Verlauf mit auffälligen Remissionen und Exazerbationen, allein gar keine Neigung in allgemeine tuberkulöse Peritonitis überzugehen; nur relativ selten werden Nachbarorgane mitergriffen und findet Durchbruch in Darm, Blase, Harnleiter statt. Aber selbst dann kommt es meist nicht zu jenen Zuständen höchster Erschöpfung und Abzehrung wie bei anderen Formen der Tuberkulose. Auch die Gefahr einer Ausbreitung auf lebenswichtige Organe oder einer miliaren Aussaat im ganzen Körper ist nicht groß. — Das Leben der Patientin ist demnach durch Genitaltuberkulose nicht in dem Maße gefährdet wie bei anderen Formen der Tuberkulose.

Therapie. Obwohl tuberkulöse Herde im Uterus und den Adnexen durch operative Entfernung dieser Organe ausgeschaltet werden können, so muß man doch mit der Operation zurückhaltend sein. Ein tuberkulöser Herd in den Genitalien darf nicht mit einer bösartigen Neubildung verglichen werden; er besitzt auch anderen tuberkulösen Prozessen gegenüber eine gewisse Gutartigkeit. Die Beschwerden sind dabei fast immer unbedeutend oder weichen einer zweckentsprechenden Behandlung, die Gefahr eines Überganges auf die Nachbarschaft oder einer Verschleppung im Körper ist gering. — Anderseits ist die Operation ziemlich gefahrvoll wegen der meist ausgedehnten Verwachsungen mit Därmen und der damit verbundenen Aufwühlung des Prozesses. — Man unternehme die Operation also nur, wenn die Krankheit fortschreitet und die Beschwerden zunehmen, bei relativ gutem Kräftezustand und wenn Uterus und Adnexe noch ziemlich frei beweglich sind. — Bei der Operation beschränke man sich, wo möglich, auf die Entfernung der Adnexe, weil die gleichzeitige Exstirpation des Uterus die Gefahr vergrößert und die Dauerresultate die gleichen bleiben. — Vorbedingung für die Operation ist, daß nirgendwo sonst im Körper ein florider tuberkulöser Herd bestehe.

Im übrigen soll Genitaltuberkulose gerade so behandelt werden wie andere Tuberkulosen, d. h. am besten im Sanatorium mittels Licht, Luft, Sonne (Quarzlampe), guter Ernährung, regelmäßig geordneter Lebensweise. Wo möglich, suche man eine jahrelange oder dauernde Übersiedelung in ein sonniges Klima im Süden oder auf Bergeshöhe durchzusetzen.

Wenn auch die Infektionsgefahr nur sehr klein ist, so erfordert doch die Prophylaxe, daß Männer mit tuberkulösen Genitalien, ja mit Tuberkulose überhaupt nicht heiraten, und falls sie schon in Ehe leben, Konzeption vermeiden, ja sich des Koitus enthalten oder ihn nur mit Kondom ausüben. — Tuberkulös erkrankte Stellen der äußeren Genitalien oder der Vagina werden mit dem scharfen Löffel ausgeschabt, mit Jodtinktur oder Chlorzink oder Ferrum candens geätzt, oder exzidiert und unter Jodoformverband behandelt. — Bei isolierter Erkrankung des Uterus hat die Abrasio, namentlich, wenn Blutungen auftreten, ihre Berechtigung. Es kann darauf völlige Heilung eintreten.

Anhang.

Peritonitis tuberculosa.

Die Tuberkeleruption auf dem Bauchfell kann drei verschiedene Bilder erzeugen. Entweder finden sich miliare Knötchen auf dem Peritonaeum in Verbindung mit Aszites (tuberkulöser Aszites); oder das ganze Bauchfell und ebenso das Mesenterium sind dicht mit Tuberkeln besetzt, dadurch enorm verdickt und mit fibrinösen Schwarten bedeckt, während Aszites fast ganz fehlt (plastische Peritonitis); oder Gedärme und Netz sind durch breite, mit Tuberkeln besetzte Adhäsionen verlötet, an einzelnen Stellen sammelt sich zwischen den Verwachsungen klare oder getrübte, zuweilen blutige oder gar eitrige Flüssigkeit an, so daß ein oder mehrere zystische Tumoren vorgetäuscht werden (Hydrops saccatus). Bei primärer Genitaltuberkulose kann sich die Affektion auf das Beckenperitonaeum beschränken; hier und da sieht man nur eine Aussaat von Knötchen auf dem Peritonaeum des Uterus oder des Douglas (s. Abb. 164). — Sehr oft sind auch andere Organe, besonders Lunge oder Darm, infiziert.

Zuweilen macht Peritonitis tuberculosa äußerst geringe Symptome und beeinflußt das Allgemeinbefinden nur wenig. Andere Male freilich entwickelt sich unter Appetitlosigkeit, Brechreiz, Wechsel zwischen trägem und diarrhoischem Stuhl, Auftreibung und Schmerzhaftigkeit des Leibes, mäßigem Fieber allmählich eine sehr starke Abmagerung und Schwäche, ein deutlicher Marasmus. —

Bei der Untersuchung findet man den Leib aufgetrieben; bei der trockenen Form kann Auftreibung fehlen. In den einen Fällen deutet die Dämpfung in den abschüssigen Partien auf Aszites; andere Male ist er nicht nachweisbar. Die Tastung ergibt da und dort vermehrte Resistenz wie von Tumoren, doch gelingt es nicht, mit Deutlichkeit solche abzutasten und abzugrenzen; oft hat man das Gefühl, als spüre man verdickte Darmwandungen durch und bei der Perkussion bekommt man überall leicht gedämpfte Tympanie. Bei Hydrops saccatus ist der Befund gerade so, als ob man es mit einer durch Adhäsionen oder intraligamentären Sitz schwerbeweglichen weichen Zyste zu tun hätte. Nur die Untersuchung per rectum mit gleichzeitigem Herabziehen des Uterus mittels Kugelzange und genauer Abtastung seines Verhältnisses zu der Pseudozyste kann Aufklärung bringen. Hier und da gelingt es auch Knötchenbildung im Douglas zu fühlen oder eine gleichzeitige tuberkulöse Erkrankung der Uterusschleimhaut leitet auf den richtigen Weg. Häufig ist die Milz vergrößert. —

Wo die Diagnose zweifelhaft bleibt und Verschlimmerung des Zustandes eintritt, macht man den Bauchschnitt, der bei tuberkulöser Peritonitis zugleich heilende Wirkung besitzt. Die besten Aussichten für operative Ausheilung gibt der tuberkulöse Aszites, etwas geringere der Hydrops saccatus, bei welchem die abgekapselten Wasseransammlungen zu öffnen und zu entleeren sind. Die schlechteste Prognose hat die Peritonitis mit bloß plastischem Exsudat; deshalb ist bei dieser die Operation zu unterlassen. Auch Lungentuberkulose, heftige Diarrhöen, die auf Mitbeteiligung der Darmwand schließen lassen, stark reduzierter Kräftezustand, höheres Fieber sind Kontraindikationen. — Durch Eröffnung des Douglas von der Scheide aus hat man ähnliche Erfolge erlebt, wie bei Laparatomie. — Es muß für die Beurteilung solcher Erfolge aber in Rechnung gezogen werden, daß bei jugendlichen Individuen sicher die Peritonitis tuberculosa in einem ziemlich hohen Prozentsatz der Fälle spontan ausheilt. — Als medikamentöse Behandlung wird empfohlen: täglich einmalige Einreibung des Abdomen mit grüner Seife, der Jodoform im Verhältnis von 1 : 20 zugesetzt ist und darauffolgende Prießnitzsche Einwicklung. —

Auch bei tuberkulöser Peritonitis wirkt vortrefflich die Licht-Luft-Sonnenkur, durchgeführt in einem Sanatorium, in Verbindung mit streng geregelter Ernährung und Lebensweise. Immer ist die Möglichkeit einer dauernden Übersiedlung in ein sonniges Klima ins Auge zu fassen. Neuestens wendet man auch die Behandlung mit Röntgenstrahlen an: die Erfolge [sollen gute sein.

Actinomycosis genitalium.

Sehr selten dringen Aktinomyzes-Pilze vom Darmkanal aus in die Genitalien ein und erregen dort eitrige Entzündung. Aktinomyzes-Abszesse sind schon in den Adnexen und im Parametrium beobachtet worden. Der Nachweis des Pilzes sichert die Diagnose; Corpora flava (Aktinomyzeskörner) fehlen oft. — Spaltung des Abszesses und Drainage wird gewöhnlich die einzig mögliche Therapie sein, weil an radikale Entfernung des Herdes kaum zu denken ist. Innerlich gibt man Jod, von einigen Seiten wird Röntgenbestrahlung gerühmt.

XI. Die Gonorrhöe der weiblichen Geschlechtsteile.

Wohl ein Viertel aller genitalkranken Frauen leidet an Gonorrhöe. — Die Infektion findet bei Erwachsenen fast ausschließlich durch den geschlechtlichen Verkehr statt. Nur bei Kindern kommt Übertragung beim Zusammenschlafen mit Tripperkranken oder durch mit Trippergift verunreinigte Bettstücke, Lappen, Schwämme, Handtücher u. dgl. in Betracht. —

Der Gonokokkus bekundet für die Schleimhäute der menschlichen Genitalien eine ausgesprochene Vorliebe; er bedarf zur Ansiedlung nicht einmal eines Epitheldefektes. Indessen scheinen an den verschiedenen Orifizien des Genitaltraktus gewisse abwehrende Kräfte zu bestehen, vor denen der Gonokokkus eine Zeitlang, manchmal für immer, Halt zu machen gezwungen ist und die er erst nach Einwirkung lädierender Einflüsse zu überschreiten vermag. So sehen wir, daß bei intaktem Hymen gewöhnlich die Infektion auf die äußeren Genitalien und die Harnröhre beschränkt bleibt. Hat die Ansteckung durch Immissio penis stattgefunden, so entsteht häufig zunächst nur Zervikalkatarrh, wenn der Tripper des Mannes im chronischen Stadium war. Es darf auch der Verschluß der Fimbrienden der Tuben und die abkapselnde Adhäsionsbildung des Peritonaeum zu diesen Schutzvorrichtungen gegen das Fortschreiten der Gonorrhöe gezählt werden. Weiter ist dafür gesorgt, daß die Gonokokken in geschlossenen Räumen, wie in Tubensäcken, Ovarialabszessen, vereiterten Bartholinischen Drüsen, in der Regel bald zugrunde gehen.

Die Mehrzahl der Gonokokken überlebt sich nach kurzer Zeit, ja, es kommt nicht so selten vor, daß die Mukosa der eingedrungenen

Gonokokken vollständig sich erwehrt und bald wieder ganz gesund wird. Oder es tritt eine Art gegenseitiger Angewöhnung ein: Die Beschwerden schwinden bis an einen etwas vermehrten Ausfluß, welcher die Wäsche gelblich färbt: die Gonorrhöe ist latent geworden. —
Der Ehemann, welcher seine Frau infizierte, beherbergt in der Regel einen ganz ähnlichen chronischen (latenten) Katarrh seiner Harnröhre, meist nur im hintersten Teil derselben oder in der Prostata. Vor Jahren hatte er einen Tripper, vielleicht mit Rezidiv, durchgemacht und war behandelt und „geheilt" worden; Symptome hatten sich nie wieder gezeigt; die leichte Verklebung des Orificium urethrae geniert ihn nicht und die feinen Tripperfäden, die jeweilen mit dem ersten Urinstrahl herausgeschwemmt werden, hat er nicht beachtet, oder sie sind als gonokokkenfrei erklärt worden. Die intakte Genitalschleimhaut seiner jungen Frau aber bildet ein feines Reagens auf Gonokokken: akute oder chronische Gonorrhöe ist die Folge der erstmaligen oder doch der wiederholten Kohabitation; möglich auch, daß geschlechtliche Überreizung in den Flitterwochen vorerst den alten Tripper des Mannes wieder angefacht hatte. — Sehr viel seltener bringt der Mann einen floriden Tripper mit in die junge Ehe oder schleppt er ihn gar in den älteren Haushalt hinein. Infektionen mit akutem Charakter entstehen häufiger im außerehelichen Geschlechtsverkehr.
Daß die Gonorrhöe eine so unheimliche Verbreitung besitzt, ist aus der schwierigen Heilbarkeit derselben beim Manne sowohl wie beim Weibe erklärlich. Unendlich zahlreiche männliche Gonorrhöen werden vom Arzte als geheilt erklärt, sobald bei einer mikroskopischen Untersuchung keine Gonokokken mehr gefunden werden. Für die Entscheidung, daß ein Tripper geheilt sei, müssen jedoch viel strengere Anforderungen gestellt werden. Zunächst sollten (nach Gauß) 5 Präparate und nach einigen Tagen, ohne Behandlung, abermals 5 Präparate gonokokkenfrei befunden werden. Sodann sollte eine mechanisch-chemische, allenfalls auch vakzinatorische Provokation (durch Injektion einer polyvalenten Gonokokkenvakzine kombiniert mit lokaler chemischer Reizung mittels Lugolscher H_2O_2-Lösung) vorgenommen und gleich danach an 10 aufeinander folgenden Tagen wieder untersucht werden. Erst wenn alle diese Untersuchungen negativ ausfallen, ist Gewähr für Heilung vorhanden.
Daß in einer „gonorrhoischen Ehe" der Gonokokkus schwierig auszurotten ist, versteht sich. Durch gegenseitige Infektion und Reinfektion, oft verbunden mit an und für sich schädlichen geschlechtlichen Überreizungen oder direkten Verletzungen der

Schleimhaut, wird das chronische oder subakute Stadium in die Länge gezogen und erfolgen Rezidive. Häufig kommt es jetzt bei der Frau in deutlichen Schüben zu Verschlimmerungen und zu den unten erwähnten Komplikationen. Indessen sehen wir auch hier in der Mehrzahl der Fälle eine Beschränkung der ergriffenen Bezirke auf die unteren Abschnitte des Genitalschlauches und mit der Zeit eine Art Anpassung der Schleimhaut, zugleich eine Abnahme der Virulenz und der Zahl der Gonokokken, ein latentes Stadium, eintreten. Einschränkung des geschlechtlichen Verkehrs, noch besser Abstinenz eine längere Zeit hindurch und beiderseits rationelle Lebensweise unter ärztlicher Aufsicht begünstigen den Eintritt dieses Stadiums der Indolenz. Jetzt wird der Gonokokkenaustausch zwischen beiden Ehegatten folgenlos ertragen. Doch wehe, wenn ein Dritter hinzukommt! er kann seinen Frevel mit einem akuten Tripper büßen. — Freilich sind die Sekrete im chronischen Stadium zeitweise frei von Gonokokken, also nicht immer ansteckend. Exzesse in Baccho et Venere usw., Reizung der Schleimhaut durch ärztliche Eingriffe, Menstruation, Puerperium vermehren ihre Zahl und Virulenz jedoch wieder.

Pathologische Anatomie. Die Gonokokken bevorzugen das Zylinderepithel; doch nisten sie sich auch in weichem Plattenepithel, besonders bei jugendlichen Individuen, ein; verhornte Plattenepithelien leisten ihnen Widerstand. — Sie dringen zwischen die Epithelzellen hinein und bis an den Papillarkörper vor. Das Gewebe wird jetzt stark hyperämisch und große Schwärme weißer Blutkörperchen durchsetzen das Epithellager, lockern es auf, heben es ab, durchbrechen es stellenweise. Mit dieser Eiterung ist die Kraft der Gonokokken bereits gebrochen; haufenweise gehen sie zugrunde und von den Resten des Epithels aus beginnt Regeneration. Es handelt sich demnach um eine rasch ablaufende Zerstörung und ebenso rasche Wiederherstellung in den oberflächlichen Schichten der Schleimhaut. Nur ausnahmsweise dringen die Gonokokken in tiefere Gewebsschichten, z. B. in die Muskulatur des Uterus und der Tube, ein. Wichtig ist die Tatsache, daß sie das Peritonaeum befallen und alle Erscheinungen der lokalisierten Peritonitis hervorrufen können, jedoch ohne stärkere Eiterung anzuregen; sie gehen bald zugrunde und es bleibt bei Adhäsionsbildung.

In Abb. 166 sind die Lieblingssitze des Gonokokkus grün gehalten. (Die Harnröhre konnte in den frontalen Schnitt nicht eingezeichnet werden.) Da sind zunächst die Ausführungsgänge der Bartholinischen Drüsen, in denen Abszeßbildung und im weiteren Vereiterung der Drüse selbst erfolgen kann. Die Scheide mit ihrem geschichteten Plattenepithel bietet ihm nicht willkommenen Boden, doch fehlt Vaginitis zu Beginn der Infektion fast nie und auch im chronischen Stadium ist Rötung der Schleimhaut fast immer vorhanden. — Sein ausgesprochener Lieblings-

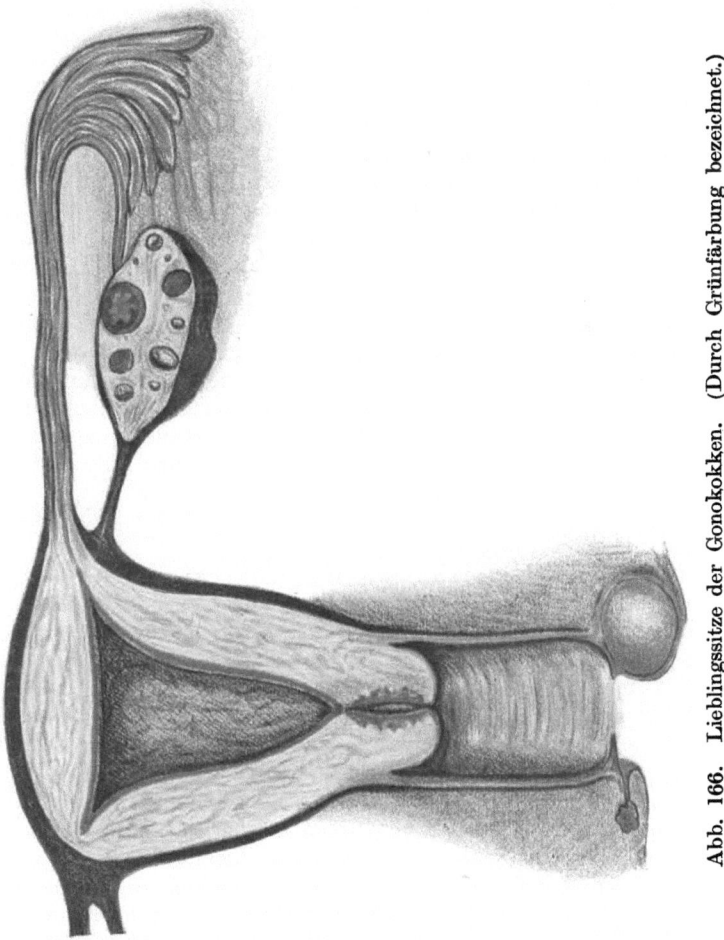

Abb. 166. Lieblingssitze der Gonokokken. (Durch Grünfärbung bezeichnet.)

sitz ist die Zervikalschleimhaut mit ihren zahlreichen Falten und Buchten. — Im Endometrium setzen sich die Gonokokken spärlich an; es behagt ihnen hier nicht sonderlich, weil die Schleimhaut bei der Menstruation ausgestoßen wird und die restierende Basalis sich ihrer zu erwehren weiß. In den Tuben sind sie dieser Belästigung nicht ausgesetzt, deshalb finden sie hier eine gute Ansiedelungsstätte. — In den Ovarien setzen sie sich in einem geplatzten Follikel oder in einem Corpus luteum an. — Auf dem Peritonaeum führen sie zu Verwachsungen, gehen aber dabei rasch zugrunde.

Symptome und Verlauf. Von der Infektion bis zur sichtbar auftretenden Entzündung verstreichen kaum 3 Tage. Häufig klagen die Frauen zuerst über **Brennen beim Wasserlassen**; ein **eitriger Ausfluß** stellt sich gewöhnlich erst nach 6—8 Tagen ein. Manche von Anfang an chronische Tripper machen bloß etwas vermehrte Absonderung und werden von indolenten oder unreinlichen Frauen kaum beachtet. — Der weitere Verlauf hängt ganz davon ab, **ob der Prozeß auf die unteren Abschnitte des Genitalschlauches beschränkt bleibt, oder in den Uterus, namentlich aber die Tuben und die Bauchhöhle hinaufsteige.** Wodurch das Überschreiten des inneren Muttermundes und des Uterus veranlaßt wird, ist nicht immer genau zu sagen. Erkältung, Überanstrengung, namentlich während der Menstruation, Exzesse, rohe Explorationen, Sondierung und andere intrauterine Eingriffe werden verantwortlich gemacht; am häufigsten geben **Geburt oder Abortus** Veranlassung dazu. Gewiß können auch anatomische Verhältnisse dazu disponieren; bisher entgehen diese aber unserer Kenntnis.

Die Erkrankungen der einzelnen Abschnitte des Urogenitalsystems gestalten sich wie folgt.

Urethritis gonorrhoica, Harnröhrentripper, macht beim Weibe nicht so deutliche Erscheinungen wie beim Manne. Sehr oft fehlt, auch wenn die Untersuchung eine hoch gerötete und gewulstete Schleimhaut ergibt, das charakteris'ische Brennen beim Urinlassen und der Harndrang ganz oder fast ganz. Andere Male klagen frisch Vermählte über Brennen beim Urinlassen, wenn auch keine Urethritis besteht, nur weil der Introitus vaginae infolge der Defloration etwas wund ist. **Im akuten Stadium läßt sich ein Tröpfchen Eiter aus der Harnröhre herausstreichen.** Schon nach wenigen Wochen gelingt es oft nur schwierig, ein wenig trübes Sekret auszupressen. Sicherer kommt man zwecks mikroskopischer Untersuchung auf Gonokokken dazu, wenn man mit einem Wattepinsel oder einem Löffel die Schleimhaut abstreicht. — Erfolgt nicht völlige Ausheilung, so bleibt eine chronische Urethritis zurück, welche nun jahrelang andauern kann, ohne Beschwerden zu machen. Man findet dabei das Orifizium ein wenig klaffend; die Schleimhaut tritt mitunter, besonders bei Frauen, die geboren haben, etwas heraus und sieht gerötet aus;

nicht selten bilden sich hochgerötete polypenartig aus dem Orifizium herausragende Schwellungen der Schleimhaut, sog. Karunkeln, von Linsen- bis klein Erbsengröße. Strikturbildung ist beim Weibe sehr selten. — Oft sitzt die Infektion auch in den paraurethralen Drüsen und Lakunen, haftet dort äußerst hartnäckig und gibt zu beständigen Rezidiven der Urethritis, Vaginitis usw. Anlaß. In seltenen Fällen entstehen Abszesse in der Harnröhrenwand oder dem umgebenden Gewebe. — Ziemlich oft kommt es zu Zystitis, ausnahmsweise auch zu Entzündung der Ureteren und des Nierenbeckens. — Im akuten Stadium ist neben Reinhaltung der äußeren Genitalien eine reizlose Diät und Anregung der Diurese durch häufiges Trinken eines Mineralwassers angezeigt. Hartnäckige chronische Urethritis, die auch oft der Ausgangspunkt von Rezidiven der Gonorrhöe in der Scheide usw. wird, behandelt man am besten lokal durch Bepinseln der Schleimhaut mit 2—5% Argentum-nitricum-Lösung. Den gleichen Zweck verfolgen Spülungen der Harnröhre mittels einfacher Tripperspritze oder des Janetschen Ansatzes. Man verwendet dazu am besten die bekannten Silbersalze in schwachen Lösungen. Andere bevorzugen das Einlegen von Drogenstäbchen.

Bartholinitis. Häufig sind die Bartholinischen Drüsen, besonders aber ihre Ausführungsgänge, beteiligt. Kleine, ziemlich scharf abgegrenzte, hochrote Flecken nach außen und hinten von den Mündungen der Ausführungsgänge, also an der Basis der Nymphe, und zwar an der Grenze des hinteren Drittels des Introitus vaginae kennzeichnen die Infektion der Ausführungsgänge; man nennt sie Maculae gonorrhoicae. Bei genauer Betrachtung zeigen sie eine granulierte Oberfläche; ausnahmsweise wuchern förmliche Granulome bis zu Haselnußgröße auf ihnen. — Nicht selten kommt es zu Abszeßbildung in den Ausführungsgängen oder zu Vereiterung der Drüsen selbst (s. S. 61).

Vaginitis ist bei Kindern häufig die Haupterscheinung gonorrhoischer Infektion (s. unten). Bei Erwachsenen ist die Scheidenschleimhaut meist nur gereizt, d. h. gerötet, durch das aus dem Muttermund ausfließende gonorrhoische Sekret. Doch kommen eigentliche gonorrhoische Vaginitiden auch bei Erwachsenen vor, und zwar hauptsächlich bei jugendlichen Individuen mit ihrem lockeren Epithel, und dann bei älteren Frauen, wenn die Schleimhaut und besonders ihr Epithel durch senile Involution atrophisch geworden ist. — Hochgradige Rötung, Schwellung der Papillen, Eiterung, oftmals leichtblutende Erosionen kennzeichnen sie im akuten Stadium. In einigen Wochen nimmt die Entzündung ab, das Sekret wird spärlicher und mehr weißlich. Doch sind akute Rezidive nicht selten; anderseits kann eine chronische Vaginitis mit beständiger Eiterabsonderung, Rötung, Verdickung der Schleimhaut und mit starker Schwellung der Papillen der Therapie ungemein hartnäckigen Widerstand leisten (s. S. 111).

Die Vulvo-Vaginitis kleiner Mädchen ist fast immer gonorrhoischer Natur. Es kommt ja vor, daß Oxyuren, wohl auch Bacterium coli, Vulvitis verursachen oder Masturbation, Kratzen mit Fingernägeln, unreine Wäsche zu Rötung des Introitus mit vermehrter Absonderung führen. Doch sind solche Entzündungen nie hochgradig und heilen nach Beseitigung der Ursache rasch aus. Wenn reiner Eiter die Falten der Vulva ausfüllt und verklebt, wenn aus der Hymenalöffnung Eitertropfen herausquellen, wenn die Schleimhaut hochrot und ödematös geschwellt aussieht oder Erosionen zeigt, so handelt es sich fast stets um gonorrhoische Infektion. Im akuten Stadium ist der Nachweis der Gonokokken leicht, später gelingt er nur mit Mühe. — Heftige Vaginitis mit Erosionsbildung kann Verengerung und Verschluß des Introitus zur Folge haben. Während man früher der Meinung war, daß gonorrhoische Katarrhe bei Kindern nur auf Vulva und Vagina beschränkt bleiben, werden jetzt auch höher oben sitzende Atresien, selbst solche in der Tube, ebenso gelegentliche Beckeneiterungen, falls Tuberkulose ausgeschlossen werden kann, auf Gonorrhöe im Kindesalter zurückgeführt. — Die Affektion heilt meist schwierig aus; monate- und jahrelang bleibt ein Ausfluß bestehen, welcher bald mehr, bald weniger eitrig ist und auch bezüglich der Stärke wechselt. — Tägliche Waschungen mit leicht antiseptischen Lösungen; wenn dies nicht genügt, Auspinselungen der Scheide mit schwachen Lösungen von Höllenstein oder Protargol oder Argentein usw. mittels Sonde, bilden die Behandlung. Andere raten zu Spülungen oder Instillationen mittels dünner biegsamer Katheter oder zu Einlegen feiner Traganth- oder Gelatinestäbchen mit Jodoform oder anderen Medikamenten. Vortrefflich unterstützt wird die Behandlung durch heiße Sitzbäder von 38—41°C. (S. auch S. 339.)

Endometritis cervicalis. Ein Lieblingsaufenthalt der Gonokokken bei Erwachsenen ist die Zervikalschleimhaut; sie erzeugen Endometritis cervicalis mit Rötung, Schwellung, vermehrter Absonderung, oft Erosionsbildung. Der abgehende zähe Schleim ist im Beginn eitrig und ätzend; später kann er ganz klar oder nur graulich getrübt aussehen. Mit der Zeit tritt auch Verdickung der ganzen Cervix hinzu. Öfters ist ein dumpfes Schmerzgefühl im Unterleibe auf solchen Cervixtripper zurückzuführen; meist jedoch bildet das einzige Symptom, solange Komplikationen fehlen, vermehrter Ausfluß (s. oben S. 327).

Metro-Endometritis. Durch Gonorrhöe erzeugte Metro-Endometritis macht im akuten Stadium heftige krampfartige Schmerzen, verstärkte Menstruation, öfters Fieber und Prostration. Bei der Untersuchung ist der Uterus sehr empfindlich, etwas geschwollen. Dieses akute Stadium geht rasch vorüber; es tritt nach Wochen völlige Heilung ein oder es entsteht chronische Metro-Endometritis (s. diese).

Salpingitis, Oophoritis, Perimetritis. Bei Übertritt der Infektion auf die Tuben zeigen sich erst recht die ominösen Folgen des Trippers in ihrer ganzen Schwere. Gewöhnlich werden beide Tuben zugleich oder kurz nacheinander ergriffen. Die Salpingitis (s. S. 256) kann akut einsetzen, besonders gerne bei der Menstruation. Heftige Schmerzen und Fieberregungen unter sehr starker Mitbeteiligung des Allgemeinbefindens begleiten sie. Häufig tritt der Übergang der Entzündung auf die Tuben aber nur schleichend ein und langsam entwickelt sich das Krankheitsbild der chronischen Salpingitis und meist auch der Oophoritis und Pelveoperitonitis (s. diese).

Proktitis als Folge von Tripperinfektion ist nicht selten; sie kann erfolgen durch unreine Klistieransätze, Thermometer, Coitus per anum usw. Die Erscheinungen sind meist geringfügig; der Eiterabfluß spärlich. Im Spiegel erscheint die Schleimhaut entzündet.

Diagnose der Tripperinfektion. Einwandfrei wird die Erkennung der Gonorrhöe nur durch den Nachweis der Gonokokken. In akuten Fällen gelingt er auch anstandslos. — Verdächtiges Sekret wird auf einem Deckgläschen in dünner Schichte verrieben und nach völliger Austrocknung über der Flamme mit alkalischer Methylenblaulösung gefärbt, dann abgewaschen und wieder getrocknet. Unter einer Immersionslinse sieht man nun die tiefblau gefärbten bohnenförmigen Gonokokken im Protoplasma der Eiterzellen und in kleinen Häufchen auch außerhalb desselben liegen (Abb. 167). — Bei chronischem Katarrh sucht man häufig ganz umsonst nach Gonokokken, wenn auch sicher Gonorrhöe vorliegt. Andere Male verursachen andere Keime, welche mit der Zeit immer mehr überwuchern und oft kaum von Gonokokken zu unterscheiden sind, Verlegenheiten. Im Zweifelsfall kann die Gramsche Methode entscheiden: Dünn bestrichene Gläschen bringt man $1/_2$—1 Minute in konzentriertes wässeriges Anilin-Gentiana-Violett, hierauf ebenso lang in Jod-Jodkali-Lösung (1:2:300 aq), dann entfärbt man, nach

Abtrocknung, in absolutem Alkohol vollständig und färbt mit **Bismarckbraun** oder **Fuchsin** nach, bis das Präparat bräunlich bzw. rosa aussieht. Die Kerne und Gonokokken sind jetzt leicht braun oder rosa, Eiterkokken stark violett gefärbt. — Das Kulturverfahren ist zu kompliziert und langwierig, als daß es für die tägliche Praxis in Frage käme. — Die Gonokokkensera von **Reiser, Bruck**, das **Gonargin** (Höchst), das **Vakzigon** (Parke, Davis), intramuskulär oder intravenös injiziert, sollen Temperaturreaktionen von 1 oder mehr Grad ergeben, wenn gonorrhoische Infektion besteht. Die Berichte über die Zuverlässigkeit lauten aber sehr widersprechend.

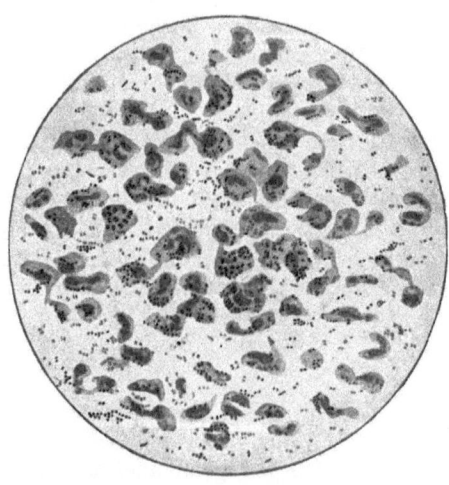

Abb. 167. Gonokokken im Vaginalsekret.

In der Mehrzahl der Fälle ist man darauf angewiesen, die **Diagnose aus dem klinischen Befunde**, zusammen mit der **Anamnese**, eventuell dem Verlaufe, zu stellen. — **Eitriger Ausfluß aus der Harnröhre**, aus den **Ausführungsgängen der Bartholinischen Drüsen**, vielleicht gleichzeitige **Vaginitis**, dann dicker, gelber **Schleimpfropf aus dem Muttermund** heraushängend, dazu oft **Adnextumoren** entzündlicher Art, bei Ausschluß von Tuberkulose und Sepsis, rezidivierende **Perimetritis** — alle diese Befunde machen einzeln für sich schon, und noch mehr, wenn sie zusammen vorkommen, den gonorrhoischen Ursprung der Affektion fast sicher. Frauen, welche wegen Sterilität konsultieren, geben häufig an, der Ausfluß sei seit der Verheiratung stärker oder deutlich gelb, zeitweise brennend geworden; es sei wiederholt Harndrang und -brennen aufgetreten; es habe einmal kurz nach der Verehelichung ein frühzeitiger Abortus stattgefunden, der Ehemann laboriere auch mitunter an Urinbeschwerden. Von Frauen, welche geboren haben, vernimmt man über Augenentzündung ihrer Neugeborenen, Fieber und Unterleibsentzündung im Spätwochenbett, die Angabe, die Beschwerden haben von da ihren Ursprung genommen. — Es bleiben aber trotzdem noch zahlreiche Fälle, wo alle anamnestischen Anhaltspunkte fehlen und der klinische Befund ebensowohl nicht gonorrhoischen Ursprungs sein kann, so z. B. bei vermehrtem klarem oder nur leicht getrübtem Ausfluß aus dem Muttermund und Mangel aller entzündlichen Erscheinungen. Im Zweifelsfalle bringt mitunter die Befragung und Untersuchung des Ehemanns die Entscheidung.

Prognose. Es ist von praktischer Wichtigkeit, die schwerere Form der Gonorrhöe, wobei die höher gelegenen Abschnitte des Genitalapparates beteiligt sind, von der Gonorrhöe der unteren Geschlechtsabschnitte, welche als leichtere Form zu bezeichnen ist, abzutrennen. In der Mehrzahl der Fälle bleibt es bei leichterer Erkrankung. Mitunter vermag sich die Mukosa der Gonokokken sogar zu erwehren: die belästigenden Katarrhsymptome gehen einige Wochen nach der Infektion zurück; es tritt vollständige Heilung ein. In der Regel jedoch bleibt jahrelang ein leichter von vielen Frauen gar nicht beachteter Katarrh des unteren Genitalschlauches bestehen, dessen Infektiosität, wenn auch in vermindertem Grade, anhält. Durch zeitweises Aufflammen des Prozesses schließt er die Gefahr der Ausbreitung nach oben und des Überganges in die schwerere Form in sich. Die Fortpflanzungsfähigkeit ist dabei im ganzen herabgesetzt; doch werden unzählige Frauen mit gonorrhoischen Affektionen schwanger und gebären normal; den besten Beweis dafür bildet die Ophthalmoblennorrhoea neonatorum.

Aber gerade an Geburt oder Abort schließt sich gerne eine Verschlimmerung des Prozesses, eine Ausbreitung auf die oberen Geschlechtswege, an. Die Erweiterung des Muttermundes, dabei stattfindende Verletzungen der Schleimhaut, aus dem Muttermund heraushängende Blutgerinnsel und Eihautfetzen begünstigen den Einstieg in die Uterushöhle. — Gar nicht selten wird bei ärztlichen Eingriffen (Sondierung, Dilatation des Muttermundes, intrauterine Pinselungen) den Gonokokken der Weg ins Cavum uteri freigegeben. Auch immer wieder erneuter Ansturm lebensfrischer Gonokokken vermag die Barriere zu sprengen.

Erkältung, Überanstrengung, geschlechtliche Ausschweifungen usw. begünstigen ebenfalls die Ausbreitung nach oben.

Durch die schwere Form wird die Gesundheit, ja das Leben gefährdet und die Fortpflanzungsfähigkeit fast mit Sicherheit vernichtet. Anderseits kann aber eine gonorrhoische Endometritis, selbst eine Salpingitis, solange keine Sackbildung eingetreten ist, bei zweckmäßigem Verhalten vollständig ausheilen und nach vielen Jahren die Konzeptionsfähigkeit wiedergewonnen werden. — Daß Uterusgonorrhöe häufig zu Abortus Anlaß gebe, wird von manchen Seiten bestritten.

Die Gonorrhöe ist auch beim Weibe als ernste Krankheit aufzufassen und die Prognose nicht mit Sicherheit zu stellen.

Die *Prophylaxe* der weiblichen Gonorrhöe in der Ehe erheischt einerseits Verhütung der Infektionsgefahr, anderseits Ausheilung, nach trotzdem erfolgter Infektion, beim Manne. Daß die Giftquelle hauptsächlich in der Prostitution zu suchen ist, wissen wir alle; ebensogut aber auch, daß diese nicht auszurotten ist. Bestmögliche Lösung der Prostitutionsfrage ist also für die Prophylaxe der ausschlaggebende Faktor. Im weiteren darf man aber auch Fortschritte in der Behandlung und Ausheilung des männlichen Trippers erwarten.

Therapie. Gewiß kann eine einmalige gonorrhoische Infektion bei einer gesunden Frau von selbst ausheilen. Sofortige Schonung, Bettruhe unter ärztlicher Aufsicht, geregelte, einfache, reizlose Kost, Zufuhr von viel Flüssigkeit in der Form von Mineralwasser oder aromatischen Teesorten, Vermeidung jeder sexuellen Aufregung begünstigen die Spontanheilung.

In der Regel bekommen wir aber die Frauen nicht unmittelbar nach der Infektion in Behandlung; meist bleibt es auch nicht bei einmaliger Ansteckungsgelegenheit. Wie selten fehlt es überdies an der nötigen Einsicht und Energie, um die eine Spontanheilung begünstigenden Maßnahmen gleich von Anfang an mit Ausdauer durchzuführen; wie oft erlauben es auch äußere Umstände nicht!

Die Gonokokken sind beim infizierenden Beischlaf in den Muttermund hineingeraten; das gonokokkenhaltige Sekret der Zervikalschleimhaut durchfließt die Scheide, beschmutzt den Introitus, infiziert die Harnröhre, die Bartholinischen Gänge, die paraurethralen (Skeneschen) Gruben, häufig auch den Mastdarm. Die Schleimhäute reagieren anfänglich mit heftiger eitriger Entzündung; allmählich beruhigen sie sich und gehen mit den Gonokokken die friedliche Symbiose ein, von der wir oben gesprochen haben. — Nur völlige Vertilgung der Infektionsträger beseitigt die Gefahr der Weiterverbreitung auf die oberen Geschlechtswege und die Ansteckungsfähigkeit. Dieses Ziel läßt sich erst in langer Behandlung und mit großer Ausdauer und Willenskraft von seiten des Arztes sowohl wie der Patientin erreichen.

Alle erkrankten Teile müssen behandelt werden: vor allen Urethra und Zervikalschleimhaut, häufig aber auch Scheide, Mastdarm, Bartholinische Gänge und paraurethrale Gruben. — Zwei Methoden machen sich dabei den Rang streitig: die Behandlung mittels Flüssigkeiten und diejenige mittels Salben bzw. schmelzbarer Stäbchen aus Traganth oder Kakaobutter.

Flüssige Medikamente lassen sich am besten applizieren mittels des Sängerschen Stäbchens, d. h. eines sondenartigen Instrumentes, dessen obere Hälfte in ein elastisch biegsames, etwa 3 mm breites, blechartig dünnes Stäbchen umgewandelt ist (s. Abb. 104). Das Ende des Stäbchens wird beim Gebrauch mit einer dünnen Schichte feinster Watte umwickelt, so daß die Watte das Ende des Instrumentes ein wenig überragt. Dieser Pinsel, mit der medikamentösen Flüssigkeit getränkt, kann leichter und schonender als die Plairfair-Sonde in die Harnröhre oder den Zervikalkanal eingeführt werden. Für die Harnröhre braucht man am besten 2%ige, für den Halskanal 5—10%ige Argentum nitricum-Lösung. Die Ätzung wird alle 3 Tage wiederholt. Daneben macht die Frau selbst regelmäßig 2 mal im Tag Scheidenspülungen mit gekochtem Salzwasser (1 gehäufter Teelöffel Kochsalz auf 1 Liter Wasser) oder mit einer leicht desinfizierenden Lösung.

Die Stäbchen, denen 10% Protargol oder 5—10% Isural oder 5% Jodoform oder 4% Karviolen oder Choleval beigemengt ist, werden jeden zweiten Tag nach Entleerung der Blase tief in die Harnröhre eingelegt. Ähnliche Stäbchen kann man auch durchs Spekulum in den Zervikalkanal einführen. Noch besser aber wirkt ein mit Salbe bestrichener Wattepfropf. Zweckmäßig benützt man zur Einführung desselben ein oben beschriebenes Sängersches Stäbchen. Dabei muß die Watte so locker gewickelt sein, daß sie leicht sich abstreifen, bzw. das Stäbchen sich aus ihr herausziehen läßt: nach Einführung bis zum inneren Muttermund wird das Stäbchen mittels einer schlanken Kornzange am unteren Ende der Watte leicht gefaßt und während die Kornzange die Watte zurückhält, herausgezogen, so daß die Watte allein im Zervikalkanal liegen bleibt. Letztere gleitet nach einiger Zeit regelmäßig in die Scheide hinein und wird durch die Scheidenspülungen, die auch jetzt regelmäßig fortgesetzt werden, herausgeschwemmt. Diese Einlagen werden zweimal wöchentlich wiederholt. Als Medikament benützt man am besten Argentum nitricum- (Schwarz) Salbe oder starke Ichthyolsalbe.

In neuerer Zeit wird eine noch viel intensivere Behandlung der Gonorrhöe empfohlen (Asch und Wolff). Die erwähnten Urethralstäbchen werden mindestens dreimal im Tag — von den Frauen selbst, mit Hilfe eines zwischen den Beinen gehaltenen größeren Spiegels — eingelegt. Dabei wechselt man das Medikament nach einiger Zeit, oder braucht 2—3 verschiedene abwechselnd, um eine Angewöhnung zu vermeiden. Werden Stäbchen ausnahmsweise nicht vertragen, so wird die Harnröhre ebenso oft ausgespritzt, z. B. mit Protargollösung.

Dann wird aber auch die Mucosa corporis uteri behandelt. Zweimal wöchentlich wird ein mit Medikament beschickter Wattepfropf in die Uterushöhle eingelegt. Die Ausführung gekt so, daß man im Spekulum ein mit Watte locker umwickeltes Sängersches Stäbchen bis zum Fundus hinaufschiebt und wie oben angegeben, das Stäbchen aus der Watte zurückzieht, so daß die mit dem Medikament beschickte Watte im Cavum uteri liegen bleibt. Als Medikament werden benützt 6—10% Jodvasogen, 12—20% Jothionöl, 80% oder reines Ichthyol, 1% Trypaflavinöl, Schwarz- (Arg. nitr.) salbe. Es folgen Uteruskontraktionen, die das Medikament gut verteilen, zum Teil auspressen. Der Wattestreif wird nach etwa 2 Minuten herausgezogen; man kann ihn aber auch liegen lassen, weil er regelmäßig nach einigen Stunden in die Scheide ausgestoßen wird. Die Einführung des Sängerschen Stäbchens gelingt in der Regel leicht, wenn man mit einem Häkchen die vordere Muttermundslippe etwas anzieht und dadurch den Uterus streckt. Durch die Salbe wird überdies der Wattewickel, der auch ganz dünn sein muß, schlüpfrig und gleitet leicht ein. Gewalt darf unter keinen Umständen angewendet werden. — Während dieser Behandlung dauert ein ziemlich starker Ausfluß an. Scheidenspülungen, und zwar 3—5 im Tag, mit einer leicht desinfizierenden Flüssigkeit oder nur leichter Salzlösung schwemmen ihn heraus. — Während der Menstruation wird die Behandlung ausgesetzt —. Entzündliche Erkrankungen der Adnexe kontraindizieren diese Behandlung.

Etwa nach jeder 10. Behandlung wird der Erfolg nachgeprüft und die Sekrete auf Gonokokken untersucht. Ist der Befund negativ, so setzt man die Behandlung deshalb nicht gleich aus, sondern die Untersuchungen werden 3 mal in Abständen von je 3 Tagen wiederholt. Fällt das Resultat gut aus, so wendet man das Provokationsverfahren an, indem man die Schleimhaut der Harnröhre mit 2%igem, diejenige der Zervix mit 5%igem Argent. nitr. ätzt. Findet man bei drei Untersuchungen nach je 2 Tagen keine Gonokokken, so wird das Provokationsverfahren nach 8 Tagen wiederholt. Ist auch jetzt der Befund gut, so wird die Behandlung ausgesetzt, jedoch je nach 4 Wochen wiederum eine Nachuntersuchung ausgeführt und erst nach 6 Monaten die Frau für definitiv geheilt erklärt.

Der beste Prüfstein für die Heilung sind die Genitalien des Ehegatten, der unterdessen auch behandelt und geheilt worden ist. Finden sich 48 Stunden nach dem Verkehr im Präputialsack oder in der Fossa navicularis des Mannes Gonokokken, so war die Frau nicht geheilt. Wurde im Gegenteil die Frau infiziert, so war der Mann nicht geheilt und wenn in seiner Harnröhre nichts zu finden ist, so muß das Sperma untersucht werden; denn nicht selten verstecken sich die Gonokokken in den Samenbläschen.

Bei der bakteriellen Untersuchung finden sich öfters nach längerer Behandlung degenerative Formen des Gonokokkus: kleine rundliche, extrazellulär liegende Kokken. In solchen Fällen beobachtet man nach einer Behandlung oder einer Provokationskur entweder völliges Verschwinden dieser „verdächtigen" Formen, also Heilung, oder wieder typische Gonokokken, die eine erneute Behandlung erfordern.

Da die Gonokokken sich leicht an ein angewendetes Mittel gewöhnen und deshalb dann die Behandlung nicht zum gewünschten Ziele führt, tut man gut, nach einiger Zeit das Mittel mit einem anderen zu vertauschen oder die Behandlung für einige Wochen auszusetzen und erlebt dann häufig bei Wiederaufnahme der Behandlung eine rasche Heilung.

Gegen die Mastdarmgonorrhöe muß ebenso ausdauernd vorgegangen werden mit Einspritzungen von Salben oder Flüssigkeiten. Asch spritzt morgens nach der Stuhlentleerung 100 ccm $1^0/_{00}$iges Trypoflavin, dazu abends abwechselnd 20 g Schwarzsalbe und $2^0/_0$ige Alumnolsalbe ein, oder er läßt die Frauen selbst Protargol einspritzen oder Ichthyolzäpfchen einlegen.

Bei Vulvo-Vaginitis der Kinder ist gründliche Reinlichkeit und gute Pflege Vorbedingung für die Heilung. Alle Infektionsmöglichkeiten müssen streng ausgeschaltet werden. Die Mädchen sollen Tag und Nacht geschlossene Hosen tragen, um sowohl Neuinfektion wie Verbreitung der Infektion zu verhüten. Die Urethralbehandlung wird, ähnlich wie bei Erwachsenen, durchgeführt, mit kleinen Stäbchen. Daneben werden 3 mal täglich Scheidenspülungen durch einen Katheter gemacht. Alle 2 Tage wird ein medikamentöses Stäbchen eingelegt, gerade so wie in die Urethra, oder mit dem Sängerschen Stäbchen ein Wattepfropf mit Schwarz- oder Alumnolsalbe oder $2^0/_0$igem Argochrom eingeführt.

Intravenöse Anwendung von Trypoflavin oder Kollargol haben nicht nachweislichen Erfolg; ebensowenig intramuskuläre Einspritzungen von Gonargin oder Arthigon etc. Auch Überhitzung des Körpers durch heiße Bäder oder Diathermiebehandlung haben sich nicht bewährt. — **Sobald die Infektion auf die Tuben übergegangen ist, sind lokale Eingriffe fast stets vom Übel.** Am besten ist es dann, gleich bei den ersten Symptomen **mehrwöchige Bettruhe mit Prießnitzschen Umschlägen** bei reizloser Diät und Sorge für regelmäßige Stuhlentleerung zu verordnen. Scheidenspülungen sind auch jetzt noch wohl angebracht, müssen aber mit großer Sorgfalt ausgeführt werden. Die chronischen Stadien werden nach den Grundsätzen behandelt, welche in den Kapiteln über Salpingitis, Oophoritis, Perimetritis aufgestellt sind. — Auch hier soll hydropathische Behandlung mit Wickeln obenangestellt werden.

Wie schon angedeutet, tritt der eheliche Verkehr der Besserung und Ausheilung der gonorrhoischen Leiden hinderlich in den Weg, nicht bloß deshalb, weil dabei stets neue Gonokokken nachgeschoben werden, sondern auch weil geschlechtliche Aufregung schlechten Einfluß ausübt. Recht oft möchte man darum wünschen, daß die kranke Frau nicht in Ehe lebte. Wohl nur aus solchen Wünschen, nicht als Strafe für den Ehemann, ist der ins Deutsche Bürgerliche Gesetzbuch aufgenommene Paragraph erwachsen, **wonach die mit in die Ehe gebrachte Gonorrhöe Grund zur Anfechtung und Auflösung der Ehe abgibt.** Denn fast regelmäßig ist der Mann ahnungslos in die Ehe eingetreten; waren doch seit seiner Gonorrhöe schon viele Jahre verflossen, ohne daß die geringste Erscheinung ihn auf das Fortbestehen eines infektiösen Katarrhs aufmerksam gemacht hätte und war er doch seinerzeit von einem Spezialisten behandelt, für geheilt erklärt und ihm der Eintritt in die Ehe erlaubt worden; das Harnröhrensekret hatte sich als durchaus gonokokkenfrei, mithin „harmlos" erwiesen. Man muß die Verzweiflung solcher Ehemänner mit angesehen haben, wenn man ihnen die Ursache des Leidens ihrer Frau eröffnet und sie sich ihrer Schuld bewußt werden, um einerseits die Schärfe dieses Paragraphen zu verstehen und anderseits die oben angeführten strengeren Vorschriften bei der Untersuchung auf Gonokokkenfreiheit des Harnröhrensekretes gutzuheißen und zu beobachten.

XII. Die Mißbildungen der Geschlechtsteile.

Nur solche, welche bei Erwachsenen zur Beobachtung kommen, sollen berücksichtigt werden.

Anatomische Vorbemerkungen:

Siehe Abb. 168, 1—5 auf folgender Seite.

A. Mißbildungen der äußeren Geschlechtsteile.

Mangel des Dammes: Scheide und Mastdarm münden gemeinsam nach außen. — Durch Spaltung des Septum und quere Vernähung (Lawson Tait s. S. 83) kann geholfen werden.

Atresia ani vaginalis s. anus praeternaturalis vaginalis: Der Mastdarm mündet in die Scheide, mitunter auch ins Vestibulum (A. a. vestibularis); es fehlt natürlich After und Damm. Mitunter ist der After durch eine Grube angedeutet. Inkontinenz ist nicht notwendig damit verbunden; bei enger Einmündung des Mastdarms in die Scheide können durch Kotstauung sogar ileusartige Erscheinungen eintreten; einige Male wurde dadurch ein Geburtshindernis gesetzt. — Man kann von der Aftergegend aus sich bis zum Mastdarm durcharbeiten, diesen von der Scheide ablösen, die Scheidenwunde schließen und den herabgezogenen Mastdarm in dem neugeschaffenen After einnähen. —

Hypospadie: Blase und Scheide sind mangelhaft voneinander getrennt; die Harnröhre ist kaum angedeutet oder sie fehlt völlig; die Blase mündet direkt ins Vestibulum. In der Regel besteht Inkontinenz, welche durch operative Bildung einer Harnröhre beseitigt werden kann.

Epispadie. Es fehlt die vordere Wand der Harnröhre ganz oder teilweise; meist ist Spaltbecken und Ektopie der Blase dabei. — Durch eine Plastik muß Schluß der Harnröhre erreicht werden.

Hermaphroditismus. Das Individuum trägt männliche und weibliche Keimdrüsen, i. e. Testikel und Ovarium. Es ist kein einziger sicherer Fall dieser Art beobachtet worden. Wohl aber sind einige Fälle bekannt, wo Hodengewebe und Eierstocksgewebe in derselben Geschlechtsdrüse nebeneinander vorhanden war; manche sind geneigt, aus solchen Befunden die Homosexualität zu erklären. Da weder der männliche noch der weibliche Bestandteil funktionsfähig war, darf man auch in diesen Fällen nicht von wahrem Hermaphroditismus sprechen. Individuen, welche nur eine Art von Geschlechtsdrüsen tragen, aber die übrigen Genitalien ganz oder teilweise vom anderen Geschlechte

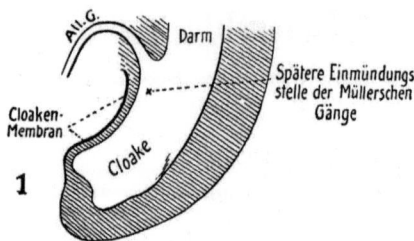

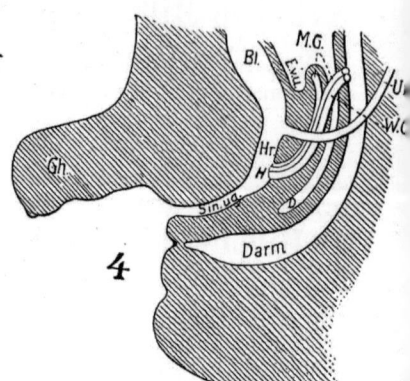

Abb. 168 (1). Darm und Allantois (All.G.) vereinigen sich zur Kloake, die bis auf die Stelle der späteren Blase hinaufreicht.

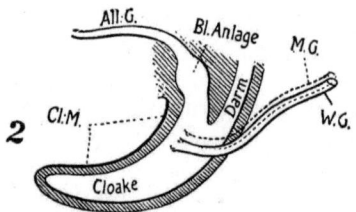

Abb. 168 (2). Die Blase ist angedeutet; zwischen ihr und Darm wächst von oben eine Scheidewand. Die Wolffschen Gänge (W.G.) münden in die Kloake; die Müllerschen Gänge (M.G.) sind noch nicht angelegt, deshalb nur punktiert. Cl.M. = Kloakenmembran.

Abb. 168 (4). Scheidung zwischen Harnwegen und Darm vollendet. Sinus urogenitalis hat sich nach außen geöffnet, Darm noch nicht. Müllersche Gänge erreichen den Sinus urogenitalis, sind aber noch durch Hymen (H) verschlossen. Ureter hat sich vom Wolffschen Gang gelöst. Gh = Geschlechtshöcker. D = Douglas. E.v.u. = Excavatio vesicouterina.

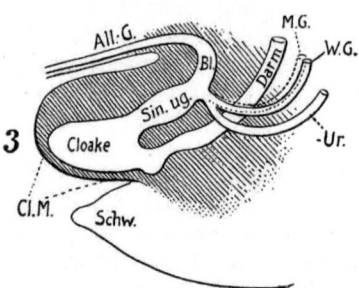

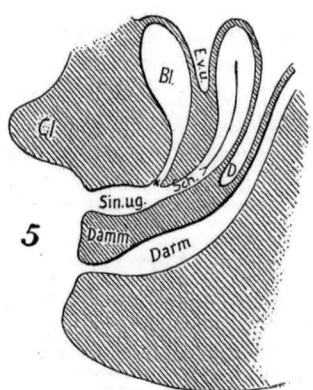

Abb. 168 (3). Scheidung zwischen Blase und Darm weit vorgeschritten, unterster Schnitt der Blasen-Harnröhre zum Sinus urogenitalis geworden. Am Wolffschen Gang wächst der Ureter (Ur.) heraus. (Schw. = Schwanzende.)

Abb. 168 (5). Sinus urogenitalis kürzer geworden; in ihn münden Harnröhre (H) und Scheide (Sch.), nachdem die Müllerschen Gänge sich zum Uterus vereinigt. Darm mündet nach außen. Cl. = Klitoris.

haben, nennt man Pseudohermaphroditen. Männer, bei denen die Brüste stark entwickelt, die Skrotalhälften wie Schamlippen geöffnet sind, der Penis Verkümmerung zeigt und Hypospadie besteht, sind männliche Pseudohermaphroditen. — Pseudohermaphroditismus femininus besteht bei Frauen, die atrophische Mammae, penisartig ausgewachsene Klitoris und verwachsene Schamlippen haben.

Die Entscheidung, ob Mann oder Weib, kann recht schwierig sein. Neugebauer hat 79 Fälle von Geschlechtsirrtum gesammelt; 50 davon waren mit Personen des gleichen Geschlechtes verheiratet. Es handelt sich viel häufiger um Männer als um Frauen. Einen Beweis für männliches Geschlecht liefert der Nachweis von Sperma (wenn nicht kurz vorher mit einem wirklichen Manne verkehrt worden war). Menstruation ist schon vorgetäuscht worden durch Blutung bei Kohabitationsversuchen. Die sexuelle Erregung ist ganz unzuverlässig, denn sie kann auch durch Vortäuschung des anderen Geschlechtes auftreten.

B. Mißbildungen des Genitalkanals.

Anatomische Vorbemerkungen.

Der Genitalschlauch entsteht aus den Müllerschen Gängen. Diese bilden sich in zwei, beiderseits der Wirbelsäule herablaufenden Falten, welche auch die Urnieren und Keimdrüsen enthalten. Auf der Höhe der Zwerchfellanlage trichterartig sich einstülpend, wachsen die Müllerschen Gänge in der ganzen Länge der Falten nach unten dem Schwanzende zu, bis sie die Kloake erreicht haben, also zu Ausführungsgängen aus der Leibeshöhle an die Außenwelt geworden sind. Anfänglich bilden sie nur Epithelrohre; erst nachträglich legt sich eine dicke Schicht von Bindegewebe und Muskularis um sie herum. — Dort, wo sie abbiegen, um scharf konvergierend in den engen Beckenkanal einzutreten (s. Abb. 169), verwachsen mit ihnen die in die Leistenkanäle tretenden Ligg. rotunda. — In der engen Beckenhöhle liegen die Müllerschen Gänge so nahe zusammengedrängt, daß sie zu einem unpaaren Rohr, dem Gebärmutterhals-Scheiden-Kanal, verschmelzen (Abb. 169a). Jetzt legt sich dem Epithelrohr die dicke Muskelwand auf (Abb. 169b). Darauf weitet sich das Dach des durch die Verschmelzung entstandenen Raumes bis hinauf zum Abgange der Ligg. rotunda zum Gebärmutterkörper aus, indem es sich hebt und zum Fundus wölbt. Zugleich erweitert sich die Scheide, während das untere Ende des stark verdickten Gebärmutterhalses als Scheidenteil sich in sie einstülpt (Abb. 169c). — Zuletzt

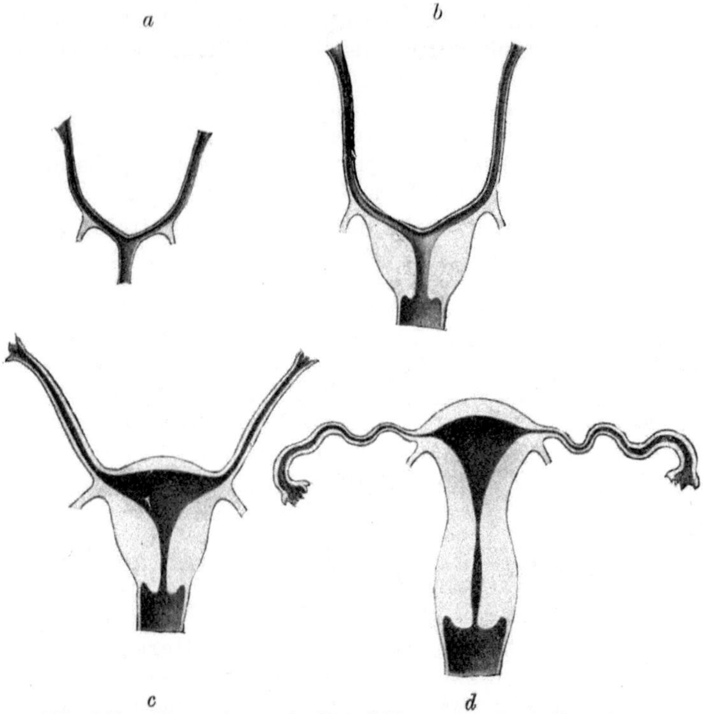

Die Mißbildungen der Geschlechtsteile.

Abb. 169. Die embryonale Entwicklung des Genitalkanals.

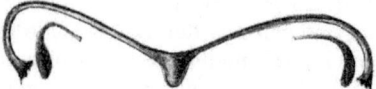

Abb. 170. Uterus rudimentarius.

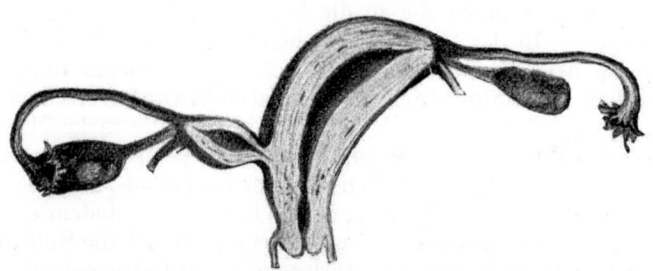

Abb. 171. Uterus unicornis (Halbgebärmutter) mit rudimentärem Nebenhorn.

Mißbildungen des Genitalkanals.

lösen sich die Müllerschen Gänge in ihrem oberen Verlaufe von ihren Unterlagen ab und drehen sich um ihren uterinen Ansatz derart, daß sie horizontal verlaufen und definitiv zu den Tuben werden (Abb. 169d).

Die Mißbildungen erklären sich aus völligem oder teilweisem Fehlen oder mangelhafter Entwicklung eines oder beider Müllerschen Gänge, ausgebliebener oder ungenügender Verschmelzung und unvollständiger Rückbildung der sie trennenden Wandung.

1. Mißbildungen des Uterus.

Mangel des Uterus. Er ist anatomisch nicht nachgewiesen; in allen Fällen war der Uterus durch einige Muskelzüge angedeutet.

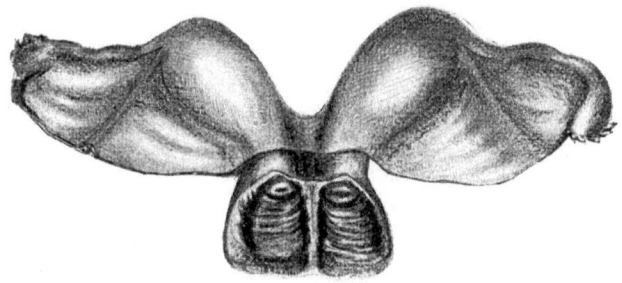

Abb. 172. Uterus duplex s. didelphys s. bipartitus.
Beide Müllersche Gänge sind zu gesonderter Entwicklung gelangt, es bestehen also zwei Halbgebärmütter, welche in getrennte Scheiden münden.

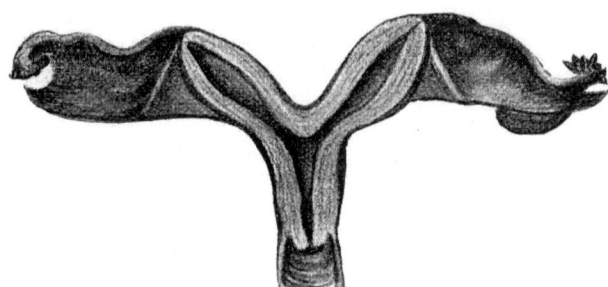

Abb. 173. Uterus bicornis unicollis.

Uterus rudimentarius (Abb. 170). Der Uterus ist nur als kleines solides oder mit winziger Höhle versehenes Organ vorhanden; seine Tuben und Ligg. lata sind verkümmert; die

Ovarien klein, doch meistens funktionsfähig; die Scheide fehlt teilweise oder ganz; die äußeren Genitalien können völlig normal, Becken und Brüste gut entwickelt, das sexuelle Empfinden in Ordnung sein.

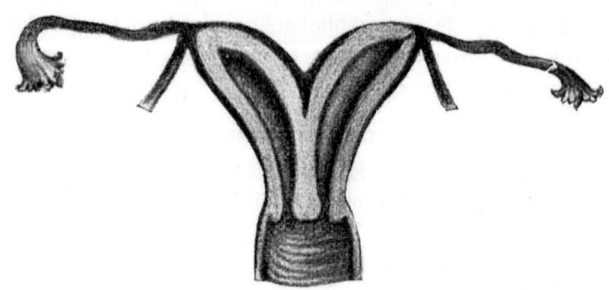

Abb. 174. Uterus bicornis bicollis.

Uterus unicornis (Halbuterus). Nur ein Müllerscher Gang hat sich entwickelt; der andere kann ganz fehlen, meist ist er aber doch rudimentär vorhanden (Uterus unicornis mit rudimentärem Nebenhorn, Abb. 171). Das Organ ist schlank, nach oben seitlich abgebogen geht es in die Tube über. Die Ovarien sind normal, die Portio klein, die Scheide eng. Menstruation und Fortpflanzungsvorgänge können sich ganz richtig abspielen. — Das rudimentäre Nebenhorn ist entweder nur ein solider Strang oder ein Hohlorgan; durch einen soliden, viel seltener einen perforierten Gang steht es mit der Gegend des inneren Muttermundes in Verbindung. Es trägt seine eigene Tube und am Abgang derselben sein Lig. rotundum. Ein befruchtetes Eichen kann sich in ihm niederlassen; der Verlauf der Schwangerschaft gleicht dann dem einer Tubargravidität.

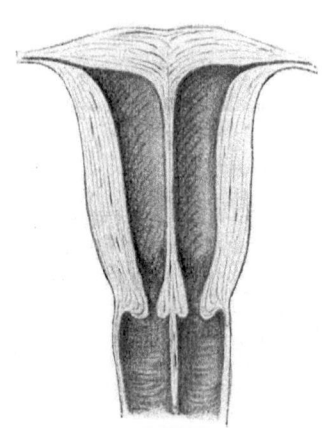

Abb. 175. Uterus bilocularis oder septus cum vagina septa.

Uterus duplex s. didelphys s. bipartitus (Abb. 172). Die Müllerschen Gänge haben sich jeder gesondert zu einem Uterus unicornis entwickelt, die Scheide kann einfach oder doppelt sein. — Oft ist eine der Halbgebärmütter in der Entwicklung zurückgeblieben oder zurückgebildet oder nicht ausgehöhlt.

Uterus bicornis. Die Müllerschen Gänge haben sich richtig verschmolzen; es kam aber nicht zur Hebung des Fundus und zur Bildung des unpaaren Uteruskörpers. — Ist das Collum einfach, so spricht man von Uterus bicornis unicollis (Abb. 173); bestehen zwei getrennte Zervikalkanäle, von Uterus bicornis bicollis (Abb. 174). Ist der Fundus nur unvollkommen gehoben, so zeigt sich der Uterus oben eingedellt (Uterus arcuatus) oder flach (Uterus incudiformis).

Legen sich bei Uterus bicornis die beiden Hörner so innig aneinander, daß sie als Ganzes erscheinen, so entsteht ein Uterus septus oder bilocularis (Abb. 175). Die Scheidewand kann teilweise oder ganz zur Resorption kommen. Häufig ist nur noch eine Andeutung an ein Septum vorhanden. Die Scheide kann einfach, oder teilweise bzw. ganz gedoppelt sein. Die Geschlechtsfunktionen können in beiden oder nur in einer Hälfte normal vorhanden sein oder auch fehlen.

Uterus foetalis und infantilis sind Folge eines ungenügenden Pubertätswachstums. Der Uterus behält fötale Form (Abb. 51, S. 103), d. h. Cervix ist groß und massig, Korpus nur halb so groß wie sie und dünnwandig. Sind Plicae palmatae nur im Collum vorhanden, so spricht man von Uterus infantilis; reichen sie bis zum Fundus, von Uterus foetalis. Die Ovarien sind rudimentär, Menstruation fehlt meist ganz. Das Wachstum des Uterus kann kaum mehr nachgeholt werden.

Uterus atrophicus s. Hypoplasia uteri. Die Form des Uterus ist normal; aber er ist klein, die Trägerin häufig ein chlorotisches Mädchen; die Menstruation fehlt oder ist schwach und gewöhnlich mit Dysmenorrhöe verbunden. Stärkung des Allgemeinbefindens, rationelle Sexualhygiene, die Ehe können ihn zu normaler Entwicklung bringen. — S. auch S. 140 bei Anteflexio uteri.

2. Mißbildungen der Scheide.

Teilweiser oder vollständiger Mangel der Scheide: Bei normal entwickelter, nur etwas verkümmerter Vulva findet man zwischen den gespreizten Schamlippen den Introitus durch eine rötliche, weiche, wenig gespannte Membran verschlossen. Bei Mastdarmuntersuchung fehlt die Scheide; die Blase liegt dicht dem Rektum an. Ausnahmsweise kann der Uterus mit Adnexen normal entwickelt sein; Regel ist jedoch, daß er nur als Rudiment vorhanden ist. Es kann die Scheide in ihrer ganzen Länge fehlen;

am häufigsten mangelt nur die obere Hälfte, während die untere durch einen kurzen engen Blindsack dargestellt ist. Es wird für den Koitus dieser Rezessus oder die allmählich erweiterte Harnröhre benutzt. — Natürlich staut sich bei normal entwickelten, inneren Genitalien von der Pubertätszeit an das Menstrualblut. Funktionieren bloß die Eierstöcke, so treten nur Molimina menstrualia auf. Diese Beschwerden und die Hindernisse beim Koitus führen die Frau zum Arzte.

Besteht Retention des Menstrualblutes, so inzidiere man vom Damme aus, arbeite sich stumpf zu dem Blutsacke hinauf, um

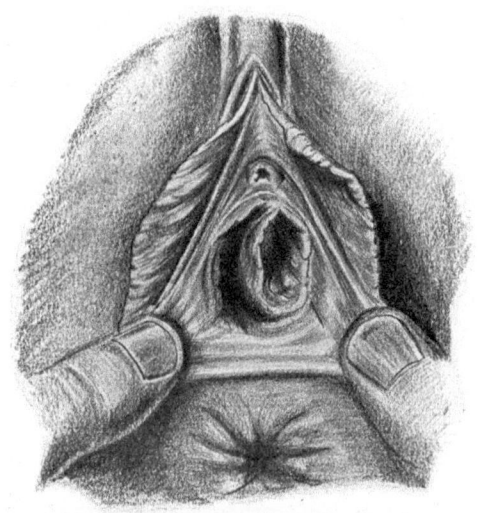

Abb. 176. Verdoppelung der Scheide.
Das linksseitige Scheidenrohr ist besser entwickelt; das rechtsseitige Lumen legt sich ihm als halbmondförmige Spalte an (Kelly).

ihn aufzuschneiden und womöglich durch Vernähung seiner Schnittränder mit der äußeren Haut eine Scheide zu bilden. Besteht keine Verhaltung des Menstruationsblutes, ist die Portio vaginalis klein, so gelingt es sehr schwer, bis zu ihr zu gelangen und oft muß der Versuch aufgegeben werden. Aber auch wenn man sie findet und erreicht, so ist es fast unmöglich, in dem Bindegewebe eine Scheide zu bilden, die nicht wiederum vernarbt. Deshalb wird man bei großen Beschwerden am besten mit der Kastration sich begnügen. Es ist auch schon gelungen, aus der Fascia lata oder aus Dünndarm eine Scheide zu bilden.

Verdoppelung der Scheide, wie sie häufig bei Verdoppelung des Uterus (s. oben) vorkommt, ist in der Regel bei genauer Betrachtung des Introitus leicht zu erkennen. Abb. 176 zeigt einen derartigen Fall. Gewöhnlich hat sich das eine Scheidenrohr auf Kosten des anderen etwas besser entwickelt, was am Introitus dadurch zum Ausdruck gelangt, daß das Lumen des verkümmerten Rohres sich als halbmondförmige Spalte um das Hauptrohr herumlegt.

XIII. Der Verschluß des Geschlechtskanals (Gynatresia) und seine Folgen.

Die Gynatresien sind nach den neueren Anschauungen zum größten Teil erworben, nur selten angeboren. Ätiologisch spielt der gonorrhoische Katarrh in früher Jugend eine Rolle beim Zustandekommen von Verklebungen und Verwachsungen. Daneben sind es destruktive Prozesse in der Scheide, wie sie akute Infektionskrankheiten begleiten, Traumen im späteren Alter, Lazerationen und Narbenbildungen nach Geburten oder Operationen, Ätzungen mit Glüheisen und stark wirkenden Mitteln, welche zu Atresie führen können.

Wo auch der Verschluß sitze, stets wird er Retention des Menstrualblutes und der Sekrete zur Folge haben. Regelmäßig treten Erscheinungen deshalb erst mit der Pubertät auf; nur wenige Fälle sind bekannt geworden, wo vor Eintritt der Menstruation Schleimretention hinter dem Verschlusse sich fand.

Bei Atresia hymenalis sammelt sich das Menstrualblut hinter dem verschlossenen Hymen an, es bildet sich Hämatokolpos (Abb. 177). Mit jeder Menstruation kommt etwas mehr Blut hinzu; erst nach mehreren Monaten oder gar Jahren ist die Ansammlung so beträchtlich geworden, daß heftigere Symptome entstehen. Zuerst zeigen sich nur wehenartige Molimina menstrualia, mit der Zeit aber dauernde Schmerzen im Leib, denen sich Urin- und Stuhlbeschwerden zugesellen. — Bei der Untersuchung findet man den Hymen kuppelartig vorgebaucht, gespannt, blaurot durchscheinend, ohne Öffnung. Durch den Mastdarm ist ein prallelastischer Tumor, welcher das Becken fast ganz ausfüllt, zu tasten, oben sitzt ihm der kleine harte Uterus auf. — Mit der Zeit öffnet sich nach Verstreichen der Portio auch der Zervikalkanal und zuletzt geht der ganze Uterus in dem Sacke auf. — Der Hämatokolpos kann den Hymen durchbrechen und darauf Spontanheilung eintreten. Das ausfließende Blut ist teerartig, durch

Beimengung von Schleim fadenziehend; die roten Blutkörperchen zeigen zackige Schrumpfung. — Zu Vereiterung oder Verjauchung kommt es in der Regel nur nach spontaner oder operativer Eröffnung ohne guten Abfluß.

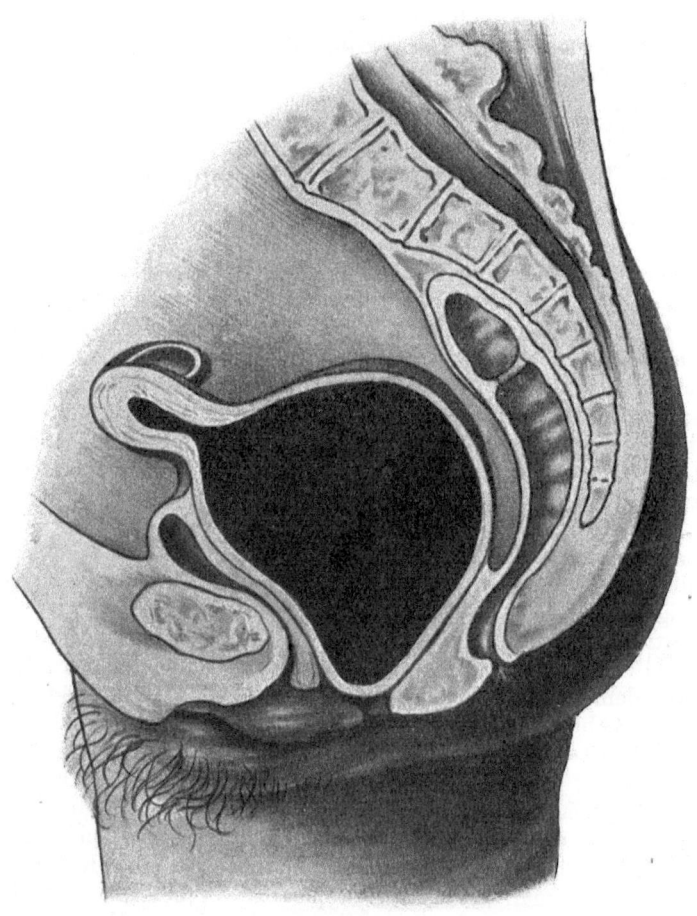

Abb. 177. Hämatokolpos, beginnende Hämatometra und Hämatosalpinx bei Hymenalverschluß.

Bei Atresia vaginalis bildet sich ebenfalls zunächst Hämatokolpos. Je höher oben der Verschluß sitzt, je kleiner also der zu Gebote stehende Abschnitt der Scheide ist, um so bälder wird

Der Verschluß des Geschlechtskanals (Gynatresia) und seine Folgen. 351

der Zervikalkanal und allmählich auch der Uterus dilatiert, um so früher treten im allgemeinen auch Schmerzen auf.

Bei Atresia uterina durch Verwachsung des Muttermundes, oder infolge Mangels der Scheide bildet sich, falls der Uterus

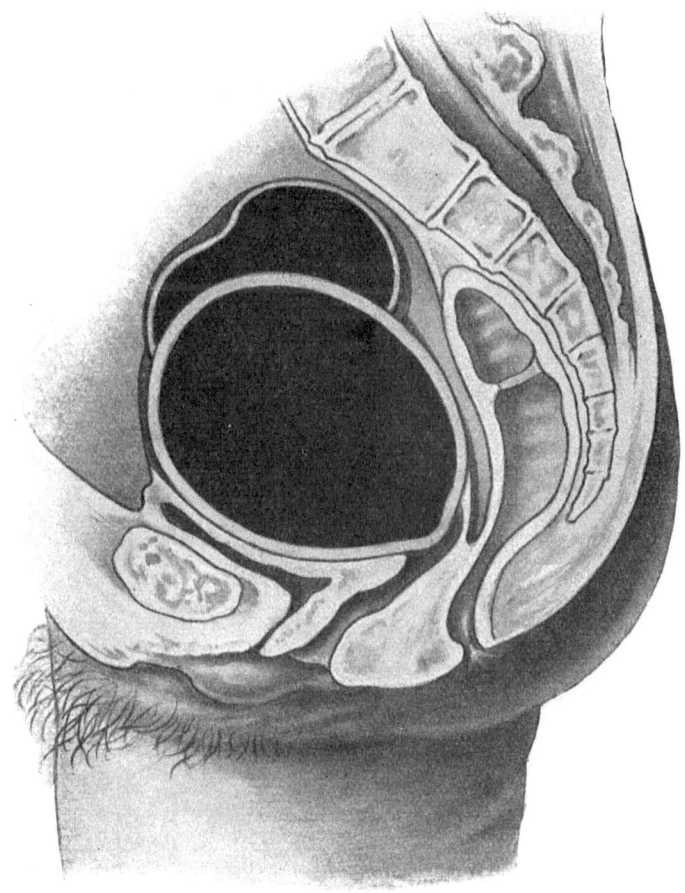

Abb. 178. Hämatometra und Hämatosalpinx bei Verschluß des äußeren Muttermundes.

menstruiert, Hämatometra (Abb. 178). Cervix und Korpus, bei Verschluß am inneren Muttermund nur das Korpus, werden durch das Menstrualblut zu einem großen, prallen, kugeligen Tumor ausgedehnt. Seine Wandungen sind meist hypertrophisch, mitunter aber auch durch die Dehnung sehr verdünnt, so daß Durchbruch nach der Scheide oder in die Bauchhöhle oder in den Darm erfolgen kann. —

In Begleit von Hämatokolpos und Hämatometra bildet sich oft Blutansammlung in einer oder beiden Tuben i. e. Hämatosalpinx, und zwar um so eher, je höher oben der Verschluß sitzt. Vielleicht hatte die nämliche, entzündliche Affektion, welche zu Atresie der Scheide oder des Uterus führte, auch Verschluß der Fimbrienenden der Tuben verursacht. Das sich ansammelnde

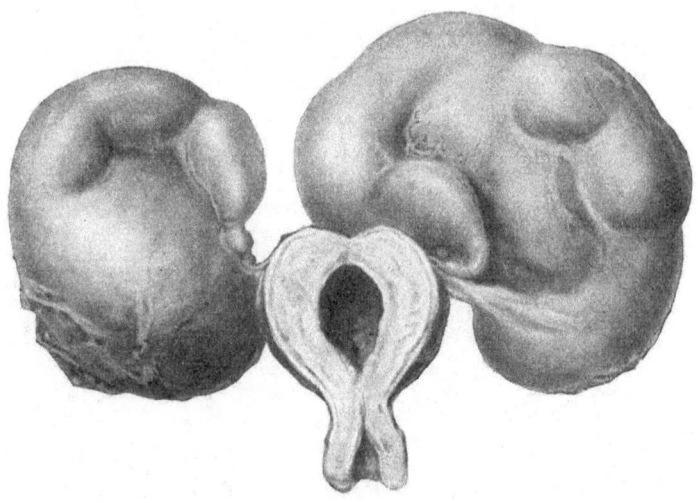

Abb. 179. Hämatometra und doppelseitige Hämatosalpinx bei narbigem Verschluß des inneren Muttermundes (Züricher Frauenklinik).

Blut ist entweder vom Uterus übergeflossen oder es stammt — dies ist wohl häufiger — aus der mit-menstruierenden Tubenschleimhaut. Die Tuben werden allmählich zu großen, gewundenen Geschwülsten ausgedehnt (Abb. 179), welche wie andere Tubensäcke häufig dem Uterus seitlich oder hinten anliegen und dort Verwachsungen eingehen. Sie platzen mitunter, selten spontan, viel häufiger infolge mechanischer Insulte, z. B. derber Untersuchung, am leichtesten aber gelegentlich einer Entleerung der Hämatometra; durch die Verkleinerung des Uterus erleiden ihre Adhäsionen Zerrung und dabei entsteht Perforation. Häufig sieht man darnach tödliche Peritonitis. Gerade dieser Umstand macht die Hämatometra zu einem gefährlichen Leiden. —

Die Behandlung dieser Blutgeschwülste besteht in ausgiebiger Eröffnung des Sackes unter Wahrung strengster Asepsis und Verhütung abermaligen Verschlusses. Man lasse dabei den Inhalt langsam abfließen, damit der Sackwandung Zeit bleibt sich zusammenzuziehen und dadurch Lufteintritt zu verhindern. Jedes Drücken von oben ist zu unterlassen, einerseits um die Aspiration von Luft zu vermeiden, anderseits um das Platzen eines begleitenden Hämatosalpinx zu verhüten. — Bei Hämatokolpos mit hymenalem Verschluß wird das Zentrum des Hymen inzidiert und die Öffnung mit einer Kornzange erweitert. Nach Abfluß des Blutes tupft man aus und stopft die ganze Höhle mit Jodoformgaze voll. Zuletzt trägt man den Hymen ab und umsäumt die Wundränder.

Bei Scheidenverschluß nahe dem Introitus geht man in gleicher Weise vor. Je höher der Verschluß sitzt, um so schwieriger wird die Operation. Fehlt gar der untere Teil der Scheide, muß man sich zuerst mühsam bis zum Blutsacke durcharbeiten, bevor es gelingt ihn zu inzidieren, so erfordert es die größte Sorgfalt, das künstlich angelegte Vaginalrohr offen zu erhalten. Man versucht die Inzisionsränder herunterzuziehen und mit den äußeren Genitalien zu vernähen. Ist dies nicht möglich, so gelingt es vielleicht auf andere Weise den Wundkanal zu überhäuten (mit Faszie oder Tierdarm). Ist alle Mühe umsonst, tritt immer wieder Narbenverschluß und Retention ein, so bleibt nur die Kastration übrig. — Bei gänzlichem Mangel der Scheide ist es von vornherein besser, die Exstirpation der Hämatometra samt den Ovarien durch Bauchschnitt vorzunehmen.

Eine Hämatometra bei offener Scheide wird mit Messer oder Trokar angestochen, nach dem Abflusse des Blutes die Öffnung möglichst stark erweitert und ihre Ränder umsäumt. —

Hier und da beobachtet man im klimakterischen Alter einen Verschluß oder doch eine sehr starke Verengerung des Muttermundes; es wird dann das Schleimhautsekret im Uterus retiniert und bildet sich eine Hydrometra mit schleimigem oder serösem Inhalte. Noch häufiger ist in solchem Falle die Absonderung fast rein eitrig und entsteht eine Pyometra. (Verschluß des Muttermundes durch Karzinom s. Abb. 124.) — Eröffnung und Erweiterung des Muttermundes und Sorge für beständigen Abfluß beseitigt die Retention bald.

Über Haematometra cervicalis s. S. 33 u. 191.

354 Der Verschluß des Geschlechtskanals (Gynatresia) und seine Folgen.

Hämatokolpos und Hämatometra lateralis.

Wenn bei Verdoppelung des Genitalkanals nur auf einer Seite Atresie besteht, so sammelt sich das Menstrualblut in der betreffenden Hälfte an; man spricht in solchem Falle von Hämato-

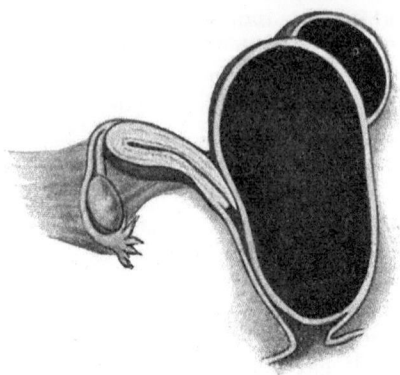

Abb. 180. Hämatokolpos und Hämatometra lateralis mit Hämatosalpinx.

kolops bzw. Hämatometra lateralis. Sitz des Verschlusses und dementsprechend auch Art der Retentionsgeschwulst zeigen die gleichen Varietäten wie bei Atresie des einfachen Genitalschlauches.

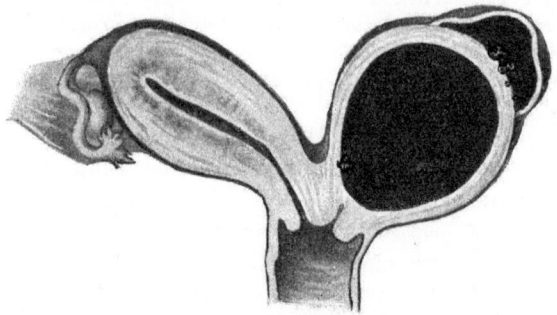

Abb. 181. Hämatometra lateralis mit Hämatosalpinx.

Als besondere Art kommt noch hinzu die Hämatometra im verschlossenen Nebenhorn bei Uterus unicornis.

Die offene Seite menstruiert; die Schmerzen, welche die Retention in der anderen Hälfte verursacht, werden deshalb leicht mißdeutet. Es kann auch der Fall eintreten, daß beide Seiten zu verschiedenen Zeiten menstruieren und die Retentionsbeschwerden als Mittelschmerz imponieren.

Ein Haematokolpos lateralis (Abb. 180) bildet einen der Scheide seitlich anliegenden, hoch ins Becken hinaufreichenden, prallelastischen Tumor, welcher am Introitus bläulich durchschimmert und sich vorwölbt. Je höher die Retentionsgeschwulst liegt (Abb. 181), um so schwieriger wird die Diagnose. Tuben- und Eierstockstumoren kommen in Frage; oft wird erst eine Probepunktion durch den charakteristisch beschaffenen Inhalt Sicherheit bringen.

Häufiger als ein einfacher perforiert ein seitlicher Hämatokolpos und zwar durch die meist dünne Scheidewand nach der offenen Hälfte des Genitalkanals. Darauf kann Spontanheilung eintreten; oft jedoch erfolgt Infektion und Zersetzung des Inhaltes und bleibt lange Zeit eine Fistel bestehen. — Hämatosalpinx mit der Gefahr ihrer Ruptur kommt auch hier vor.

Bei der Behandlung hat man sich an die gleichen Grundsätze zu halten wie bei einfacher Retention. Bei Hämatometra im rudimentären Nebenhorn ist dieses samt seiner Tube zu exstirpieren.

XIV. Die Beziehungen der inneren Sekretion und des Nervensystems zu den Genitalien und ihren Erkrankungen.

Bis vor wenigen Jahrzehnten führte man die Regulierung der Genitalfunktionen auf nervöse Einflüsse zurück; nach den jetzigen Anschauungen sind es innere Sekrete der Eierstöcke, welche sie zustande bringen. Man stützt sich dabei auf die Tatsache, daß nach Entfernung der Ovarien die Genitalien ihre Tätigkeit einstellen und nach Wiedereinpflanzung derselben von neuem aufnehmen, daß aber bei bloßer Transplantation die Folgen der Kastration ausbleiben. — Als Quellen der inneren Sekrete kommen in Frage: die sogenannte interstitielle Eierstockdrüse, das Corpus luteum, der Follikel mit dem Ei, allenfalls das Stroma.

Die interstitielle Eierstockdrüse entsteht durch eine Umwandlung der Primärfollikel, wodurch sich ihre bei der Geburt ungeheuer große Zahl fortwährend verkleinert. Bei dieser Umwandlung wächst der Primärfollikel, als ob er ausreifen wollte: es wuchert seine Zona granulosa, er bekommt Liquor folliculi und wird dadurch im ganzen größer. Von einem gewissen Zeitpunkt an aber wachsen die Zellen der Theca interna aus und bilden rasch einen mehrschichtigen Kranz epitheloider Zellen rings um den Follikel herum (Abb. 142 und 143). Jetzt zerfallen die Granulosazellen und das Ei. Bindegewebszüge mit Gefäßen dringen radiär zwischen die Zellen der gewucherten Theca interna, die man wegen ihrer Ähnlichkeit mit den Luteinzellen des Corpus luteum **Thekaluteinzellen** nennt, ein und teilen sie in Felder ab. Ein reiches Kapillarnetz vollendet den Bau der endokrinen Drüse: die ganze Lage der Thekaluteinzellen ergibt Sudanreaktion (s. Abb. 143). Zusammenhängende, das ganze Stroma durchziehende interstitielle Drüsen trifft man aber nur bei Tieren, die viele Junge gebären. Bei anderen Säugern sind sie bloß in der Jugend, und auch dann nur in spärlicher Ausbildung, vorhanden. — Beim Menschen findet man die Follikelumwandlung, die zur Bildung der interstitiellen Drüse führt, regelmäßig gegen Ende des intrauterinen Lebens und in der Kindheit; dann wieder in der Schwangerschaft. Bei Neugeborenen ist sie gut ausgebildet, gegen die Geschlechtsreife nimmt sie immer mehr ab, mit dem Erscheinen des ersten Corpus luteum verschwindet sie fast ganz; in der Schwangerschaft zeigt sie sich namentlich in der zweiten Hälfte wieder stärker. Die Annahme hat nichts Unwahrscheinliches, daß durch den Übertritt der Zerfallsprodukte der Granulosa- und Eizellen ins Blut die **sekundären Geschlechtscharaktere**, also jene Merkmale, die in körperlicher und geistiger Hinsicht das Weib vom Manne unterscheiden, entstehen. Sie bilden sich aus in der Kindheit, zum Teil schon intrauterin, sind beim Eintritt der Geschlechtsreife vollendet und treten in der Schwangerschaft stärker hervor. — Über die Tätigkeit der interstitiellen Eierstocksdrüse wissen wir sonst nichts Bestimmtes; ebensowenig kennen wir ihr Sekret.

Das **Corpus luteum** (s. Abb. 139—141) zeigt seinem Bau nach noch deutlicher die Kennzeichen einer innersekretorischen Drüse: um eine zentrale mit Blut angefüllte Höhlung liegen, in vielen Schichten angeordnet, große Zellen, die von einem reichen Kapillarnetz durchzogen sind. Obschon wir auch sein Sekret nicht kennen, werden ihm eine ganze Reihe formativer und dynamischer Einflüsse zugeschrieben, so die Pubertätsentwicklung der Genitalien, die Regulierung der Follikelreifung, die Einbettung des befruchteten Eichens, die Wucherung der Uterusschleimhaut und ihre Umwandlung in die Dezidua, die Neutralisierung der Schwangerschaftstoxine; Ausbleiben eines Corpus luteum soll langdauernde Uterusblutungen bedingen, weil sein Sekret die Menstruationsblutung zum Stehen bringe. Unzählige Versuche und Beobachtungen an Menschen und Tieren haben über diese Tätigkeiten des Corpus luteum nicht volle Aufklärung zu bringen vermocht; die unzuverläßliche klinische Wirkung der Corpus luteum-Extrakte trägt auch nicht dazu bei.

Sicherer begründet ist die Anschauung, daß es der reifende

Follikel und das lebende Ei sei, von denen aus die Tätigkeit der Genitalien angeregt wird.

Allein gewiß ebenso sicher entsteht der Antrieb zur Follikelreifung und Eientwicklung nicht im Ovarium selbst, sondern durch Zusammenwirken von Einflüssen aus dem ganzen Organismus. Dafür spricht schon die Tatsache, daß nach Kastration und im Klimakterium nicht ausnahmslos Ausfallserscheinungen auftreten und anderseits nicht so gar selten jahrelang vor der Menopause, also auch vor dem Aufhören der Ovarialtätigkeit, solche in ausgeprägter Weise sich zeigen. In gleichem Sinne ist der Umstand zu deuten, daß bloße Uterusexstirpation Ausfallserscheinungen machen kann und daß danach im Laufe von etwa zwei Jahren die Ovarien ihre Tätigkeit einstellen. Auch hat man bei Hunden, Kühen, Fröschen nach der Kastration typische Brunsterscheinungen beobachtet.

Diese Tatsachen zwingen uns zu der Annahme, daß die Vorgänge in den Eierstöcken, von denen die Geschehnisse im Uterus wiederum abhängen, das Resultat biochemischer Prozesse sind, die in verschiedenen Organen, ja im ganzen Organismus sich abspielen.

Steht dies einmal fest, so darf man das Ovarium nicht für alle möglichen Krankheitszustände der Genitalien und des übrigen Körpers verantwortlich machen. Der Ausspruch eines französischen Autors «on commence à se rendre compte que, si le corps jaune domine toute la physiologie génitale, il en domine aussi la pathologie» ist gewiß ebenso unbegründet, wie die Sucht, allein durch Hyper-, Hypo- und Dysfunktion der Ovarien eine ganze Reihe von Genital- und Allgemeinerkankungen (so Uterusblutungen, Dysmenorrhöe, chronische Metritis, Myombildungen; ebenso Osteomalazie, Chlorose) erklären zu wollen.

In wie enger Beziehung die Ovarien und ihre Tätigkeit zu den übrigen Blutdrüsen stehen, geht deutlich genug aus der Tatsache hervor, daß Kastration eine Hypertrophie fast aller endokrinen Drüsen zur Folge hat und daß jeder Tätigkeitswechsel der Ovarien, so der Beginn der Ovulation in der Pubertätszeit, das Klimakterium, die Schwangerschaft Änderungen in der Funktion der Blutdrüsen nach sich zieht. Thyreoidea, Thymus, Hypophysis, Zirbeldrüse, Nebennieren üben auch ihrerseits einen nicht zu verkennenden und experimentell nachweisbaren Einfluß auf die Entwicklung und Tätigkeit der Eierstöcke aus.

Diese Wechselbeziehungen nötigen uns geradezu die Überzeugung auf, daß das reiche Nervennetz der Geschlechtsorgane dabei eine vermittelnde Rolle spiele.

Die inneren Genitalien werden vom viszeralen (vegetativen)

358   Die Beziehungen der inneren Sekretion und des Nervensystems.

Nervensystem versorgt (Abb. 182). Dieses zerfällt physiologisch (nach den Reizwirkungen) und pharmakologisch (nach der Wirkung von Giften und inneren Sekreten) in das **sympathische** und das **parasympathische** oder autonome System.

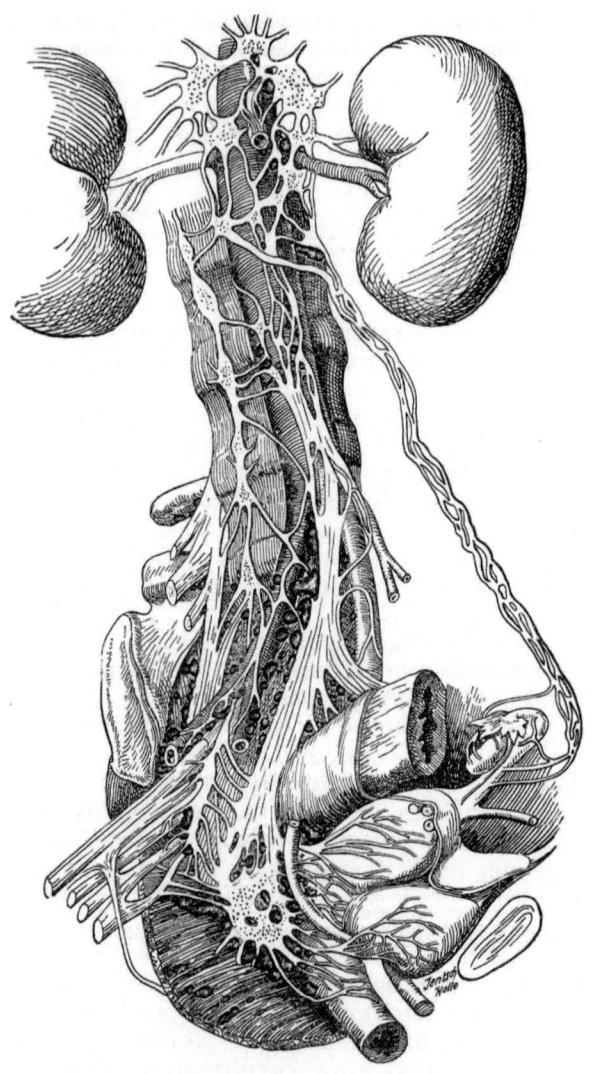

Abb. 182. Nervensystem der weiblichen Genitalien.

Der Sympathikus im engeren Sinne umfaßt den Grenzstrang mit seinen Ganglien und die von ihm ausgehenden Nervengeflechte, bekommt aber auch durch die Rami communicantes vom 8. Zervikal-, allen Thorakal- und den 1.—3. Lumbalsegmenten Zuzug aus dem Zerebrospinalsystem.

Das autonome oder parasympathische System besteht aus einem kranialen und einem sakralen Teil. Der kraniale Teil bekommt Fasern aus dem Mittelhirn (sympathische Fasern des N. oculomotorius) und aus dem Bulbus cerebri (sympathische Fasern des N. facialis, intermedius, glossopharyngeus und vagus). Der sakrale Anteil stammt aus den 2.—4. Sakralsegmenten und wird als N. pelvicus s. erigens besonders benannt.

Die Nervenversorgung der Genitalien geht durch große Nervenplexus hindurch, welche mit Gangliengewebe reichlich durchsetzt sind. Man kann drei Stationen dieser Geflechte unterscheiden. Einmal weit von den Genitalien ab, auf Aorta und Wirbelsäule liegende (zentrale), die vorwiegend Gangliengewebe enthalten und deshalb auch als kollaterale Ganglien (die Ganglien des Grenzstranges wären die lateralen) bezeichnet werden; es sind: das Ganglion coeliacum (solare), das Ganglion renale und das Ganglion mesentericum superius. Sodann periphere, an den Genitalien selbst liegende, mit reichlichem Bindegewebe durchsetzte Plexus: Plexus hypogastricus, cervicalis und spermaticus. Endlich im Innern der Organe liegende Ganglien oder Häufchen von Ganglienzellen.

Aus den zentralen Ganglien entspringt der Plexus aorticus, der auf seinem Wege, der Aorta entlang, von den Ganglien des Grenzstranges Rami communicantes aufnimmt. Dicht unterhalb des Promontorium teilt er sich in die beiden Plexus hypogastrici (an der Teilungsstelle nennt man ihn auch Plexus uterinus magnus) und diese bringen die Hauptnervenmasse zur Bildung der beiderseits neben dem Uterus im Parametrium liegenden Ganglia cervicalia-Frankenhäuser, jetzt gewöhnlich Plexus cervicales genannt. Diese erhalten noch reichlichen Zuschuß vom 1.—4. Lumbalsegment des Rückenmarkes und vom Grenzstrang (Fasern vom sympathischen und parasympathischen System, unter diesen auch aus dem autonomen System den N. pelvicus oder erigens).

Vom Plexus cervicalis aus wird der obere und mittlere Teil der Scheide, der Uterus und zeilweise die Tube versorgt. In der Scheidenwand hat man Ganglien (3. Station) gefunden, im Uterus und den Tuben nicht.

Die Ovarien, zum Teil auch die Tuben, haben eine besondere Nervenversorgung durch den Plexus ovaricus, welcher, den Vasa spermatica int. folgend, von den zentralen Ganglien zum Hilus ovarii verläuft. Hier findet sich nach neueren Untersuchungen ein ganglienähnlicher Zellhaufen. Muskulatur, Gefäße und Kapillaren im ganzen Eierstock, aber ganz besonders in den Stromazellen zeigen reichlich Nervenfasern. Die Theca interna der Follikel und namentlich die gewucherte Theca interna der atretischen Follikel (interstitielle Drüse) werden von Nerven versorgt. Bis in die Granulosa kann man sie nicht verfolgen. — Die äußeren Geschlechtsteile, ebenso die Klitoris, der Schwellkörper und die Muskulatur des Beckenbodens werden vom zerebrospinalen Nervensystem unter spärlichem Zuzug viszeraler Fasern versorgt.

Über die Bedeutung und die Funktion der Hirnnerven, die im Parasympathikus sich bei der Versorgung der inneren Genitalien beteiligen, insbesondere des Vagus, sind wir noch wenig aufgeklärt. — Es scheint, daß das sympathische und das parasympathische oder autonome System antagonistische Fasern führen. Im normalen Zustande müßte ein Ausgleich ihrer Wirkungen bestehen. Die Sekrete der Blutdrüsen sind möglicherweise imstande, dieses Gleichgewicht zu stören und diese Störungen können, da Verbindungen mit dem animalen Nervensystem ja reichlich bestehen, im ganzen Körper widerstrahlen. — Experimentelle Untersuchungen deuten darauf hin, daß die Tätigkeit sowie das Zusammenwirken der endokrinen Drüsen und der Genitalien von einem Nervenzentrum im Zwischenhirn aus reguliert werden.

Die Wichtigkeit, die wir dem Einflusse des Nervensystems auf die Sexualvorgänge zuschreiben, scheint allerdings im Widerspruch zu stehen mit den Ergebnissen der Eierstockstransplantation, die ja eben beweisen sollten, daß die Eierstöcke auch nach völliger Lösung aus allen Nervenverbindungen ihre Funktion besorgen können. Doch man täusche sich nicht! Das Zusammenwachsen zweier Wundflächen, wie es bei der Einheilung eines transplantierten Gewebsstückes geschieht, ist undenkbar, ohne daß von hüben und drüben Nervenfasern sowohl wie Kapillaren sich treffen und verbinden, so daß gewiß auch der transplantierte Eierstock Verbindungen mit dem Nervensystem besitzt.

Die Bedeutung, welche dem Nervensystem bei der Tätigkeit der Genitalien zukommt, macht es verständlich, daß ein leicht erregbares oder ein krankes Nervensystem seine emotionellen Äußerungen gerne in die Genitalsphäre verlegt. Die Folgen sind abnorme Empfindungen, Schmerzen, Krämpfe, gesteigerte Sekretion, auch wo der somatische Zustand der Genitalien durchaus nichts Krankhaftes aufweist. Überempfindlichkeit des Nervensystems bringt solchen Frauen die Existenz der inneren Genitalien und ihre Tätigkeit zum Bewußtsein. Von bestimmten Stellen der Scheide oder der Portio vaginalis, die ja normalerweise fast ohne Empfindung sind, kann man dann oft bei der leisesten Berührung das intensivste Schmerzgefühl auslösen. Begrenzte Abschnitte des Genitaltraktus oder der ganze Unterleib können zum Sitze krankhafter Gefühle oder Schmerzen werden. Auf diese Weise erklären sich jene Fälle von Vaginismus, Coccygodynie, Pruritus, Blasenkrampf, Klonus der Bauchmuskeln, Kreuz-, Bauchdecken-, Peritonaealschmerz usw., in welchen die objektive Untersuchung durchaus keine oder doch nur ganz geringe krankhafte Veränderungen feststellen kann.

Wenn der Arzt sich daran erinnert, so wird er in zahlreichen Fällen von lokaler Behandlung unbedeutender Veränderungen an den Geschlechtsteilen absehen. Es wird ihm auch nicht einfallen, einen abnormen Geisteszustand durch lokale Therapie der Genitalien günstig beeinflussen zu wollen.

Anderseits ist nicht zu verkennen, daß krankhafte Zustände der Genitalien zur Steigerung der Erregbarkeit des Nervensystems beitragen. Es kann dadurch bei disponierten Frauen zu stark überwerteten Vorstellungen, Angstgefühlen und weiteren psychoneurotischen Störungen kommen. An die Stelle des logischen tritt das abirrende, autistische Denken, das auf der Basis übertriebener Einbildungen zu einem ganzen System von Trugschlüssen führt und ohne Beistand des Arztes nicht wieder in richtige Bahnen einzulenken vermag. Bei solchen Frauen, die ja ein einsichtiger Arzt bald durchschaut, sei man mit lokaler Behandlung äußerst zurückhaltend und trachte, womöglich, durch beruhigende Versicherungen die Überspannung des Nervensystems zu lösen und der Überwertung der Empfindungen taktvoll entgegenzuarbeiten. Dabei kommen dem Arzte einige psychotherapeutische Kenntnisse zugute. Doch glaube der Praktiker ja nicht, durchaus jene Wege gehen zu müssen, die Freud gewiesen hat; sie sind für ihn zu zeitraubend und schwierig; gar oft strauchelt dabei auch der Psychiater. Im allgemeinen kommt er weiter, wenn er durch Eingehen auf die Klagen der Kranken ihr Vertrauen zu gewinnen und auf dem Wege aufklärenden Zuredens eine Willensstärkung zu erreichen sucht. Gelingt dies nicht, so ist es am besten, die Kranke dem Nervenarzte zu überweisen. Allerdings nimmt sie dies häufig übel und sucht einen anderen Arzt auf, der sie „besser versteht". Jetzt wird es immer schwieriger, sie auf ihrer Flucht in die Krankheit einzuholen. Wenn auch manchmal ein tieferes Eingehen auf ihren Seelenzustand den Grund der Zerrüttung klarzulegen vermag, so scheitert doch zu oft eine wirkliche Heilung an der Unmöglichkeit, diesen Grund zu beseitigen oder an der unverbesserlichen nervösen Konstitution.

Sachverzeichnis.

Abdominaler Druck 134.
Abrasio mucosae uteri 20, 202.
— — bei Myom 223.
— — bei Salpingitis 266.
Abszeß der Bartholinischen Drüse 61.
— des Ovariums 271 u. 272.
— parametritischer 300 und 303.
— perimetritischer 311.
Acetum pyrolignosum 186.
Achsendrehung bei Ovarialtumor 289.
Adenoma benignum cervis 180.
— malignum 224.
— mucosae uteri 240.
Adenomyoma uteri 208.
— tubae 268.
Adhäsionen bei Ovarialtumor 289.
— nach Perimetritis 310.
Adhäsive Perimetritis 309.
— Vaginitis 107.
Adnexitis 256, 274.
Ätzung der Mucosa uteri 338.
— bei Carcinoma cervitis 236.
Ätzstäbchen 185.
Äußere Geschlechtsteile 51 ff.
— — Erkrankungen 59.

Aktinomykose im Becken 305.
— der Genitalien 326.
Adenocarcinoma cervicis 224.
Alexander-Adams-Operation 155.
Amenorrhöe 33.
Ampulla tubae 248.
Amputatio supravaginalis 221.
Anamnese 1.
Anatomie der Adnexe 246.
— des Beckenbindegewebes 298.
— des Beckenbodens 298.
— der Blase 88.
— der Harnröhre 86.
— der Tube 248.
— des Uterus 128.
— der Vagina 102.
— der Vulva 51 ff.
Anfrischung bei Dammdefekt 81 ff.
— bei Fisteln 120.
Angiomatöses Myom 211.
Antecurvatio cervicis 130.
Antepositio uteri 137.
Anteflexio uteri 138.
Argentum nitricum bei Vaginitis 113.
— — bei Erosionen 185.
Aspermasie 45.
Aszites bei Carcinoma ovarii 296.
— bei Ovarialtumor 289.

Ascites bei tuberkulöser Peritonitis 384.
Atresia ani vaginalis 341.
— hymenalis 349.
— uterina 351.
— vaginalis 350.
Atrophia uteri 206.
— bei Anteflexion 138.
— senilis 30.
Aufrichtung des retroflektorischen Uterus 149.
Auskratzung oder Ausschabung des Uterus 20.
— — — bei Myom 223.
— — — bei Salpingitis 266.
Ausspülung der Blase 93.
— der Scheide 112, 184
— heiße bei Exsudaten 305.
Austastung der Blase 92.
— des Uterus 20, 202.
Autonomes Nervensystem 359.

Bacillus subtilis 107.
Bäder an Kurorten 306.
Bartholinische Drüsen 57.
— Entzündung derselben 61.
— Zysten derselben 68.
Bauchfell s. Peritonaeum.

Bauchpresse 136.
Beckenbauchfellentzündung 308.
Beckenbindegewebe 298.
— Blutungen ins 317.
— Entzündung desselben 299.
— Neubildung 307.
Beckenhochlagerung bei Exsudaten 305.
Beckenorgane 246.
Befruchtung, künstliche 48.
Belastungstherapie 305.
Blase, Anatomisches 88.
— Entzündung 92.
— Erkrankungen 88.
— reizbare 95.
— Untersuchung 91.
Blasenfisteln 117.
Blasenkatarrh 92.
Blasenkrebs 97.
Blasenneubildungen 97.
Blasenpapillom 97.
Blasenschwäche 96.
Blutentziehungen an der Portio 187.
Blutmole, tubare 313.
Blutstillende Mittel 37.
Blutungen bei Karzinom 228.
— bei Endometritis 199.
— bei Hämatozele 314.
— bei Myom 212.
— ins Ovarialgewebe 272.
— in Ovarialtumoren 289.
Blutwallungen 31.
Bulbus vestibuli 57.

Carcinoma cervicis 224.
— corporis 217.
— ovarii 295.
— recti 102.
— tubae 269.
— urethrae 87.
— uteri 224.
— vaginae 127.
— vesicae 97.
— vulvae 67.

Carunkeln der Harnröhre 87.
— myrtenförmige 56.
Castration s. Kastration.
Cavum uteri 130.
Cervikalgonorrhöe 332.
Cervikalkatarrh 176.
Cervikalschleimhaut 130.
Cervixkarzinom 224.
Cervixrisse 189.
— Vernähung 189.
Cervicofixation 172.
Chondroma tubae 310.
Chlorzinkbehandlung 186.
Chorion-Epitheliom 243.
— der Tube 269.
Cloake 342.
Coccygodynie 73.
Coitus reservatus 50.
Colica scortarum 263.
Collumkarzinom 224.
Columna rugarum 103.
Cornings Sagittalschnitt 143.
Corpora flava 326.
Corpus luteum 27, 254, 356.
— albicans 255.
— — Zysten 275.
Crista cervicis 139.
Curettements s. Abrasio Ausschabung.
Cutis pendula 64.
Cystadenoma 276.
Cysten des Corpus luteum 275.
— des Hymen 68.
— des Lig. latum 282.
— des Ovarium 274.
— der Tuben 260.
— der Vagina 125.
— der Vulva 68.
Cystitis 92.
Cystozele 159.
Cystofibroma uteri 211.
— ovarii 294.
Cystoma ovarii 276.
— pseudomucinosum 276.
— serosum 279.

Cystoskopie s. Kystokopie.
Cystospasmus 96.

Damm, Defekte 79.
— Mangel 341.
Dammplastik 81.
Dammrisse, alte 79.
— inkomplette 79.
— komplette 79.
Darmscheidenfistel 174.
Dekubitus bei Prolaps 165.
Defloration 55.
Degeneration der Myome 212.
— der Ovarialzysten 291.
— follikuläre der Ovarien 270.
— der Portio 179.
Dermoid des Ovarium 280.
Descensus ovariorum 297.
— uteri 158.
Deziduaabgang bei Tubarabort 314.
Diaphragma pelvis 131, 298.
Dilatation der Harnröhre 92.
— des Muttermundes 20.
Diphtherie der Vagina 111.
Diszision des Muttermundes 189.
Douglasfalten 129, 246.
Drüsenmetastasen bei Karzinom 227, 236.
Dünndarmscheidenfistel 124.
Dysmenorrhöe 38.
— membranacea 43.
Döderleinscher Bazillus 106.

Echinokokkus 307.
Eiaustritt 27.

Eierstock, Anatomisches 248.
— Erkrankungen 269.
— transplantation 360.
Eierstocksdrüse, interstitielle 255, 355.
Eileiter s. Tube.
Ektropium der Harnröhre 87.
— des Muttermundes 180.
Ekzema vulvae 69.
Elephantiasis vulvae 64.
Elongatio cervicis 168, 181, 206.
Embryoma ovarii 282, 296.
Emenagoga 33.
Emmetsche Operation 189.
Endhydatiden 248, 269.
Endometritis adenomatosa 195.
— atrophicans 196.
— cystica 196.
— follicularis 196.
— fungosa 195.
— interstitialis 196.
— post partum 197.
— senilis 196.
Endothelioma 294.
Enterocele vaginalis 159.
Entwicklungsfehler des Uterus 343.
— der Vagina 343.
— der Vulva 342.
Entzündung des Beckenbauchfells 308.
— des Beckenbindegewebes 298.
— der Blase 92.
— des Corpus uteri 192, 199.
— der Ovarien 269.
— der Tuben 256.
— der Urethra 87, 330, 337.
— des Uterus 192, 199.
— der Vagina 107.
— der Vulva 59.
— der Cervix 176.
Enukleation der Myome 221.

Epispadie 341.
Epithel der Scheide 106.
Ergotin bei Myom 223.
Erosion, follikuläre 179.
— katarrhalische 179.
— papilläre 179.
Erweiterung der Harnröhre 92.
— des Muttermundes 20.
Erysipelas vulvae 60.
Esithomène 65.
Eversion des Muttermundes 180.
Exkochleation 236.
Exsudat, parametrisches 300.
— perimetrisches 309.
— bei tuberkulöser Peritonitis 324.
Exzision der Bartholinischen Drüsen 62, 68.

Farrésche Linie 250.
Fascia pelvis 299.
— endopelvina 132.
— vaginae 105.
Fergusson-Spekulum 11.
Fettige Entartung der Myome 211.
Fettsucht und Amenorrhöe 33.
Fibrome s. Myome.
Fibrozysten 211.
Fimbria ovarica 248.
Fissuren der Harnröhre 88.
— des Afters 101.
Fisteln 117.
Flatausche Operation 172.
Fluor albus 107.
Follikelreifung 27, 253.
Follikelzysten 274.
Follikuläre Degeneration der Ovarien 270.
— — der Portio 179.
— Erosion 179.
— Hypertrophie der Portio 179.

Formalin bei Endometritis 204.
Fossa navicularis 52.
Fränkelscher Trokart 303.
Frankenhäusersche Ganglien 359.
Fremdkörper in der Blase 97.
Frenulum clitoridis 53.
— vulvae 52.
Frontalschnitt durchs Becken 133.
Frühreife 20.

Gallertzysten des Ovariums 291.
Gangraena vulvae 61.
Gartnerscher Gang 252, 307.
Gärungsmilchsäure 107
Gebärmutter s. Uterus.
Gefäßversorgung der Genitalien 247.
Genitalien, äußere 51.
Geschlechtscharaktere, sekundäre 356.
Geschwülste des Beckenbindegewebes 307.
— der Blase 97.
— der Harnröhre 87.
— des Lig. latum 307.
— der Lig. rotunda 269.
— der Ovarien 274.
— retroperitonaeale 308.
— ner Tuben 268.
— der Vagina 125.
— der Vulva 63.
Glanduläre Eierstockszysten 276.
Glyzerintampon 189.
Gonokokken, Nachweis 333.
— Behandlung 33.
— degenerative Form 339.
Gonorrhöe der Bartholinischen Drüsengänge 61, 331.
— latente 328.
— des Perimetrium 308.

Sachverzeichnis.

Gonorrhöe des Rektum 333, 339.
— der Tuben und Ovarien 256, 333.
— der Urethra 330.
— des Uterus 332.
— der Vagina 331.
— der Vulva 331.
— in der Ehe 340.
Gynatresie 349.
— bei Verdoppelung 354.

Haematocele peritubaria 343.
— retrouterina 311.
Hämatokolpos 348 ff.
— lateralis 354.
Hämatoma ovarii 272.
— pelvis (s. periuterinum) s. Lig. lati 317.
— vulvae 69.
Hämatometra 351.
— lateralis 354.
Hämatosalpinx 262, 352.
Hämorrhagie i. Ovarialzysten 289.
— in Ovarien 272.
— in Tubensäcken 262, 352.
Hämorrhoiden 99.
Haftapparat der Bekkenorgane 132.
Harngenitalfisteln 117.
Harnleitererkrankungen 98.
Harnleiterfisteln 117, 123.
Harnrezipient 124.
Harnröhre 86.
— Mündung 54.
— abnorme Weite 88.
— Eversion und Prolaps 87.
— Fissuren 88.
— Karunkeln 87.
— Karzinom 87.
— Strikturen 88.
— Tripper 330.
Harnverhaltung 96,168.

Hautaffektionen bei Menstruation 28.
— der Vulva 69.
Hermaphroditismus 350.
Hernia ovarii 302.
— Douglasi 159.
— uteri 140.
Herpes menstrualis 28.
— vulvae 72.
Hiatus genitalis 132.
Hodgepessar 151.
Holzessig 186.
Hottentottenschürze 58.
Hydrastis 37, 223.
Hydrocele muliebris 69.
Hydrometra 353.
Hydrops folliculi Graafiani 274.
— saccatus 309, 325.
— tubae profluens 260.
Hydrorrhöe bei Myom 213.
Hydrosalpinx 259.
Hydrotherapie 205, 306.
Hymen 54.
— Verletzungen 76.
— Zysten 68.
Hypertrophie der Klitoris 58.
— der Portio supravaginalis 166, 206.
— der Vulva 57.
Hypoplasia uteri 347.
Hypospadie 341.
Hysterokleisis 123.
Hysterokolpokleisis 124.
Hysterophor 170.

Ichthyolbehandlung 189.
Ileus bei Atresia ani vag. 341.
Implantationen auf dem Peritonaeum 291.
Infundibulum tubae 248.
Injektionen mit Ergotin bei Myom 223.
— vaginale 112, 184.
Innere Blutung 313.
— Sekretion 355.

Intermenstrualschmerz 42.
Interstitielle Eierstockdrüse 255, 355.
Intraabdominaler Druck 134.
Intraligamentäre Myome 209.
— Ovarialtumoren 284.
Inversio uteri 172.
— vaginae 158.
Involutio senilis 30.
Irrigator 185.
Isthmus uteri 130.

Kankroid der Portio 224.
Karunkeln s. Carunkeln.
Karzinomatöse Degeneration 212, 291.
— — der Ovarialtumoren 291.
Katheterisation 54.
Kleinzystische Degeneration der Ovarien 270.
Klimakterium 20, 30.
Klitoris 57.
— -hypertrophie 58.
Knieellenbogenlage 15.
Knötchen im Douglas bei Tuberkulose 322.
Kokzyodnie 75.
Kolpeuryse bei Inversio uteri 174.
Kolpitis s. Vaginitis.
Kolpohyperplasia cystica 111.
Kolpokleisis 124.
Kolpoperineorrhaphie 171.
Kolporrhaphie 171.
Kolpozystotomie 95.
Kombinierte Untersuchung 7.
Kondylome, spitze 71.
Konzeptionsverhütung 48.
Kotabszeß 309.
Kotfisteln 124.

Krankheiten der Blase 88.
— der Harnröhre 86.
— Lig. rotunda 269.
— der Ovarien 269.
— der Tuben 246.
— des Uterus 128.
— der Vagina 102.
— der Vulva 51.
Kraurosis vulvae 72.
Krebs s. Karzinom.
Künstliche Befruchtung 48.
Kystoma s. Cystoma.
Kystoskopie 91.

Lage der inneren Genitalien 129, 246.
— der Ovarien 249.
— der Tuben 248.
— des Uterus 130.
Lagerung der Frau zur Untersuchung 1.
Lagerungstherapie bei Exsudaten 305.
Lageveränderungen der Ovarien 296.
— des Uterus 137.
Laparotomie bei tuberkulöser Peritonitis 325.
— Perimetritis 310.
— bei Salpingitis 267.
— Tubarabort 316.
Lappendammplastik 83.
Latente Gonorrhöe 328.
Lawson-Taitsche Operation 83.
Leukoplasia vulvae 71.
Levator ani 131, 298.
Ligamentum cardinale 133.
— infundibulo-pelvicum 249.
— interuretericum 90.
— rotundum s. teres 129, 246.
— — — — Erkrankungen 269.
— sacro-uterinum 133, 246.
— suspensorium 249.

Ligamentum transversum colli 133.
Lipoma vulvae 63.
Lupus vulvae 66.
Luteinpräparate 32.
Luteinzellen 254, 255.
Lymphangioma cysticum 63.
Lymphdrüsen des Beckens 134.

Maculae gonorrhoicae 61, 331.
Mangel der Scheide 347.
— des Uterus 345.
Massage bei chron. Exsudaten 306.
Mastdarmerkrankungen 99.
— Strikturen 101.
— Krebs 102.
Mastdarmscheidenfistel 124.
— -tripper 333, 339.
— -untersuchung 10.
Masturbation 53.
Medianschnitte durchs Becken 103, 104, 105, 128, 143.
Mehrschichtigkeit des Epithels 195, 238.
Menopause 25.
Menorrhagie 35.
Menstruation 20.
— Anatomie 21.
— -binden 29.
— -blut 21.
— Dauer 21.
— Fehlen der 33.
— Hygiene 29.
— praecox 20.
— -störungen 33.
— Suppressio 28.
— vikariierende 27, 34.
Mesosalpinx 248.
Mesovarium 250.
Metastasen bei Carcinoma uteri 227, 237.
— bei Chorion-Epitheliom 245
— Sarkom bei 243.

Metritis s. Metro-Endometritis colli 176.
— — — — corporis 191.
— — — — dissecans 191.
Metropathien 175.
Metrorrhagie 35, 212.
Mikroskopische Untersuchung bei Karzinom 231, 238.
Milchsäure in der Scheide 107.
— -spülungen 112.
Mischgeschwülste des Ovarium 279.
Mißbildungen der Scheide 347.
— des Uterus 45.
— der Vulva 341.
Mittelschmerz 42.
Molestia menstrualia 33.
Molimina menstrulia 33.
Molluscum pendulum 64.
Mons veneris 52.
Morsus Diaboli 248.
Mucosa uteri 21.
Mutterspiegel 11.
Myoma uteri cavernosum 211.
— — cervicis 211.
— — cysticum 211.
— des Beckenbindegewebes 307.
— in graviditate 214, 217.
— Lig. rotundi 269.
— lymphangiectodes 211.
— ovarii 294.
— sarcomatosum 212, 242.
— Spontanheilung 214.
— tubae 268.
— uteri 207.
— vaginae 127.
— vulvae 63.
Myometrium bei Entzündung 199.
Myomnephrose 211.
Myomoperationen 219.
Myosarcoma uteri 241.
Myxoma peritonei 291.

Myxomatöse Degeneration der Myome 211.

Nase bei Dysmenorrhöe 41.
Nebeneierstock 250.
Nekrose der Myome 211.
Nervensystem, parasympathisches 359.
— der weiblichen Genitalien 357.
Nervus pelvicus 359.
— pelvinus 359.
Noma vulvae 61.
Nymphen 53.
Nierenbeckenentzündungen 98.

Obliteratio vulvae 123.
Oedema vulvae 59.
Ödem der Myome 211.
Okklusivpessar 49.
Oophorin 31.
Oophoritis 269.
Operationen:
 Abrasio mucosae uteri 20, 37, 202, 223, 266.
 Alexander Adams 155.
 Fisteloperationen 120.
 Kolporrhaphie 171.
 Myomotomie 221.
 Ovariotomie 292.
 Perineorrhaphie 81.
 Prolapsoperationen 171.
 Resectio uteri 311.
 Salpingektomie 267.
 Totalexstirpation des Uterus p. vag. 233.
 Vaginifixatio uteri 156.
 Ventrofixatio uteri 156.
Os anatomicum 130.
— histologicum 130.
Ovarialabszeß 271.
Ovarialkarzinom 295.

Ovarialzysten 274.
— pseudomuzinöse 276.
— seröse 279.
Ovarialhernien 296.
Ovarialtumoren 274.
— Aszites dabei 289.
— Blutungen ins Innere 289.
— intraligamentäre 284.
— maligne Degeneration 291.
— Operationen 292.
— Probeinzision 289.
— Probepunktion 288.
— Punktion 293.
— Ruptur 290.
— Spontanheilung 285.
— solide 294.
— Stiel 283.
— Stieldrehung 289.
— mit Schwangerschaft 291.
— Vereiterung 289.
— Verwachsungen 289.
— zystische 274.
Ovarien, Anatomisches 250.
Ovarin 31.
Ovariotomie 292.
Ovula Nabothi 178.

Palliative Behandlung bei Karzinom 236.
Papilläre Erosion 179.
Papilloma ovarii 279.
— tubae 269.
Parametritis 298.
— chron. atrophierende 306.
— hohe 301.
— posterior 306.
— bei Masturbation 53.
Parametrium, Anatomie 133, 305.
Parasympathisches Nervensystem 359.
Paraurethralgruben 54.
Parenchymatöse Injektionen bei Karzinom 237.
Parovarialtumoren 282.
Parovarium 250.

Pavillon der Tube 248.
Pelveoperitonitis 308.
Pelveozellulitis 298.
Perforation s. Ruptur.
Perimetritis 308.
— adhäsive 309.
— septische 308.
Periprokitis 100.
Perithelioma ovarii 294.
Peritonitis gonorrh. 333, 340.
— haemorrhagica 312.
— tuberculosa 324.
Pessar Hodge 151.
— Mayers 170.
— occlusivum 49.
— Smith 151.
— Thomas 151.
Phantomgeschwülste 288, 324.
Physiologie der Scheidenschleimhaut 106.
Plasmazellen 194.
Plattenepithel der Scheide 106.
— an Polypen 181.
Playfair-Sonde 185, 337.
Plica transversa vesicae 246.
Plicae palmatae 130.
Polyp der Zervikalschleimhaut 180.
— der Korpusschleimhaut 196.
— der Tube 268.
— des Mastdarms 101.
— fibröser 209.
Portiokarzinom 224.
Präputium clitoridis 53.
— Verklebung des 58.
Probeausschabung 239.
Probeexzision 231.
Probeinzision 289.
Probepunktion 288.
Proktitis 100.
Prolapsus ani 100.
— beginnender 163.
— nulliparer 161.
— totaler 163.
— urethrae 87.
— vag. et ut. 158.
Pruritus vulvae 73.
Pseudo-hermaphroditismus 343.

Pseudomuzinöse Ovarialzysten 276.
Pseudomyxoma peritonaei 291.
Pubertät 20.
Punktion der Ovarialzysten 293.
Pyelitis 98.
Pyometra 98.
Pyosalpinx 259.
— profluens 259.

Reinheitsgrade des Scheidensekretes 108.
Rektaluntersuchung 10.
Rektozele 159.
Rektovaginalfistel 124.
Reposition bei Retroflexion uteri 149.
Resektion der Cervix, bei Beckenabszessen 311.
— des Ovarium 276.
Retentionszysten des Ovarium 275.
Retroflexio uteri 141.
— gravidi 147, 315.
— fixata 157.
— operative Behandlung 155.
— Reposition 149.
Retroperitonaeale Tumoren 308.
Retropositio uteri 137.
Retroversio uteri 141.
Rhagaden am After 101.
Röntgenbestrahlung bei Menorrhagien 204.
— — Karzinom 235.
— — Myom 218.
— — Pruritus 73.
Rosenmüllersches Organ 250.
Rudimentäre Entwicklung der inneren Genitalien 345.
Ruptur der Ovarialzysten 290.
— der Tube 313.
— der Tubensäcke 259, 267.

Saktosalpinx 259.
— tuberkulöser 320.
Salpingitis 256.
— catarrhalis 257.
— nodosa 257.
— pseudofollicularis 257.
Salpingostomie 268.
Salpingektomie 267.
Salpingorrhaphie 268.
Sängersches Stäbchen 185.
Sarkom des Ovarium 294.
— der Tube 269.
— des Uterus 240.
— der Vagina 127.
— der Vulva 68.
Scanzonis Bandage 170.
Schamlippen, Anatomie 51.
Scheide, Anatomie 102.
— Entzündungen 107.
— Erkrankungen 102.
— Fisteln 117.
— Fremdkörper 116.
— Karzinom 127.
— Myome 127.
— Pessare 151, 170.
— Sarkome 127.
— Sekret 106.
— Spülungen 112.
— Verletzungen 116.
— Zysten 125.
Scheidenbazillus 106.
Schleimpolypen 180, 196.
— des Mastdarms 101.
Schrotbeutelbehandlung 305.
Schwangerschaft bei Ovarialtumor 291.
Seitenlage (Sims) 15.
Sekretion, innere 355.
Sekundäre Geschlechtscharaktere 356.
Senkung der Ovarien 297.
— des Uterus 158.
Simons Spekulum 16.
Sims Spekulum 14.
Sinus urogenitalis 342.
Skarifikationen 187.
Smegma 53.

Smiths Pessar 12.
Sonde 18.
Solbäder 306.
Spasmus des Sphincter vesicae 96.
Spekulum, röhrenförmiges 11.
— — Einführung desselben 13.
— mehrklappige 17.
— Neugebauers 17.
— rinneförmiges (Sims) 14.
— Simons 16.
— nach Trelat 17.
Spontanheilung der Ovarialzysten 285.
— der Myome 214.
Steißbeinschmerz 75.
Stenose des äußeren Muttermundes 45, 180, 189.
Sterilisation, künstliche 49.
Sterilität 44.
Stiel eines Ovarialtumor 283.
Stieldrehung bei Ovarialtumoren 289.
Strahlentherapie bei Menorrhagien 208.
— — Myomen 218.
— — Karzinom 235.
— — Pruritus 73.
Stratum subperitonaeale 133.
Strikturen der Harnröhre 88.
— des Mastdarms 101.
Styptizin 36, 223.
Subinvolution uteri 181, 199.
Suppressio mensium 28.
Supravaginale Amputation 221.

Tampons mit Glyzerin 189.
Tastung der Adnexe 8.
— der Ureteren 9.
— des Uterus 6.
Tela subserosa 132.

Sachverzeichnis.

Teratome des Ovarium 282, 296.
Thomaspessar 151.
Tinctura haemostatica 36.
Torsion des Stiels bei Ovarialtumoren 289.
Totalexstirpation des Uterus per vaginam bei Karzinom 233.
— bei Beckenabszessen 311.
— bei Myom 222.
Thrombus vulvae 69.
Trichomonas vaginalis 113.
Trigonum Lieutaudii 90.
Tripper 326.
Trockenbehandlung bei Vaginitis 114.
Tubarabort 313.
Tuben, Anatomie 248.
— Erkrankungen 246.
— Ruptur 313.
Tubenwehen 263.
Tuberkulinimpfung 322.
Tuberkulose der Genitalien 318.
— aszendierende 319.
— deszendierende 319.
— der Cervix 321.
— der Ovarien 321.
— des Peritonaeum 324.
— der Tuben 320.
— der Ureteren 98.
— des Uterus 321.
— der Vagina 321.
— der Vulva 322.
Tuberkulöse Peritonitis 324.
Tubo-Ovarialabszeß 262.

Ulcus rodens 65.
— tuberculosum vulvae 65, 322.
Umstülpung der Gebärmutter 172.
Untersuchung 1.
— äußere 5.
— bimanuelle 6.
— innere 5.

Untersuchung bei intaktem Hymen 10.
— per rectum 10.
— mit Sonde 10.
— mit Spekulum 11.
— Stuhl 2.
„Unwohlsein" 28.
Urämie bei Carcinoma cervicis 229.
Ureteren, Topographie 246.
— Fistel 119, 123.
— Tastung 10.
Urethra s. Harnröhre.
Urethritis gonorrh. 330.
Urinfisteln 117.
Uterus, Anatomie und Topographie 128.
— arcuatus 347.
— atrophicus 347.
— bicornis 347.
— bilocularis 347.
— didelphys s. duplex 346.
— Entzündung 192, 199.
— foetalis und infantilis 347.
— incudiformis 347.
— Karzinom 224.
— Lageveränderungen 137.
— Myom 211.
— rudimentarius 345.
— septus 347.
— unicornis 346.
— mit rudimentärem Nebenhorn 346.
Uterussonde 18.
Uterusstäbchen 185.

Vagina, Anatomie 102.
Vaginalfisteln 117.
Vaginitis 107.
— adhaesiva 111.
— desquamativa 110.
— diphtherica 111.
— dissecans 111.
— emphysematosa 111.
— follicularis 111.
— gonorrh. 331.
— gummosa 111.

Vaginitis papillaris 109.
— granulosa 109.
— senilis s. vetularum 111.
— durch Soor 111.
— Trockenbehandlung 114.
— vesicularis 110.
Vaginifixatio uteri 156.
Vaginismus 114.
Varizen der Vulva 59.
Ventrofixatio uteri 156.
Verdoppelung der Scheide 349.
— des Uterus 345.
Vereiterung der Kystome 289.
— der Hämatozele 315, 317.
— der Myome 212.
— von parametraner Exsudation 300, 302.
— von perimetr. Exsuden 309, 311.
Verkalkung der Myome 211.
Verklebung des Präputium clitoridis 58.
— der Rima pudendi 59.
Verkümmerung des Uterus 347.
Verkürzung der Lig. rotunda 155.
Verletzungen der Vulva 76.
— des Dammes 79.
— des Hymen 76.
Verletzung der Scheide 116.
Verschluß des Genitalkanals 349.
— des Muttermundes durch Krebs 225.
Vesicofixatio uteri 156.
Vestibulum vaginae 54.
Vikariierende Menstruation 27, 33.
Vorfall der Scheide und des Uterus 158.
— des Afters 100.
Vorhof 54.

Vulva, Anatomie 51.
— Ekzem 69.
— Elephantiasis 64.
— Fibrom 63.
— Furunkel 61.
— Gangrän 61.
— Hämatoma 60.
— Herpes 70.
— Hydrozele 69.
— infantilis 57.
— Karzinom 67.
— Kodylome 71.

Vulva Kranrosin 72.
— Leukoplakia 71.
— Lipome 63.
— Lupus 66.
— Lymphangiom 65.
— Pruritus 73.
— Sarkom 68.
— Wolffscher Gang 246, 252.
— Zysten 68.
Vulvitis 59.

Vulvo-vaginitis infantum 332, 339.

Wechseljahre 30.
Weißer Fluß 107.

Zervikal- s. Cervikal-.
Zervix- s. Cervix-.
Zottgengewächs der Blase 97.
Zyste s. Cyste.

Verlag von Julius Springer in Berlin W 9

Lehrbücher der Geburtshilfe und Gynäkologie. Von Rud. Th. v. Jaschke und O. Pankow.
Lehrbuch der Geburtshilfe. Zweite und dritte Auflage. (Zugleich 10. und 11. Auflage des Rungeschen Lehrbuches der Geburtshilfe.) Mit 501, darunter zahlreichen mehrfarbigen Textabbildungen. 1923.   GZ. 32; gebunden GZ. 36.
Lehrbuch der Gynäkologie. Dritte und vierte Auflage. (Zugleich 7. und 8. Auflage des Rungeschen Lehrbuches der Gynäkologie.) Mit 317, darunter zahlreichen mehrfarbigen Textabbildungen.   Erscheint Anfang 1923.

Einführung in die gynäkologische Diagnostik. Von Prof. Dr. **Wilhelm Weibel**, Wien. Dritte, neubearbeitete Auflage. Mit etwa 144 Textabbildungen.
In Vorbereitung.

Der geburtshilfliche Phantomkurs in Frage und Antwort. Von Prof. Dr. **B. Krönig**, Geh. Hofrat, Direktor der Universitäts-Frauenklinik in Freiburg i. B. Zweite, unveränderte Auflage. 1920.   GZ. 0,9.

Die operative Behandlung des Prolapses mittelst Interposition und Suspension des Uterus. Von Prof. Dr. **E. Wertheim**, Vorstand der II. Universitäts-Frauenklinik in Wien. Mit 62 z. T. farbigen Textabbildungen. 1919. GZ. 9.

Gewollte und ungewollte Schwankungen der weiblichen Fruchtbarkeit. Bedeutung des Kohabitationstermines für die Häufigkeit der Knabengeburten. Versuch einer Theorie der willkürlichen Geschlechtsbestimmung. Von Dr. **P. W. Siegel**, Privatdozent und Assistent der Universitäts-Frauenklinik zu Freiburg i. B. Mit 33 Kurven. 1917.   GZ. 6,8.

Die Röntgentherapie in der Gynäkologie. Von Privatdozent Dr. med. **F. Kirstein**, Assistenzarzt der Universitäts-Frauenklinik zu Marburg a. d. L. 1913.   GZ. 4.

Das geburtshilfliche Seminar. Praktische Geburtshilfe in 20 Vorlesungen mit 290 Abbildungen für Ärzte und Studierende. Von Prof. Dr. **W. Liepmann**. Dritte, verbesserte und vermehrte Auflage. 1921.   Gebunden GZ. 20.

Der gynäkologische Operationskursus. Mit besonderer Berücksichtigung der Operations-Anatomie, der Operations-Pathologie, der Operations-Bakteriologie und der Fehlerquellen in sechzehn Vorlesungen. Von Prof. Dr. **W. Liepmann**. Vierte, neubearbeitete Auflage. Mit etwa 409 größtenteils mehrfarbigen Abbildungen.   In Vorbereitung.

Lehrbuch der Säuglingskrankheiten. Von Prof. Dr. **H. Finkelstein** in Berlin. Dritte, vermehrte und verbesserte Auflage. Mit etwa 175 zum Teil farbigen Textabbildungen.   Erscheint im Frühjahr 1923.

Die Grundzahlen (GZ.) entsprechen den ungefähren Vorkriegspreisen und ergeben mit dem jeweiligen Entwertungsfaktor (Umrechnungsschlüssel) vervielfacht den Verkaufspreis. Über den zur Zeit geltenden Umrechnungsschlüssel geben alle Buchhandlungen sowie der Verlag bereitwilligst Auskunft.

Verlag von Julius Springer in Berlin W 9

Prophylaxe und Therapie der Kinderkrankheiten mit besonderer Berücksichtigung der Ernährung, Pflege und Erziehung des gesunden und kranken Kindes nebst therapeutischer Technik, Arzneimittellehre und Heilstättenverzeichnis. Von Prof. Dr. F. **Göppert,** Direktor der Universitätskinderklinik in Göttingen und Prof. Dr. L. **Langstein,** Direktor des Kaiserin Auguste Viktoria - Hauses zur Bekämpfung der Säuglingssterblichkeit im Deutschen Reiche in Charlottenburg. Mit 37 Textabbildungen. 1920. GZ. 13,5; gebunden GZ. 15.

Einführung in die Kinderheilkunde. Ein Lehrbuch für Studierende und Ärzte. Von Dr. B. **Salge,** o. ö. Professor der Kinderheilkunde, zur Zeit in Marburg an der Lahn. Vierte, erweiterte Auflage. Mit 15 Textabbildungen. 1920.
Gebunden GZ. 8,25.

Verlag von J. F. Bergmann in München

Handbuch der Frauenheilkunde für Ärzte und Studierende. Unter Mitwirkung von Fachgenossen herausgegeben von Prof. Dr. C. **Menge,** Direktor der Universitäts-Frauenklinik Heidelberg und Prof. Dr. E **Opitz,** Direktor der Universitäts-Frauenklinik Freiburg. Mit 426 zum Teil farbigen Abbildungen. Vierte, unveränderte Auflage. 1922. Gebunden GZ. 27.5.

Handbuch der Geburtshilfe. Unter Mitwirkung von Fachgenossen. In 3 Bänden, herausgegeben von Prof. Dr. A. **Döderlein,** Direktor der Universitäts-Frauenklinik München.
Dritter Band. Mit 120 Abbildungen im Text und 1 Tafel. Inhalt: Pathologie der Geburt von K. **Baisch**-Stuttgart; Die mehrfache Schwangerschaft von F. **Weber**-München; Die Entzündungen der Brustdrüse (Mastitis) von F. **Weber**-München; Das Kindbettfieber von P. **Zweifel**-Leipzig; Genitalblutungen bei Wöchnerinnen von P. W. **Siegel**-Gießen; Die Harnorgane in der Schwangerschaft, während der Geburt und im Wochenbett von W. **Stoeckel**-Kiel; Krankheiten der Neugeborenen von J. **Ibrahim**-Jena. 1920. GZ. 50.
Dritter Band (Schluß). Mit 4 Abbildungen im Text. Inhalt: Die operative Behandlung des Puerperalfiebers von F. **Weber**-München; Hygiene und Diätetik der Fortpflanzungstätigkeit von O. **Eisenreich**-München; Behandlung des Neugeborenen von O. **Eisenreich**-München. Autorenregister; Sachregister. 1921. GZ. 5,50.

Grundriß zum Studium der Geburtshilfe, in 28 Vorlesungen und 631 zum Teil farbigen bildlichen Darstellungen im Text und auf 3 Tafeln. Von Geh.-Rat Prof. Dr. **Ernst Bumm,** Direktor der Universitäts-Frauenklinik in Berlin. Vierzehnte und fünfzehnte, verbesserte Auflage. 1922. Gebunden GZ. 32.

Einführung in Geburtshilfe und Gynäkologie. Von Oberarzt Dr. H. A. **Dietrich,** Privatdozent, Göttingen. Erste und zweite Auflage. Mit 99 teils farbigen Abbildungen. 1920. GZ. 8; gebunden GZ. 10.

Grundlagen der gynäkologischen Ausbildung. Kurzgefaßtes Lehrbuch für Studierende. Von Privatdozent Dr. **Walter Lindemann,** Oberarzt der Universitäts-Frauenklinik zu Halle a. S. Mit 186 zum Teil farbigen Abbildungen im Text. 1922.
GZ. 4; gebunden GZ. 5.

Die Grundzahlen (GZ.) entsprechen den ungefähren Vorkriegspreisen und ergeben mit dem jeweiligen Entwertungsfaktor (Umrechnungsschlüssel) vervielfacht den Verkaufspreis. Über den zur Zeit geltenden Umrechnungsschlüssel geben alle Buchhandlungen sowie der Verlag bereitwilligst Auskunft.

Verlag von Julius Springer in Berlin W 9

Grundriß der gesamten Chirurgie. Ein Taschenbuch für Studierende und Ärzte. (Allgemeine Chirurgie. Spezielle Chirurgie. Frakturen und Luxationen. Operationskurs. Verbandlehre.) Von Professor Dr. **Erich Sonntag**, Oberarzt an der Chirurgischen Universitätsklinik zu Leipzig. Zweite, vermehrte und verbesserte Auflage. Erscheint Anfang 1923.

Die Knochenbrüche und ihre Behandlung. Ein Lehrbuch für Studierende und Ärzte. Von Dr. med. **Hermann Matti**, a. o. Professor für Chirurgie an der Universität und Chirurg am Jennerspital in Bern.
Erster Band: **Die allgemeine Lehre von den Knochenbrüchen und ihrer Behandlung.** Mit 420 Textabbildungen. 1918. GZ. 18; gebunden GZ. 21.
Zweiter Band: **Die spezielle Lehre von den Knochenbrüchen und ihrer Behandlung einschließlich komplizierender Verletzungen des Gehirns und Rückenmarks.** Mit 1050 Abbildungen im Text und auf 4 Tafeln. 1922. GZ. 40; gebunden GZ. 44.

Anatomie des Menschen. Ein Lehrbuch für Studierende und Ärzte. Von Professor Dr. **Hermann Braus**, Direktor des Anatomischen Instituts der Universität Würzburg. In drei Bänden.
Erster Band: **Bewegungsapparat.** Mit 400 zum großen Teil farbigen Abbildungen. 1921. Gebunden GZ. 16.
Zweiter Band: **Eingeweide.** Mit etwa 300 zum Teil farbigen Textabbildungen. Erscheint im Sommer 1923.
Dritter (Schluß)-Band. In Vorbereitung.

Diagnostik der chirurgischen Nierenerkrankungen. Praktisches Handbuch zum Gebrauch für Chirurgen und Urologen, Ärzte und Studierende. Von Professor Dr. **Wilhelm Baetzner**, Privatdozent, Assistent an der Chirurgischen Universitätsklinik in Berlin. Mit 263 größtenteils farbigen Textabbildungen. 1921. GZ.. 30; gebunden GZ. 35.

Kystoskopische Technik. Ein Lehrbuch der Kystoskopie, des Ureterenkatheterismus, der funktionellen Nierendiagnostik, Pyelographie, intravesikalen Operationen. Von Dr. **Eugen Joseph**, a. o. Professor an der Universität Berlin, Leiter der Urologischen Abteilung der Berliner Chirurgischen Universitätsklinik. Mit 262 größtenteils farbigen Abbildungen. Erscheint Anfang 1923.

Differentialdiagnose anhand von 385 genau besprochenen Krankheitsfällen lehrbuchmäßig dargestellt. Von Dr. **Richard C. Cabot**, Professor der klinischen Medizin an der Medizinischen Klinik der Havard-Universität, Boston. Zweite, umgearbeitete und vermehrte Auflage nach der 12. Auflage des Originals von Dr **H. Ziesché**, leitender Arzt der Inneren Abteilung des Joseph-Krankenhauses zu Breslau. Erster Band. Mit 199 Textabbildungen. 1922.
GZ. 16,7; gebunden GZ. 20.

Die konstitutionelle Disposition zu inneren Krankheiten. Von Dr. **Julius Bauer**, Privatdozent für innere Medizin an der Wiener Universität. Zweite, vermehrte und verbesserte Auflage. Mit 63 Textabbildungen. 1921. GZ. 20.

Vorlesungen über allgemeine Konstitutions- und Vererbungslehre. Für Studierende und Ärzte. Von Dr. **Julius Bauer**, Privatdozent für innere Medizin an der Wiener Universität. Mit 47 Textabbildungen. 1921. GZ. 5.

Die Grundzahlen (GZ.) entsprechen den ungefähren Vorkriegspreisen und ergeben mit dem jeweiligen Entwertungsfaktor (Umrechnungsschlüssel) vervielfacht den Verkaufspreis. Über den zur Zeit geltenden Umrechnungsschlüssel geben alle Buchhandlungen sowie der Verlag bereitwilligst Auskunft.

Verlag von Julius Springer in Berlin W 9

Lehrbuch der Physiologie des Menschen. Von Dr. med. **Rudolf Höber**, o. ö. Professor der Physiologie und Direktor des Physiologischen Instituts der Universität Kiel. Dritte, neu bearbeitete Auflage. Mit 256 Textabbildungen. 1922.
Gebunden GZ. 18.

Vorlesungen über Physiologie. Von Dr. **M. von Frey**, Professor der Physiologie und Vorstand des Physiologischen Instituts an der Universität Würzburg. Dritte, neu bearbeitete Auflage. Mit 142 Textfiguren. 1920. GZ. 10,5; gebunden GZ. 13,1.

Physiologisches Praktikum. Chemische, physikalisch-chemische, physikalische und physiologische Methoden. Von Professor Dr. **Emil Abderhalden**, Geh. Med.-Rat, Direktor des Physiologischen Instituts der Universität zu Halle a. S. Dritte, neu bearbeitete und vermehrte Auflage. Mit 310 Textabbildungen. 1922. GZ. 11.

Kurzes Lehrbuch der physiologischen Chemie. Von Dr. **Paul Hári**, o. ö. Professor der physiologischen und pathologischen Chemie an der Universität Budapest. Zweite, verbesserte Auflage. Mit 6 Textabbildungen. 1922.
Gebunden GZ. 11.

Mikroskopie und Chemie am Krankenbett. Begründet von **Hermann Lenhartz**, fortgesetzt und umgearbeitet von Professor Dr. **Erich Meyer**, Direktor der Medizinischen Klinik in Göttingen. Zehnte, vermehrte und verbesserte Auflage. Mit 196 Textabbildungen und einer Tafel. 1922. Gebunden GZ. 12.

Leitfaden der Mikroparasitologie und Serologie. Mit besonderer Berücksichtigung der in den bakteriologischen Kursen gelehrten Untersuchungsmethoden. Ein Hilfsbuch für Studierende, praktische und beamtete Ärzte. Von Professor Dr. **E. Gotschlich**, Direktor des Hygienischen Instituts der Universität Gießen, und Professor Dr. **W. Schürmann**, Privatdozent der Hygiene und Abteilungsvorstand am Hygienischen Institut der Universität Halle a. S. Mit 213 meist farbigen Abbildungen. 1920. GZ. 9,4; gebunden GZ. 12.

Repetitorium der Hygiene und Bakteriologie in Frage und Antwort. Von Professor Dr. **W. Schürmann**, Universität Gießen. Vierte, verbesserte und vermehrte Auflage. 9.—15. Tausend. 1922. GZ. 4,5.

Leitfaden der medizinisch-klinischen Propädeutik. Von Dr. **F. Külbs**, Professor an der Universität Köln. Dritte, erweiterte Auflage. Mit 87 Textabbildungen. 1922. GZ. 3,5.

Vorlesungen über klinische Propädeutik. Von Professor Dr. **Ernst Magnus-Alsleben**, Vorstand der Medizinischen Poliklinik der Universität Würzburg. Dritte, durchgesehene und vermehrte Auflage. Mit 14 zum Teil farbigen Abbildungen. 1922.
Gebunden GZ. 7.

Die Grundzahlen (GZ.) entsprechen den ungefähren Vorkriegspreisen und ergeben mit dem jeweiligen Entwertungsfaktor (Umrechnungsschlüssel) vervielfacht den Verkaufspreis. Über den zur Zeit geltenden Umrechnungsschlüssel geben alle Buchhandlungen sowie der Verlag bereitwilligst Auskunft.

MIX
Papier aus verantwortungsvollen Quellen
Paper from responsible sources
FSC® C105338

If you have any concerns about our products,
you can contact us on
ProductSafety@springernature.com

In case Publisher is established outside the EU,
the EU authorized representative is:
**Springer Nature Customer Service Center GmbH
Europaplatz 3, 69115 Heidelberg, Germany**

Printed by Libri Plureos GmbH
in Hamburg, Germany